Das ländliche Gesundheitswesen der VR China

Medizin in Entwicklungsländern

Schriftenreihe zur Medizin und zu Gesundheitsproblemen
in Ländern der Dritten Welt

Herausgegeben von
Prof. Dr. med. Hans Jochen Diesfeld, Heidelberg

Band 50

PETER LANG
Frankfurt am Main · Berlin · Bern · Bruxelles · New York · Oxford · Wien

Sascha Klotzbücher

Das ländliche Gesundheitswesen der VR China

Strukturen – Akteure – Dynamik

PETER LANG
Europäischer Verlag der Wissenschaften

Bibliografische Information Der Deutschen Bibliothek
Die Deutsche Bibliothek verzeichnet diese Publikation in der Deutschen Nationalbibliografie; detaillierte bibliografische Daten sind im Internet über <http://dnb.ddb.de> abrufbar.

ISSN 0721-3247
ISBN 3-631-55240-8

www.peterlang.de

VORWORT DES HERAUSGEBERS DER SCHRIFTENREIHE

Band 50 der Schriftenreihe „Medizin in Entwicklungsländern" greift ein Thema auf, das seit Band 1, 1979: Wolfgang Bichmann „Die Problematik der Gesundheitsplanung in Entwicklungsländern" ihr zentrales Anliegen war: Die kritische Begleitung der Entwicklung des Gesundheitswesens in „Entwicklungsländern". Es sind meist gesundheits- und kulturwissenschaftliche Promotionsarbeiten, von der kulturanthropologischen bis zur gesundheitspolitischen Dimension der Medizin, die die Problematik in ihrer ganzen Breite zu erfassen versuchen.

Der vorliegende Band stellt in ganz besonders kompetenter sach- und sprachkundiger Weise die Entwicklung des ländlichen Gesundheitswesens dar, von der Gründung der Volksrepublik China, über die Kulturrevolution bis in die ersten Jahre des 21. Jahrhunderts, über einen Zeitraum von zwei Generationen. Dieses Thema ist von höchst aktueller Bedeutung, weil die VR China mit ihrer Mitgliedschaft in der Weltgesundheitsorganisation ab Mitte der 70er Jahre die internationale gesundheitspolitische Debatte außerordentlich stark beeinflusst hat. Zahlreiche sog. „Entwicklungsländer" und internationale Organisationen haben sich am „Barfußdoktor", eine letztlich diskriminierende, von amerikanischen Beobachtern in den Sprachgebrauch eingeführte Bezeichnung für einen neuen Typus von ausgebildetem Laiengesundheitshelfer orientiert und versucht, ihn im jeweiligen nationalen oder lokalen Kontext einzuführen. Vor allem im Zusammenhang mit der Vorstellung des weltgesundheitspolitisch bemerkenswerten Konzepts von „Primary Health Care" auf der berühmten Internationalen Konferenz von Alma Ata, 1978 wurde der Entwicklung von Basisgesundheitsdiensten große Aufmerksamkeit geschenkt. Viele dieser Ansätze sind aus unterschiedlichen Gründen gescheitert. Es ist daher von besonderem Interesse, das Schicksal des einst „großen chinesischen Vorbilds" vieler Entwicklungsländer zu erfahren. Die im Zuge der jüngsten Entwicklung der VR China beschriebene Liberalisierung findet ihre Parallele gerade auch wieder in Ländern z. B. Afrikas, die ebenfalls im Zuge der Dezentralisation und Liberalisierung des „Gesundheitsmarktes" zu einem weitgehenden Kollaps ehemals relativ gut funktionierender peripherer Versorgungsstrukturen führte.

Der vorliegende Band ist daher ganz im Sinne der Schriftenreihe ein wichtiger Beitrag. Der Herausgeber schätzt sich glücklich, diesen Band als letzten aufnehmen zu dürfen, bevor diese Reihe in die Verantwortung der nächsten Generation übergeben wird, die das Anliegen des Begründers der Reihe weitertragen und weiter entwickeln wird.

Starnberg im Mai 2006 H. J. Diesfeld

VORWORT

Diese Arbeit analysiert am Beispiel des ländlichen Gesundheitswesens die Formen von lokaler Selbstorganisation und zentralstaatlicher Steuerung in der Volksrepublik China. Sie ist eine Überarbeitung meiner Dissertation, die ich am Sinologischen Seminar der Universität Heidelberg begonnen und am Institut für Ostasienwissenschaften der Universität Wien abgeschlossen habe.

Zu Beginn stand die Frage nach der aktuellen Organisation und Problematik der Gesundheitsversorgung im Vordergrund. Jedoch stellte sich schnell heraus, dass die Strukturbesonderheiten nur in einer historischen Perspektive verständlich sind. Krisenerfahrungen sowie einst erfolgreiche Aufbau- und Lösungsstrategien prägen die „eigentümliche Handlungsrationalität“ (DFG 1995: 20) und zeichnen die präferierten Wege gesundheitspolitischer Entscheidungs- und Implementationsprozesse vor. So erscheinen uns die aktuelle Entwicklungsdynamik in anderen Gesellschaften fremd, weil sie aus dem schöpfen, was sich dort früher bewährt hat, uns aber nicht bekannt ist, während Reformwiderstände von heute auch erneute negative Erfahrungen ausschließen soll. Ziel ist es, diese Pfadabhängigkeit von Entwicklung für die Analyse heutiger Probleme im ländlichen Gesundheitswesen analysierbar und als wichtigen Faktor für nachhaltige Lösungen nutzbar zu machen. Diese Arbeit soll eine interdisziplinäre Brücke zwischen China- und Gesundheitswissenschaften bauen. Die historisch-genetische Analyse soll den Gesundheitswissenschaftlern vor allem die sichtbaren Entwicklungspfade einer ländlichen Gesundheitsversorgung verdeutlichen und den Chinawissenschaftlern an einem bisher kaum diskutierten Politikbereich einen neuen Blick auf den ländlichen Raum Chinas eröffnen.

Diese Integration von verschiedenen Disziplinen war ein mühsamer und gleichzeitig sehr lehrreicher Prozess, weil das äußerst vielfältige Material der chinesisch- und englischsprachigen Gesundheitswissenschaften und die Ergebnisse meiner Feldstudien sich nicht einfach in die bestehenden Theorien der sinologischen Forschung integrieren ließen. Erst im Laufe der Zeit stellte sich heraus, dass hierfür nicht das Material, sondern vielmehr die bestehenden Denkmuster und theoretischen Paradigma verantwortlich waren: Nicht das Material war „sperrig“, vielmehr erschien es erst unter meinem Blick als sperrig, den es neu zu fokussieren galt.

Mein größter Dank geht an Professor Susanne Weigelin-Schwiedrzik vom Institut für Ostasienwissenschaften der Universität Wien, meine Erstgutachterin, die als interessierte Diskussionspartnerin und genaue Leserin der unterschiedlichen Versionen dazu beigetragen hat, meine Argumente zu verbessern sowie sprachlich zu präzisieren. Gedankt sei auch herzlich Professor Rainer Sauerborn von der Abteilung für Tropenmedizin und Öffentliches Gesundheitswesen der Universität Heidelberg, der sich als Zweitgutachter für meine Thematik sehr interessiert hat und auch mir als disziplinärer ‚Außenseiter‘ die Gelegenheit gab, an seinem Afrika-Workshop teilzunehmen. Professor Hans Jochen Diesfeld danke ich für seine Bereitschaft und Hilfe, diese Arbeit in seiner Reihe zu veröffentlichen.

Ohne den fruchtbaren Austausch mit den chinesischen Kollegen und Feldstudien vor Ort wäre diese Arbeit in dieser Form unmöglich gewesen. Ich danke dem Tongji Medical College der Huazhong University of Science and Technology in Wuhan, die sich auf mein interdisziplinäres Wagnis eingelassen haben. Hierbei gilt mein besonderer Dank den Professoren Wu Zhongbi und Wan Kaiyuan sowie Zhang Hongmei vom Auslandsamt für ihre Organisation meines Aufenthalts in China. Professor Lu Zuxun war als Dekan der Sozialmedizin freundlicherweise bereit, mich in eines von seinen Projekten zu integrieren und so mir gleichzeitig die intensive Zusammenarbeit mit chinesischen Gesundheitswissenschaftlern zu ermöglichen. Liu Jun'an und Jin Jianqiang, mit denen ich 5 Feldstudien durchgeführt habe, bin ich für ihre offene Zusammenarbeit und Hinweise sehr dankbar. Herzlichen Dank auch an Professor Cao Yuguang, Dr. Bettina Buerbaum, die Familien Chen, Sun und Wahl für ihre Unterstützung in Wuhan. Der Deutsche Akademische Austauschdienst hat mir dankenswerterweise den fünfmonatigen Aufenthalt in Wuhan ermöglicht. Die Universität Wien gewährte mir einen Druckkostenzuschuss, der diese Veröffentlichung möglich machte. Auch möchte ich mich bei all meinen chinesischen Interview- und Gesprächspartnern in den Dörfern, Krankenhäusern und Ämtern bedanken, die ihre Ansichten mir mitteilten und von denen ich viel gelernt habe. Dr. Till Bärnighausen danke ich für die Literaturhinweise und die äußerst intensiven Diskussionen.

Viele wertvolle Hinweise bei der Durchsicht des Manuskripts verdanke ich meinem Vater, Siegfried Klotzbücher. Meine Eltern haben mir Mut gemacht. Sun Qin hat ein Verständnis aufgebracht, für das ich ihr sehr herzlich danke, wohlwissend, dass mein Dank für all unsere Entbehrungen keine Entschädigung sein kann. Ohne sie wäre diese Arbeit weder begonnen noch vollendet worden.

Diese Arbeit gibt nicht die Meinungen der obengenannten Personen wieder sowie bin ich für alle Mängel oder Fehler selbst verantwortlich.

Wien, im Mai 2006 Sascha Klotzbücher

Inhaltsverzeichnis

ABBILDUNGSVERZEICHNIS

TABELLENVERZEICHNIS

ABKÜRZUNGSVERZEICHNIS

AR	Autonome Region
BSP	Bruttosozialprodukt
CMA	Chinese Medical Association
GMD	Guomindang (Kuomintang)
HFA 2000	Health for all by year 2000
I	Interview
KMV	kooperative medizinische Versorgung
KPCh	Kommunistische Partei Chinas
o. J.	ohne Jahresangabe
RMRB	Renmin ribao (Volkszeitung)
SR	Staatsrat
TCM	Traditionelle chinesische Medizin
V	Vortrag
VBA	Volksbefreiungsarmee
VR	Volksrepublik
WHO	World Health Organization (Weltgesundheitsorganisation der Vereinten Nationen)
ZK	Zentralkomitee [der Kommunistischen Partei Chinas]

Abkürzungen der Zeitschriften und anderer Quellen sind im Literaturverzeichnis untergeordnet.

1 EINLEITUNG UND FRAGESTELLUNG

1.1 FRAGESTELLUNG

Für David Zweig ist das Gesundheitswesen ein Politikbereich, in dem die negativen Folgen der Reform in den ländlichen Regionen besonders stark auftreten und wahrgenommen werden ("externalities of development", Zweig 2000: 121). Pate für diese Sicht könnte die Zentralregierung in Beijing selbst sein, die den Auf- und Ausbau des ländlichen Gesundheitswesens seit Mitte der neunziger Jahre besonders nachdrücklich fordert. Krankheit und die entstehenden Behandlungskosten können die Familien auf dem Land "in eine Armut zurückkehren lassen" ("yin bing fan pin", Guofa 2001-4: 3), die, so muss man hinzufügen, doch die Reformen in der Landwirtschaft seit 1978 eigentlich überwinden wollten. Während das Haushaltsverantwortungssystem zu Beginn der achtziger Jahre zu Einkommenszuwächsen geführt hat, zeigt sich die hässliche Kehrseite einer Dekollektivierung in den unkalkulierbaren und nicht versicherten Risiken von Krankheit und dem Zusammenbruch der medizinischen Primärversorgung in den armen Dörfern und Gemeinden. Hohe Krankheitskosten greifen die Rücklagen der Familien an, die eigentlich für Ausbildung und Investitionen in Saatgut oder Dünger zurückgelegt wurden. Unter den ärmsten 4% der bäuerlichen Haushalte sind in 50% der Fälle hohe Krankheitskosten die Ursache für den Rückfall in Armut (Cai Renhua in Chen Jiagui et al. 2001: 292, ZWZJ 2001). Wenn zudem die Nettoeinkommen aus landwirtschaftlicher Tätigkeit seit 1997 fallen (Lu Xueyi 2001a: 162, 2003: 190) und alle weiteren wirtschaftlichen Liberalisierungsversuche besonders in den westlichen und armen Gebieten nicht zum Erfolg führen, rücken nun die Reformen in denjenigen Politikfeldern in den Mittelpunkt, die wie im Gesundheitswesen die Bauern zumindest auf der Kostenseite entlasten (jianqing nongmin de fudan, z. B. Zhongfa 1997-3: 2) oder die Rückkehr in die Armut mindern und aufhalten könnten (jianshao he fangzhi fanpin, Zhongfa 2004-1: Abs. 12).

Das Gesundheitsministerium warnt schon 1981 (Weishengbu 27.2.1981) vor einer medizinischen Unterversorgung in den ländlichen Gebieten sowie einer unterfinanzierten, technisch veralteten, personell schlecht besetzten und so nicht mehr leistungsfähigen Epidemiebekämpfung in Kreis und Gemeinde (s. z. B. Weifang 1987-9a: 222, Guofa 1988-61: 35). Seit Ende der achtziger Jahre spricht der Gesundheitsminister (Chen Minzhang 19.3.1990: 193/194) die Verschlechterung der medizinischen Versorgung und Ausbreitung von Seuchen und anderen Krankheiten (Tuberkulose, Hepatitis B, Aids) in den armen Gebieten an. Führen die Gesundheitswissenschaftler und Zwischenrufe des Gesundheitsministeriums medizinische Argumente an, um die Dringlichkeit einer Reform zu unterstreichen, verhallen diese jedoch weitgehend – nicht ein medizinisch definierter Mangel oder die Verbreitung von Seuchen wie Aids oder SARS, sondern erst die Stagnation der Einkommen und Rückschläge bei den Wirtschaftsreformen und damit die

Gefahr einer sozialen Destabilisierung haben in den neunziger Jahren den Weg für die Rückkehr des ländlichen Gesundheitswesens auf die aktuelle Reformagenda der Zentralregierung in Beijing geebnet.

Die Intensität der Kritik und die Rhetorik der Aufbaubemühungen auf der Ebene der Zentralregierung steht jedoch im Gegensatz zu einer minimalen Steuerbarkeit auf der lokalen Ebene in den ärmeren Regionen Chinas. Das Politikfeld Gesundheit in den ländlichen Regionen Chinas ist ein Beispiel für die Distanz (Weigelin-Schwiedrzik 1999: 75, 2004: 1 nach Chevrier 1995, s. hierzu 172-177, 242-246) zwischen der zentralen und lokalen Ebene, das sich in folgenden Dimensionen aufzeigen läßt:

Das ländliche Gesundheitswesen ist ein dezentralisiertes Politikfeld der VR China, das nicht direkt administrativ gesteuert werden kann, weil die staatliche Gesundheitsverwaltung nur bis zur Ebene des Kreises reicht. Unterhalb der Kreisebene sind die Krankenhäuser (weishengyuan) oder Dorfkrankenstationen im Besitz der politischen Vertretungsorgane der Gemeinden und Dörfer (s. Abb. 1). Es besteht so kein bis zum Dorf durchgängiges, nach außen abgeschlossenes oder hierarchisch gegliedertes Gesundheitssystem, sondern eine vertikal fragmentierte institutionelle Ordnung mit lokal eigenständigen Akteuren. Verbesserungen in der Wohlfahrt werden nicht nur von der lokalen Ebene implementiert, sondern lokal initiiert, organisiert und vor allem finanziert. Die Gesetze und Verordnungen, die auf der zentralstaatlichen Ebene verabschiedet werden, sind weiträumig gefasst und definieren nur einen Handlungsspielraum, weil die Politik lokal formuliert, umgesetzt und verantwortet wird. So zeigt sich das Paradox, das ein Maßnahmenkatalog auf der zentralen Ebene verabschiedet wird, jedoch nur begrenzte administrativen Mittel zur Verfügung stehen, dies lokal auch umzusetzen (vgl. hierzu ausführlich Zhao Hongzheng/Lü Youbiao 2001: 2001: 7).

Zentralstaatliche Gesundheitsverwaltung und lokale Selbstorganisation bilden somit keinen Gegensatz oder verweisen auf einen Steuerungsverlust der Zentralregierung (vgl. allgemeine Diskussion in Goodman 1994, Saich 2000), sondern weisen auf eigenständige Räume hin, die sich in ihren Funktionen ergänzen. Diese Komplementarität (Weigelin-Schwiedrzik 2004a: 5) zeigt sich nicht nur in einer begrenzten Reichweite der zentralstaatlichen Politik, sondern in eigenständigen, auf Gemeinde und Dorf beschränkte Institutionen einer politischen Ordnung[1].

---

[1] Dazu gehören z. B. das kollektive Eigentum an Grund und Boden (Klotzbücher 1998), die Möglichkeiten von demokratischen Wahlen in Gemeinde und Dorf (Liu Dan 2000, Weigelin-Schwiedrzik 2000, Schubert 2003) sowie die weitgehende lokale Finanzierung der Dorfkader oder Gemeindeärzte bzw. Grundschullehrer (Pearson 1995, Cheng Kai-ming 1995, West 1997). Die Dichotomie konnte für die Zeit der kollektiven Landwirtschaft auch mit der Dichotomie ‚staatlich-kollektiv' beschrieben werden. Mit der Dekollektivierung fehlt ein Begriff bzw. läßt sich nicht im Gegensatz von Staat und Gesellschaft beschreiben, weil z. B. die politische Nachfolgeinstitution der Volkskommune, die Gemeinde, als Gebietskörperschaft eingeordnet ist und im staatsrechtlichen Sinne die gesellschaftliche Selbstorganisation erst auf der Ebene des Dorfes beginnt (OrgG 1995, DorfOrgG 1987, 1998).

Am Beispiel des Gesundheitswesens diskutiert diese Arbeit exemplarisch Merkmale dieser Distanz sowie Grenzen der zentralstaatlichen politischen Steuerung innerhalb eines „empire distendu" bzw. „loose empire" (Chevrier 1995: 173, 251). Geht diese Arbeit von einem lokalen Freiraum und nicht einer umfassenden und hierarchischen Politikfeldsteuerung im Gesundheitssystem aus, ist von besonderer Wichtigkeit für die Analyse, in welchen Feldern und mit welcher Argumentation der Zentralstaat in einem Fall diese Distanz schafft und in einem anderen Fall diese überwindet. Es steht die Fragestellung im Mittelpunkt, wie diese Distanz gehalten wird, also strukturell verankert und in den Funktionen und Bedeutung von Akteuren auf der lokalen Ebene institutionalisiert ist. So entstandene Freiräume für die lokalen Akteure könnten die Dynamik oder Hindernisse im Reformprozess erklären. Es rückt hier in den Mittelpunkt, wie die lokalen Strukturen und Anordnung der lokalen Akteure sowie ihr Handeln die Ausgestaltung des Gesundheitswesens bestimmen.

Gegenstand ist der Aufbau einer lokalen Gesundheitsinfrastruktur mit Dorfärzten (cunyi), Gemeindekrankenhäusern (zhen/xiang weishengyuan) sowie Formen der kooperativen medizinischen Versorgung (hezuo yiliao, engl. cooperative medical service). Die Betonung auf „ländlich" (nongcun) zielt auf die Ebene des Kreises (xian) der Gemeinde (xiang oder zhen) und des Dorfes (cun, s. Abb. 1) und bedingt, dass hier die Entwicklungen im städtischen Gesundheitswesen nur dann berücksichtigt werden, wenn sie für das Verständnis der Entwicklungen auf dem Land notwendig sind. Andere Darstellungen (Sun Guangde 1993, Huang Yongchang 1994) diskutieren das Gesundheitswesen Stadt und Land in einer Einheit, um so das Politikfeld Gesundheit abzudecken. Der vorliegenden Untersuchung liegt die Vorstellung zugrunde, dass die Strukturunterschiede von Stadt und Land nicht nur Ausdruck der unterschiedlichen Finanzierungsmöglichkeiten, sondern vielmehr einer „dichotomen Gesellschaftsstruktur" (eryuan shehui jiegou, Lu Xueyi 2001b, Zhong Dajun 2001) sowie unterschiedlicher politischer Maßnahmen und Zielvorstellungen für Stadt und Land sind (vgl. „Stadt und Land getrennt regieren, ein Land mit zwei unterschiedlichen politischen Programmen", chengxiang fenzhi, yiguo liangce [2], Lu Xueyi 2003: 197), deren Ausprägung seit dem neuen Jahrtausend kritisiert (Lu Xueyi 2003: 192ff., Zhongfa 2004-1), jedoch nur langfristig überwindbar ist.

Eine genaue Untersuchung des lokalen Gestaltungsspielraums bzw. der Steuerung im Gesundheitswesen ist ein interdisziplinärer Beitrag, der sich gleichermaßen an die Sinologie, die sozialwissenschaftliche Chinaforschung sowie die Gesundheitswissenschaften wendet.

---

[2] Dieser Ausdruck greift die Phrase des „ein Land, zwei Systeme" (yiguo liangzhi) von Deng Xiaoping aus den achtziger Jahren auf, die ein wichtiger Grundsatz der Wiedervereinigungspolitik mit Taiwan ist.

Abb. 1: Staatliche Gesundheitsverwaltung in der VR China

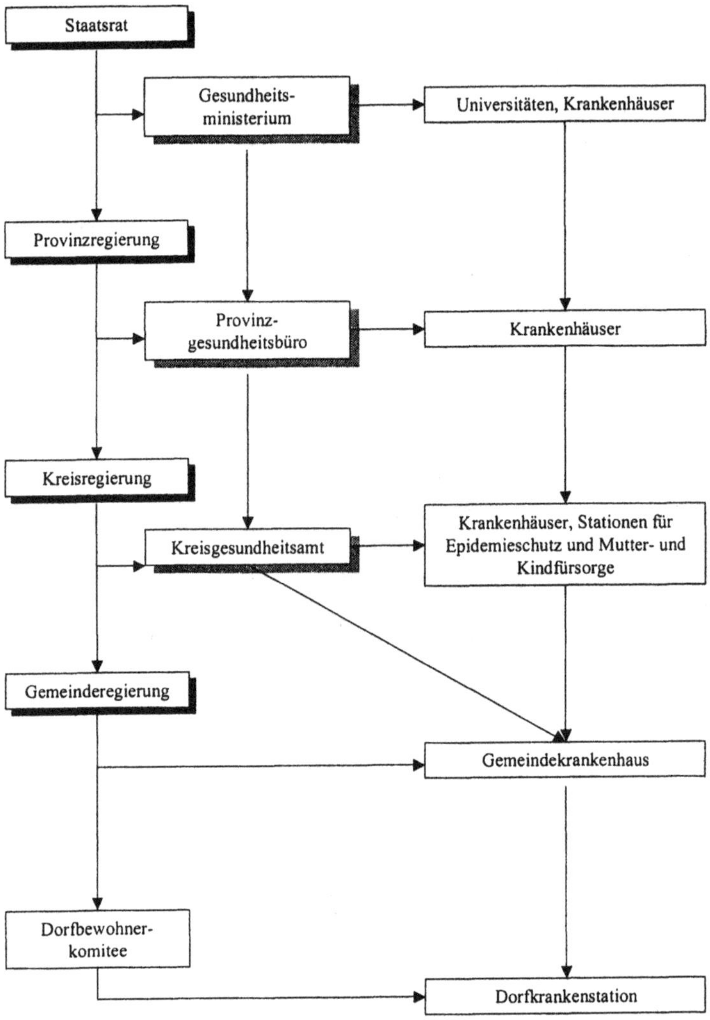

Schwarz umrandete Felder kennzeichnen die staatlichen Institutionen bzw. Gebietskörperschaften, während die grau schattierten Felder die Gesundheitsverwaltung markieren. Eigene Abbildung nach OrgG 1998, DorfOrgG 1998, Huang Yongchang 1994: 225.

1.2 Relevanz der Fragestellung für die Gesundheitswissenschaften

Es macht sich Ernüchterung bei den Wissenschaftlern für öffentliches Gesundheitswesen (public health) breit, da viele Maßnahmen z. B. für den Aufbau des System der kooperativen medizinischen Versorgung (hezuo yiliao baojian zhidu, cooperative medical schemes) mit massiver Unterstützung der Weltgesundheitsorganisation (WHO) und Weltbank hoffnungsvoll beginnen (ZNHY 1995, Carrin et al. 1997, 1999), jedoch entweder nicht durchsetzbar oder mit dem ‚letzten Barscheck von oben' die dort mühsam angetretenen Neuerungen mangels Finanzierung in den Dörfern und Gemeinden wieder eingestellt werden müssen (Liu Yuanli 2000, Alex Xu 2003).[3]

Neben spezifischen Problemen der gesteckten Ziele sowie des inhaltlichen Designs der Programme machen chinesische Wissenschaftler und Angehörige aus der Gesundheitsverwaltung aller Ebenen Charakteristika des Verwaltungssystems auf der lokalen Ebene für das Scheitern verantwortlich. Die Fragmentierung von Vewaltungs- und Entscheidungsrechten von politischer Vertretung auf den unterschiedlichen Ebenen auf der einen und Fachbürokratie auf der anderen Seite (tiaokuai fenge) sei ein Hauptgrund für die mangelnde Implementation (Song Shenchao 2003: 19). Meinungsverschiedenheiten zwischen Lokalregierung, Dorfvertretung und Kreisgesundheitsamt (z.B, renshi butongyi, Zhang Ziping et al. 2001: 12, Qiu Yin 1996) machen intensive Verhandlungen auf der lokalen Ebene zwischen politischen Akteuren und Gesundheitsinstitutionen nötig.

So ist die Gestaltungskraft der Kreisgesundheitsämter und anderer Gesundheitsinstitutionen des Kreises auf der Ebene der Gemeinde und des Dorfes beschränkt, weil ihre Kompetenzen „nur auf dem Papier stehen" oder sie andere Abteilungen oder die politische Führung in den Gemeinden und Dörfern nicht unterstützen (vgl. Song Shenchao 2003: 19). Die Errichtung der kooperativen medizinischen Versorgung wird zu einer mühevollen „one man-show der Abteilungen des Gesundheitsministeriums" (you weisheng bumen chang dujiaoxi, Wu Jingzhu und Gao Wei 2000: 13).

Wenn für den Aufbau des ländlichen Gesundheitswesens politische Faktoren und Strukturcharakteristika des lokalen Raumes immer stärker in den Vordergrund rücken, verweisen sie auf ein Defizit der evidenzbasierten Gesundheitspolitik („evidence-based health policy", s. Diskussion in Dobrow/Goel/Upshur 2004). Nachdem die gesundheitspolitischen Maßnahmen für die jeweilige Projektgemeinde aufwendig von den Experten wissenschaftlich abgeleitet, vor Ort als sinnvoll, realisierbar und zur Durchführung empfohlen wurden, setzen diese auf

[3] Das „falling short of expectations" von Interventionsstudien ist kein chinesisches, sondern internationales Problem der Interventionsstudien der Gesundheitswissenschaften (s. Diskussion in Jack/Lewis 2004).

der untersten politischen Ebene Dorfkader und -ärzte um, die am wenigsten von medizinischen Fragen verstehen.

Unter diesen Bedingungen ist Nachhaltigkeit des Projektdesigns kaum mehr prognostizierbar: Mühsam erzielte Kompromisse auf der Ebene der Zentralregierung, aber auch die Politikvorschläge und -konzepte einer evidenzbasierten Medizin werden auf der lokalen Ebene nicht einfach umgesetzt (vgl. Liu/Bloom 2002: 20-22), sondern in einem völlig anderen, nun lokalen institutionellen Kontext wieder aufgeschnürt: Lokale politische Vertretungen in Kreis, Gemeinde oder Dorf, aber auch die Bevölkerung, erkennen trotz aller vorher abgegebenen Beteuerungen nun den medizinischen Sinn des Projektes nicht mehr, lehnen eine Teilnahme ab oder können die versprochene Teilfinanzierung nicht übernehmen, setzen Maßnahmen nur teilweise um, verändern diese oder definieren die zu erreichenden Ziele neu. Die Zustände in den ländlichen Regionen Chinas sind ein lebendiges Beispiel für politische Prozesse in hochdezentralisierten Politikfeldern, was Haynes et al. (2002 zitiert in Dobrow/Guel/Upshur 2004: 210) allgemein formuliert haben: „Evidence does not make decisions, people do".

Konflikte und ihre Austragungsformen sowie die erzielten Kompromisse zwischen der Gesundheitsverwaltung und den Krankenhäusern auf der einen und lokalen politischen Akteuren wie den Gebietskörperschaften und Dörfern auf der anderen Seite bestimmen entscheidend die konkrete Ausgestaltung des Gesundheitswesens. Der „negotiation of change" (Bloom/Fang 2003) ist mühsam, aber für den ländlichen Raum Chinas durchaus integraler Bestandteil des Reformprozesses. Wenn nicht schon mangelnde Finanzierung jegliche Initiative zunichte machen, werden Maßnahmen im Gesundheitswesen oft zum "Spielball" der lokalen Akteure. Ausrichtung und Ziele der gesundheitspolitischen Maßnahmen orientiert sich nicht an den Projektzielen, sondern an ihren eigenen Zielen. „Evidence", so zeigt sich hier, „is not implemented, but utilised" (vgl. Dobrow/Guel/Upshur 2004: 207) und verdeutlicht den mangelnden Einfluß der übergeordneten Gesundheitsbürokratie sowie der Wissenschaftler, ihren Einfluß auf die Gesundheitspolitik, aber vor allem die Bedeutung der entwickelten Politikinhalte im lokalen Raum selbst.

Ursachen des Scheiterns und der Hindernisse verweisen so immer über den Analyserahmen eines „Gesundheitssystems" (z. B. health system, Murray/Frenk 2000, Hsiao 2005 oder health care system, Shi Leiyu 1986) hinaus, weil als „Kontextfaktoren" (contextual factors, Bloom/Gu 1997) kategorisierte Gründe außerhalb des analytischen Untersuchungsrahmens, wie z. B. der wirtschaftlichen und politischen Entwicklung auf dem Land und die Situation der Lokalregierungen sowie ein „changing institutional context" (Bloom/Fang 2003), an Bedeutung gewinnen. Die Literatur in den Gesundheitswissenschaften muss also gerade im Fall des ländlichen Gesundheitswesens Chinas immer wieder ihre bisherigen Grenzen des Untersuchungsraumes verlassen und Charakteristika der lokalen institutionellen Ordnung sowie der Akteure außerhalb des Analyseraumes „Gesundheitssystem“ nachträglich ergänzen.

Theorien und Ansätze reduzieren soziale Komplexität, indem sie auf als relevant markierte Prozesse und Akteure hinweisen, diese benennen und in einen Wirkungszusammenhang stellen. Eine Theorie ist so mit einer Brille vergleichbar, die unsere visuelle Wahrnehmung der Realität verbessert, indem sie entsprechend ihrer von dem Betrachter gewählten Aufgabe auf bestimmte Reichweiten oder einen definierten Abstand/Raum geschliffen ist, um dort Dinge besser zu sehen oder analysieren zu können. Die analytische Schärfe richtet sich im Falle der Gesundheitswissenschaften auf ein Gesundheitssystem mit seinen Akteuren, eigenständigen Werten und medizinisch sinnvollen Politikinhalten (policy). Andere Faktoren und Ziele bleiben unscharf und werden nur noch als „Kontext“ aufgelistet. Die Begrifflichkeiten der Gesundheitswissenschaften werden jedoch unpräzise oder wenig hilfreich, wenn genau die Faktoren außerhalb des gewählten analytischen Betrachtungsraumes als bedeutend markiert werden, die mit der gewählten Brille nicht scharf gesehen und analysiert werden können. Für die theoretischen Ansätze würde dies bedeuten, dass für das gewählte Problem der gewählte *Untersuchungsraum* zu eng ist, um die gewählten Fragestellungen präzise zu beantworten. So sind die Analysen des öffentlichen Gesundheitswesens auch im ländlichen Raum auf ein Gesundheitswesen ausgerichtet, das sie mit seiner systemischen Abgeschlossenheit, seinem abgeschlossenen Aufbau und Funktionsfähigkeit, seinen eigenständigen Werten und Akteuren *universell* konzeptualisiert haben, seine *Partikularität* aber nur als negativ gesehenen Kontextfaktor einer wirtschaftlichen Transition („unintended consequences of economic reform“, Hsiao 1984) wahrnehmen können, die es zu reduzieren gilt. Verfestigen sie sich zu alltäglichen Grundannahmen, könnte man dies mit Thomas S. Kuhn (1967) unter dem Begriff “Paradigma” zusammenfassen, das sich als eine “performed and relatively inflexible box” (zitiert nach Cohen 1984: 198) darstellt. Sie bergen die Gefahr in sich, dass sie so übermächtig und auch in der Literatur alltäglich werden, dass sie nicht mehr hinterfragt werden könnten, weshalb bestimmte Phänomene, “that will not fit the box are often not seen at all” (ebd.).

Variationen erscheinen so mit dieser theoretischen „Brille“ als Abweichungen von einem Modell, der in China notwendige, weil politische gewollte Verhandlungsweg auf der lokalen Ebene möglicherweise als ein "messy background noise" (Formulierung von Baum 1995 in anderem Kontext), andere Zielausrichtung und andersartige Strukturen als die schillernden *Irrlichter* eines deformierten Gesundheitssystems, welche die Zentralregierung in Beijing durch einen kräftigen politischen ‚Wind' hoffentlich bald auslöschen wird. Der Aufbau eines funktionierenden Verwaltungsapparates und finanzielle Unterstützungsleistungen für die Krankenstationen und Ärzte in den verarmten Dörfern sollten so die Bedingungen schaffen und auf die Ziele ausrichten, die im theoretischen und universal konzipierten Analyseraum des Paradigmas "Gesundheitssystem" vorgegeben sind.

Wenn das Gesundheitssystem so als ein abgeschlossener Raum mit *angenommenen* eigenständigen Akteuren und Werten konzipiert wird, hat wissenschaftliche Politikformulierung und politisches Handeln nun die Funktion, die dort spezifizierten Bedingungen des Analyseraumes mit seiner allein medizinisch definierten Effizienz in der Realität herzustellen. So findet sich z. B. diese Vorstellung bei Bloom/Gu (1997: 358, eigene Hervorhebung, S.K.):

> "Mostly, however, the health sector does not have the power to lead a major government restructuring. On the contrary, it must take factors *outside the health sector* into account. It needs to identify the major constraints to *effective* health service delivery and *lobby* for measures *to diminish* them."

Fordert man so z. B. in der Literatur des öffentlichen Gesundheitswesens einen höheren politischen Druck der Zentralregierung auf die Lokalregierungen sowie finanzielle Transferleistungen (Liu/Mills 2002), um so die Gesundheitsfürsorge der Bauern zu verbessern, ist dies in Anbetracht der medizinisch mangelhaften Versorgung über alle Disziplinen hinweg völlig unumstritten.

Der kritische Leser fragt jedoch zuerst, ob dieses Paradigma im Raum selbst angemessen ist, also ob die theoretischen Prämissen als Strukturen und präferierten Werte innerhalb des lokalen Raumes verankert sind, historische Vorbilder haben und nicht zuletzt heute politisch verfolgt werden. Inwieweit diese Vorschläge finanziell und zeitlich realistisch sind, den Intentionen der Zentralregierung in Beijing entsprechen oder in den ländlichen Gebieten der VR China überhaupt jemals erreicht wurden, bleibt jedoch in der westlichsprachigen Literatur des öffentlichen Gesundheitswesens weitgehend undiskutiert. Manche Fachvertreter und Entwicklungsorganisationen sehen sich vielmehr in der Rolle, genau dies einzuführen und zu fördern, was in China noch nicht sichtbar ist und auch nie existiert hat.

Stellen die vermeintlichen Irrlichter nicht vielmehr Leuchttürme dar, die das bestehende System abstecken und kennzeichnen? Sind der extrem große Handlungsspielraum und die dort erkennbaren und negativ markierten Verhandlungen in Wirklichkeit nicht eher grundlegende Strukturcharakteristika der Organisation eines ländlichen Gesundheitswesens in China? Wenn die für das ländliche Gesundheitswesen geäußerten „Kontext"-Faktoren von so großer Bedeutung sind, müssen diese theoretisch nicht als unspezifisch oder extern, sondern vielmehr als ein zentraler Erklärungsfaktor in ein theoretisches Modell integriert werden, das die bestehende Situation nicht als eine suboptimale Ausprägung oder als Defizit ausweist, sondern vielmehr seine Rationalität und Funktionalität in seiner historischen Entwicklung erklären kann. Frage ist in dieser Arbeit, welche Strukturen der Gesundheitsregelung und -versorgung entstanden sind. Diese Untersuchung kann ein Beitrag sein, die Formen der bestehenden Autonomie und politischen Steuerung zu systematisieren und so die Umsetzungschancen einer Gesundheitspolitik zu verbessern. Eine Untersuchung der Organisation der Gesundheitsversorgung könnte die immer größere Heterogenität der ländlichen Gesundheitsversorgung in „patterns of health service delivery“ (Bloom/Gu 1997: 359) systematisieren, indem nicht nur die Implementationsdefizite, sondern durch eine Analyse der relevanten Akteure und Strukturen die „eigentümliche Handlungsrationalität“ (DFG 1995: 20) gesundheitspolitischer Umsetzung herausgearbeitet wird, die so die Bedingungen entwicklungspolitischer Interventionen aufzeigt.

1.3 RELEVANZ DER FRAGESTELLUNG FÜR DIE CHINAWISSENSCHAFTEN

In den Chinawissenschaften zeigt sich genauso ein Dilemma der theoretischen ‚Brillen': Unbestreitbar zählen die Entwicklungen im Gesundheitswesen als ein Beispiel dafür, dass Risiken in andere Politikbereiche "externalisiert" (s. Zweig 2000, hier im Sinne von „verschoben“) werden. Versucht man die Folgen und Bearbeitung dieser Verschiebungen mit den bestehenden Theorien der sozialwissenschaftlichen Chinaforschung zu erklären, erweisen sich die gängigen Konzepte und Theorien über die lokale ländliche Entwicklung (z. B. Oi 1995, Blecher/Shue 1996, 2001, Li Nan 1995, Oi 1995, 1998, 1999, Whiting 2001 s. auch zusammenfassende Diskussion in Baum/Shevchenko 1999) als nicht adäquat: Immer höhere Selbstbeteiligung im medizinischen Behandlungsfall, steigende Arzneikosten und eine katastrophale medizinische Versorgung in den armen Regionen führen nicht zu den von Zweig diskutierten kollektiven Aktionen der Bauern und fordern genauso wenig das Konfliktlösungspotential der lokalen politischen Institutionen heraus, obwohl die Gesundheitsversorgung während der maoistischen Ära in den Kollektiven organisiert war. Auch die Bauern fordern nicht eine bessere Versorgung im Dorf vom Dorfbewohnerkomitee oder von der Gemeinderegierung ein. Vielmehr wählt man gleich den Gang in die Stadt, wo man glaubt, bessere, aber auch teurere Arznei und medizinische Behandlungen zu bekommen. Auch zeigt die SARS-Epidemie im Jahr 2003, dass die Bevölkerung eine freie und rücksichtlose Information der Zentral- und der Lokalregierungen fordert und sich vehement gegen eine Gettoisierung als mögliche Infizierte wehrt (Eckholm 2003). Kämpfen einerseits die Bauern mit Gewalt gegen die lokalen politischen Vertreter und Behörden, die hier auf Verdacht ein gesamtes Dorf in Quarantäne setzen und so marginalisieren wollen, fordert man jedoch nicht bessere soziale Absicherung und Schutz vor Krankheit. Ein hohes Krankheitsrisiko und geringe Rücklagen wird von den Menschen in den armen Regionen als privates Schicksal hingenommen:

> „Die kleinen Krankheiten werden verschleppt, die großen werden ertragen, und bei schweren Krankheiten war's das dann.“, (xiaobing tuo, dabing kang, zhongbing dengzhe jian yanwang, Fang Xiaoping 2004: 10 nach Gesundheitsannalen des Kreises Fuyang, vgl. auch Gao Mobo 1999: 89).

Die Tagelöhner, die sich zu Beginn der SARS-Epidemie 2003 eine Behandlung in den Krankenhäusern der Stadt nicht leisten können, fliehen nicht aus Peking, weil sie sich in ihrem Heimatdorf eine billigere Versorgung erhoffen, sondern weil sie nicht in der Fremde, sondern im Zweifelsfall zuhause sterben wollen (yi si yao si zai jiaxiang", Cai Yongmei 2003: 39).

Bleibt so das Gesundheitswesen auf der Ebene der Individuen entpolitisiert, lässt sich zwischen den gesellschaftlichen und politischen Institutionen eine rege Verhandlung aufzeigen. Die Entwicklungen im Gesundheitswesen scheinen auch in dieser Hinsicht schwer in die Ansätze, Theorien und Modelle der Lokalregierung (s. Aufstellung in Baum/Shevchenko 1999) in den ländlichen Regionen zu passen: Betont das Modell des "local state" vor allem den Konflikt zwischen einer Zentralregierung und einer selbstbewussten Lokalregierung (Oi 1995, 1998, Lin Nan 1995), die Kontroll- und Regulierungsbemühungen auf lokaler Ebene aufweicht, umgeht oder trotzt (‚*Zentrale vs. Peripherie*'), verweisen die Entwicklungen im Gesundheitswesen eher auf eine andere Dimension, dass nämlich die Zentralregierung sich darauf beschränkt, eine Distanz zu institutionalisieren, in der der lokalen Ebene ein hoher Handlungsspielraum zugesichert wird. Die Zentralregierung moderiert diesen Prozess und delegiert die Verantwortung für den Aufbau an mehrere lokale Akteursgruppen.

Während sich die Dezentralisierung z. B. im Modell eines „local state (corporatism)" (Oi 1995, 1999) als ein extremer Handlungsspielraum der Gemeinderegierung ausdrückt, die auch als einheitlicher Akteur (unitary actor", Oi 1995) konzeptualisiert wird, verweisen chinesische Kommentatoren des öffentlichen Gesundheitswesens und die hier später behandelnden eigenen Feldstudien darauf, dass viele Fragen zusammen mit dem Gesundheitsamt des Kreises koordiniert oder delegiert werden und z. B. Versicherungsgemeinschaften nicht von einer Lokalregierung, sondern zusammen mit anderen Akteuren anderer Ebenen in einer gesellschaftlich-staatlichen Zwischenzone ausgehandelt und organisiert werden. Hier zeigt sich ein Muster der politischen Organisation, das schon für die Zeit der Qing-Dynastie (1644-1911) herausgearbeitet wurde:

> „De facto entsteht so ein System der Selbstverwaltung, das eng mit der zentralistisch organisierten Bürokratie zusammenarbeitet und dennoch seine Eigenständigkeit [...] bewahren kann [...]" (Weigelin-Schwiedrzik 2004a: 83).

Für das ländliche Gesundheitswesen institutionalisiert das Prinzip der doppelten Führung die Distanz, weil Gebiet und Linie auf lokaler Ebene Politikvorschläge aufgreifen und verhandeln. Hier lässt sich aufzeigen, wie Distanz strukturell verankert wird. Es schließt für die Dorf- und Gemeindekrankenhäuser aus, dass die Gesundheitsversorgung allein durch die Gesundheitsämter oder gar das Gesundheitsministerium geleitet wird und weist den lokalen politischen Vertretungen eine Autonomie bzw. ein Vorrecht zu (youyuequan, Song Shenchao 2003: 19). In einem von der Zentralregierung institutionalisierten und gewollten lokalen Freiraum der doppelten Führung handeln mehrere lokalen Akteure aus, wie und wer Verantwortung übernehmen könnte. Im ländlichen Gesundheitswesen zeichnet sich so ein zusätzlicher Konflikt auf der lokalen Ebene zwischen den politischen Vertretern der Gemeinde und des Dorfes auf der einen und der Gesundheitsbürokratie des Kreises sowie den Gesundheitseinrichtungen (‚*Peripherie vs. Peripherie*') auf der anderen Seite ab. Der dadurch entstandene Abstimmungsbedarf mit der lokalen Gemeinderegierung sowie des Dorfbewohnerkomitees erscheint mühsam und führt zu nach medizinischen Kriterien suboptimalen Zuständen. Verhandlungen über die Ziele und angewendeten Mittel und bereitzustellenden Ressourcen zwischen den lokalen Gebietskörperschaften und politischen Vertretungen auf der einen und der Gesundheitsadministration auf der anderen Seite sind weniger Defekt als vielmehr wichtiges Strukturprinzip der administrativen Steuerung und Management des Gesundheitswesens.

Hier zeigt sich ein merkwürdiger Widerspruch: Die „continuing negotiation" (Bloom/Fang 2003: 1) entsteht, weil die staatliche Bürokratie die Formen und Möglichkeiten zur Überwindung der Distanz sowie des Kontaktes mit den lokalen politischen Vertretungen nicht institutionalisiert hat, sondern immer wieder neu herstellen muss. Die entstehenden Konflikte und Kompromisse sind in der chinesischen und westlichen Literatur des öffentlichen Gesundheitswesens erwähnt, werden aber in der theoretischen Konzeptualisierung der Entwicklungsmechanismen auf der lokalen Ebene in der sozialwissenschaftlichen Chinaforschung nur vereinzelt berücksichtigt (z. B. Lu Xiaobo 1997 am Beispiel der Armutsbekämpfung).

Die politischen Theorien und Modelle zur lokalen politischen und wirtschaftlichen Entwicklung in den ländlichen Regionen der VR China, die maßgeblich an Prozessen und Dynamik innerhalb der agrarischen und industriellen Entwicklung entwickelt wurden, sind zu *spezifisch*, aber in ihrer Erklärungskraft bewusst oder unbewusst mit einer zu hohen *Reichweite* ausgestattet worden, so dass sie das Bild der Lokalregierung in den untersuchten Politikfelder als „starke, weil vereinigte Peripherie" geprägt haben, in der wie zu Zeiten einer längst verschwundenen kollektiven Landwirtschaft die Parteizelle den letzten gesellschaftlichen Winkel des Dorfes zu kontrollieren scheint. Die weitgehende Auflösung einer politischen Struktur und vor allem einer öffentlichen sozialen Infrastruktur, der Rückzug der Parteikader auf kleinste Aufgaben sowie die Privatisierung von ehemals öffentlichen Aufgaben, also ihre immer stärker werdende Auflösung sowie die seit der Reform mögliche Abwanderung der arbeitsfähigen Bevölkerungsschichten aus einer ehemals so relevanten „zellulären Struktur" haben aber die Konzeptionalisierung des ländlichen Raumes unbeeindruckt gelassen. So fordert die Analyse des ländlichen Gesundheitswesens die Modelle und ihre theoretische Reichweite heraus, verdeutlicht ihre Grenzen und verbessert so ihre Aussagefähigkeit (vgl. Popper 1987: 77ff., King/Keohane/Verba 1994, Opp 2002).

Wenn das Gesundheitswesen durch die hohe Distanz zwischen Zentralregierung und den Lokalitäten sowie klaren Freiräumen der lokalen Akteure gekennzeichnet ist, gilt es zu fragen, welche Qualität die lokalen Aushandlungsprozesse zwischen den lokalen Akteuren und der lokale Spielraum im besonderen für die Ausgestaltung des Gesundheitswesens und im allgemeinen für ein politisches

System innehat. Wenn sich diese Konflikte innerhalb der doppelten Führung mit einem höheren Entwicklungsniveau abschwächen, wären sie nur Folge einer temporär besonders hart geführten Auseinandersetzung darüber, wie die knappen Ressourcen verteilt werden sollen. Wenn aber mit einer erfolgreichen wirtschaftlichen Entwicklung mehr finanzielle Ressourcen zur Verfügung stehen, dieser lokale „messy background noise" von lokalen Verhandlungen aber erhalten bleibt, dann wäre der zentral institutionalisierte und gewollte lokale Abstimmungsbedarf zwischen staatlicher Gesundheitsverwaltung und politischer Vertretung nicht als eine zeitlich befristete Störung in einem unterfinanzierten Bereich zu deuten. Vielmehr handelte es sich um eine von der Zentralregierung bewusst institutionalisierte Voraussetzung für die Entwicklungsdynamik in den ländlichen Regionen Chinas. Denn nur unter den Bedingungen der Distanz (keine konkreten Steuerungsvorgaben und geringe Finanzierung der Zentralregierung) schafft man einen lokalen größtmöglichen Freiraum, in dem die lokalen Akteure am besten ihren eigenen „Standpunkt", eigene Interessen und Finanzierungs- und Veränderungsmöglichkeiten artikulieren können und alle Möglichkeiten des Kompromisses, auch fernab der bisherigen Vorstellungen der Zentralregierung, nutzen. Die Akteure sind auf diesen Kompromiss angewiesen, weil ihre Kompetenzen, Fachkenntnissen oder finanziellen Möglichkeiten allein unzureichend sind (‚*schwache* Peripherie vs. *schwache* Peripherie'). Nur der Kompromiss unter den beiden Gruppen bildet die Voraussetzung, dass eine lokale Gesundheitsversorgung betrieben werden kann, die gleichzeitig von den Gebietskörperschaften (Kreis und Gemeinde) sowie dem Dorf und seinen Bewohnern nachhaltig finanzierbar ist und auch den Minimalanforderungen einer medizinisch sinnvollen und leistungsfähigen Gesundheitsversorgung Rechnung trägt.

Diese Arbeit zeigt am Beispiel des Gesundheitswesens auf, wie Distanz institutionalisiert ist, welche Struktur- und Ordnungsmerkmale den lokalen Raum und seine Akteure auszeichnen. Damit werden anhand der Analyse eines Politikfeldes die Reichweite staatlichen Handelns (Shue 1988) sowie Dynamik und Grenzen der gesellschaftlichen Selbstorganisation empirisch dargelegt und in Modelle abstrahiert. Die Analyse weist auf Strukturspezifika auch auf unterschiedliche Formen des lokalen Regierens (local governance) des ländlichen Raumes hin, die die Debatte um die Formen der politischen Kommunikation und Charakteristika des politischen Systems der VR China (z.B. Goodman 1994, Saich 2000) sowie der politischen Stellung der Lokalregierungen (Baum/Shevchenko 1999, Blecher/Shue 2001) im Transformationsprozess befruchten könnten.

2 FORSCHUNGSSTAND

Interdisziplinäre Gesundheitssystemforschung ist dann angezeigt, wenn bestimmte, als relevant eingestufte Phänomene eines Untersuchungsgegenstandes in ihrer Ausdehnung einen definierten Analyseraum überschreiten (DFG 1995). Für das Gesundheitswesen bedeutet dies, dass die analytischen „boundaries of health care systems" (Murray/Frenk 2000: 718) zu eng gefasst sind und Faktoren integriert werden müssen, die den bestehenden Analysefokus überschreiten. Ausgangspunkt für die Diskussion des Forschungsstandes ist somit eine Bestandsaufnahme, unter welchen Blickwinkeln und Konzepten das ländliche Gesundheitswesen in den Disziplinen der Gesundheitswissenschaften sowie der sozialwissenschaftlichen Chinaforschung betrachtet wird, welche Faktoren als relevant markiert werden und wie diese in theoretische Modelle und Theorien Eingang gefunden haben.

2.1 Diskussion in den Gesundheitswissenschaften

Innerhalb der Forschungen des öffentlichen Gesundheitswesens (public health), die im folgenden als Gesundheitswissenschaften zusammengefasst werden, könnte man aus einer Methodenvielfalt sowie einer Kombination von quantitativen und qualitativen Forschungsansätzen auch im Fall Chinas schöpfen. Wie in anderen Regionen dominieren jedoch auch im Fall China empirische oder epidemiologische Studien (vgl. Baum 1995). Dies wirft in einem zweiten Schritt die Frage nach der Beständigkeit und Angemessenheit der dort verwendeten Kategorien auf den Untersuchungsgegenstand des ländlichen Gesundheitswesens auf.

2.1.1 Dokumentation und Analyse

Die Rezeption des ländlichen Gesundheitswesens der VR China in der westlichsprachigen Literatur beginnt mit Augenzeugenberichten von ausländischen Ärzten, die aufgrund ihrer politischen Gesinnung sich für einen Dienst in der VR China entschlossen haben (Horn 1969). Auch wenn aus heutiger Sicht der agitatorische Charakter dieser Darstellung stark ist und zudem Lücken und eklatante Fehleinschätzungen (z. B. des Großen Sprungs nach Vorn) auftreten, hat Horns Buch nicht nur damals, sondern auch bis heute die Rezeption des ländlichen Gesundheitswesens der VR China der fünfziger Jahre bestimmt. Ähnliches gilt auch für diverse Sammelbände anderer Mediziner (Quinn 1972, Sidel/Sidel 1973), die zum Teil auf eigene Feldstudien in den frühen siebziger Jahren zurückgehen. Von ausgerufenen Modellkommunen, deren Erfolge meist nur auf Manipulation und Betrug beruhten (z. B. Dazhai, s. Gilley 2001) wurde mangels Zugang auf die Verhältnisse in anderen Kommunen geschlossen. Es bleibt unklar, welche möglichen politischen Affinitäten der Autoren die VR China bewogen haben, gerade dieser Delegation den Eintritt zu gewähren.

Mit der Reform und Öffnung verstärken sich Kooperationen zwischen westlichen und chinesischen Wissenschaftlern, und die Diskussion differenziert und entideologisiert sich auf beiden Seiten. Charakteristisch für die Diskussion innerhalb der Gesundheitswissenschaften ist eine Publikationskultur von kurzen eigenständigen Artikeln in Fachzeitschriften. Monographien werden besonders von internationalen Institutionen wie der Asiatischen Entwicklungsbank (Liu Yuanli et al. 2002a) oder der Weltbank herausgegeben, die den gesamten Gesundheitssektor (Jamison et al. 1984, Bumgarner 1992, World Bank 1997) behandeln oder sich auf einzelne Bereiche beschränken (z. B. Gesundheit der Kinder in Young/Probst 1985).

Die kurzen Beiträge in Fachzeitschriften zeigen den aktuellen Entwicklungs- und Diskussionsstand auf. Dieser lässt sich thematisch in folgende Gruppen einteilen:

Das ländliche Gesundheitswesen ist Teil der allgemeinen, meist auf die aktuelle Situation bezugnehmenden Darstellung des Gesundheitswesens in der VR China (Hillier/Shen 1996, Liu/Hsiao 1996, Wu Yanrui 1997, Gu/Tang 1995), das weitgehend von den Strukturreformen und der Dynamik einer Privatisierung der Anbieter (Liu/Liu/Meng 1994) und Vermarktung der Leistungen geprägt ist (Hsiao 1984, 2000, Ho 1995). Ein Hauptinteresse gilt dabei der Frage, wie sich die Finanzierungsmechanismen verändern (Liu/Mills 2002). Chinas Entwicklungen in diesem Sektor werden dabei mit Russland, dessen Reform von ähnlichen politischen Strukturen ausgeht (Liu/Rao/Fei 1998), oder mit anderen asiatischen Ländern verglichen (Ensor 1999).

Wenn die Gesundheitsversorgung in Stadt und Land verglichen wird, so meist mit dem Ziel, die Unterschiede herauszuarbeiten und die Privilegierung der Stadtbevölkerung zu betonen (Shi Leiyu 1993). Die großen Struktur- und Versorgungsunterschiede zwischen Stadt und Land zeigen jedoch meist eine getrennte Diskussion der Verhältnisse in Stadt (Fei/Liu 2000) und Land an.

Die Versorgungslage auf dem Land wird entweder für die ländlichen Regionen generell eingeschätzt (Hu/Cheng et al. 2000) oder grundlegende Tendenzen herausgestellt (Bloom/Gu 1997). Einen umfassenden Überblick mit eigenen Feldstudien geben Dong (2000) und die Artikel in einem eigenen Themenschwerpunkt der Zeitschrift *IDS Bulletin* (Bloom/Wilkes 1997, Zou 1997). Andere Autoren beschränken sich jeweils nur auf einen Kreis (Xiang/Hillier 1995, Henderson et al. 1994, 1998).

Ein wichtiger Bereich ist die Diskussion von Problemen dörflicher Versicherungsgemeinschaften auf dem Land, Versichertenstruktur und -leistungen der unterschiedlichen Versicherungssysteme der neunziger Jahre. Die Entwicklung und Probleme der kooperativen medizinischen Versorgung werden entweder allgemein (Dong 1996, Fei/Liu 2000, Liu Yuanli/Hu et al. 1996, Bloom/Tang 1999, Carrin et al. 1999, Hillier/Xiang 1995) oder mittels eines Vergleiches (Bogg et al. 1996, Zhu/Ling et al. 1989) erörtert. Interregionale Interventionsstudien, die den Aufbau der kooperativen medizinischen Versorgung unterstützen und von chinesischen und westlichen Wissenschaftlern betreut werden, dokumentieren die Bedeutung eines funktionierenden ländlichen Gesundheitswesens (Liu Yuanli 2002a).

Vorherrschend ist die Methode des Vergleichs von mehreren geographischen Einheiten, um empirische Befunde zu bewerten. Ähnliche Kontextbedingungen werden hier über einen area approach, also eine geographische Nachbarschaft (Khan/Zhu/Ling (1996), die Zugehörigkeit zu einem Kreis (Hillier/Shen 1995) oder ein ähnliches Einkommensniveau der Gemeinden erreicht (Bogg et al. 1996). Heterogene Kontextbedingungen erschweren eine genaue Zuordnung der Korrelation zwischen unabhängiger und abhängiger Variablen, da in Kauf genommen wird, dass zusätzliche Variablen das Explanandum verändern und so die Aussagekraft der Studie verringert wird. Dies verdeutlicht die Studie von Henderson et al. (1998), die gerade die Heterogenität der untersuchten Fälle aus Stadt und Land nicht berücksichtigt.

Einzelfallstudien der Gesundheitseinrichtungen beschränken sich auf die Kreisebene und lassen so die Gesundheitseinrichtungen in Gemeinde und Dorf aus (Khan/Zhu/Ling 1996, Xiang/Hillier 1995).

Die Methodendebatte kreist besonders um die Fragen, mit welchen Methoden immer differenzierter erhoben und analysiert werden kann, wie sich die Indikatoren einer Gesundheitsversorgung (Kosten für medizinische Versorgung, Absicherung durch Versicherung, angemessene Beitragshöhe im Vergleich zum Einkommen) verändern. Auf dieser Basis sollen Politikvorschläge entwickelt und abgefasst werden können, die unter Berücksichtigung der lokalen Gegebenheiten implementiert und deren Wirkung anhand empirischer Indikatoren nachgewiesen werden („evidence-based design“, s. Dobrow/Goe/Upshur 2004). Dies bezieht sich allgemein auf die Akteure und Institutionen innerhalb des Gesundheitssystems (s. z. B. Yin/Wang/Liu 1998). Andere grenzen dies noch stärker auf die Institutionen der Gesundheitsfürsorge, ihre Organisation, die Art und die Qualität ihrer Dienstleistungen ein (Yip/Wang/Liu 1998). Liu/Xu/Wang (1996) arbeiten die Entwicklung und Reformbedarf der Gemeindekrankenhäuser heraus, während Bloom/Han/Li (2000) die Einkommensmöglichkeiten der Ärzte analysieren.

Innerhalb der Forschungsarbeiten der Gesundheitswissenschaften herrschen quantitative Analysen vor, in denen Basisdaten lokal gesammelt, die Leistungsfähigkeit der lokalen medizinischen Versorgung und Absicherung (Henderson et al. 1998) gemessen oder über Gesundheitsuntersuchungen an der Bevölkerung, auch im Hinblick auf Unterschiede zwischen den Geschlechtern (Anson/Sun 2002), diskutiert werden.

Die westlichsprachige Literatur in den Gesundheitswissenschaften bietet einen umfangreichen Überblick über die verschiedenen Aspekte der Gesundheitsversorgung auf dem Land.

2.1.2 Analysekategorie Gesundheitssystem

Es sticht eine Gemeinsamkeit fast aller Artikel heraus. Die Binnenstruktur des lokalen Gesundheitssystems mit seinen Einrichtungen sowie die sie verwaltende Gesundheitsadministration in Kreis, Provinz und auf der zentralpolitischen Ebene (im Chinesischen auch als „Linie“ (tiao) bezeichnet) definiert die Grenzen des Analyseraums, obwohl Autoren auch andere Faktoren außerhalb dieses Gesundheitssystems als relevant markieren. Quantitative Analysen und ein gewählter Untersuchungsraum der Gesundheitseinrichtungen und -verwaltung bieten ein unvollständiges Bild, da vielmehr externe Faktoren wie die soziale und wirtschaftliche Entwicklung und ihre „unbeabsichtigten Folgen“ (unintended consequences, Liu/Mills 2002: 1691) und nicht die Leistungsfähigkeit, Verfügbarkeit und Qualität der administrativen Steuerung die Performance vor Ort bestimmen (vgl. auch Hillier/Shen 1996).

Mangelnde Bedeutung von Faktoren innerhalb des Gesundheitssystems

Die Auseinandersetzung mit und die Konzeptualisierung von externen Faktoren, die außerhalb des Gegenstandes und Analysebereiches verortet werden (boundaries of the health system, Murray/Frenck 2000: 718), obwohl sie als wichtig eingeschätzt werden, kommen in den meisten Artikeln zu kurz. Dafür, so soll hier argumentiert werden, ist die zentrale Stellung des Begriffs "Gesundheitssystem" verantwortlich. Dies lässt sich an einem Artikel von Shi Leiyu (1993) besonders gut verdeutlichen.

Shi Leiyu legt der Struktur seines Aufsatzes ein systemisches Modell zugrunde, das an das systemische Modell des Politikwissenschaftlers David Easton (1965) erinnert:

> "The 'inputs' component of the systems model represents the health care resources (e.g. health care professionals and institutions) needed to generate the 'outputs' (i.e. to improve the health status of the population and access to care). The mechanism that converts the inputs to outputs is termed 'the health care system', which is affected by the 'external environment' representing health care policy" (Shi Leiyu 1993: 724).

Shi stellt klar, dass Fragen der Gesundheit auf der zentralpolitischen Ebene nur noch eine untergeordnete Rolle spielen, und dass dieses System viel weniger Autonomie besitzt und abgegrenzt werden kann, als die Bezeichnung „System“ vermitteln mag. „The originally highly centralized health care system has been experienced transformations brought about by the changes in the country’s administrative system and economic policy” (732) oder “[...] changes in the health care system not only reflect health reform measures but also the impact of the general economic reforms” (732).

Auch andere Autoren müssen einräumen, dass die entscheidende Rolle, die der Gesundheitspolitik bzw. -administration in diesem Modell eingeräumt wird, schon längst verloren hat: „Health matters have to take their place in the queue“ (Hillier/Shen 1996: 263) oder “[...] transformation for the macro-environment of society changed the micro-environment of the health sector“ (Liu/Xu/Wang 1996: 19).

Diese Desillusionierung von politischer und administrativer Steuerung (Kardorff 2000: 615), die die sozialwissenschaftliche Forschung erlebt hat (Beyme 1991), führt aber nicht zu einem Paradigmenwechsel (Mayntz 1997: 265 ff. sowie Mayntz/Scharpf 1995 a, b, c) innerhalb der Gesundheitssystemforschung in bezug auf Forschungsarbeiten zur VR China.

So geht man weiter von einem abgeschlossenen oder eigenständigen Raum aus. Dies zeigt sich beispielsweise daran, dass erstens Vertreter aller Ebenen der Gesundheitsverwaltung ähnliche Auffassungen und Sichtweisen teilen würden. Auch liegt die Annahme zugrunde, dass Beschlüsse, die auf der zentralpolitischen Ebene gefasst wurden, innerhalb des Systems mühelos kommuniziert, auf die unteren Ebenen übertragen, dort gehört und im Sinne der Zentrale verstanden werden könnten. In dem Artikel von Bloom und Tang zeigt sich dieser Zusammenhang sehr deutlich:

> „In early 1997 the government announced a new health policy which set a target of covering most of the country with RCMSs [rural cooperative medical schemes] within four years (Government of PRC, 1997 [in der vorliegenden Arbeit zitiert als Zhongfa 1997-3]). Local governments have a strong incentive to create schemes" (Bloom/Tang 1999: 953).

Wie in Eastons "black box" (Easton 1965) steht die Frage der Politikumsetzung innerhalb des politischen Systems selbst außerhalb der Analyse. Konsequenterweise spricht Shi Leiyu hier von einem maschineähnlichen „Mechanismus“, der Inputs in das System in Outputs verwandelt.

Ungenaue Begrifflichkeiten in englischsprachigen Artikeln zu China leisten dieser Wahrnehmung noch Vorschub. Differenziert die chinesischsprachige Literatur sehr genau zwischen der zentralen (zhongyang) und lokalen (difang) Regierungsebene bzw. wird die Ebene des Dorfes nicht als Teil des Staates angesehen (Diskussion in Weigelin-Schwiedrzik 1999: 74/75), sprechen Liu/Mills (2002) pauschal von der Regierung bzw. „government“ (ähnlich: Bloom/Tang 1999, Bloom/Gu 1997: 352, s. auch z. B. Liu/Xu/Wang 1996, Liu/Hu et al 1996: 169). Meinungsunterschiede innerhalb der verschiedenen Ebenen der Gesundheitsbürokratie sowie Konflikte zwischen Zentral- und Lokalregierung können so unbeachtet bleiben, weil diese beiden Konfliktgruppen begrifflich meist nur unzureichend unterschieden werden.

Das Gesundheitswesen kann in diesem gewählten Untersuchungsraum analysiert werden, weil andere Faktoren immer bedeutender und die Begrifflichkeiten ungenauer werden. Wenn innerhalb der chinabezogenen Fachliteratur der Gesundheitswissenschaften eine Neufassung jedoch ausbleibt, sind dafür Entwicklungen erkennbar, die ich hier neben dem Artikel von Shi Leiyu auch an einzelnen Autoren stellvertretend diskutiere.

Komplementärkategorie Kontext
Die Analysekategorie des Gesundheitssystems wird nicht modifiziert, sondern durch eine zweite Kategorie ergänzt – und so stabilisiert. Das ist die Kategorie des "external environment" (Shi Leiyu 1993: 724, Atkinson 2002) bzw. des Kontextes ("contextual factors" (vgl. auch Bloom/Tang 1999: 356). Bloom/Gu (1997a: 354). Andere sprechen von einer immer höheren Komplexität (complexity, Bloom/Tang 1999: 354) im Gesundheitssystem. Der „Kontext" ist dabei keine Erklärungskategorie, die mit der Kategorie „Gesundheitssystem" konkurriert, sondern diese komplementär ergänzt. Dies hat theoretische und praktische Auswirkungen.

Das Paradigma des „Gesundheitssystems" kann konstant bleiben und wird nicht falsifiziert, weil alle theoretisch möglichen erklärungsrelevanten Faktoren, die nicht dem Gesundheitssystem zuzurechnen sind, immer noch der Kategorie des Kontextes zugerechnet werden können. Auch wenn die Kategorie des „Kontextes" immer größer wird, verdeutlicht die sprachliche Fassung des Begriffspaares System und Kontext, dass das „Gesundheitssystem" eine zentrale Bedeutung einnimmt. Hier stellt sich das Paradox ein, dass die als wichtig herausgestellten Faktoren in den Kontext und somit in die analytisch unspezifischere Kategorie eingeordnet werden.

Die Beschreibung z. B. in dem Artikel von Gerald Bloom und Gu Xingyuan (1997a: 352, 357) bleibt so vollständig, weil alle möglichen Erklärungsfaktoren aufgenommen werden können. Es spricht für Bloom und Gu, dass sie die Bedeutung der Faktoren „outside the health sector to effective functioning of health services" und besonders "the influence of political factors on the patterns of health service delivery" (Bloom/Gu 1997a: 359) herausgestellt haben, die aber im bestehenden Analyseschema nicht konzeptualisiert werden können. Die Analyse wird jedoch ungenau, da die Wirkung einzelner Faktoren in „health sector" und „contextual factors" unterteilt wird, die einzelnen Faktoren und ihr Verhältnis zueinander aber nicht gewichtet werden. Theoretische Konzepte können so schwer falsifiziert oder als inadäquat herausgestellt werden, da sie nicht inhaltlich lückenhaft, sondern vielmehr unpräzise sind, wenn vieles außerhalb der zentralen Untersuchungskategorie ergänzt werden kann und muss.

Die Diskussion am chinesischen Fall könnte eigentlich sehr stimulierend für die theoretische Diskussion sein, da sich hier die Widersprüche zwischen der politischen Realität und den analytischen Prämissen bzw. Anlage der Analysekategorien besonders gut aufzeigen lassen.

Hoffnung auf Wiederherstellung der Leistungsfähigkeit des Systems

Zur Erhaltung des Paradigmas steht jedoch noch ein anderer Weg offen: Analysierte Widersprüche sind politisch zu bereinigen. Die politischen Akteure müssen die Bedingungen durchsetzen, die im Paradigma vorgegeben sind. Die zentralpolitischen Akteure müssen größeren Druck ausüben oder Finanzmittel bereitstellen, um die definierten Ziele eines Gesundheitssystems sowie der dort angenommenen Eigenständigkeit der Akteure durchzusetzen, die im Paradigma vorgegeben sind. Auch wenn in der eigenen Studie eine immer geringere finanzielle Steuerungsfähigkeit festgestellt wird, betonen Liu/Mills (2002: 1697, vgl. ähnl. Argumentation in Liu/Xu/Wang 1996: 28):

> "This study reinforces the standard recommendations that public health services should be given top priority for government funds."

Ein hier erkennbarer Optimismus, der Staat könne alles regeln, wenn er nur wolle (vgl. auch Kritik an einer „sozialtechnologischen" policy-Literatur in Kohli 1990: 3), ist schon 1984 von William Hsiao bezweifelt worden:

> "[..] the central government has less influence over local governments. Beijing has strong interest in maintaining the cooperative medical system but cannot provide the funds for it. Although the central government sets public policies and uses its persuasive power to implement them, its limited success is demonstrated by the rapid decline in the proportion of the population protected by the cooperative medical system" (Hsiao 1984: 934).

Schwäche des Systems und Aushandlung als Qualität der Transition

Erst in jüngsten Veröffentlichungen kommt auch die Fragmentierung der Gesundheitsverwaltung in neuen Begrifflichkeiten zum Ausdruck und wird der abgeschlossene Systembegriff verlassen: So sprechen Liu/Bloom (2002: 1) von einer „complex and continuing negotiation", beziehen dies aber vor allem auf Fragmentierung zwischen den Ministerien, also die horizontalen Aushandlungsprozesse auf der zentralpolitischen Ebene. Verhandlungen auf der lokalen Ebene werden weiterhin als ein Übergangsphänomen im Kontext einer Transition zu neuen institutionellen Mustern innerhalb einer Marktökonomie gedeutet (Bloom/Fang 2003: 1).

Zusammenfassung der offenen Punkte

Werden Zentral- und Lokalregierung als ein einheitlicher Akteur betrachtet, die unterschiedlichen Ebenen als ein Ort des "mechanism" (Shi Leiyu 1993: 724) reduziert, führt dies dazu, dass Interessen- und Interpretationsunterschiede innerhalb des politischen Systems nur bedingt wahrgenommen werden können. Die Literatur fokussiert so die Politikentwicklung auf der zentralpolitischen Ebene und vernachlässigt den Prozess sowie eigenständige Qualität der lokalen Politikumsetzung. Abweichende Ergebnisse werden benannt, jedoch nicht konzeptualisiert.

2.1.3 Neuere Analysekonzepte

Wenn hier die Analysen zum Gesundheitswesen der VR China nicht der Ausgangspunkt zu neuen Konzeptualisierungen der Gesundheitswissenschaften sind, diskutieren die Gesundheitswissenschaften dies am Beispiel von anderen Kontinenten. Studien über Südasien (Gerhardus 2001) und Lateinamerika bieten einen Ausgangspunkt für Versuche einer Neukonzeptualisierung, weil sie über den methodisch „traditionellen“ Bezugsrahmen hinausgehen (Jack/Lewis 2004 und folgende Beiträge in SS&M 58 2/2004).

Zwi/Yach (2002: 1619) betonen durchaus die Bedeutung der lokalen Ebene für die Chancen einer möglichst erfolgreichen Gesundheitspolitik:

> "Ensuring that the process and content of policy-making is sensitive to the local context is likely to be the key to success."

Die Formulierung macht deutlich, dass man sich sehr schwer tut, das bisher so dominante Konzept eines Gesundheitssystems und seiner Umgebung aufzugeben (vgl. auch "context-sensitive health policy" in Nchinda 2002 in Zwi/Yach 2002: 1618).

Während man für die lokale Ebene zwar fordert, dass es neu konzeptualisiert werden soll, werden vor allem Denkanstöße für die zentralpolitische Ebene gegeben. So wird versucht, die verschiedenen Steuerungsinstrumente des Staates zu kategorisieren und einzuschätzen (Saltman 2002, vgl. auch Reich 2002). Befremdlich ist hier jedoch, dass die Frage der Qualität von politischer Steuerung und ihre Kategorisierung eine klassische Frage der Politikfeldforschung (policy studies, stellvertretend hier Windhoff-Héritier 1987, Héritier 1993, Döhler 1990, Pappi 1993, Czada 1995) innerhalb der Politikwissenschaften ist, deren Erkenntnisstand und Diskussion genau wie die Ergebnisse der Implementationsforschung nicht berücksichtigt werden. Besonders hervorzuheben ist Gerhardus (2001), der mithilfe der politikwissenschaftlichen Theorie der politischen Ökonomie relevante Akteursgruppen herausarbeitet und Entscheidungen im Gesundheitssektor modelliert (Überblick über Ansätze der verschiedensten Disziplinen zur Gesundheitssystemsforschung in DFG 1995).

Ähnlich wie Gerhardus greift Atkinson (2002) mit ihrem Fallbeispiel in Brasilien die Frage der Konzeptualisierung des lokalen Raumes auf. Atkinsons Diskussion beschränkt sich jedoch auf die politische Kultur und informelle Normen innerhalb der untersuchten Gemeinschaften.

Während die Konzeptualisierung des lokalen institutionellen Raumes und der Politikumsetzung durch die lokalen Akteure von den Gesundheitswissenschaftlern weniger aufgegriffen wird, rücken die späteren Nutzer von Gesundheitsdienstleistungen sowie die potentiellen Beitragszahler in den Mittelpunkt des analytischen Interesses. Gerade für eine erfolgreiche Einführung von Versicherungen, die in ihrem Design auf keine aktuellen oder historischen Vorläufer zurückgreifen können, ist immer wichtiger, diese Institutionen an den Bedürfnissen der Nachfragenden auszurichten. Werden Willingness-to-pay-Studien zuerst in den Industrieländern durchgeführt (s. Fußnote 18-31 in Dong Hengjin et al. 2002), finden die dort entwickelten verschiedenst ausdifferenzierten Methoden auf dem afrikanischen Kontinent (z. B. Dong Hengjin et al. 2002) und auch in China Anwendung (Bärnighausen 2001). Während diese quantitativen Methoden vor allem die Zahlungsbereitschaft messen können, kann nur mit qualitativen Forschungsansätzen herausgearbeitet werden, welchen subjektiven oder kulturellen Wahrnehmungen die Menschen folgen bzw. wie und wann Krankheiten wahrgenommen werden oder Anlass für eine ärztliche Konsultation sind (Sauerborn et al. 1996, Sauerborn/Adams/Hien 1996, Sommerfeld 2002). Die Qualität und Akzeptanz einer Gesundheitsdienstleistung lässt sich auch daran messen, wie Patienten diese subjektiv und in ihren Kategorien wahrnehmen (Baltussen et al. 2002). Obwohl diese Studien die Bedeutung von subjektiven Wahrnehmungen sowie gesundheitsexterne Faktoren für die Nutzer und Patienten verdeutlichen, wird diese Wahrnehmungs- und Interpretationsfreiheit jedoch nicht auch auf die Politikumsetzung und die lokalen institutionellen Akteure übertragen.

Eine bessere Information der Bevölkerung sowie höhere Beteiligungsmöglichkeiten können die Umsetzung unterstützen (Mehrotra/Jarrett 2002). Mehrotra/Jarrett gehen von der Erfahrung aus, dass die Beamten auf höhergelegenen Verwaltungsebenen oder die Wissenschaftler selbst in dezentral finanzierten Gesundheitseinrichtungen nach Beendigung eines Projektes relativ machtlos gegenüber den Handlungen der lokalen Verwaltung sind. Die Bevölkerung kann über ihre „voice" auf eine bessere Umsetzung der Gesundheitspolitik insistieren und so die lokalen Politiker und Verwaltungsbeamten anhalten, gemäß den Zielen eines Projektes die dort gewählten Maßnahmen besser umzusetzen. So ließen sich die begonnenen Änderungen längerfristig auch besser im politischen Handeln der lokalen Akteure verankern.

Auch hier drängt sich wieder die Frage auf, weshalb die Analyse nicht bei dem konkreten Verhalten der lokalen Beamten und ihrer Handlungslogik beginnt, um dann Ansatzpunkte zu finden, wie dies durch die Bevölkerung und neue Formen der Partizipation und Kontrolle verändert werden kann.

Sehr spät ist auch die Perzeption der lokalen Fachkräfte bzw. der lokalen Verwaltungsbeamten in das Forschungsinteresse der öffentlichen Gesundheitswissenschaften gerückt (Gerhardus 2001, Henriksen/Hansen 2004, Uzochukwu et al. 2004). Diese relativ jungen Forschungsansätze haben bisher noch zu keinen Forschungsarbeiten für den Fall Chinas geführt, obwohl gerade die unterschiedliche Perzeption und der unterschiedliche Ausgangspunkt der lokalen Akteure in den chinesischen Artikeln als ein wichtiger Faktor wahrgenommen wird (renshi butongyi, Zhang Ziping et al. 2001: 12).

Partizipationsansätze[4], die auch in Entwicklungsprojekten im ländlichen China (Dumreicher 2002, Fulda 2004, Marschalek 2005a, b) zur Anwendung kommen, stellen nicht zuletzt aufgrund der nötigen Professionalisierung und Sachkenntnis im Gesundheitswesen auch in anderen Ländern eher eine Ausnahme dar (z. B. Contandriopoulos 2004) und finden sich zumindest mit westlicher Beteiligung in China nur vereinzelt (Rifkin 1990).

Zusammenfassend lässt sich formulieren: Die umfassende und thematisch vielfältige Diskussion des ländlichen Gesundheitswesens der VR China beruht auf Konzepten, deren Begrenztheit offen dargelegt, die aber nicht verändert werden. Ansätze zu einer Neukonzeptualisierung zeigen sich besonders am Beispiel anderer Länder.

2.2 Sozialwissenschaftliche Chinaforschung

Genau der entgegengesetzte Fall zeigt sich in der sozialwissenschaftlichen Chinaforschung und der Sinologie. Sie hat in den letzten Jahren eine Reihe von Typologien und Vorschläge zu einer theoretischen Modellierung im postmaoistischen China hervorgebracht, doch zeigt sich bei einem genaueren Hinsehen, dass hier nur bestimmte Politikfelder berücksichtigt und das ländliche Gesundheitswesen meist marginal diskutiert wird. Dies zeigt sich einerseits in den Forschungsansätzen, die eine holistische Betrachtung der untersten kollektiven bzw. territorialen Einheiten wie Kommune oder Dorf präferieren, sowie in denjenigen Forschungsansätzen, die die Entscheidungsprozesse der politischen Eliten und einzelne Politikfelder zum Gegenstand ihrer Analyse machen (hierzu Lieberthal 1992, Lieberthal/Oksenberg 1988). Innerhalb der sozialwissenschaftlichen Chinaforschung der siebziger Jahre wird so die in der chinesischen politischen Diskussion der fünfziger Jahre aufkommende Unterscheidung von tiao (Linie) und kuai (territoriales Prinzip) (vgl. Unger 1987, Chao Chien-min 1991, Lieberthal 1992, Lampton 1987) aufgenommen und als Paradigma der wissenschaftlichen Analyse etabliert.

2.2.1 Diskurs über die Legitimation der Lokalregierung

2.2.1.1 Gesundheitsversorgung im Kollektiv

Der bestehende Fokus der sozialwissenschaftlichen Chinaforschung auf die politischen Vertretungsorgane der Lokalregierung sowie die Kollektivvertretung ist ein Ansatz aus der Zeit der kollektiven Landwirtschaft, als die Parteizelle das politische und wirtschaftliche Zentrum des Kollektivs war, das über fast alle Lebensbereiche der kollektivierten Bauern entscheidet. Das Parteikomitee in der Brigade oder in der Volkskommune legt Produktionspläne fest, bestimmt über das ge-

---

4 S. http://www.ids.ac.uk/ids/particip/information/index.html (27.12.2004).

meinsam erwirtschaftete Einkommen und auch den Auszahlungsmodus sowie die Höhe des Einkommens. Gerade in der maoistischen Phase (Donnithorne 1967, 1972, 1975) wird das Strukturcharakteristikum der Zellularität innerhalb der ländlichen chinesischen Gesellschaft verstärkt (wenn auch auf einer anderen Verwaltungsstufe, vgl. Rolle des Kreises bei Skinner 1964, 1965a, 1965b). Dies zeigt sich auch im administrativen Aufbau. In der territorialen Einheit (kuai) auf den untersten Ebenen sind Volkskommune, Brigade und Produktionsgemeinschaft nicht mehr in einzelne Unterabteilungen gegliedert, die nach dem Prinzip der doppelten Führung von den parallelen Ebenen des jeweiligen Fachministeriums gesteuert werden können (vgl. Abb. 1).

Indem man die Arbeit der Parteikader in der Kommune oder die Brigadeführung zur Zeit der kollektivierten Landwirtschaft analysiert, schließt man somit alle wichtigen Bereiche der Gesellschaft ein, weil die Parteikader allein maßgeblich über alle Tätigkeiten und Bereiche innerhalb der Kommune bestimmen. Dementsprechend ist die Gesundheitsversorgung als Teil der kollektiven „Zelle" ein selbstverständliches, aber nicht ein herausgehobenes Untersuchungsobjekt. Donnithornes Ausführungen zum Gesundheitswesen bleiben marginal, doch steht für sie das Gesundheitswesen als ein gutes Beispiel das "cellular pattern of development" (1972: 618), da es in hohem Maße von den Kommunen und den ihr untergeordneten Brigaden finanziert und organisiert wird (Donnithorne 1975: 331).

Sehr ausführlich haben Parish und Whyte (1978) die Lebens- und Arbeitswelt der Bauern herausgearbeitet. Fragestellungen zur Vernetzung der einzelnen Krankenstationen, ihr Verhältnis zur Volkskommune oder Fragen des Einflusses und der Finanzierung durch das staatliche Gesundheitsministerium, des Kreisgesundheitsamtes (KGA) oder der Provinz können sie nicht beantworten. Eine ähnliche umfassende Fragestellung verfolgen auch Chan/Madsen/Unger (1984). Im Gegensatz zu Parish/Whyte gliedern sie ihre Darstellung nicht nach einzelnen Sektoren, sondern beschreiben den Entwicklungsprozess einer Volkskommune chronologisch. Auch bei Friedman/Pickowicz/Selden (1991) bleiben die Ausführungen zu der Organisation des Gesundheitswesens ähnlich kurz (s. auch Gao Mopo 1999, für Zeiten vor 1949 und fünfziger Jahre: Gamble 1968).

Sulamith H. Potter und Jack M. Potter (1991) kombinieren die Einzelfallstudie einer Brigade bzw. von drei Dörfern in der Provinz Guangdong mit einer strukturellen Analyse. Als Anthropologen konzentrieren sie sich auf die Bedeutung der wichtigsten Strukturen, also Volkskommune, Brigade, Produktionsgemeinschaft, Kernfamilie und Verwandtschaftsnetze (lineages). Das Gesundheitswesen ist dabei ein Teil der Wohlfahrt, das von Kreis, Kommune, Brigade und Produktionsgemeinschaft organisiert und finanziert wird. Potter/Potter schaffen es, die organisatorische und finanzielle Vernetzung darzustellen.

Für die deutschsprachige Rezeption des ländlichen Raumes und den entstandenen 'Mythen' einer kollektiven Gesundheitsversorgung sowie der Barfußärzte, deren Bekanntheitsgrad und Renommee im Westen auf ein völliges Unverständnis im heutigen China stoßen, sind unter anderem auch die Schriften von Jan Myrdal

(1974, 1978) verantwortlich. Vergleicht man bei Myrdal die Ausführungen der dort vorgeführten Bauern zum Gesundheitswesen, decken sich diese mit den Aussagen, die in der Volkszeitung (RMRB) vielfältiger und tiefer – auch der kritischen Punkte – veröffentlicht wurden. Als authentische Quelle für die lokale Lage sind die Bücher von Myrdal trotz ihrer damaligen Popularität ungeeignet.

2.2.1.2 Gesundheitsversorgung nach der Dekollektivierung

Im Zuge der Dekollektivierung der Landwirtschaft werden ehemals kollektiv organisierte Bereiche wie die Gesundheitsversorgung von der Führung des Kollektivs privatisiert bzw. die Kosten völlig auf die Bauernfamilien übertragen.

Richard Baum und Alexei Shevchenko (1999) versuchen, die verschiedenen Theorien, Begrifflichkeiten und Modelle zur Stellung der Lokalregierung zu vergleichen und zu kategorisieren. Bei der Diskussion der verschiedenen Varianten (s. auch Blecher/Shue 2001) bleibt jedoch unerwähnt, dass dies nur anhand von denjenigen Sektoren konzeptualisiert wird, in denen die Lokalregierung Ressourcen generiert, also einen finanziellen Gewinn erzielt und Gebühren von den Bauern eingezogen werden. Es rücken diejenigen Fälle in die analytische Aufmerksamkeit, in denen die Lokalregierung selbst als ein wirtschaftlicher Akteur investiert und kontrolliert (Oi 1992, 1995, 1998, Heberer/Taubmann 1998, Walder 1998, Weigelin-Schwiedrzik/Hauff 1999, Whiting 2001) oder vor Ort investorfreundliche Bedingungen oder Entwicklungszentren schafft, mittels der sie selbst über Mieteinnahmen oder sonstige Verwaltungsgebühren stabile Einkünfte generiert (Blecher/Shue 1996, 2001).

Dazu gehört auch das Verhalten der Lokalregierung als Rentier, der über Gebühren und Abgaben die Einkommen der Bauernfamilien für sich beansprucht (Li/O'Brien 1995, O'Brien/Li 1999, Lu Xiaobo 1997). Dieser „predatcry state" (ebd., Baum/Shevchenko 1999: 345) entzieht den Bauern kurzerhand die Nutzungsrechte an Grund und Boden (Guo Xiaolin 2001), die ihnen eigentlich für dreißig Jahre zugestanden wurden.

Wenn die politischen Institutionen aus eigenem Interesse ihren Regelungs- und Steuerungsbereich nun wieder auf die Lebensbereiche der Bauern ausdehnen, fordern sie so den energischen Widerstand der Bauern heraus, die die Macht der lokalen Kader auf ein legitimes und kontrollierbares Maß zurückdrängen wollen. Diese lokale Auseinandersetzung manifestiert sich in Gewaltausbrüchen (Lu Xiaobo 1997) oder Konfliktformen, die auf der Straße (Guo Xiaolin 2001) oder in den lokalen politischen Institutionen (Zweig 2000) gelöst werden.

Auch das Aufleben der lokalen Wahlen in Dorf, Gemeinde und teilweise im Kreis (Weigelin-Schwiedrzik 2000), das im besonderen Maße die Aufmerksamkeit der westlichen Politikwissenschaft auf sich gezogen hat (O'Brien/Li 1999, Schubert 2003), steht in diesem Zusammenhang, da so Übergriffe der Kader verhindert und Konflikte auf lokaler Ebene politisch bearbeitet werden können.

So legt die Chinaforschung eine besondere Aufmerksamkeit auf die Fallstudien, in denen im Zuge der politischen und wirtschaftlichen Transformation die Legitimation der Lokalregierungen vermehrt, hinterfragt oder zusätzliche Ressourcen mobilisiert werden können. Andere Politikbereiche, in denen beispielsweise diese Ressourcen verwendet werden und die Zuständigkeit von sich aus verschwindet, wie z. B. Gesundheit oder Bildung, bleiben hierbei unberücksichtigt. Die Frage dieser kuai-orientierten Feldstudien sind somit ein Diskurs über die Formen der Transformation von Legitimation der lokalen Herrschaft.

Konsequent fallen auch die Bereiche aus der Analyse, in denen die politische Herrschaft erodiert oder nicht mehr sichtbar ist. Wenn sich aber die politischen Institutionen z. B. auf dem Dorf völlig auflösen, die Gemeindeverwaltung sich auf ein Minimum beschränkt oder gemäß der Strategie der „Three Nos“ („saying nothing, doing nothing, not offending one", Yan Yunxiang 2003: 23) zurückziehen, bleibt dieses Phänomen von der Debatte über lokale politische Entwicklung im ländlichen Raum ausgeschlossen. Feldstudien in den wirtschaftlich marginalisierten Regionen ohne Industrieentwicklung werden so eher Anthropologen überlassen (Liu Xin 2000, Yan Yunxiang 2003, Ausnahme: Heberer/Taubmann 1998, Unger 2002).

Ebenso bleibt es Anthropologen (Huang Shu-min 1988) überlassen, die Privatisierung der lokalen Gesundheitsversorgung und Gesundheitseinrichtungen in den achtziger Jahren zu analysieren. Charlotte Cailliez (1998, 2003) beschreibt die Situation der weitgehend privatisierten Gesundheitsversorgung in der Provinz Yunnan, verbleibt aber bei einer deskriptiven Darstellung. In den Feldstudien sind die Ausführungen zum Gesundheitswesen eher kursorisch (Unger 2002, Kelliher 1992, Siu 1989, Zhou Kate Xiao 1996) Es wird auf wenigen Seiten abgehandelt, die aber zumindest einen neuen Blick auf lokale Arrangements und die Stellung der Barfußärzte geben (Gao Mopo 1999: 80ff.) und sich von der offiziellen Darstellung unterscheiden. In Diskussionen über Solidarität und Subsidiarität bleibt das Gesundheitswesen in der VR China weitgehend unbeachtet (Thireau/Mak 1995, Thireau/Hua 2001).

Politikbereiche wie die privatisierte Gesundheitsversorgung tauchen nur noch in anderen Zusammenhängen der politikwissenschaftlichen Analyse auf. Die Analyse der sozialen Absicherung in den Gemeinden und Kreisen wird höchst selektiv: Während die “5 Garantien” (wubao), die von der Gemeinderegierung ausbezahlt werden, Teil der Debatte über soziale Sicherung in China sind (Wong 1991, 1994, 1998, Ding Kaijie 2003), bleiben die Wiederbelebung und der Aufbau von lokalen Versicherungen oder Fonds einer kooperativen medizinschen Versorgung (KMV), die eben nicht unter der eindeutigen Verantwortung der Lokalregierungen oder des Amtes für Zivilangelegenheiten (minzhengju) unterstehen, außerhalb ihrer Wahrnehmung. Ärztliche Behandlung und Möglichkeiten der sozialen Absicherung vor Krankheit werden besonders im Kontext der industriellen Betriebe wahrgenommen, die den Lokalregierungen unterstellt sind (Weigelin-Schwiedrzik 1999, Schetelig 1999, Grießmayer 1999).

Huang Yanzhong (2004) thematisiert so das lokale Gesundheitswesen und kann dabei die Rolle des Gesundheitsministeriums und des Kreisgesundheitsamtes im Rahmen der doppelten Führung sowie den innerchinesischen Diskurs innerhalb der Gesundheitswissenschaften ignorieren.

Nur in allgemeinen Darstellungen zur sozialen Absicherung (Hussain 1989, 1990) wird auch auf die Änderungen im lokalen Gesundheitswesen eingegangen. Athmar/Hussain (1991) geben auf hohem Niveau einen Überblick über die strukturellen Unterschiede der sozialen Sicherheitssysteme in Stadt und Land seit 1949 (Dixon 1981, Dixon/Macarov 1992).

In speziellen Feldstudien von Soziologen, die explizit das Gesundheitswesen als ihren Gegenstand definiert haben, wird die lokale Gesundheitsversorgung mit qualitativen (Henderson 1999, Henderson/Cohen 1984) und auch quantitativen Methoden (Henderson et al. 1994, 1998) analysiert.

Es lässt sich zusammenfassen, dass die von den Chinawissenschaften entwickelten Modelle die Analyse des ländlichen Gesundheitswesens erschweren, weil sie besonders neue Legitimationsquellen von lokaler Herrschaft diskutieren, aber im Bereich des ländlichen Gesundheitswesens sich keine autonomen Handlungen der Gemeinderegierung oder des Dorfvorstandes aufzeigen lassen.

2.2.2 Elitendiskurs- und Politikfeldanalyse

Neben dieser Perspektive der lokalzentrierten (kuai)-Analysen nimmt die elitenfokussierte Analyse des Politikfeldes Gesundheit eine weitere Dimension ein (allgemeine Modelle und Diskussion in Nathan 1973, Tang Tsou 1995, Lieberthal 1992, Lieberthal/Oksenberg 1988).

Gesundheitsreformen auf dem Land beginnen nicht erst 1949, auch wenn in chinesischen Darstellungen (Huang Yongchang 1994) die Bemühungen der nationalen Regierung in Nanjing sowie des nationalen Diskurses (u.a. in Croizier 1965, 1968, 1973) und des Völkerbundes in einigen Modellkreisen Hebeis (Yip 1992 und Jewell 1983) meist nur äußerst kurz erwähnt werden (Hillier/Jewell 1983a). In den Geschichts- und Sozialwissenschaften ist ein kleiner eigenständiger Forschungsbereich etabliert. Lucas (1980) vergleicht die unterschiedlichen Modelle der Gesundheitsversorgung, die seit den dreißiger Jahren bis Mitte der siebziger Jahre zumindest als politische Zielvorstellung die Diskussion beherrschten.

In den siebziger Jahren ist die Gesundheitspolitik ein Feld, in dem die Theorien über die Prozesse innerhalb der chinesische politischen Elite erarbeitet und überprüft werden (Lampton 1974 a, b, c, d, Oksenberg 1974).

Dies ändert sich jedoch nach 1978. Gerade diejenigen Forscher, die sich für die Dynamik von Konflikt und Konsens der Eliten auf der zentralstaatlichen Ebene interessieren, können diese Prozesse nicht mehr in der Gesundheitspolitik ablesen, da nun der wirtschaftliche Aufbau (jingji jianshe) Priorität (ZK 21.12.1978) genießt und im Zentrum der intraelitären Diskurses ist. Da Lampton und Oksenberg ihrem Fokus eines „divided policy-making system" (Lampton 1974d: 698), treu bleiben, das den Konflikt zwischen einzelnen Ministerien der Zentralregierung oder zwischen Partei- und Regierungsapparat zum Gegenstand hat, rücken Politikfelder wie z. B. das der Energiewirtschaft oder der Wasserverwaltung (Lampton 1987b) in den Mittelpunkt. Genau dort lassen sich weiterhin die Politikmuster besonders gut nachzeichnen, die in ihrem Ansatz formuliert sind, während die Gesundheitspolitik ignoriert werden kann.

Neben der Fragmentierung der politischen Zentralmacht rücken in den achtziger Jahren die Debatte um die Dezentralisierung sowie deren Dynamik und Struktur in den Mittelpunkt der politikwissenschaftlichen Analyse. Die Dezentralisierungsprozesse werden dabei in der westlichen Literatur in den achtziger und neunziger Jahren am Beispiel der Entscheidungsbefugnisse für die auf zentraler und provinzieller Ebene angegliederten staatlichen Betriebe (Shirk 1992) herausgearbeitet, die die Aushandlungsprozesse zwischen Zentrale, Provinz und Kreis/Stadt, also des "playing to the provinces" (Shirk 1992: 84) zum Untersuchungsgegenstand haben. Lieberthal nennt Bedingungen für diese Aushandlungsprozesse, nämlich "where tangible resources are at stake" (Lieberthal 1992: 21). Somit rücken die Prozesse in das Forschungsinteresse, in denen sich dieses Merkmal aufzeigen lässt: Entscheidungskompetenzen werden nach 1978 auf die lokalen Ebenen verlagert, während im Gegenzug zentrale Subventionen abgebaut und die Kosten der sozialen Sicherheit den lokalen Ebenen aufgebürdet werden.

Das Politikfeld Gesundheit kann dieses Merkmal nicht aufweisen (vgl. Diskussion z. B. in Lieberthal 1992: 22). Das ländliche Gesundheitswesen ist wie vor der Kollektivierung nicht über finanzielle Transfers, sondern aus dem Wohlfahrtsfonds der Kollektive finanziert (Fang Xiaoping 2003). Hier gibt es nichts, was einzutauschen wäre oder in den Diskussionen über den Weg und die Geschwindigkeit der wirtschaftlichen Modernisierung zwischen den Ministerien als politisches Gewicht in die Waagschale geworfen werden könnte. Gesundheitspolitik für die ländlichen Regionen verschwindet so aus dem Fokus dieser Debatte.

Im Blickpunkt der Analysen von sozialen Absicherungssystemen stehen vor allem die Städte (Krieg/Schädler 1995a, b, Goodman et al. 1998, Duckett 2001, 2002), da mit der Reform der staatlichen Betriebe als Einheit (danwei) ab 1984 auch überbetriebliche Absicherungssysteme (Renten-, Kranken- und schließlich Arbeitslosenversicherung) für die bis dahin privilegierte Stadtbevölkerung geschaffen werden müssen. Die soziale Absicherung auf dem Land bleibt dabei meistens unberücksichtigt (Ausnahme: Thireau/Mak 1995).

Treten so während der achtziger Jahre auch immer stärker die Differenzen unter den Ministerien zutage (Fewsmith 1994), die sich auch durchaus auf der Ebene des Kreises oder der Gemeinde fortsetzen (Zweig 1987b: 335 nach

Baum/Shevchenko 1999: 341), hat Lu Xiaobo (1997) als einer der frühesten Vertreter schon auf diese Prozesse in den Gemeinden und auf den Dörfern hingewiesen. Hier zeigt sich für die ländlichen Gebiete, was für den nationalen Rahmen immer herausgestellt wird: Aushandlung und politische Freiräume sind kein Autoritätsverlust der Politik, sondern weisen die lokale Selbstregelung als Bestandteil der politischen Ordnung Chinas aus (Goodmann 1994, Chevrier 1995, Saich 2000, Weigelin-Schwiedrzik 2004a).

2.3 Chinesischsprachige Literatur

Eine überwältigende Zahl von Beiträgen in chinesischen Fachzeitschriften der öffentlichen Gesundheitswissenschaften, in denen Probleme des ländlichen Gesundheitswesens diskutiert werden[5], decken ein breites Themenspektrum ab. Hier findet sich eine überwältigende Menge von kurzen, meist 2-5 Seiten langen Artikeln, in denen aus den verschiedensten Blickwinkeln das ländliche Gesundheitswesen betrachtet und analysiert wird. Qualitative Studien sind selten (Weishengbu tongji xinxi zhongxin 2003b, besonders Wu Ming 2003)

Neben Vorlesungen und kurzen Abrissen auf das ländliche Gesundheitswesen, die die Besonderheiten der einzelnen Perioden (Huang Yongchang 1994) oder nur für den Zeitraum nach 1978 (Xia Zongming et al. 2002) aufzeigen, beschränkt man sich auf einzelne Themengebiete, wie z. B. der kooperativen medizinischen Versorgung (Wang Hongman et al. 2002, Wang Li 2002) oder der Geschichte und Abdeckung des Barfußarztes (Wang Bin et al. 2000). Es wird aber deutlich, dass auf der nationalen Ebene oder regionaler Großräume, z. B. des Westens (Chen Juan/Zhang Guangpeng 2000) oder auf der Ebene der Provinz eine Analyse der Gesundheitsausgaben (z. B. zu Gansu: Na Li 2002, zu Jiangxi: Jiang Qicheng et al. 2001, zu Guangxi: Ni Jian et al. 2001) oder der Besonderheit der Finanzstruktur der Krankenhäuser (Xue Zhenyue 2002) nur schwer zu analysieren ist. Nur für Projektkreise (Hu Shanlian 2004) oder einzelne Provinzen lässt sich der konkrete Finanzierungsanteil der Zentrale und Provinz, des Kreises und der Gemeinde aufzeigen (Wang Tiansheng et al. 2001, Xu Zaian et al. 2000).

Die auf nationaler Ebene präsentierten qualitativen (Hu Chunping et al. 2002, Weishengbu tongji xinxi zhongxin 2003b) und statistischen Analysen (Zhao Kun et al. 2002, Zhao Yuxin et al. 2001, Wang Baozhen/Zhang Meirong 2003) verdeutlichen das Ungleichgewicht der Gesamtgesundheitskosten zwischen Stadt und Land. Diese statistischen Datenreihen in den fünfjährlichen nationalen Gesund-

[5] Dazu zählen Zhongguo Weisheng Jingji (Chinese Health Economics), Zhongguo Weisheng Ziyuan (Chinese Health Resources), Zhongguo Chuji Weisheng Baojian (Chinese Primary Health care), Zhongguo Nongcun Weisheng Shiye Guanli (Management of Chinese Rural Healthcare Institutions) und Zhongguo Xiangcun Yisheng (Chinese Rural Doctor). Die Jiankang Ribao (Health Gazette, http://www.jkb.com.cn), die vom staatlichen Gesundheitsministerium herausgegeben wird, diskutiert die neuesten Entwicklungen.

heitsssurveys (für 2003: Weishengbu tongji xinxi zhongxin 2003a, b, c) und Fachzeitschriften gehen über die Informationen in den statistischen Jahrbüchern (GesJ, StaJ) hinaus, bleiben aber, so betonen die Autoren selbst (Hu Shanlian 2004), unvollständig.

Die immer größere Heterogenität der ländlichen Gesundheitsversorgung wird besonders bei Vergleichsstudien oder Einzelfallstudien auf Kreis- oder Gemeindeebene deutlich: Qualitative Studien einzelner Gemeinden bzw. Kommunen (Li Weiping und Zhu Peihui 2002, Jing Lin 1999) oder auch der kooperativen medizinischen Versorgung, die die Perzeption der lokalen Akteure reflektieren (Wang Shidong et al. 2003), sind selten. Dies lässt sich auch für historische Studien einzelner Kreise (Sun Ruli/Xu Dongshu 2000) formulieren, obwohl sich auch anhand vorhandenen Zahlenmaterials die Bedingungen der kollektiven Gesundheitsversorgung rekonstruieren lassen (Fang Xiaoping 2003).

Methodisch dominiert der Vergleich auf der Grundlage von quantitativen Daten. Diachrone Vergleiche finden sich in Längsreihenanalysen (Wang Lusheng et al. 2004), die auf nationale Untersuchungen des Gesundheitsministeriums in den Jahren 1985, 1993, 1998 und 2003 zurückgreifen. Neben Interventionsstudien mit einem kleinen Zeitfenster (Li Yingyan et al. 2001) herrscht der synchrone, also zeitgleiche Vergleich vor. Dies kann auch Ausdruck einer hohen Projektfinanzierung der wissenschaftlichen Studien sein, bei der bestimmte Kreise selektiert, diese Studien nach Abschluß aber nicht noch einmal wiederholt werden. Bei einer expliziten externen Finanzierung, meist über Projekte des Gesundheitsministeriums oder internationaler Entwicklungsorganisatoren, werden die Kreise nach der Konkordanzmethode ausgewählt. Kriterien sind hier ein ähnliches Pro-Kopf-Einkommen (ZWJW 2001) oder eine geographische Nähe (Liu Kejun/Fan Wensheng 2002), um so eine möglichst hohe Ähnlichkeit der Kontextbedingungen zu erreichen. Die konkrete Auswahl der Kreise wird meistens nicht begründet: Dies mag auf eine politische Auswahl hinweisen.

In den neunziger Jahren zeigen sich so vor allem die Frage der Armutskreise und die Möglichkeiten einer Verbesserung der Gesundheitsversorgung (Zhang Zhendong 2002, ZWJW 2001). Dies stellt die Frage nach den Finanzierungsmustern auf der Angebotsseite, z. B. der Einkommenssituation der Dorfärzte (Chen Xianghua et al. 2001) oder bei einem Vergleich der Gewinne aus dem Medikamentenverkauf mit den Erlösen für Leistungen im Bereich der Vorbeugung (An Jianmin et al. 1997a, b, Zheng Jianzhong et al. 2002).

Die Studien konzentrieren sich entweder auf einzelne Gesundheitseinrichtungen wie z. B. die Gemeindekrankenhäuser (Wang Lusheng 2000, Chen Xianghua et al. 2001, Li Pengxi 2001), ihr Personal- und Finanzmanagement (Pei Juan/Guo Yuancheng 2003).

Im Zuge der politischen Diskussion über die Verarmungstendenzen rückt immer mehr die Nachfrageseite in das wissenschaftliche Interesse. Interregionale Studien fragen nach der Nachfragestruktur von Einkommensgruppen in den sog.

Armutskreisen (ZWJW 2001, Liu Yuanli et al. 2002b). Sie stellen heraus, wie zu geringe Einkommen die Hauptursache für die mangelnde Versorgung sind. Im Vergleich untersuchen Interventionsstudien die Wirkung einer sozialen Absicherung auf die Nachfragestruktur nach Medikamenten und die Kostenentwicklung für die Bauern (Zhang Lin/Ren Ran 2002) sowie die Möglichkeiten der Standardisierung von Medikamenten und Positivlisten für die durchschnittliche Absenkung der Behandlungskosten (Yao Lan 2002a,b, Fu Wei et al. 2004).

Im Zusammenhang dieser Studien lässt sich nun auch eine verstärkte Analyse des Scheiterns bzw. der mangelnden Nachhaltigkeit aufzeigen, wobei Song Shenchao (2003) auf der Grundlage von qualitativen Studien und Interviews der lokalen Beteiligten hier als Grund die Fragmentierung von politischer Vertretung und Fachadministration, die Armut, mangelnde Zusammenarbeit sowie den internen politischen Widerstand als Hauptursachen darstellt. Hier zeigt sich ein merkwürdiges Paradox: Diese in qualitativen Studien als relevant markierten Faktoren werden bei quantitativen Studien wie statistisch ausgewerteten Fragebögen nicht aufgenommen. Dies kann kaum an einer mangelnden Operationalisierbarkeit liegen. Vielmehr weisen sie auf negative Faktoren hin, deren Relevanz wissenschaftlich nicht mehr gemessen werden muss, weil ihre Beseitigung schon früh zu einem politischen Ziel ausgerufen worden ist.

Der Finanzierungsmöglichkeiten auf der Seite der Bauern messen die Finanzierungsbereitschaft in Willingness-to-Pay-Studien (Zhang Licheng 2004), obwohl immer sichtbarer wird, dass für die Teilnahme vielmehr das Vertrauen in die bestehenden Institutionen entscheidend ist, was die möglichen ökonomischen Vorteile in den Hintergrund rückt (Ren Ran 2001, Liu Kejun/Fan Wensheng 2002: 16, Wang Hongwen et al. 2002: 27, Wu Jingzhu/Gao Wei 2000: 13). Zhang Licheng et al. (2004) schließen als neue Analysekategorie dabei das social capital (shehui ziben) ein.

Auffällig ist, dass durch die wissenschaftliche Forschung in der VR China die aktuellen politischen Maßnahmen durch wissenschaftliche Evidenz bestätigt werden. Hier steht also ein thematisch und methodisch vielfältiges sowie regional gefächertes Material zur Verfügung, das jedoch innerhalb der westlichen Diskussion aufgrund der mangelnden Sprachkenntnisse mit wenigen Ausnahmen (Bärnighausen 2001), nur dann wahrgenommen wird, wenn chinesische Projektmitglieder (Bloom/Gu 1999) diese einbringen.

Im Vergleich hierzu finden sich nur wenige Arbeiten aus anderen Disziplinen. Der Demograph Liang Hong (1999) und die Wirtschaftswissenschaftlerin Zhu Ling (2000a) veröffentlichen in soziologischen Zeitschriften Beiträge zur sozialen Absicherung bzw. der Basisversicherung (Guo Chongde 1997). Die Soziologin Wang Hongman (2003) führt intensive und interdisziplinär angelegte Feldstudien durch. Während in den Publikationen der Akademie für Sozialwissenschaften zur ländlichen Entwicklung (CASS 2000, 2001a, b) oder zur aktuellen sozialen Situation (Ma Hong/Wang Mengkui 2001, Ru Xin et al. 2001, 2003) das ländliche

Gesundheitswesen nicht behandelt wird, wird es und seine Probleme in den Darstellungen zur sozialen Absicherung diskutiert (Song Xiaowu et al. 1998: 180ff., Chen Jiagui et al. 2001: 268-311). In der Diskussion über die lokalen öffentlichen Güter bleiben die Ausführungen zum Gesundheitswesen eher abstrakt (Ausnahme Zhu Ling 2000b). Die ehemalige Konzentration der Forschung in den medizinischen Universitäten bedingt, dass das Gesundheitswesen in Nachbardisziplinen nur am Rande vorkommt (Zhang Letian 1996).

Neben diesen wissenschaftlichen Abhandlungen finden sich in oben genannten Fachzeitschriften auch Aufsätze der Beamten der Unterabteilungen des zentralen Gesundheitsministeriums, der Gesundheitsämter und von anderen Fachabteilungen in den Kreisinstitutionen oder der Vertreter der Krankenhäuser in den Kreisen oder den Gemeinden. Sie dokumentieren ihre Bemühungen und Innovationen. Thematische Schwerpunkte bilden dabei je nach politischen Prioritäten für die späten neunziger Jahre der Aufbau der lokalen Versicherungen in den entwickelten Provinzen, z. B. in Jiangsu (Li Xiaojie 1999, Long Zhendong 2000, Su Jinrong/Zhang Jiebing) oder in Shanghai (Yang Rong 1999, Gao Ge et al. 2002). Dazu kann man auch die Diskussion der Probleme und Widerstände gegenüber der kooperativen medizinischen Versorgung zählen (Yao Diao/Gu Xingyuan 1999). Schwerpunkte bilden weiter die Einführung einer einheitlichen Verwaltung der Dorfkrankenstationen durch das Gemeindekrankenhaus (Lu Weidong 1999) sowie Weiterbildungsmaßnahmen des medizinischen Personals in den Dorf- und Gemeindestationen. Dazu gehört auch die Frage, wie der einheitliche Vertrieb von Medikamenten in den Dörfern durchgesetzt werden kann (Ma Jin et al. 2002). Seit dem Beginn des neuen Jahrtausends stehen auch die Auswirkungen der Steuerreform auf die Finanzierung des lokalen Gesundheitswesens (Gong Zhi et al. 2000, Wang Heping et al. 2002) im Mittelpunkt der Debatte.

Diese bemerkenswert offen geführte Diskussion zeigt so die Erfolge und die Niederlagen beim Aufbau der lokalen Gesundheitsversorgung auf. Neben diesen konkreten Darstellungen werden die Erfahrungen auch verallgemeinert und so anonymisiert (Yang Ziping et al. 2001, Yang Shi et al. 2001) In allgemeinen Appellen und Meinungsstatements prangert man Mißstände an oder warnt vor schwerwiegenden negativen Tendenzen (Wu Youlan 1999).

Mit diesen Artikeln steht ein vielfältiges Datenmaterial von empirischen Studien und subjektiven Einschätzungen der lokal Beteiligten zur Verfügung, das in Studien außerhalb Chinas bisher nur äußerst begrenzt genutzt wurde.

3 ANSATZ DER UNTERSUCHUNG

3.1 HERLEITUNG UND DEFINITION

Sowohl in den Chinawissenschaften als auch den Gesundheitswissenschaften fordert man, die Bedingungen und Prozesse auf der lokalen Ebene stärker zu ergründen und zu konzeptualisieren. Gilt dies für die erstere vor allem für die Konfiguration von politischer Macht an der Peripherie in dekollektivierten Gemeinden (z. B. Shue 1988: 70, 127, 201, Baum/Shevchenko 1999: 334), stellt sich für die letztere die Frage nach einer stärkeren Analyse des Scheiterns von Gesundheitsprojekten („[...] what determined policy formation"? (Jack/Lewis 2004: 223) und der erfolgreichen Steuerung einer dezentralisierten Gesundheitsversorgung (z. B., Baum 1995, Bloom/Gu 1997: 359). Dezentralisierung erhöht den Gestaltungsspielraum auf lokaler Ebene. „We need to develop a way of describing this expansion" fordert Thomas Bossert (1998: 1518) am Beispiel Kolumbiens.

Bossert gehört zu denjenigen innerhalb der Gesundheitswissenschaften, die diese Erweiterung nicht nur beschreiben, sondern auch in theoretische Modelle gefasst haben. Er stellt vier Typen von Dezentralisierungsmöglichkeiten vor, die zu unterschiedlichen Möglichkeiten der lokalen Akteure sowie Kontrollformen der übergeordneten Akteure führen. Bossert bezeichnet sie als Entscheidungsspielräume („decision space") auf der lokalen Ebene.

Bosserts Typologisierung ist ein guter Ausgangspunkt, auch wenn sich der Fall des ländlichen Gesundheitswesens der VR China dahingehend unterscheidet, dass schon vor der Dekollektivierung der Landwirtschaft eine hochgradig dezentral geregelte und finanzierte Gesundheitsversorgung bestand. Wenn man die chinesischen Entscheidungsspielräume in den für Kolumbien von Bossert als relevant markierten Dezentralisierungsprozessen (in vertikaler Richtung vom Zentralstaat zu den Lokalitäten) analysierte, verschwänden diejenigen Felder aus dem Analysefokus, die schon immer dezentral organisiert oder finanziert sind.

Für die hier vorliegende Untersuchung möchte ich das Modell eines lokalen Spielraumes einführen. Wie sind die beiden Begriffe lokal und Spielraum definiert?

Definition der Lokalität/des Lokalen

Die Begriffe der Zentrale (zhongyang) und der Peripherie/Lokalität (difang), die auch in der westlichsprachigen Forschung verwendet werden (Shue 1988, Weigelin-Schwiedrzik 1999), basieren auf staats- und verfassungsrechtlichen Kategorien und zeigen die Verteilung von Macht innerhalb des Staates an. Die Zentralregierung steht für die obersten nationalstaatlichen Einheiten, während der Begriff der Lokalregierung alle weiteren Gebietskörperschaften bis einschließlich der Gemeinde umfaßt (OrgG 1986, Verf 1982, Art. 3, 95). In Abweichung von dieser staatsrechtlichen Definition umfaßt in dieser Untersuchung der Begriff des Lokalen bzw. der Lokalität die Ebene des Kreises, der Gemeinde, des Dorfes sowie anderer Gemeinschaften und ihre Bewohner. Sie berücksichtigt die Provinz als höchste lokale Gebietskörperschaft nicht, schließt aber gesellschaftliche Institutionen wie das Dorfbewohnerkomitee und die Bauern ein. Der hier definierte Begriff der Lokalität bzw. des „Lokalen" faßt so die Ebenen zusammen, die für eine gelungene Selbstverwaltung von der Zentralregierung verantwortlich gemacht werden. (s. Abb. 1).

Definition des lokalen Spielraums
Den lokalen Spielraum definiere ich als eine politische Arena (Pappi 1993), in der untereinander nicht oder nur beschränkt weisungsbefugte Akteure von der Kreis-, Gemeinde- oder Dorfebene zentralpolitische Vorgaben wahrnehmen, interpretieren und über sie entscheiden, Ziele und Mittel bestimmen sowie Zuständigkeiten aushandeln. Dieser Spielraum muss nicht in bestimmten Gremien institutionalisiert sein, sondern zeigt sich besonders daran, dass die Verantwortung auf mehrere Akteure aufgeteilt ist und diese Fragmentierung sowie Notwendigkeit der Zusammenarbeit ihre Formen der Kooperation und Ziele des gemeinsamen Handelns bestimmen.

Methode: Gegenstandsbezogenheit und historisch-genetische Analyse
Innerhalb des Untersuchungsgegenstandes des ländlichen Gesundheitswesens werden in diesem Ansatz die Akteure und Struktur dieses lokalen Raumes, sein Entstehen und Geschichte relevanter als die Maßnahmen der übergeordneten Ministerialbürokratie markiert. Im Gegensatz zum Begriff des Gesundheitssystems legt der Begriff des politischen Spielraumes keine Ziele oder Funktionen eines Systems (z. B. bessere Gesundheit) fest oder präferiert die Akteure, die innerhalb der Gesundheitsbürokratie arbeiten. Die Vorstellung setzt sich von dem Begriff des Systems als Untersuchungskategorie ab (z. B. am explizitesten in Shi Leiyu 1993)[6] und fordert statt dessen eine historisch-genetische Rekonstruktion der Strukturen und Stellung der Akteure.

Neben dieser methodischen Anforderung beinhaltet das Modell Hypothesen, die im nächsten Kapitel beschrieben werden.

3.2 Merkmale des lokalen Spielraumes: Vorab-Hypothesen

In der Auseinandersetzung mit dem Datenmaterial und den eigenen Feldstudien werden drei qualitative Merkmale des ländlichen Gesundheitswesens herausgearbeitet: lokale Verantwortung, lokale Perzeption, lokale Aushandlung.

---

[6] Davon zu unterscheiden ist die Verwendung des Begriffes des Gesundheitssystems, um verschiedene Formen der Organisation der Gesundheitsversorgung zu kategorisieren (s. z. B. WHO 2000; Rafai/Muchar/Than Sein 2001).

Diese drei Merkmale der lokalen Verantwortung, Perzeption und Interaktion stehen so für sensibilisierende Konzepte des lokalen Spielraumes, die von Brüsemeister (2000: 28ff.) auch „Vorab-Hypothesen“ genannt werden sollen, um so das Modell des lokalen Spielraumes klarer von einer funktionalen Betrachtung innerhalb eines Systems abzusetzen.

3.2.1 Zentrale und Peripherie: Lokale Verantwortung

Der lokale Spielraum grenzt die Lokalitäten von der Zentralregierung ab. Das analytische Augenmerk gilt so nicht der gesundheitspolitischen Programmatik auf der Ebene der Zentralregierung und ihrer unverbindlichen Verabschiedung, sondern der lokalen Umsetzung.

Institutionalisierung von Distanz
Während der Systembegriff von einem hinreichend differenzierten und abgegrenzten Subsystem mit eigenen Werten und Akteuren zu anderen Subsystemen und einer Steuerungsfähigkeit durch die übergeordneten Ebenen ausgeht, verneint dies das Modell des lokalen Spielraums: Im Politikfeld Gesundheit verdeutlicht so die Vorstellung von einem lokalen Spielraum die Distanz, in der eine direkte politische Steuerung durch die Fachverwaltung nur bedingt möglich ist. Der lokale Spielraum verdeutlicht ein hohes Maß an Autonomie und Verantwortung bei der konkreten lokalen Ausgestaltung.

Notwendige lokale Übersetzung
Wenn der Begriff des Systems noch von ausgestalteten Institutionen auf der lokalen Ebene ausgeht, zeigt das Konzept des lokalen Spielraums die Grenzen der politischen Steuerung auf. Ist eine direkte Steuerung durch übergeordnete Ebenen nicht möglich, müssen zentralpolitische Anforderungen die Distanz zwischen Zentrale und Lokalität überwinden und in den lokalen Spielraum getragen und dort übersetzt werden. Die politische Akzeptanz von zentralen Politikentwürfen wird so weniger durch fest etablierte Institutionen weder vor Ort gesichert noch zeigen sich klare Interventionsmechanismen, sondern Formen der Einflußnahme und der Aushandlung werden von den Akteuren immer wieder neu hergestellt (vgl. Brie/Stykow 1995: 212).

Reorganisation des lokalen Spielraumes vor Intervention
Die Fähigkeit zur Beobachtung seitens der Zentralregierung muss nicht notwendigerweise mit der Möglichkeit einer Intervention gleichgesetzt werden, bzw. führt nicht dazu, die artikulierten Probleme zu lösen. Mit ihren Berichten führt die Zentralregierung die Begriffe und die Themen ein. Ihre Darstellung und Sichtweise des lokalen Gesundheitswesens dokumentieren in unzähligen Beschlüssen und Dokumenten nicht nur die Veränderungsversuche, sondern geben das Vokabular und die Themen vor, über die im lokalen Raum

‚gesprochen' wird. Die Aufforderung der Zentralregierung nach einer besseren Gesundheitsversorgung in den ländlichen Regionen ist nicht zwingend Selbstverpflichtung noch Beginn einer *top-down*-Implementation.

Wenn die Zentralregierung eine Unterversorgung wahrnimmt, versucht sie zuerst die Strukturen des lokalen Raumes sowie die Akteurkonstellation im lokalen Spielraum zu verändern, also den lokalen Akteuren neue Aufgaben zuzuweisen. Konkrete materielle Politik oder gar vollständige Finanzierung stellen erst den letzten Schritt dar.

Zentralpolitische Konzepte als Zuruf in den lokalen Spielraum

Die politischen Abstimmungen innerhalb der Zentralregierung verschwinden im Ansatz des lokalen Spielraumes in einer „black box". Es kann aber legitim und im Sinne eines minimalen Forschungsdesigns mit maximaler Aussagekraft (King/Keohane/Verba 1995) befreiend sein, sein Augenmerk nicht auf den Ausrufer und seine Umstände zu lenken, sondern vielmehr die Politik der Zentralregierung aus der lokalen Perspektive als ‚Zuruf' an die lokalen Akteure zu analysieren. Dabei ist unwesentlich, warum etwas ausgerufen wird. Die *Chance*, die Distanz zu überwinden und im lokalen Spielraum aufgegriffen zu werden, steigt, wenn ein Thema von der Zentralregierung in der lokal gesprochenen Sprache artikuliert und in das momentan laufende Gespräch eingebettet werden kann, also die ausgerufenen Ziele und präferierten Mittel selbst mit den Absichten der lokalen Akteure übereinstimmen oder sich verbinden lassen.

Übernahme des Zurufs geht lokales Verständnis und Akzeptanz voraus

Wenn zentralpolitische Aktivitäten aufgegriffen werden, ist dies nicht somit nur ein bloßes „trickle down" innerhalb der Gesundheitsbürokratie. Weil kein differenziertes Steuerungssystem besteht, darf auch kein hierarchisches Verhältnis zwischen staatlichen Programmen und Steuerungszielen einerseits und Programmadressaten andererseits unterstellt werden (DFG 1995: 20, Mayntz 1996). Entscheidend für die Umsetzung im lokalen Spielraum ist, von wem und auf welche Weise der Ruf im lokalen Spielraum wahrgenommen und interpretiert wird und wie er in politisches Handeln einfließt. Zentralpolitische Optionen, Verordnungen und Meinungen werden dann aufgegriffen, wenn sich damit die eigenen Interessen der Akteure im lokalen Spielraum erhöhen lassen.

Daraus ergibt sich die Forderung, dies lokal zu analysieren und systematisieren.

3.2.2 Lokaler Akteur: Lokale Perzeption

Der Anthropologe Liu Xin weist auf einen Schwachpunkt der sozialwissenschaftlichen Diskussion in bezug auf die ländliche Gesellschaft Chinas hin:

> „Peasants were supposed to be described, portrayed, and represented by others, either government officials or university professors. They were denied any role in the production of knowledge about them" (Liu Xin 2000: 18).

Der Ansatz des lokalen Spielraumes beseitigt diese Unmündigkeit, indem er theoretisch möglichst offen angelegt ist, weil er sich nicht vor denjenigen Faktoren verschließt, die scheinbar von einer extern definierten Norm abweichen. Es macht neugierig auf das Unerwartete und auf Details, die bei einem schon zu festgelegten Blick verloren gehen würden (Flick et al 2000b: 14, Lueger 2000). Deshalb ist auch Bosserts Ansatz des Entscheidungsspielraums zu eng, weil er konzeptionell nur vorgibt, dass lokale Akteure im „decision space" aus präsentierten Handlungsoptionen auswählen.

Wenn man die Entwicklungen im lokalen Gesundheitswesen weiterhin im Sinne der zentralpolitischen Kategorien und Ziele analysiert, die von der Gesundheitsbürokratie vorgeschlagen werden, muss zwingend angenommen werden, dass die lokalen Akteure diese Zielvorstellungen teilen (vgl. in anderem Zusammenhang Brie/Stykow 1995). In dem Moment, wie auch ein einheitliches Steuerungssubjekt fehlt oder politische Vorschläge auf lokaler Ebene nur noch angehört, aber nicht mehr direkt durchgesetzt werden können, kann man auch keine einheitliche Perspektive mehr voraussetzen, weil sich Handlungen nicht mehr an einem „Gesamtsystem", sondern vielmehr an den Interessen der lokalen Akteure orientieren (Mayntz 1995: 32). Diese erweiterten Möglichkeiten sollen hier auch erfaßt werden. Die Qualität des lokalen Spielraumes lässt sich in drei qualitativen Faktoren diskutieren: Entscheidung, Wahrnehmung und Interpretation.

1) **Der Entscheidungsspielraum** bezeichnet die Möglichkeit der lokalen Akteure, aus einem Maßnahmenkatalog, den die übergeordneten Ebenen präsentieren, auszuwählen. Hier übernehme ich die Vorstellungen von Bossert (1998). Darüber hinaus zeigen sich neben der Entscheidung als Ausdruck der Möglichkeiten innerhalb des lokalen Spielraums zwei weitere: Wahrnehmung und Interpretation.
2) **Der Wahrnehmungsspielraum** bezeichnet die Möglichkeit, zentralpolitische Optionen im ganzen oder einzelne Bestandteile zu ignorieren bzw. oder auf bestimmte Gegenstände oder Facetten einzuengen.
   Übernimmt man diese Vorstellung, können Einstellungen und Ansichten subjektiv und situativ analysiert werden, ohne diese in den Zielkategorien eines Gesamtsystems (normativ) bewerten zu müssen. Die Frage nach der Wahrnehmung von Gesundheit stellt sich in den Gesundheitswissenschaften vor allem für die Individuen und ihren subjektivem Umgang mit körperlichen Einschränkungen, also die Wahrnehmung von Krankheit (Sauerborn et al. 1996)

bzw. ihre Einschätzung der Qualität der angebotenen Dienstleistungen (Baltussen et al. 2002). Die Innovation des hier entwickelten theoretischen Modells besteht darin, dass die Frage der Wahrnehmung auf institutionelle Akteure sowie Teile der Gesundheitsverwaltung sowie die Mitarbeiter in den Gesundheitseinrichtungen ausgedehnt wird.

Wahrnehmungsunterschiede zwischen Lokalität und Zentrale können so auf objektive Wissenslücken oder mangelnde (hier: medizinische) Ausbildung zurückgehen, sind genauso aber auch Teil einer legitimen eigenen Sichtweise oder werden bewusst produziert. Sie sind so Ergebnis einer verfolgten Strategie von lokalen Akteuren, sich in einer Auseinandersetzung innerhalb des lokalen Raumes oder mit der Zentralregierung taktisch vorteilhaft zu positionieren.

3) **Der Interpretationsspielraum** bezeichnet dagegen die Möglichkeit der lokalen Akteure, Ziele, die auf der zentralpolitischen Ebene formuliert und mit politischen Maßnahmen verbunden werden, eigenständig zu verstehen und zu bewerten. Liu Xin (2000: 60ff., 155) diskutiert dies anhand Rituale im ländlichen Raum China.[7] Man gibt bestimmte Handlungen oder Rituale nicht auf oder lehnt diese ab, weil sie in ihrer Intention nicht mehr als zeitgemäß gelten, sondern definiert einfach ihren Sinn neu. Dies ist möglich, da im hochgradig dezentralisierten ländlichen Raum Bereiche bestehen, in der bestimmte Definitionen oder Handlungszusammenhänge in der maoistischen Ära durch den Dorfkader oder früher die Klans vorgegeben oder überwacht wurden, mit der Dekollektivierung jedoch diese moralischen und politischen Instanzen an Prägungs- und Sanktionsmöglichkeiten eingebüßt haben.

Überträgt man Liu Xins Argumentation auf die politischen Akteure, ergibt sich: Bei einer hohen Selbstverantwortung und zahlreichen Gestaltungsmöglichkeiten der lokalen Ebene darf nicht vorschnell oder automatisch davon ausgegangen werden, dass mit den lokal umgesetzten politischen Maßnahmen (output) wirklich der Inhalt bzw. die Zielprojektion (outcome) akzeptiert und in dem Sinne verfolgt wird, wie es von der Zentralregierung vorgegeben wird. Vielmehr ist zu fragen, wie das artikulierte Ziel und seine Begründung im lokalen Handlungsspielraum wirklich gehört, verstanden und die Handlung der lokalen Akteure angeleitet haben oder welche Ziele (outcome) durch diese politische Maßnahme nun lokal erreicht werden sollen. Beispielsweise muss die zentralpolitische Intention einer Versicherungsgemeinschaft nicht übernommen

---

[7] Liu Xin stützt sich dabei auf Pierre Bourdieu. Die Argumentation Lius kommt gut zum Ausdruck in: „Die rituelle Praxis zu verstehen, ihr nicht nur ihre Begründung, sondern auch ihren Daseinsgrund wiederzugeben, ohne sie in eine logische Konstruktion oder ein Exerzitium zu verwandeln, erfordert nicht nur eine Wiederherstellung ihrer inneren Logik, es bedeutet vielmehr, daß man ihr praktische Notwendigkeit zurückerstatten muß, indem man sie wieder zu den wirklichen Bedingungen ihrer Entstehung in Beziehung setzt, d. h. zu den Bedingungen, unter denen sowohl die von ihr erfüllten Funktionen als auch die Mittel definiert werden, die sie anwendet, um diese Funktion zu erfüllen" (Bourdieu 1987: 178).

werden, um sie lokal erfolgreich zu implementieren. Vielmehr kann sie neu definiert werden, sich also an anderen Zielen orientieren.

Die Möglichkeit der lokalen Entflechtung von Mittel und Ziel bietet so einen wichtigen Anreiz und kann so zu einer historischen Kontinuität von Institutionen in ihrer Form oder als Lösung an sich (vgl. path dependence in North 1990) führen, die darauf beruht, dass sie immer ihres ursprünglichen Inhaltes entleert in neue Zusammenhänge eingebettet und ihre Ziele neu definiert werden (vgl. hier auch zur Rolle des kollektiven Eigentums an Grund und Boden in Klotzbücher 1998: 5ff.).

Folge ist, dass Institutionen in unterschiedlichen Zeiträumen unterschiedliche Aufgaben ausführen. Eine funktionale oder systemische Analyse, die Funktionen abstrakt oder einmalig und allgemeingültig definiert, wird so skeptisch betrachtet. Das hier verwendete Modell fordert, dass die lokal wahrgenommenen Funktionen und Ziele immer herausgestellt, analysiert und beschrieben werden müssen, welchen Nutzen sie für die einzelnen Akteure aufweisen.

3.2.3. Lokaler Spielraum: Lokale Aushandlung

Die Besonderheit des Spielraums zeigt sich so einerseits in den Möglichkeiten (Entscheidung, Wahrnehmung und Interpretation) der Akteure, aber auch andererseits in den Aushandlungsprozessen der lokalen Akteure untereinander.

Umsetzung als Minimalkompromiss

Dieses Strukturprinzip der doppelten Führung (shuangchong lingdao) von lokaler politischer Vertretung und Einrichtung der Gesundheitslinie bildet so ein theoretisches Gerüst für die Analyse der Entwicklungsdynamik im ländlichen Gesundheitswesen. Weder die Gemeinderegierung noch das Dorfbewohnerkomitee oder das Kreisgesundheitsamt bauen allein das lokale Gesundheitsnetz auf. Innerhalb dieses Modells des lokalen Spielraumes sind daher zwei Gruppen von Akteuren als relevant markiert: Erstens die untersten Vertreter der Gesundheitsverwaltung und zweitens die Gesundheitseinrichtungen, politische Vertretungen und die Bauern (vgl. Xu Jie 2002a: 15/16). Wird so die Verantwortung auf mehrere Akteure auf der lokalen Ebene delegiert, ist eine Kommunikation und ein Zusammenspiel von politischer Gebietskörperschaft (kuaikuai) und der Gesundheits-„linie" (tiaotiao) von der Zentralregierung beabsichtigt. Während die Lokalregierungen vor allem die finanziellen Mittel bereitstellen und die Verwaltung übernehmen sollen, obliegt der Gesundheitsverwaltung die technische und medizinische Aufsicht sowie die Ausbildung des Personals. Eine Zusammenfassung beider Akteursgruppen, also der Gesundheitslinie und der lokalen Verwaltung zu einem einheitlichen politischen Akteur verhindert den Blick auf eine politisch intendierte Struktur der doppelten Führung.

Der lokale Spielraum grenzt einen Ort ab, an dem ausgehandelt wird, welche Ziele erreicht werden sollen. Sind diese politischen Aushandlungsprozesse in der Literatur besonders für die politischen Prozesse zwischen der Zentral- und der Lokalregierung (Shirk 1992, 1993, Lieberthal 1992) sowie von anderen Autoren auf die lokale Ebene für andere Politikfelder diskutiert worden (Duckett 1998, Lu Xiaobo 1997), wird dies in der vorliegenden Untersuchung auf das Gesundheitswesen übertragen: Der Aufbau einer lokalen Gesundheitsversorgung ist weder das Ergebnis einer top-down-Implementation im Gesundheits*system* noch ein eigenständiges Entwicklungsprojekt der Lokalregierung als *unitary actor*, sondern Ergebnis eines Minimalkompromisses der beteiligten Akteure mit ihren verschiedenen Ressourcen im Entscheidungsspielraum, der Wahrnehmung und Interpretation.

Interaktion und Kooperation

Die Ausgestaltung eines Gesundheitswesens wird so auf lokaler Ebene zu einem Spiel (vgl. Liu Xin 2000: 23, zitiert nach Bourdieu 1990: 66-68; 80-82), in der die unterschiedlichen Logiken und Strategien zusammentreffen und zu unterschiedlichen Kooperationsergebnissen führen. Beide Akteure, lokale politische Vertretung (Gemeinderegierung bzw. Dorfbewohnerkomitee) und die staatliche Gesundheitsbürokratie (Kreisgesundheitsamt) können dabei kooperieren oder eine Zusammenarbeit ablehnen. Kooperationswillen oder Verweigerung/Ignoranz der zwei Akteursgruppen führen so zu vier Kooperationsmöglichkeiten (Typ I bis IV), die Abbildung 2 verdeutlicht.

Abb. 2: Akteure der doppelten Führung und Kooperationsmöglichkeiten

		Kreisgesundheitsamt (KGA)	
		Keine Aktion	*Aktion*
Gemeinderegierung	*Keine Aktion*	II Keiner	III KGA alleine
	Aktion	IV Gemeinderegierung alleine	I Beide zusammen

Diese unterschiedlichen Kooperationsmöglichkeiten generieren eine unterschiedliche Entwicklungsdynamik. Aus den Akteurkonstellationen lassen sich so analytisch isolierbare Muster erkennen, die für eine verallgemeinernde Erklärung geordnet werden können (vgl. Wasem 1997: 29). Ihre jeweilige Besonderheit lässt sich in folgenden Schritten diskutieren: Die Kooperationsform führt zu einer bestimmten politischen Handlung bzw. Steuerungs- oder Verwaltungsform der lokalen Gesundheitseinrichtungen. Die so entstandene lokale Dynamik bestimmt maßgeblich den Charakter des lokalen Gesundheitswesens, der für jede Kooperationsform einzeln herausgearbeitet wird. (s. Abb. 3).

Für jeden einzelnen Kooperationstyp lässt sich so eine Typologie entwickeln, die eine Erklärungs- und Kategorisierungsmöglichkeit für die immer größere Heterogenität innerhalb der ländlichen Gebiete darstellt.

Abb. 3: Entwicklungsdynamik der Kooperationsmöglichkeiten

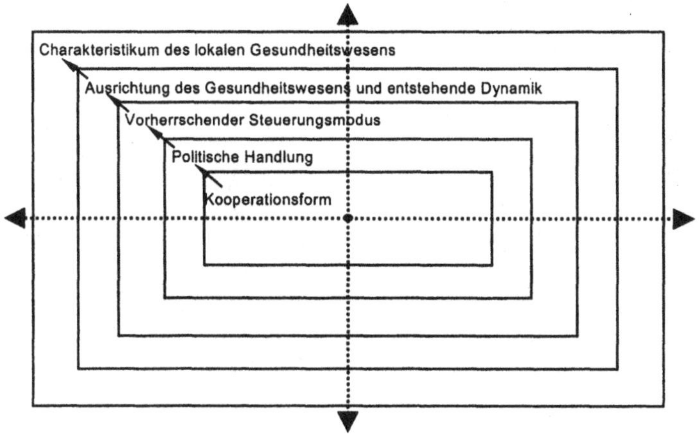

Kurze Zusammenfassung und Innovation der wichtigsten theoretischen Elemente des Modells

Die lokale „agenda of their own" (Shue 1988: 76) eines hochdezentralisierten Politikfeldes und mangelndes Steuerungsvermögen der Zentralregierung lassen sich so nicht im Modell eines Systems, sondern vielmehr innerhalb der abgetrennten Sphäre eines lokalen Spielraumes beschreiben. Dieses Modell versucht, die Struktur der Distanz und seine Institutionalisierung zu operationalisieren. Es überwindet dabei die Betonung von gesundheitsrelevanten Handlungszielen, da hier die subjektive Bedeutung für die lokalen Akteure im Mittelpunkt steht. Dieser Ansatz macht es möglich, die Wahrnehmung von Gesundheit bzw. Krankheit auch bei den institutionellen Akteuren zu analysieren.

Unterschiedlich hohe Entscheidungs-, Wahrnehmungs- und Interpretationsmöglichkeiten der lokalen Akteure sind die Indikatoren für die Distanz zwischen Zentrale und Lokalität: Je größer der Spielraum in den jeweiligen Faktoren, um so größer ist auch die Distanz zwischen Zentralstaat und Lokalität. Dieser Spielraum muss historisch analysiert werden, weil seine Ausprägung nicht systemisch vorgegeben, sondern vielmehr aus den Erfahrungen der Akteure gewachsen und so erst verständlich wird.

Neben diesem Spielraum der Akteure ist das Kooperationsverhalten ein wichtiger Faktor für die Organisation des lokalen Gesundheitswesens. Formen und Möglichkeiten des Kompromisses auf der lokalen Ebene sind so erklärungsrelevant für die Heterogenität, die auch in den wirtschaftlich prosperierenden Gebieten an der chinesischen Ostküste zu ganz unterschiedlichen Formen einer öffentlichen Gesundheitsversorgung geführt haben. Mit einer Typologie der „Drei Welten", die sich am BSP der Region orientiert und als Modell für eine lokal finanzierbare Gesundheitsversorgung vorgeschlagen wird (Liu Yuanli et al. (2002a), lässt sich diese Variation nur unzureichend erklären.

3.3 Methodisches Vorgehen und Material

Der Begriff des lokalen Spielraumes ist gegenstandsbezogen und fordert, dass Strukturen und Handlungen kontextbezogen wahrgenommen werden. Gegenstandsbezogenheit verneint einen von vorneherein in sich reinen Sinn von Institutionen, Akteuren und ihren Rollen/Funktionen (vgl. Brüsemeister 2000: 16). Statt einer funktionalen Analyse wird gefordert, dass sich dieser sich aus dem Handeln erst erschließt und historisch begründet werden muss (vgl. zum Begriff des Ansatzes Mayntz/Scharpf 1995c: 39, Nohlen/Schultze 1994b).

3.3.1 Gegenstandsbezogenheit

Sensibilisierung in Feldstudie

Das Modell des lokalen Spielraumes verlangt weniger eine überprüfende als eine „entdeckende Forschungslogik" (Brüsemeister 2000: 23), weil es sich weniger für die Operationalisierung und ihre Überprüfung, aber für die Sensibilisierung von Forschungskonzepten und ihre Ausrichtung eignet. Ziel quantitativer Forschungsansätze ist es, Hypothesen aus Theorien anhand von operationalisierten Variablen zu falsifizieren (s. Brüsemeister 2000: 21/22). Will man aber die Wahrnehmung und den Entscheidungsspielraum auf der lokalen Ebene entdecken, sind jedoch qualitative Forschungsansätze notwendig, die „Lebenswelten ‚von innen heraus' aus der Sicht der handelnden Menschen" (Flick/Kardorff/Steinke 2000b: 14) beschreiben können. Ziel von qualitativen Forschungsmethoden ist es, Zusammenhänge zu entdecken, Hypothesen zu generieren und Theorien zu erarbeiten (s.

auch Flick/Kardorff/Steinke 2000a: 268). Methoden und Material müssen gegenstandsbezogen sein, sodass die Sicht der Akteure herausgearbeitet werden kann. So bieten sich bei der Verwendung dieses Ansatzes Feldstudien an.

Theoretisches Sampling

Hier bietet sich das Verfahren des theoretische Samplings an. Ähnlich einem hermeneutischen Zirkel haben Glaser und Strauss ein Verfahren entwickelt, das sie theoretisches Sampling nennen und wie folgt definieren:

> „Theoretisches Sampling meint den auf die Generierung von Theorien zielenden Prozess der Datensammlung, währenddessen der Forscher seine Daten parallel sammelt, kodiert und analysiert sowie darüber entscheidet, welche Daten als nächste erhoben werden sollen und wo sie zu finden sind, um seine Theorie zu entwickeln, während sie emergiert. Dieser Prozess der Datenerhebung wird durch die im Entstehen begriffene [...] Theorie kontrolliert" (Glaser/Strauss 1967: 53 zitiert in Flick 2000: 102).

Innerhalb der gegenstandsbegründeten Theorie (grounded theory), die maßgeblich von Anselm Strauss geprägt worden ist (Glaser/Strauss 1967, Strauss 1994, s. Brüsemeister 2000: 23, 189–233, Hildenbrand 2000), werden theoretische Konzepte „im Zuge der Analyse von Daten entdeckt und müssen sich an den Daten bewähren – andere Kriterien gibt es nicht" (Hildenbrand 2000: 33).

Hildenbrand spricht von einem triadischen und zirkulären Prozess, bei dem man Muster auf einer höheren theoretischen Stufe als Typologie oder Dichotomie formuliert, um sie dann an weiteren Fällen wieder zu prüfen (vgl. Hildenbrand 2000: 32-36). Eine Theorie gilt dann als gesättigt, wenn während des Forschungsprozesses keine neuen Faktoren auftauchen, die eine Modifikation der Theorie erfordern (Brüsemeister 2000: 37/38).

Daten- und Methodentriangulation

Dieses theoretische Sampling ist so Teil des Forschungsprozesses und der Auseinandersetzung mit dem Material. Ziel ist es, die herausgearbeiteten Konzepte mit Hilfe der Triangulation immer wieder zu überprüfen. Darunter

> „[...] wird die Kombination verschiedener Methoden, verschiedener Forscher, Untersuchungsgruppen, lokaler und zeitlicher Settings sowie unterschiedlicher theoretischer Perspektiven in der Auseinandersetzung mit einem Phänomen verstanden" (Flick 2002: 330, s. auch Flick 2000b).

Triangulation ist so eine „Validierungsstrategie" (Flick 2000: 310), die zusätzliche Erkenntnisse zu Tage fördern kann. Drei Formen der Triangulation können so bei der Verwendung des Modells des lokalen Spielraums zur Anwendung kommen.

Innerhalb einer Methodentriangulation werden unterschiedliche Methoden angewandt, um ein als relevant markiertes Phänomen zu messen (vgl. hierzu Brüsemeister 2000: 41–44 und ausführlichere Diskussion in Flick 2000, 2002: 380–393).

Bei einer Datentriangulation werden unterschiedliche Zeitpunkte analysiert, um so als relevant markierte Merkmale zu untersuchen (nach Denzin 1989 in Flick

2002: 330). Anhand von Materialien vor und während der Feldstudien lassen sich so die Distanz und die unterschiedliche Qualität des lokalen Spielraums herausarbeiten.

Ein Perspektivwechsel bei der Analyse zwischen der Perzeption von Zentral- und Lokalregierung sowie den Vertretern der Betreiber und Nutzer von Gesundheitseinrichtungen kann als eine weitere Form der Datentriangulation gesehen werden. So stehen einerseits die Strukturierung des lokalen Spielraumes sowie Formen der Überbrückung der Distanz im Vordergrund, während bei einem Perspektivwechsel auf die lokalen Akteure ihre Wahrnehmung und Aktionen innerhalb des Raumes im Mittelpunkt stehen. Dieser Perspektivwechsel hat zweierlei Vorteile. Er macht so die Folge von lokaler Dynamik – zentraler Intervention – lokaler Restrukturierung – zentraler Korrektur usw. deutlich. Zweitens ermöglicht diese Methode die Nutzung von unterschiedlichen Quellen, die ich in ihrer Bedeutung und Problematik kurz vorstellen möchte.

3.3.2 Verwendete Quellen und Potential

3.3.2.1 Schriftliche Primärquellen

Primärmaterial sind umfangreiche Gesetzes- und Verordnungskompendien (z. B. ZWJFH 1993), Stellungnahmen (z. B. in Peng Cuirong 1992) der Zentralregierung bzw. des Gesundheitsministeriums[8] sowie Jahrbücher (GesJB), aus denen sich die Haltung der zentralen Ebene, ihre Steuerungsbemühungen sowie der strukturelle Handlungs- und Entscheidungsspielraum herausarbeiten läßt.

a) Analyse der Finanzierungsströme und ihre Problematik

Die Bedeutung der Zentralregierung ließe sich an den Formen des Geldtransfers, also den erfolgten Finanzierungsströmen oder an den formulierten politischen Prioritäten, Kommentaren und Stellungnahmen nachzeichnen. Eine Betrachtung der Finanzierungsströme birgt folgende Gefahren:

1. Eine reine quantitative Analyse der monetären Geldströme gibt Auskunft über das monetäre Ausmaß einer Steuerungsform, aber nicht darüber, warum und was damit wirklich erreicht werden sollte und ob es erreicht wurde.
2. Eine Untersuchung, die auch den Zeitraum bis 1978 umfasst, ist auf der Grundlage der Finanzierungsleistungen des Staates unmöglich, da gesicherte Daten für diesen Zeitraum nur in beschränktem Maße vorliegen. Außerdem übersieht man die Bedeutung von Tausch und Eigeninitiative. Übergeordnete administrativen Ebenen haben die Kommunen weniger finanziell als personell oder mate-

[8] Z. B. die Webseiten des Gesundheitsministeriums (www.moh.gov.cn), der Health Gazette (Jiankang bao, www.jkb.com.cn) oder verschiedener Provinzbüros des Gesundheitsministeriums (z. B. in Zhejiang www.zjwst.govn.cn).

riell unterstützt (Huang Shu-min 1988: 882–84). Der reale Wert z. B. von Impfstoffen und der Wert der Arbeitskraft ist nur bedingt messbar.

3. Eine Schwäche liegt in der mangelnden Präzision der Finanzposten. Finanzmittel, die in den Statistiken unmittelbar unter die Posten des Ministeriums für Gesundheit fallen, stimmen nicht mit den öffentlichen Gesamtausgaben für das Gesundheitswesen überein. Außerhalb des Gesundheitsetats sind beispielsweise die Personalkosten von denjenigen Mitarbeitern, die nicht auf Planstellen (Brodsgaard 2002, Edin 2003) arbeiten und so von den laufenden Einnahmen der Einrichtung oder der Überweisung vom Kreis finanziert werden (z. B. GesJB 2001: 434).
4. Auch kann nicht davon ausgegangen werden, dass die aufgeführten Beträge der Zentralregierung auf der Kreisebene wirklich angekommen und sachbezogen verwendet werden. Gerade in den achtziger Jahren ist das System der Kreisfinanzverwaltung von der Zentralregierung nur schwer zu kontrollieren. Unsachgemäße Verwendung der Finanzmittel ist nicht nur durch Feldstudien (Yan Yunxiang 2003: 23ff.) sondern auch in Verlautbarungen der Zentralregierung (Weishengbu, Caizhengbu 28.4.1989) dokumentiert.
5. Finanzierung selbst ist nur eine Form der politischen Steuerung - und so auch staatlichen Handelns (vgl. Mayntz 1996). Mangelnde Finanzierung würde so in dezentralisierten Politikfeldern immer nur eine Abwesenheit des Staates verdeutlichen. Damit lässt man aber die Möglichkeiten der Strukturierung, Legitimation und Verregelung außer acht.

Die auf nationaler oder regionaler Ebene quantitativen Variablen geben somit eine Realität wider, die zwangläufig unvollständig bleibt.

b) Politische Verordnungen und ihr Potential

Diese Untersuchung greift deshalb auch auf andere, bisher nur selten verwendete Quellen zurück. Die Distanz zwischen Zentralregierung und lokalem Spielraum sowie die Bedeutung einer lokalen Verantwortung lässt sich anhand der formulierten Politikziele und politischen Steuerungsmuster aufzeigen. Gesetze, Verordnungen, aber auch Reden und Meinungen der Entscheidungsträger verdeutlichen den Steuerungsfokus und das gewählte Instrumentarium. Sie zeigen auf, welche Probleme überhaupt auf zentraler Ebene diskutiert werden bzw. wie diese lokal gelöst werden sollen. Diese Betrachtung kann so die historische Entwicklung, Brüche und Kontinuität der Gesundheitspolitik aufzuzeigen.

c) Kommentare und Darstellungen der Vertreter der Gesundheitsbürokratie

Neben den wissenschaftlichen Publikationen der Gesundheitswissenschaftler aus den fachspezifischen Zeitschriften sind die Ausführungen der „Praktiker“, also der Direktoren von Kreiskrankenhäusern, Gemeindestationen, Beamten der Fachabteilungen in den Kreisverwaltungen ein in der westlichsprachigen Forschung weitgehend unberücksichtigtes Material.

Innerhalb dieser Zeitschriften erschließt sich ein extrem reicher und vielschichtiger Text- und Datenkorpus, der quantitative Übersichten und Umfragen wie auch qualitative Studien, Meinungsanalysen und nicht zuletzt die Perzeption der lokalen Kader und von Führungspersonal aus den Krankenhäusern zum Ausdruck bringt. Variationen sind somit Ausdruck des zugelassenen Handlungsspielraumes, der in den Feldstudien und auch den Publikationen zum Ausdruck kommt.

Diese Texte diskutieren diejenigen Faktoren, die in- und außerhalb ihres Gestaltungsraumes für relevant gehalten werden. Die Verlässlichkeit dieser Aussagen muss jedoch auch kritisch beurteilt werden, da hier Verantwortliche über etwas sprechen, an dem sie selbst seit vielen Jahren beteiligt sind (z. B. Tang Yaogen 2001). Dies fördert die Tendenz, Fehler und eigene Unzulänglichkeiten zu überdecken bzw. Faktoren zuzuschreiben, die außerhalb des Einfluss- und Kontrollbereichs der Akteure der Gesundheitslinie liegen.

Diese Texte können in der Untersuchung die eigenen Feldstudien ergänzen, kontrastieren und bestimmte Konzepte unterstreichen, indem sie diskutieren, wie auf der lokalen Ebene Maßnahmen initiiert, begründet, durchgeführt und die zentralformulierten Konzepte angenommen oder verändert werden.

3.3.2.2 Feldstudien

Im Rahmen meines Forschungsaufenthaltes an dem Tongji Medical College der Huazhong University of Science and Technology (Huazhong keji daxue tongji yixueyuan) in Wuhan von Oktober 2001 bis Februar 2002 hatte ich Gelegenheit, Feldstudien in 5 Kreisen durchzuführen. Sie erfolgten als eine Kooperation mit dem dortigen Lehrstuhl für Sozialmedizin im Rahmen von zwei Projekten, deren Ziele und Konzeption ich kurz skizziere.

1) Zielsetzung und Laufzeit des Projektes

Diese Untersuchung greift auf das Projekt zur standardisierten Medikation bei medizinischem Fachpersonal der Gemeinde und des Dorfes zurück (guifan xiangcunji weisheng renyuan yongyao xingwei xiangmu). Dies ist ein Teilprojekt zur medizinischen Primärversorgung (chuji weisheng baojian xiangmu), das von der Weltbank und dem staatlichen Gesundheitsministerium finanziert wurde (s. hierzu Liu Yunguo et al. 2000, Wang Lunsheng 2000, Liu Yunguo/Bloom 2002). Ziel war es, die meist unsachgemäße Medikamentenabgabe zu verringern und die durchschnittlichen medizinischen Behandlungskosten für Patienten in den Gemeinde- und Dorfkrankenstationen zu senken. Dies kann nur erreicht werden, wenn neue Einkommensperspektiven für die Gemeindekrankenhäuser und Dorfärzte erschlossen und der hohe Anteil der Verkaufserlöse von Medikamenten am Gesamteinkommen der Dorfärzte und Krankenstationen verringert werden können. Eine bessere Ausbildung der Pfleger oder die Durchführung von Vorsorgeleistungen sollen die Attraktivität und Auslastung der Gemeinde- und Dorfkrankenstationen erhöhen, um so das Vertrauen der Patienten (zurück-)zugewinnen, die entweder in die Städte oder zu privaten Kliniken oder Ärzten abgewandert sind.

Die Laufzeit des Projektes war auf November 1999 bis Juli 2001 festgesetzt und startete als „Projekt zur Trennung von Einnahmen aus dem Medikamentenverkauf vom Verdienst aus ärztlicher Behandlung" (kurz: yiyao tuoguo xiangmu). Das Gesundheitsministerium strebte seit den neunziger Jahren an, die Produktion und den Verkauf von Medikamenten in den Krankenhäusern strikt zu trennen, um so eine Übermedikation mit teuren Medikamenten zu vermeiden. Diese Maßnahme war ursprünglich für die städtischen Krankenhäuser konzipiert und wurde später auf die ländlichen Krankenstationen übertragen. Von Beginn an ist dies in Veröffentlichungen über die ländlichen Regionen als nicht durchführbar angesehen worden (z. B. Liang Dengshi/Zhang Yuanxiang 1999). Dies hätte bedeutet, dass den Krankenstationen ohne Ausgleich ihr wichtigster finanzieller Einnahmeposten gestrichen werden sollte. Die nationale Gesundheitskonferenz von Changchun im Jahr 2000 leitete den Politikumschwung ein. Da diese Trennung politisch nicht mehr verfolgt wurde, hat man die Ziele des Projektes auf die Standardisierung bei der Medikation erweitert (I 1/01). Eine Positivliste für Gemeinde- und Dorfärzte, ein vom Kreis zentral organisierter Einkauf der Medikamente und eine Einführung von Rezepten, Dokumentation und Kontrolle sollen zu einer besseren und kostengünstigeren Gesundheitsversorgung führen.

2) Auswahl der Standorte

Durch das Gesundheitsministerium und die Projektverantwortlichen am Tongji Medical College in Wuhan wurden 4 Experimentierkreise (*shidian xian*) ausgewählt, die in den westlichen Provinzen liegen. Dazu gehören der Kreis Longxi in der Provinz Gansu, der Kreis Ping'an, der an die Provinzhauptstadt Xining in der Provinz Qinghai angrenzt, und die Stadt Lingwu, die im Norden der Autonomen Region Ningxia, ca. 30 km von der Hauptstadt Yinchuan, liegt. Alle drei Kreise sind als zu unterstützende Kreise, sog. „Armutskreise" (pinkun xian) eingestuft worden (guojia zhongdian fuchi de pinkunxian, Guowuyuan 15.4.1994: 779), weil das dortige Pro-Kopf-Einkommen (s. CASS 2001: 198ff) besonders niedrig ist. Als vierter Kreis wurde die Stadt Hami in der Autonomen Region Xinjiang, ca. 300 km westlich von Gansu gelegen, ausgewählt. Das durchschnittliche Pro-Kopf-Einkommen unter den Bauern ist dort höher als in den vier anderen Kreisen.

Die Feldstudien sind vom 18. bis 31. November 2001 im Zusammenhang mit der Projektarbeit entstanden. Da die Finanzierungsphase des Projektes abgeschlossen war, bestand der Schwerpunkt des Aufenthaltes darin, die Nachhaltigkeit der Projektintervention herauszuarbeiten sowie die Erfahrungen, Meinungen und Anregungen der Projektteilnehmer zu sammeln und die allgemeinen Probleme der lokalen Gesundheitsversorgung zu ergründen. Die Erfolge sowie konkreten Ergebnisse des oben beschriebenen Projekts standen aber nicht im Mittelpunkt meiner Untersuchung und sind teilweise an anderer Stelle (Yao Lan et al. 2002a, 2002b, Fu Wei et al. 2004) dokumentiert.

3) Bewertung der Feldstudie in methodischer Hinsicht
Ein laufendes Projekt als Rahmen für die Feldstudie ist aus zwei Gründen vorteilhaft:

Einfache Informationsaggregation: Die Projektteilnahme ist ein Anlass für Interviews, der von den Gesprächspartnern einfach nachzuvollziehen ist. Es war eine entspannte Gesprächsatmosphäre möglich, weil das Projekt schon abgeschlossen und die Beteiligten nicht unter dem Druck standen, ihre Leistungen im Projekt zu verbessern. Drei Gesprächssituationen sind aufgetreten. Ein erstes Gespräch fand mit Beamten der Gesundheitsverwaltung von Kreis und Provinz im Kreisgesundheitsamt statt, in dem sie ihre Ergebnisse und Erfahrungen kurz vorstellten, die anschließend diskutiert wurden. Ein zweite Gesprächsrunde schloss sich im Gemeindekrankenhaus mit dem dortigen Personal an. Drittens besuchte man einzelne Dorfärzte in ihrer Praxis. Die Gespräche fanden in Gruppen statt. Es wurden halbstrukturierte Interviews bzw. fokussierte Interviews (vgl. Flick 2002: 118ff) durchgeführt. Die Organisation der Gespräche lag bei dem Kreisgesundheitsamt sowie dem Direktor der Gemeindekrankenhäuser, der die Gesprächsanliegen und Wünschen der Gesprächspartner berücksichtigte.

Homogenisierung von Kontextvariablen innerhalb eines Vergleichs: Weil keine homogenen Kontextvariablen durch eine ähnliche wirtschaftliche Entwicklung oder regionale Nähe erreicht werden können, schafft die Durchführung eines Projektes mit seinen zentralen Zielprojektionen und seinem Maßnahmenkatalog einen einheitlichen Rahmen. Die initiierten Projektmaßnahmen, die alle gleichzeitig begannen, sind ein ähnlicher Eingriff bzw. staatlicher Impuls in den wirtschaftlich unterschiedlichen Kreisen. Es lässt sich nun vergleichen, wie die einzelnen Akteure in den jeweiligen lokalen Spielräumen auf diesen gleichförmigen Impuls reagieren und ihren lokalen Spielraum nutzen. So rücken besonders die unterschiedlichen lokalen Verfahrensweisen, Einstellungen und Meinungen ins Blickfeld.

Kontrastfeldstudie in östlicher Küstenregion
Von 30.1. bis 3.2.2002 bestand für mich nochmals die Möglichkeit, an einer Feldstudie für die Vorbereitung eines Projektes zu einer kommunalen Gesundheitsversorgung in der Präfektur (diqu) Jinhua der Provinz Zhejiang teilzunehmen. In der Stadt Wucheng (bis 2001: Kreis Jinhua), die direkt an das Stadtgebiet von Jinhua anschließt, im Kreis Pujiang und Kreis Yiwu haben ein Mitarbeiter des Tongji Medical College, der selbst aus Jinhua stammte, und ich Gespräche mit

Vertretern der Kreisgesundheitsämter sowie den Gemeinde- und Dorfkrankenstationen geführt. Das Kreisgesundheitsamt wählte die Gesprächspartner auf der lokalen Ebene aus. War in den westlichen Regionen für die Gesprächsbereitschaft von Vorteil, dass das Projekt schon abgeschlossen war, waren die Gesprächspartner in Jinhua äußerst kooperativ, weil hier evtl. ein Projekt geplant war und sie sich erhofften, Einfluss auf das Design, die Ziele und die Laufzeit des Projektes nehmen zu können.

3.4 Gang der Untersuchung

Die Untersuchung gliedert sich in zwei große Teile. Douglass North hat die hier verfolgte Strategie – wenn auch in umgekehrter Reihenfolge – am prägnantesten ausgedrückt.

> "Path dependence means that history matters. We cannot understand today's choices (and define them in the modeling of economic performance) without tracing the incremental evolution of institutions" (North 1990: 100).

Kapitel 4–10 zeigen die Entstehung und Entwicklung des lokalen Spielraumes auf. Sie fragen nach der Genese des Spielraumes, seiner Struktur, seiner Akteure und deren Kontrollmöglichkeiten auf der Grundlage einer Analyse von schriftlichen Texten und Dokumenten. In Kapitel 11, in der die eigenen Feldstudien diskutiert werden, wechselt die Untersuchung die Perspektive und analysiert die Dynamik innerhalb von vier Typen zu, die auf unterschiedliche Akteurkonstellation und -verhalten zurückzuführen sind.

Kapitel 4 und 5 analysieren, wie der Zentralstaat versucht, die Distanz zu überwinden, um eine lokale Gesundheitsversorgung aufzubauen. Im Mittelpunkt steht die Frage, mit welchen Akteuren der Zentralstaat sein Interesse lokal institutionalisiert. Dabei zeigt sich, dass ein Strukturbruch im ländlichen Gesundheitswesen nicht 1949, sondern mit dem „Großen Sprung nach Vorn" 1958 eingeläutet wurde.

Kapitel 6 stellt die Erfahrungen heraus, die während des Großen Sprungs sowie der Phase des Zusammenbruchs und der verheerenden Hungersnot gemacht wurden. Der Zentralstaat hat hier klare Ziele und Mittel zu einer besseren Gesundheitsversorgung vorzugeben. Er versucht, die Distanz aufzulösen und den Bauern eine Gesundheitsversorgung wie in den Städten zukommen zulassen, um die Zustimmung der Bauern für Kollektivierung zu vergrößern. Da eine Gesundheitsversorgung jedoch nur Kosten für die Kommune und den Staat produziert, wird dieses System schnell wieder aufgegeben. Zentralstaat und Lokalitäten vergrößern diese Distanz in ihrem jeweiligen eigenen Interesse. Hier entstehen die Strukturen einer weitgehend „distanzierten", weil lokal organisierten und finanzierten Gesundheitsversorgung, die in ihrer Struktur bis heute festzustellen sind.

Kapitel 7 zeigt, dass auch in kulturrevolutionären Zeiten diese Distanz nicht mehr durchbrochen wird. Diese Gesundheitsversorgung ist aber instabil, da sie den Zielen und der Finanzkraft der Kollektive untergeordnet ist. Sie kann nur über die Kontrolle der Parteizelle erreicht werden, indem sie dem Barfußarzt eine sparsame Medikation sowie Bauern eine Selbsthilfe und die Therapie mit kostengünstigster traditioneller chinesischer Medizin abverlangt, die die eigentlichen Ansprüche der Bauern auf eine bessere Gesundheitsversorgung in den Städten oder mit westlichen Medikamenten unterdrückt.

Konsequent ist dann, dass die kooperative medizinische Versorgung mit der beginnenden Privatisierung der Landwirtschaft ab 1978 zusammenbricht. Kapitel 8 verdeutlicht die Bedeutungslosigkeit einer eigenständigen Gesundheitspolitik auf zentralpolitischer Ebene, die sich völlig dem wirtschaftlichen Wachstumsprimat unterzuordnen hat. Der lokale Spielraum erweitert sich, weil dies den Ärzten die Möglichkeit verschafft, medizinische Dienstleistung nun auch als eine Möglichkeit des wirtschaftlichen Profits wahrzunehmen.

Neben den Lokalitäten kann die Gesundheitslinie als zweiter wichtiger Akteur im lokalen Spielraum nicht gestärkt werden, da sie nur legitimiert, aber nicht mit wirtschaftlichen Ressourcen ausgerüstet wird. Die wichtigsten Merkmale der staatlichen Beobachtung und Steuerung, in der die Distanz institutionalisiert und nur partiell überwunden wird, werden in Kapitel 8 deutlich.

Das Scheitern dieser bestehenden Anordnung, die Perzeption der Strukturkrise und ihre Ursachen zeigt Kapitel 9 auf. Die Ergebnisse des „Health for all by year 2000"-Programms sowie andere empirische Studien verdeutlichen das Phänomen der „distanzierten Politik", dass nämlich eine gute Beobachtungsfähigkeit des Raumes, die katastrophale Ergebnisse aufzeigt, nicht zu einer Überwindung der Distanz und zur Intervention der zentralstaatlichen Ebene führt.

Kapitel 10 diskutiert die Restrukturierungsversuche der Zentralregierung in den neunziger Jahren. Bei einem unveränderten Finanzierungsmuster richten sich die Anstrengungen darauf, den lokalen Spielraum neu zu strukturieren und neue Ziele in der Gesundheitspolitik, vor allem Armutsbekämpfung, zu verwirklichen. Alle diese Versuche haben gemeinsam, dass sie die Wahrnehmungs-, Entscheidungs- und Interpretationsspielräume bei den politischen Gebietskörperschaften sowie den Gesundheitseinrichtungen und bei der Gesundheitsverwaltung erhöhen.

Diese nun entstehende Dynamik analysiert Kapitel 11 anhand der eigenen Feldstudien. Aus dem „Prinzip der doppelten Führung" (shuangchong lingdao) von Gesundheitslinie sowie politischer Administration lassen sich vier Kooperationsmöglichkeiten (Abb. 2, 3) herausarbeiten. Ihre jeweils eigene Dynamik und Charakteristika fasse ich in vier Typen zusammen, deren besondere Formen der Kooperation sich auch in einer veränderten Dynamik und Ausrichtung des lokalen Gesundheitswesens niederschlägt, die anhand der Feldstudien exemplarisch analysiert werden.

Abschließend soll in der Zusammenfassung diskutiert werden, inwieweit dieses historisch-genetische Modell, das an der Geschichte sowie an der Struktur- und Akteursformation des ländlichen Gesundheitswesens entwickelt worden ist, auch auf andere Politikbereiche übertragbar ist und somit ein Beitrag für die Theoriediskussion innerhalb der sozialwissenschaftlichen Chinaforschung ist.

4 AUFBAU DER STAATLICHEN GESUNDHEITSVERWALTUNG IN DER REPUBLIKZEIT

Das Gesundheitswesen auf dem Land konnte in der Zeit der Republik China zwischen 1911 und 1949 nur geringe Fortschritte machen (s. ausführlich in Croizier 1968, Jewell 1983). Dies ist zumindest das Bild und Urteil, das die kommunistischen Regierungen über ihre Vorgänger geprägt haben. So wurde die Vorbeugung und Immunisierung der Bauern vernachlässigt (Weishengbu 22.4.1950: 838).

In der Tat bildet die ländliche Primärversorgung einen gesellschaftlichen Freiraum, der von der staatlichen Verwaltung weitgehend abgekoppelt ist. Die Gesundheitsversorgung in den Dörfern wird weder vom Staat kontrolliert noch finanziert. Gleichzeitig lassen sich jedoch auch Bestrebungen aufzeigen, eine Gesundheitsverwaltung und Krankenhäuser auf der Ebene des Kreises aufzubauen. In den dreißiger Jahren diskutierten Wissenschaftler, die von der Gesundheitsorganisation des Völkerbundes gesandt und von der Rockefeller Foundation unterstützt wurden, wie die jugoslawischen Erfahrungen bei dem Aufbau einer Primärversorgung nach dem ersten Weltkrieg auf China übertragen werden könnten.[9] In der Republikzeit beginnt der Aufbau einer eigenständigen staatlichen Gesundheitsverwaltung. 1928 wird das Gesundheitsministerium gegründet, das auch auf der Provinzebene eine Abteilung einrichtet (Croizier 1968). Dieser administrative Aufbau endet jedoch auf der Ebene des Kreises. Hier soll das Kreiskrankenhaus als Versorgungseinheit die Aufsicht übernehmen.

4.1 Aufbau der Kreiskrankenhäuser

Es sollen Kreiskrankenhäuser errichtet werden, die zumindest erstmalig einen Zugang zur Gesundheitsversorgung sicherstellen sollen (s. ausführlich Yip 1992, Lucas 1980: 468–480, Croizier 1968 Jewell 1983). In einer späteren Phase sollen in den Gemeinden Krankenhäuser und evtl. in den Dörfern Krankenstationen für eine Primärversorgung eingerichtet werden (Lucas 1980: 468–474).

Mangelnder politische Wille, die Bürgerkriegswirren und unzureichende Finanzierung führten jedoch nur zu geringen Erfolgen der Nationalregierung. So war 1937 gerade in 74 der 2000 chinesischen Kreise ein Krankenhaus eingerichtet (Jewell 1973: 56). Andere Quellen führen jedoch aus, dass die Krankenhäuser 1944 drei Viertel der Kreise abgedeckt hätten (Croizier 1968: 55 nach China Handbook 1937-1945: 490–493). Die katastrophalen Epidemien machen jedoch

[9] Bis zum Ausbruch des Chinesisch-Japanischen Krieges werden in Projektkreisen vor allem von amerikanischen Stiftungen und mit Unterstützung des Völkerbundes der Aufbau einer ländlichen Gesundheitsversorgung und Alphabetisierungsprogramme finanziert. Die Erfahrungen und Anstrengungen im Kreis Dingxian in Hebei sind in westlichen Sprachen am besten in Yip 1992, Croizier 1968, Lucas 1980: 475–477 dokumentiert.

deutlich, wie unzureichend die Immunisierung war und wie schwach die bestehenden Gesundheitseinrichtungen bei der Bewältigung der Krisen war.

4.2 Fortbestand der dörflichen Gesundheitsversorgung

Die Gesundheitsversorgung in den Dörfern steht außerhalb der staatlichen Gesundheitsverwaltung und bleibt den traditionellen Schamanen, Wanderheilern oder denjenigen überlassen, die meist ohne Ausbildung nach den Regeln der traditionellen chinesischen Medizin praktizieren (Croizier 1973: 8). Dieser Freiraum zeigt sich auch in einer immer stärker entstehenden Dichotomie von westlicher und chinesischer Medizin. Die Gesundheitsbürokratie kontrolliert die Ausbildung in staatlichen und privaten Universitäten, während in den Dörfern weiterhin die konfuzianischen Ärzte (ruyi) praktizieren. Sie werden auch nicht als medizinisches Personal in Statistiken geführt (vgl. Croizier 1973: 9). Die Zellularität der Gesundheitsversorgung der einzelnen Dörfer bleibt so während der Republik nicht angetastet.

Diese Dichotomie einer westlichen Medizin in den Städten und die Ignoranz der Dörfer mit ihren traditionellen Heilmethoden ist aber innerhalb der Ärzteschaft nicht unumstritten. Hier zeigt sich eine Konfliktlinie, die später wieder sichtbar wird. Ein großer Teil der teilweise im Westen oder in westlichen Bildungseinrichtungen ausgebildeten Ärzte und Beamten im Gesundheitsministerium und innerhalb der Chinesischen Medizinischen Vereinigung (CMA), der Standesvertretung der Ärzte (s. dazu Jewell 1983), plädieren für bessere Schulungen und längere Ausbildungszeiten der Heilberufe, wie sie beispielsweise das Peking Union Medical College 1932 eingeführt hat (Jewell 1983: 46/47). Der damalige Präsident der CMA führt aus:

> "The creation of a special grade of medical practitioner by lowering the standard of entrance into the profession will not, I fear, minister to the crying need of the rural districts. Rather it will help to flood the commercial cities and large towns with another army of men ready always for a consideration to attempt more than their knowledge warrants. This can only bring discredit to the profession and drive the public back into the arms of the old style herbalists and pulse feelers" (zitiert in Jewell 1973: 47 nach Arthur Woo "Presidential Address" in Chinese Medical Journal (18) 2 (Februar 1929): 152–163).

Andere setzen sich für eine schnelle, die Basisversorgung abdeckende, aber dafür hohe Zahl an medizinischen Pflegern in den ländlichen Gebieten ein:

> "The position of our Association (CMA) at its conferences a little recalls the story of Nero fiddling while Rome burns. Nearly all the time at such meetings is taken up with abstruse scientific discussions while the people are perishing not from rare disease requiring minute scientific investigations but from common ailments of which we largely know the causes, prevention and treatment" (in Jewell 1983: 47 nach "The hospitals" in Chinese Medical Journal 48 (10) October 1934: 1080–1082).

Die Invasion Japans und der anschließende Bürgerkrieg lassen die Modellkreise oder innovativen Konzepte (s. Jewell) einer ländlichen Gesundheitsversorgung in den weißen, von der Guomindang besetzten Gebieten untergehen. In den kommunistisch besetzten Gebieten zeichnet sich dabei ein anderer Ansatz ab: Die Volksbefreiungsarmee unterstützt die Immunisierung. Auch wird in diesen Gebieten die regionale oder auf Dörfer beschränkte Gesundheitsversorgung ausgebaut, die sich aus der Notlage heraus, dass keine Versorgung mit hochwertigen Medikamenten der westlichen Medizin möglich ist, auf chinesische Kräuter und Heilpraktiken beschränken muss (Hillier/Jewell 1983a, Lucas 1980, Croizier 1968).

5 DISTANZ DER STAATLICHEN GESUNDHEITSVERWALTUNG NACH 1949

Auf der ersten Nationalen Gesundheitskonferenz am 22. August 1950 zeigt sich die politische Wende. Prävention (yi yufang wei zhu) (Jewell/Hillier 1983: 66) und Primärversorgung der gesamten Bevölkerung sowie die Beseitigung des Gegensatzes von westlicher und traditioneller chinesischer Medizin stellen nun die wichtigsten Ziele der Gesundheitspolitik dar.

Ein Strukturbruch bei der Verwaltung und Organisation der ländlichen Gesundheitsversorgung lässt sich nur bedingt nachweisen. Die Distanz innerhalb der Gesundheitspolitik bleibt erhalten. Die Gesundheitsbürokratie repräsentiert, organisiert und kontrolliert vor allem die westliche Medizin. Sie konzentriert sich auf die Stadt und fördert den Ausbau von Kreiskrankenhäusern, die hier eine Anlaufstelle bilden, während die Gesundheitsversorgung im Dorf mit traditioneller chinesischer Medizin von den staatlichen Stellen nicht kontrolliert wird. Nur mit Massenkampagnen und der Hilfe der lokalen Parteikader lässt sich diese Distanz überwinden.

5.1 STAATLICHE GESUNDHEITSBÜROKRATIE – JENSEITS DES DORFES

Nach 1949 knüpfte die kommunistische Staatsführung an ein Strukturmuster an, dass die ehemalige Regierung der Republik zumindest proklamiert hatte. Schon in einer der ersten Erklärungen zur Gesundheitspolitik werden die Kreisregierungen angewiesen, in den Kreisstädten ein Krankenhaus zu gründen (Weishengbu 14.4.1950: 833). Das Kreiskrankenhaus bildet so den Brückenkopf, von dem aus in das „Land eingedrungen" werden soll (shenru nongcun, Weishengbu 15.2.1950: 830). Das Gesundheitsministerium präferiert ein sequentielles Vorgehen, in der die Kreiskrankenhäuser die „Rolle der treibenden Kraft und des Vorbildes" (daitou ji shifan zuoyong, Weifang 1987-13: 30) einnehmen. So sollen erst auf der Kreisebene diese Krankenhäuser „wiedererrichtet" werden (huifu wei zhongdian, Weishengbu 14.4.1950: 833). Auf der darunterliegenden Ebene des Distrikts (qu) können Krankenstationen errichtet werden, wenn die Kräfte des Kreises ausreichen (ru liliang keneng, Weishengbu 14.4.1950: 833). Die Frage der Gesundheitsversorgung in den Dörfern bleibt unerwähnt.

Verantwortung und Kontrolle für die dörfliche Gesundheitsversorgung obliegen nicht der Kreisregierung oder das Kreisgesundheitsamt, sondern dem Kreis- oder Präfekturkrankenhaus. Es „übernimmt autonom (duli) die Verantwortung für Epidemieschutz (fangyi baojian), Weiterbildung der Kader auf der untersten Ebene sowie die Pflege" (zhiliao) (Weishengbu 14.4.1950: 833).

> „Die Präfekturkrankenstationen werden zum Stützpunkt des Gesundheitswesens in der Stadt und auf dem Land [...]" (qu weishengsuo ying shi chengxiang weisheng gongzuo de zhidian [...], Weishengbu 14.4.1950: 836).

Auf der Ebene unterhalb des Kreises leiten die Gemeindevertreter diese Krankenstationen der landwirtschaftlichen Kollektive, während sich der Kreis lediglich auf eine medizinisch-technische Leitung (jishu yewu shang [...] de lingdao, Weishengbu 7.8.1957: 542) beschränkt, die entweder vom Krankenhaus des Distriktes oder des Kreises wahrgenommen werden.

Zwischen der Kreisebene und den Gemeinden entsteht so eine Distanz, die vom Kreiskrankenhaus überwunden werden kann. Die Überbrückung dieser Distanz richtet sich so nach den personellen und fachlichen Möglichkeiten nicht der Gesundheitsverwaltung, sondern nach dem Leistungserbringer: Staatliche Aufsicht in den Dörfern ist so gesellschaftlich organisiert und nicht bürokratisch gesteuert. Das Kreiskrankenhaus kann dieser Aufgabe nur nachkommen, wenn dies im Rahmen seiner finanziellen Möglichkeiten machbar ist.

Wenn die Gesundheitsbürokratie die Distanz überwindet und die Bauern versorgt, ist dies nur fakultativ und zeitlich befristet. Dies zeigt sich am Beispiel der Immunisierung. Es besteht kein Anspruch auf Immunisierung. Nicht die Bevölkerung geht ins Kreiskrankenhaus, sondern mobile Immunisierungstrupps (xunhui fangyidui) werden aus dem Personal des Kreiskrankenhauses zusammengestellt (Weishengbu 15.2.1950: 830), um die Bevölkerung in den Kreiskrankenhäusern oder Dörfern zu impfen, die Bevölkerung in Gesundheits- und Hygienefragen aufzuklären und bei der Einrichtung von Gemeindekrankenhäusern Hilfe zu leisten. Die Trupps entscheiden über die Zieldörfer und die Zeitdauer ihres Aufenthaltes. Ihre Aufgabe ist es auch, die traditionellen Ärzte, die nach den Regeln der traditionellen chinesische Medizin (TCM)[10] therapieren (zhongyi), kurz einzulernen, so dass sie auch eine Pockenschutzimpfung durchführen können (ebd.).

Die Ärzte für traditionelle chinesische Medizin (zhongyi) werden nicht zum medizinischen Fachpersonal hinzugezählt (Weishengbu 14.4.1950: 834–835, s. auch Rifkin 1972). Trotz aller politischer Beteuerungen, die westliche und traditionelle chinesische Medizin zu vereinigen (s. Diskussion in Lampton 1974a: 35ff), vertritt das Gesundheitsministerium nicht ihre Interessen. Mit der Gründung der Volksrepublik wird der "second class status" (Croizier 1973: 9) der TCM fortgeschrieben, der sich schon in der Republikzeit gezeigt hatte. 1953 besteht weder eine Abteilung für TCM im Gesundheitsministerium noch ist sie in der Akademie für Wissenschaften vertreten (Lampton 1974a: 66). Das Büro für traditionelle Medizin wird erst 1957 vom Handelsministerium dem Gesundheitsministerium zugeordnet (Lampton 1074a: 78). Kontrolle, Forschung und Aufsicht über die Heilmethoden, die gerade auf dem Land angewandt werden, liegen so bis dahin komplett außerhalb des Kompetenzbereiches des Gesundheitsministeriums.

Ärzte der TCM haben keinen Zugang zu den Vertretungsorganen der medizinischen Elite, der Chinese Medical Association. Dies ändert sich erst im Jahr 1954

[10] Die später in der Volksrepublik kanonisierte TCM übernimmt nur einen Teil des traditionellen Wissens und beseitigt weitgehend die rituellen und religiösen Hintergründe (Croizier 1968).

zögerlich. 1956 beläuft sich der Anteil der TCM-Ärzte an den Mitgliedern gerade auf 6% oder 1037 der rund 15059 Mitglieder (Jewell/Hillier 1983: 73). Innerhalb der Gesundheitsadministration findet sich weitgehend die Elite wieder, die auch schon vor 1949 entscheidend war (Lampton)[11].

Traditionelle chinesische Medizin wird an den neueingerichteten medizinischen Hochschulen nur sehr eingeschränkt gelehrt (Croizier 1973: 70ff.). Die Anstrengungen, das Lehr- und vor allem Weiterbildungsangebot auszubauen, verlaufen hier sehr schleppend. „Dies ist ein neues Aufgabenfeld, auf dem wir keinerlei Erfahrung haben" proklamiert das Gesundheitsministerium (Weishengbu 14.4.1950: 836). Während die traditionellen Praktiker auf dem Land sich mit den Grundlagen der westlichen Medizin vertraut machen sollen, ist nicht vorgesehen, dass auch die in westlicher Medizin ausgebildeten Ärzte in den Städten Schulungen oder Fortbildungen zur traditionellen Medizin besuchen.

Die Distanz zwischen der staatlichen Gesundheitsverwaltung und den Dörfern, die in Ignoranz der ländlichen Versorgungssituation und Delegation der Aufgaben hier diskutiert wurden (weitere Beispiele in Lampton 1974a: 35ff.), lässt sich umgekehrt auch im nächsten Kapitel in den Formen einer hohen Abgeschlossenheit und Selbstverwaltung der dörflichen Gesundheitsversorgung nachweisen.

5.2 Dörfliche Gesundheitsversorgung – außerhalb der staatlichen Regelung

Die Autonomie des Dorfes zeigt sich dabei in der von der Stadt abgetrennten Finanzierung der Primärversorgung sowie eigenständigen Aus- und Weiterbildung des medizinischen Personals. Diese Prinzipien werden auch mit der beginnenden Kollektivierung Mitte der fünfziger Jahre nicht aufgegeben: Die frei praktizierenden TCM-Ärzte und Wanderheiler, aber auch die „bäuerlichen Teilzeitpfleger" (ban nong ban yi), sollen sich in Gemeinschaftspraxen (lianhe zhensuo) zusammenschließen. Für diese neuen Gemeinschaftsstationen in Gemeinde und Dorf bestreitet das Gesundheitsministerium jegliche finanzielle Verantwortung. Sie sind lokal, also kollektiv und nicht staatlich zu betreiben (guojia buying jieban, Weishengbu 7.8.1957: 543, Fang Xiaoping 2003: 2), wobei die Provinzen Gebührensätze erlassen können (ebd.).

Erst mit der Kollektivierung und der damit verbundenen Reorganisation des bäuerlichen Lebens und Arbeitens ab 1955 entsteht ein neuer Typus des Pflegers in der Krankenstation der landwirtschaftlichen Genossenschaften (nongye she

[11] Dies verdeutlichen auch Interviews von Beteiligten. „Doctors and nurses were left pretty much to themselves without any form of interference from their school authorities or any other outside authority. Respondent said it was like being on an island apart from everyone, and it was a strange feeling to have no one controlling them" (Lampton 1974d: 669).

baojian zhan, s. z. B. Weishengbu 7.8.1957: 542, nongye shengchan hezuoshe de baojian renyuan, Weishengbu 1.6.1956: 566). Die Aufgabe des Pflegers ist es, die politischen Kader bei der gesundheitlichen Aufklärung der Massen zu unterstützen (Weishengbu 1.6.1956: 566). Dieses Modell ist der Vorgänger des späteren Barfußarztes, wie er in der Kulturrevolution propagiert wird (s. Kap. 7). Die Finanzierungsmuster haben sich im Vergleich zu der Zeit vor 1949 nicht geändert. Wenn nicht die wenigen Genossenschaften für einen Teil der Kosten einer medizinischen Behandlung aufkommen, tragen die Bauern diese selbst (Fang Xiaoping 2003: 2).

Die geforderte Kollektivierung und Überführung in kollektives Eigentum löst die Distanz zwischen staatlicher Gesundheitsfürsorge bzw. -verwaltung in den Städten sowie eines ländlichen Gesundheitsversorgung nicht auf, sondern führt sie fort. Auch wenn die Gemeinschaftspraxen und der selbstständig praktizierende Arzt als sozialistisch firmieren, sind sie maßgeblich von den lokal erzielten Einkünften abhängig (Weishengbu 4.2.1958: 452).

Ausbildung und Fortbildung der Pfleger sind nicht Aufgaben der staatlichen Kreiskrankenhäuser. Hier wird das traditionelle Schüler-Lehrer Prinzip des Arztes und seines Assistenten fortgeschrieben, das die Vermittlung des Wissens im Dorf lang bestimmt hat (s. hierzu Farquhar 1994, Hsu 1999) Die Ärzte und Pfleger in den Gemeinschaftspraxen sollen unterhalb des Kreises (xian yixia) angeleitet werden, sich innerhalb der Vereinigungen zusammenschließen (Weishengbu 7.8.1957: 543) und das (medizinisch-) technische Niveau heben, indem sie voneinander lernen (huxiang xuexi tigao jishu de shuiping, Weishengbu 14.4.1950: 835).

Diese Bestätigung einer Selbstfinanzierung steht so im Gegensatz zu den Strukturreformen in der Stadt, als Mitte der fünfziger Jahre mit der Errichtung einer Arbeitsversicherung und einer öffentlichen medizinischen Versorgung (gongfei yiliao) für Kader und Studenten begonnen wird (Zhengwuyuan 27.6.1952, Dixon 1981, Krieg/Schädler 1995b, Schetelig 1999, Duckett 2001, 2002). Der Unterschied des Absicherungsgrads zwischen Stadt und Land wird so immer größer.

Wenn sich die staatliche Gesundheitsbürokratie vor allem auf den Aufbau einer Gesundheitsversorgung in den Städten konzentriert, reicht die Gestaltungsfähigkeit des Staats nur bis zum Kreis. Das wirft die Frage auf, wie die staatlichen Maßnahmen und Vorschläge im lokalen Raum wahrgenommen bzw. in der vom Zentralstaat beabsichtigten Weise interpretiert und umgesetzt werden.

5.3 Überbrückungsstrategien zwischen staatlicher Bürokratie und Dorf

Wenn die Organisationen der staatlichen Gesundheitsverwaltung nur bis auf die Kreisebene reicht, gewinnen militärische Kommandostrukturen und der Parteiapparat an Bedeutung. Nur sie überwinden die strukturelle Distanz zwischen Staat und Dorf, indem sie Maßnahmen und Kampagnen zur täglichen Hygiene und Vorbeugung initiieren und durchführen, die den Gesundheitsstand in den ersten Jahren entschieden verbessert haben (Daten in Jamison 1984, Rao Keqin et al. 2000).

Volksbefreiungsarmee

In alle Immunisierungsbemühungen der Zentralregierung ist auch die Volksbefreiungsarmee (VBA) eingebunden. Viele Weisungen des Gesundheitsministeriums werden zusammen mit den zuständigen Stellen der VBA abgefasst (z. B. Weishengbu 10.2.1950). Den Soldaten, die sich in den südwestlichen Provinzen noch im Kampf mit versprengten Truppen der Guomindang befinden, wird bei der Impfung der dortigen Bevölkerung die gleiche Aufgabe zugewiesen wie den Immunisierungstrupps der Kreiskrankenhäuser (832).

Ihre Unterstützung soll mobilisierend und temporär ausgerichtet sein (Weishengbu 22.4.1950: 839). Vor allem im Frühjahr und in den Zeiten, in denen auf dem Feld nicht viel zu tun ist, sollen sie die Immunisierung und Aufklärung durchführen (Weishengbu 10.2.1950). Die Hilfe der Volksbefreiungsarmee ist nicht in bestimmten Organisationsformen institutionalisiert. Wie dies tatsächlich durchgeführt wird, unterliegt der Kreisregierung (Weishengbu 10.2.1950: 830).

Durchführung von Kampagnen durch Parteikader

Nicht die Therapie und Heilung, sondern die Vorbeugung und Immunisierung der Bevölkerung soll an erster Stelle stehen (Weishengbu 14.2.1950: 830), weil sich so Krankheiten und Epidemien, die China erschüttert haben, vermeiden lassen. Im Mittelpunkt steht dabei eine Impfung mit Kuhpocken (Zhengwuyuan 7.10.1950) sowie Schutzimpfungen gegen Masern und Diphtherie bei Kindern (Weishengbu 14.2.1950: 831).

Hygiene- und Gesundheitskampagnen (weisheng yundong, ebd.: 830) vermitteln den Bauern die Grundsätze der Körperhygiene, der Vorbeugung und die Grundsätze einer hygienischen Zubereitung von Nahrungsmitteln. Wichtigste und bis heute noch verbreitete Form der Kampagne sind die patriotischen Gesundheitskampagnen. 1952 wird mit den Kampagnen gegen sog. Schädlinge und Krankheitsüberträgern wie Schlangen, Ratten und Mäuse begonnen (Zhengwuyuan 31.12.1952). Teil der Gesundheitskampagnen ist es auch, dass Abfall und Fäkalien geregelt entsorgt, Latrinen gebaut, Abflußkanäle angelegt, die Wohnbereiche der Bauern von den Tieren getrennt werden (ebd.: 258). Auch soll die Bevölkerung angeleitet werden, mehr auf die eigene Sauberkeit und frische Kleidung zu achten und den Verzehr von rohen Lebensmitteln sowie nicht abgekochtem Wasser zu vermeiden.

In den Hygienekampagnen ist man auf die personelle Unterstützung von Personen außerhalb der Gesundheitslinie angewiesen. Kreiskader mobilisieren Parteikader in den Dörfern und Gemeinden für die Kampagnen, um die Massen aufzurütteln (dongyuan difang ganbu fadong qunzhong, Weishengbu 12.10.1950: 843) und sie zu höherer Hygiene und Sauberkeit zu erziehen. Weil die Hand des Staates nur bis zum Kreis reicht, „müssen die Kreise aufgefordert werden, „ins Land einzudringen“ (shenru nongcun, Zhengwuyuan 7.10.1950: 842). Von einer schlagkräftigen politischen und sozialen Organisation innerhalb des Dorfs und erfolgreichen Mobilisierung durch die Parteikader hängen so die Erfolge ab. In den Immunisierungskampagnen sind dies neben den Parteikadern und Dorfvorsitzenden die Lehrer. Sie haben die Aufgabe, die traditionellen Ärzte zu einer Mitarbeit bei der Immunisierung zu bewegen und zu schulen (Weishengbu 22.4.1950: 839, Zhengwuyuan 7.10.1950: 842). Hinzu kommen die weiblichen Kader und die Kinder, die, so die Vorstellungen des Gesundheitsministeriums, besonders gut bei den Kampagnen zur Ausrottung der Fliegen und bei den Säuberungskampagnen einzusetzen sind (Weishengbu 22.4.1950: 839).

Will man beispielweise die Schlangen ausrotten, die den Bilharziose-Erreger übertragen, müssen Bewässerungskanäle und Seen trockengelegt werden. Westliche Autoren betonen, dass sich untergeordneten Einheiten des Landwirtschafts- und Bewässerungsministeriums (Hillier 1983a: 62) mit den lokalen Kadern abstimmen müssen. Genau wichtig ist aber, sich die Unterstützung der Bauern zu sichern, weil sie es letztlich sind, die die Arbeit umsetzen. Auf lokaler Seite rücken so der Brigadevorsitzender bzw. der Vorsitzende der Produktionsgemeinschaft in den Mittelpunkt. Sie müssen überzeugt werden, die Bauern ihres Kollektivs für den Bau von Straßen, Latrinen, Deichen und Entwässerungskanälen einschließlich Säuberungsarbeiten abzuordnen. Aufgabe des Zentralstaates ist es somit, auf lokaler Ebene Akteure einzusetzen, die die zentral formulierten Aufgaben mobilisieren können.

Wird der Pockenimpfung auf zentraler Ebene eine herausragende Bedeutung eingeräumt, übernimmt nicht die Zentralregierung die Kosten. Gleichzeitig dürfen diese auch nicht der Bevölkerung berechnet werden (Weishengbu 12.10.1950: Art. 13). Die Verantwortung soll vielmehr auf unterschiedliche Ebenen geteilt werden (yue ying you geji zhengfu fudan, Zhengwuyuan 7.10.1950: 842).[12]

Der Kampf gegen die Bilharziose gewinnt an Bedeutung: Mao setzt sich 1956 dafür ein, diese Aufgaben dem Gesundheitsministerium zu entziehen und einer den Ministerien übergeordneten Kommission (Nine-Man Anti-Schistosomiasis Group, Hillier 1983c: 162, Lampton 1974d: 697) zuzuordnen, der der Minister-

---

[12] Es lässt sich nicht feststellen, welchen finanziellen Beitrag die Zentralregierung geleistet hat, da in den zugänglichen Statistiken der fünfziger Jahre die einzelnen Haushaltsposten des Gesundheitsministeriums nicht aufschlüsselt werden (vgl. Donnithorne 1972).

präsident Zhou Enlai vorsteht (vgl. auch Jamison 1984: 44). Zersplitterung der Kompetenzen zwischen Ministerien kann nur über eine verstärkte Abstimmung innerhalb des politischen Systems überwunden werden. Wie oben gezeigt, sind die Kampagnen und Immunisierungen immer schon in Abstimmung mit anderen Ministerien oder vom Staatsrat (z. B. Zhengwuyuan 7.10.1950, 31.12.1952) mit der Armee oder anderen Ministerien geplant und konzipiert worden. Dieses Komitee könnte somit auch als eine Institutionalisierung dieser aufreibenden Koordination gesehen werden, um die Distanz zum lokalen Raum zu überwinden.[13]

Ein weiterer Weg, um Krankheiten vorzubeugen weist in eine neue Richtung: So wird die sportliche Betätigung des Volkes als eine wichtige Maßnahme zur Vorsorge propagiert. Im Programm der ersten Politischen Konsultativkonferenz des chinesischen Volkes firmiert die Bewegungskultur mit der Gesundheit in einem Artikel (Art. 48, nach Hsia 1972: 110). „Die Krankenstationen der Schulen gehen hauptsächlich der Heilung nach und vernachlässigen die Vorbeugung" verkünden die zentralstaatlichen Ministerien im Frühjahr 1954 in einem Erlaß, Schulsport bzw. -gymnastik zu verstärken (Gaodeng tiyubu 17.6.1954: 283).

Zusammenfassung

In den fünfziger Jahren zeigt sich so die Distanz zwischen einer staatlichen Gesundheitsverwaltung und einer weitgehenden Selbstorganisation: Während in den Städten die Gesundheitsversorgung mit westlichen Medikamenten von staatlichen Einheiten aufgebaut und übernommen wird, verbleibt die Gesundheitsversorgung in den ländlichen Gebieten bei einer Gesundheitsversorgung von Wanderheilern mit chinesischer Medizin. Auch die Kollektivierung kann dieses Muster zwischen Stadt und Land nicht überwinden. Die Kontrolle im Kreis ist von einem institutionellen Bruch gekennzeichnet, da Gesundheitseinrichtungen wie z. B. das Kreiskrankenhaus und nicht die staatliche Ministerialverwaltung mit seinen Abteilungen das ländliche Gesundheitswesen kontrollieren.

Die Distanz verschärft sich durch die Strukturänderungen in der Stadt und dem Ausbau der Gesundheitsverwaltung. Die Distanz zur Stadt kann allein durch die staatlichen Akteure überwunden werden. Hierbei treten Akteure außerhalb der Gesundheitsverwaltung, also die Volksbefreiungsarmee oder die Immunisierungs-

---

[13] In der politikwissenschaftlichen Literatur der siebziger Jahre ist diese Gründung Ausdruck eines „Konfliktes zweier Linien". Lampton (ausführlich in 1974a) identifiziert auf der einen Seite die „elitäre", in westlicher Medizin ausgebildete und an den Städten orientierten Gesundheitsbürokratie, welche die Führung dem Kreiskrankenhaus überlassen wolle und die stärkere Organisation der Gemeindekrankenhäuser durch Ärzte der Kreiskrankenhäuser sowie die Schulung der traditionellen Ärzte ablehne. Auf der anderen Seite stehe eine Mehrheit unter Führung von Mao, die die Basisversorgung in den Gemeinden ausbauen möchte. Dies könne nur erreichbar werden, wenn massiv die Basisversorgung im Dorf verbessert, die traditionellen chinesischen Medizin praktiziert und Hygienekampagnen organisiert werden. Dafür muss die bisherige Führung dem Gesundheitsministerium entzogen und der Partei zugesprochen werden (Lampton 1974d: 697, Lampton 1974a).

trupps als „Transmissionsriemen“ hervor, weil sie über Kampagnen das Dorf erreichen können.

Ziele, Zeitraum sowie Maßnahmen der Kampagnen sind dabei von der Zentrale vorgegeben. Ihre Parteimitglieder sichern im Dorf die Wahrnehmung und Interpretation der Kampagne in dem von der Zentrale verfolgten Sinn.

Auch wenn Fortbildung, Aufklärung und das temporäre Angebot von Dienstleistungen die Kluft zwischen der Kreis- und der Gemeindeebene überwinden kann, sind der Mobilisierung Grenzen gesetzt. Erfolgreiche Strategien bei der Aufklärung oder der Vernichtung der vier Schädlinge (sihai, also Ratten, Fliegen, Mücken und Spatzen) können bei dem Aufbau von Dorf- und Gemeindekrankenstationen nicht zum Erfolg führen. Auch die Immunisierungskampagnen benötigen medizinisches Fachpersonal, das Impfstoffe lagern, verteilen und injizieren kann (Hillier 1983b: 156).

Eine höhere Professionalisierung kann nur erreicht werden, wenn die bestehende Distanz durchbrochen wird und übergeordnete Ebenen stärker das ländliche Gesundheitswesen finanzieren und gestalten. Mit welchen Mitteln und mit welchen Ergebnissen diese Auflösung der Distanz erreicht wird, zeigt eine Diskussion des Großen Sprungs nach Vorn.

6 AUFLÖSUNG DER DISTANZ: DER GROßE SPRUNG NACH VORN UND SEINE FOLGEN

Der Große Sprung steht für eine Periode, in der wie in keiner danach folgenden Periode der Staat die lokale Ebene in den Gemeinden und Dörfern zu durchdringen, umzubauen und zu steuern versucht.

Eine schnelle Industrialisierung kann nur erreicht werden, wenn gleichzeitig auf dem Land und in den Städten alle Entwicklungspotentiale mobilisiert werden. Auch die Bekämpfung von Krankheiten, Seuchen und eine höhere gesundheitliche Aufklärung muss sich diesem Ziel unterordnen, "auf dass es 1958 einen großen Sprung geben werde" (Weishengbu 4.2.1958: 451).

Ein besserer Zugang zu ärztlicher Behandlung oder eine soziale Absicherung ist ein Teil des „Glücks, das die Volkskommunen bringen" (renmin gongshehua dailai de xingfu, RMRB 24.9.1958). Die Auflösung der Distanz endete jedoch in einer Überforderung der staatlichen Institutionen, auf der Seite der Bauern in einer der größten Hungersnöte der Geschichte Chinas (Becker 1996, Weigelin-Schwiedrzik 2002, Wemheuer 2004). Skepsis und Enttäuschung gegenüber weiteren staatlichen Veränderungen, die den körperlichen oder materiellen Einsatz der Bauern bedurften, führten wiederum zu einer verstärkten Institutionalisierung der Distanz und zu größerem Freiraum auf der lokalen Ebene. Die Reaktion auf die Krise sind auch ein Bereich bestimmen bis heute auf der lokalen und zentralen Ebene die Reformoptionen im Gesundheitswesen bestimmen (ähnliche Argumentation für wirtschaftliche Entwicklung in Yang Dali 1996: vii ff.).

6.1 GESUNDHEITSVERSORGUNG –„GLÜCK, DAS DIE VOLKSKOMMUNEN BRINGEN"?

Ab 1958 werden die bestehenden Brigaden und landwirtschaftlichen Produktionsgenossenschaften zu größeren Volkskommunen zusammengefasst (s. dazu ZK 29.8.1958 und Darstellung in Zhang Letian 1996, Zweig 1996). Waren bisher nur 500 bis 1000 Einwohner innerhalb der Genossenschaften zusammengeschlossen, vergrößert sich nun die Einwohnerzahl der Volkskommunen im Süden Guangdongs beispielsweise auf 20000 bis 30000 (Potter/Potter 1990: 68). Im nationalen Vergleich sind diese neuen „Großen Volkskommunen" (da gongshe, ZK 29.8.1958, Zhang Letian 1996: 69ff.) in ihrer Fläche und Einwohnerzahl durchaus unterschiedlich. Werden in Guangdong sogar vier Distrikte (qu, Potter/Potter 1990) oder in Liaoning ein Kreis zu einer Volkskommune zusammengefasst (Lampton 1974d), bestehen sie andernorts nur aus mehreren ehemaligen Gemeinden (xiang) eines Distriktes (Zhang Letian 1996: 69ff.). Sie stellen in der Zeit des Großen Sprungs die wichtigste administrative Ebene dar, von der Kompetenzen des Zentralstaates dezentralisiert, während die der Gemeinden bzw. Produktionsgenossenschaften zentralisiert werden.

Diese Großen Volkskommunen bilden die neue Basisrechnungseinheit (jiben jisuan danwei). Alle erwirtschafteten Gewinne sowie die anfallenden Kosten innerhalb der Kommune werden auf dieser Ebene geteilt. Dies führt zu einer unweigerlichen Nivellierung des Wohlfahrtsniveaus in den ehemaligen Produktionsgenossenschaften, weil wohlhabendere Brigaden mit besseren Böden oder einer geringeren Bevölkerungsdichte ihrer Vorteile beraubt werden und mit Brigaden teilen müssen, die als ärmer oder deren Mitglieder als „faul" wahrgenommen werden (Potter/Potter 1990: 68–71).

Die Kosten für die medizinische Versorgung sollen nicht mehr von den Patienten getragen, sondern von dem gemeinsam erwirtschafteten Profit aus der kollektivierten Landwirtschaft finanziert werden. Auch das kollektive Gesundheitswesen hat sich dem Ziel einer Steigerung der landwirtschaftlichen Produktion untergeordnet. Von dem Zentralkomitee (ZK) werden Massnahmen propagiert und so eine Wahrnehmung der Errungenschaften im Gesundheitswesen vorgegeben: So soll beispielsweise Schädlingsbekämpfung wie alle Maßnahmen im Gesundheitswesen die landwirtschaftliche Produktion fördern (yao tong nongye shengchan jiehe qilai, ZK, SR 12.2.1958: 456). Werden die Bewässerungskanäle oder Seen abgelassen, um so Larven bzw. die Süßwasserschnecken, die als Wirt für die Bilharziose dienen, auszurotten, sollen gleichzeitig auch die Deiche ausgebessert oder dies mit dem Ausfischen der Teiche verbunden werden (ZK, SR 12.2.1958: 456). Die Investitionen in Gesundheitsversorgung oder -vorsorge zielen auf die ökonomischen Bedürfnisse des Kollektivs, während die Vorteile für das Individuum in den Hintergrund treten. Dies wird in einem Textausschnitt der Volkszeitung deutlich:

> „Bevor im Kreis Jubo die kooperative medizinische Versorgung eingeführt wurde, bestanden bis zu 50000 Fehltage, weil das Volk aus finanziellen Gründen nicht rechtzeitig zum Arzt gehen konnte. Nach der Einführung der kooperativen medizinischen Versorgung tritt dies nicht mehr auf. Nachdem die Sputnikvolkskommune im Kreis Suiping die kooperative medizinische Versorgung eingeführt hat, hat sie gemäß der Wirtschaftskraft der Produktionsgemeinschaften ihre Gesundheitsversorgung ausgebaut. Jetzt hat die Kommune ein Krankenhaus mit 20 Betten errichtet, jede Brigade eine Krankenstation und jede Produktionsgemeinschaft ein Behandlungszimmer eingerichtet, die Pfleger gehen jeden Tag in jedes Dorf, um dort im Feld oder in der Werkstatt einen Krankenbesuch zu machen oder die Arznei nach Hause zu liefern. Es ist ein kompletter Gesundheitsverbund entstanden, der sich der Produktion unterstellt hat" (wei shengchan fuwu; RMRB 24.9.1958).

Neben einem höheren Gewinn für die Kollektive zeigt sich noch eine wichtigere Funktion des Gesundheitswesens. Verbesserungen in der Wohlfahrt sowie eine bessere Versorgung im Gesundheitswesen sollen die Bedenken der reicheren Genossenschaften gegen die Zusammenlegung zerstreuen (s. Lampton 1974a: 180, 1974d: 675) und als sichtbarer Beweis für die Vorteile dieser Zusammenlegung den Enthusiasmus der Bauern für die Großen Volkskommunen wecken.

> „Because free health care was viewed as a tangible incentive for ever higher levels of collectivization, it was one of the first welfare functions initiated" (Lampton 1974d: 694 nach Li Tehua und Yang Min-ting, s. auch Lampton 1974a, Kapitel 4 u. 5).

Kantinen, Kindertagesstätten, Schneidereien, Frisöre, öffentliche Badehäuser, Schulen und vieles mehr sollen das kollektive Bewußtsein der Bauern steigern und ihnen zu einem glücklichen Leben im Kollektiv verhelfen (ZK 27.8.1958: 537). Als Zielperspektive wird ihnen versprochen, dass mit einer Verwaltung des Bodens, der zuerst von den Bauern den Genossenschaften und im Großen Sprung den Großen Volkskommunen übergeben wird, an deren Ende auch ein Übergang in staatliches Eigentum stehe, endlich die Unterschiede zwischen Stadt und Land, Arbeitern und Bauern beseitigt werden könnten und jeder nach seinen Bedürfnissen leben könne (ZK 27.8.1958: 539). Die bisher herrschende Diskriminierung der Bauern innerhalb der Gesundheitsversorgung solle beseitigt werden, indem ähnlich wie bei den städtischen Kadern, deren Krankheitskosten von der Einheit übernommen werden, nun auch die Krankheitskosten der Bauern übernommen wird (ZK 27.8.1958: 537).

6.2 Strategien und Ziele der staatlichen Intervention

Der Zentralstaat hat so nicht nur das Gesundheitswesen in einen großen Entwicklungsplan für den ländlichen Raum integriert, sondern für den ländlichen Raum ein ambitioniertes Ziel vorgelegt, das den Bauern eine bessere, kostengünstige und für fast alle Kollektivmitglieder zugängliche Versorgung verspricht. Dies lässt sich nur über lokale Krankenstationen sowie eine soziale Absicherung erreichen. Der Zentralstaat muss diese Distanz überwinden und sich unterhalb des Kreises an diesem Aufbau beteiligen. Er weist sich die Rolle eines Impulsgebers zu, der im Großen Sprung in einem viel stärkeren Maß diese Distanz überwindet, sie auflöst und konkrete Ziele vorgibt. Dies zeigt sich erstens in einer bis aufs äußerste gesteigerten Mobilisierung und Ausrichtung auf die staatlich definierten Ziele von Kampagnen, zweitens bei einem Zugang der Bauern zu den Gesundheitseinrichtungen des Kreises und drittens bei den Anstrengungen beim Aufbau der Kommunekrankenhäuser und der kooperativen medizinischen Versorgung.

6.2.1 Mobilisierung

Partei und Regierung verstärken Kampagnen, bei der lokale Regierungs- und Parteikader die Bevölkerung mobilisieren, um noch schneller als geplant die "vier Schädlinge", also Ratten, Mäuse, Fliegen und Wanzen[14] zu vernichten. Die Provinzen sind aufgefordert, sich eigene Fristen zu setzen, wann sie frei von den vier [Schädlingen] sein werden („siwu de sheng", ZK 12.2.1958: 454).

Die zentrale Ebene gibt ähnlich wie in der Wirtschaft („in 15 Jahren Großbritannien einholen") so realitätsferne Ziele vor, die nur unter extremen Anstrengun-

[14] Der Spatz als einer der Schädlinge wurde im Laufe der Kampagne durch die Bettwanze (chouchong) ersetzt.

gen zu erreichen sein könnten. Alles scheint möglich zu sein. Die Verbesserungen des Gesundheitsstandes ist nicht von Geld abhängig, vielmehr hängen die Aufklärung und das Gesundheitsniveau von der Kraft des Volkes ("qunzhong de liliang", ZK 12.2.1958: 457) ab, das sich Mißstände bewusst macht und aus eigener Kraft beseitigt.

Auch wenn der Zentralstaat hier Ziele setzt, werden diese von den lokalen Akteuren mit lokal generierten Ressourcen umgesetzt: Diese primär in der Hygiene und in den sanitären Einrichtungen anzusetzenden Maßnahmen sollen nicht von den Gesundheitsämtern oder den Krankenhäusern, sondern von der Partei auf allen Basisebenen durchgeführt werden (ZK 12.2.1958: 458). Das Zentralkomitee setzt hier auf die örtlichen Parteimitglieder, die selbst Pläne erstellen, aufklären und diese Ziele propagieren und andere zur Mitarbeit bewegen (ZK 12.2.1958: 458). Als versteckte Kritik an den medizinischen Technokraten in der Gesundheitsbürokratie kann gemeint sein: „ [...] alle Überlegungen, die Bedeutung dieses Kampfes zu übersehen oder sie als Kleinigkeiten abzutun, sind falsch" (ZK 12.2.1958: 455).

Die patriotische Gesundheitsbewegung und die Bekämpfung der Bilharziose (schistomosiasis, xuexi chongbing) ist eng an die Trockenlegung der Sümpfe und den Bau von neuen Bewässerungskanälen geknüpft. Gerade während des Großen Sprungs wird ein weitläufiges Bewässerungs- und Dammsystem angelegt, um noch nicht genutzte oder bisher von Überflutung gefährdete Brachflächen landwirtschaftlich zu nutzen (Potter/Potter 1990: 77ff.).

6.2.2 Erleichterter Zugang zu Kreis- und Kommunekrankenhaus

Im Großen Sprung zeigt sich noch eine weitere Möglichkeit: Die Distanz kann auch zwischen lokalem Raum und den staatlich finanzierten Kreiseinrichtungen und den Bauern aufgehoben werden, indem den Bauern eine kostenfreie medizinische Behandlung in den Kreiskrankenhäusern ermöglicht wird. Die Bauern gehen ins Kreiskrankenhaus und fordern so ein, was ihnen das ZK versprochen hat (ZK 27.8.1958: 53, s.o.). Sie wollen, so angeblich der Gesundheitsminister He Biao zu Mao Zedong das Beste (nach Lampton 1974a: 208), von Fachkräften und nicht vom Pfleger in der Brigade, der ihr Hausnachbar sein könnte und dessen intellektuelle oder medizinische Fähigkeiten sie genau einschätzen könnten, verarztet werden. Dies führt zu zwei Problemen:

Zum ersten Mal in der Geschichte haben Bauern so die Möglichkeit, eine staatlich finanzierte und organisierte Gesundheitsversorgung in Anspruch zu nehmen. Der so entstandene Ansturm auf die Einrichtungen in den Kreisstädten führt zu Kapazität- und Medikamentenengpässen (Lampton 1974a: 178ff.).

Auch im Großen Sprung müssen die Dienstleistungen und Arzneien für die Behandlung von Kommunemitgliedern, die keine staatlichen Kader sind, vom

Kollektiv bezahlt werden (Lampton 1974a: 173ff). Die Kader der Volkskommune schicken ihre Patienten in die Kreiskrankenhäuser, um Kosten den Kreiseinrichtungen aufzubürden und die Kosten im Kommunekrankenhaus zu vermeiden (Fang Xiaoping 2003: 2). Auch wenn der Kreis den Kommunen die Kosten in Rechnung stellt, werden diese oft nicht bezahlt. Das Kreiskrankenhaus verfügt über keine Sanktionsmittel, um die entstandenen Kosten von den Kollektiven einzufordern. (Interview von Ezra Vogel in Lampton 1974a: 178). Die mangelnde Zahlungsbereitschaft und zum Teil -möglichkeit führt dazu, dass Kreiskrankenhäuser mit den Kommunen oder Brigaden Zahlungsverpflichtungsverträge abschließen (Lampton 1974a: 178-180) oder die Behandlung ablehnen.

Auf den Ansturm auf die staatlichen Einrichtungen reagiert der Staat mit einer Verstärkung der Distanz: Die Überfüllung der Kreiskrankenhäuser soll vermindert werden, in dem eines der Kommunekrankenhäuser als „Zentrales Krankenhaus" (zhongxin weishengyuan) eingestuft wird. Teile des Personals aus den Kreiskrankenhäusern sollen dort arbeiten, um die schwierigeren Fälle sowie eine stationäre Behandlung zu übernehmen. Zusätzlich investiert der Kreis in Geräte. Dieser Transfer an medizinischem Personal ist zumindest eine Subvention des Kreises für die medizinische Infrastruktur der Volkskommune. Andererseits wird das übrige Personal aus den ehemaligen Gemeinschaftspraxen (lianhesuo) rekrutiert und von den Kollektiven bezahlt (Lampton 1974a, d, Zhou Shouqi 1980).

Auch die Krankenstationen auf der Ebene der Brigade und die neu eingerichteten Krankenhäuser der Kommune (gongshe weishengyuan) sollen mehr Patienten behandeln. Diese Krankenhäuser sind jedoch meistens nur die schon bestehenden Gemeinschaftspraxen (lianhesuo) der Pfleger oder selbstständiger TCM-Ärzte (Lampton 1974a: 176), die vorher von den Brigaden, nun aber in größeren Einheiten mit Ärzten der westlichen Medizin und am Verwaltungssitz der Volkskommune zusammengefasst werden (Fang Xiaoping 2003: 2). Zwar veränderte sich ihre Anbindung, doch verändert sich dadurch nicht die Qualität der angebotenen Dienstleistung. Schenkt man den übertreibenden amtlichen Quellen Glauben, so haben im April 1959 die Hälfte der Volkskommunen ein Krankenhaus, 1960 sollen sogar alle Kommunen eines eingerichtet haben (Lampton 1974a: 172).

Die Zentrale institutionalisiert so mit dem Krankenhaus im lokalen Raum einen neuen Akteur, der als Brückenkopf auf der Ebene des Distriktes (qu) bzw. des Kreises (xian) und später der Gemeinde (zhen) staatliche Aufgaben übernimmt. Es übernimmt die Rolle des Ausbilders für die neu auszubildenden Pfleger (weisheng renyuan), die auf der untersten Ebene eine Grundversorgung anbieten. Das Krankenhaus hat eine Pufferfunktion inne, da teilweise staatlich finanzierte Gesundheitsdienstleistungen in den Gemeinden angeboten werden. Dies ist aber gleichzeitig mit einem strengen Überweisungssystem verbunden, um so den Zugang zu den Kreiskrankenhäusern wieder zu minimieren. Das Überleben des Kommunekrankenhauses hängt von der finanziellen Leistungsfähigkeit der Kommune ab.

Zusammenfassend lässt sich formulieren, dass das Versprechen einer medizinischen Grundversorgung mit dem Beginn des Großen Sprungs zu einem Ansturm auf die Kreiseinrichtungen und niedrigere Kosten zu einer Vergrößerung der Nachfrage führt, die die Ökonomie mit dem Begriff des „moral hazard“ beschreibt. Der Zentralstaat reagiert hier, indem er die Verantwortung den Volkskommunen überträgt und den Zugang zu den staatlichen Krankenhäusern einschränkt.

6.2.3 Schaffung einer lokalen sozialen Absicherung

6.2.3.1 Entstehung

Der Große Sprung ist auch die Phase der Entstehung des Systems der kooperativen medizinischen Versorgung (KMV, hezuo yiliao zhidu, engl.: cooperative medical scheme). 1958 steht für das Jahr, in dem Mao Zedong nach Besichtigung der Leyuan-Volkskommune im Kreis Changyang (Prov. Hubei) gesagt haben soll: „Die kooperative medizinische Versorgung ist wirklich gut“ (hezuo yiliao jiushi hao, Zhu Ling 2000a: 91, s. a. RMRB 5.12.1968a). Ziel ist es, den Bauern eine Gesundheitsversorgung ohne oder nur mit begrenzter privaten Zuzahlung zu ermöglichen.

Lampton (1974a: 406) bezeichnet diese Institution als „insurance“. Diese Fonds dürfen aber nicht mit einer Versicherung verwechselt werden (vgl. Diskussion in Zhu Ling 2000a: 90ff. bzw. neuer Begriff der kooperativen Krankenversicherung (hezuo yiliao baoxian), s. Li Xiaojie 1999, Long Zhendong 2000, Lu Guigen et al. 2003). Erstens werden mit diesem Fonds nicht nur Behandlungskosten der Teilnehmer, sondern auch der Betrieb der Gesundheitseinrichtungen finanziert. Zweitens bestehen keine vertraglich fixierten und verlässlichen Leistungen. Vielmehr ist es eine Gemeinschaft, bei der die Gesundheitsausgaben aus privaten Einkommen und Gewinnen des Kollektivs zusammengelegt werden. Welche Summen jedoch tatsächlich zur Verfügung stehen, fällt sehr unterschiedlich aus. Gute Ernten versprechen ein besseres Absicherungsniveau, während gerade in Zeiten der wirtschaftlichen Not und Katastrophen, in denen auch die Krankheitshäufigkeit ansteigt, weniger Geld zur Verfügung steht.

Die kooperative medizinische Versorgung (KMV) institutionalisiert die Distanz zwischen Zentralstaat und Lokalitäten, weil sie zellulär organisiert ist. Sie ist auf die Kooperativen (hezuoshe) und die Einheiten der Produktionsgemeinschaft (shengchan (xiao) dui), die Produktionsbrigade (shengchan dadui) und die Volkskommune beschränkt und verneint eine Verantwortung des Kreises oder anderer übergeordneter Ebenen. Im Gegensatz dazu fasst die freie medizinische Versorgung (gongfei yiliao) für Staats- und Parteikader und ihre Angehörigen sowie Studenten, die Anfang der fünfziger Jahre eingeführt wird (ZK 27.6.1952, Dixon

1981, Krieg/Schädler 1995) größere Einheiten wie die Stadt oder gar Provinzen zusammen.

Der Geltungsraum der KMV stimmt so mit den Organisationen überein, die während des Großen Sprungs Eigentümer an Grund und Boden sein können. Sie verweist so auf die höhere Autonomie der ländlichen Regionen. Während auf dem Land das Kollektiv auf dem nicht veräußerbaren Besitz an Boden sein Überleben zu organisieren hat, übernimmt dies in den Städten der Staat: Muß der Bauer sein Feld selbst bestellen, füllt der Staat dem Arbeiter oder Kader die „eiserne Reisschüssel".[15] Die Verankerung der Eigentumsrechte an Grund und Boden in den Kollektiven stellt so das Äquivalent einer staatlich organisierten Wohlfahrt und sozialen Absicherung für die ländlichen Gebiete dar (Ahmad/Hussain 1991, Klotzbücher 1998, Wen Tiejun 2001). Während der Staat auf dem Land nur die Unveräußerlichkeit des Eigentums an Grund und Boden als eine Form der institutionellen Ordnung überwacht und garantiert, ist er für die Arbeiter in staatlichen Betrieben, Kadern und bei Studenten selbst in der Verantwortung, Wohlfahrt zu organisieren (Grießmayer 1999, Schetelig 1999, Weigelin-Schwiedrzik 1999).

Der Zentralstaat formuliert mit dem Großen Sprung das Ziel einer KMV und definiert die Zuständigkeit für die Verwaltung. Dies wird an der Beschreibung einiger Kreise in der Provinz Henan deutlich:.

> „In der kooperativen medizinischen Versorgung wird das getrennt gesparte Geld der Massen zusammengeführt und mit den Kräften der Massen sozialistisch vereint die Krankheiten der Massen bekämpft und am besten die Gesundheit erhalten. Alle Gebiete, die die kooperative medizinische Versorgung eingeführt haben, koordinieren die Verwendung der Mittel sowie die Ein- und Ausbezahlung der Fonds auf der Ebene der Volkskommune oder des Kreises. Es bestehen drei Möglichkeiten der Fondsaggregierung. In Zhecheng und anderen Kreisen zahlt jeder ungefähr 2 Yuan für eine Krankenabgabe. Wieviel das ist, wird von den Teilnehmern selbst entschieden (zixing chuli). In Jubo, Deng und anderen Kreisen zahlen die Massen pro Person ungefähr einen Yuan ein. Defizite werden von der Kommune ausgeglichen. In einem Teil der Kommunen des Sondergebietes Xinyang werden alle Gesundheitsausgaben komplett vom Gesamthaushalt der Kommune übernommen" (RMRB 24.9.1958).

Die Zentralregierung gibt so einen kleinen *Entscheidungsspielraum* hinsichtlich der Fondsgröße der KMV vor. Eindeutig sollen auf der Ebenen der Volkskommune oder des Kreises die KMV eingerichtet werden. Die Zentralregierung definiert auch einen ähnlich kleinen Entscheidungsspielraum bei der Auszahlung der KMV: Innerhalb einer Provinz sind neben einer völlig kollektivfinanzierten Gesundheitsfürsorge zwei weitere eigenständige Typen möglich:

1. Bei einem festen Selbstkostenanteil gleicht die Kommune etwaige Deckungsverluste aus.
2. Es ist auch möglich, dass die kooperative medizinische Versorgung nur aus den Mitgliederbeiträgen selbst finanziert wird. In diesem Fall hat sich die kollekti-

[15] Die eiserne Reisschüssel (tieguofan) wird als eisern bezeichnet, weil sie unzerbrechlich sein sollte. Diese Metapher sollte ausdrücken, dass die staatliche Fürsorge allumfassend und garantiert sei. Die Ära der Reform und Öffnung ab 1978 hat viele Kader, städtische Arbeiter und Angestellten in den staatlichen Betrieben und Einrichtungen vom Gegenteil überzeugt.

ve Vertretung von der Finanzierung, nicht aber der Organisation zurückgezogen.

Wenn die Zentralregierung verlangt, dass die KMV unbedingt auf der Ebene der Volkskommune betrieben wird, muss den Bauern erkennbar sein, dass diese Innovation nur mit Gründung der Volkskommunen oder aufgrund eines staatlichen Engagements möglich geworden ist. Der *Wahrnehmung* und *Interpretation* der KMV sind so enge Grenzen gesetzt. Dies steht in Kontrast zu der Finanzierung: Die genaue Ausgestaltung und Zahlungsmodalitäten bleiben der lokalen Ebene überlassen.

Die konkrete Ausgestaltung der KMV während des Großen Sprungs kann nur auf einer sehr dünnen Datenlage analysieren, die selbst in den Bänden zur Medizin der Lokalgeschichten nicht klar ist. Dies schließt die Gründungsphase sowie die Veränderungen ein.[16]

6.2.3.2 Zusammenbruch und Transformation

Gerade bei den sozialen Errungenschaften, mit denen man die Zustimmung der Bauern für die Große Volkskommune erreichen wollte, machen sich unerwünschte Tendenzen besonders früh bemerkbar: Wohlfahrt kann nicht das fördern, von dem sie eigentlich finanziert werden sollte. Das System einer kostenfreien Gesundheitsversorgung (mianfei kanbing) kann nur in bestimmten Gebieten und auch nur in den ersten Monaten des Großen Sprungs durchgeführt werden. Im Kreis Fuyang wird 1958 eine kostenlose medizinische Versorgung der Bauern eingeführt, jedoch wenig später daraufhin verändert, dass den Bauern nur noch 50% der Behandlungskosten erstattet werden (Fang Xiaoping 2003: 3).

Die katastrophalen Folgen der völlig verfehlten Strukturen des Großen Sprungs zeigen sich somit nicht zuerst in der Landwirtschaft, die gerade 1958 noch mit einer angeblichen Rekordernte scheinbar die Erfolge des Großen Sprungs untermauert (Gao Wangling 2004). Innerhalb der sozialen Einrichtungen, die mit dem Großen Sprung auf dem Land aufgebaut wurden, z. B. den Volksküchen (Luo Pinghan 2001, Manning 2004), müssen schon im Dezember 1958 auf lokaler Ebene Korrekturen vollzogen werden.

Der Zentralstaat versucht nicht mit einer höheren Finanzierung diese Krise zu lösen. Niedrigere Medikamentenpreise, die das Gesundheitsministerium nur bedingt durchsetzen kann, aber auch Abstriche in der Qualität der pharmazeutischen Produkte dämmen nur bedingt die ausufernden Kosten ein (Lampton 1974a: 176).

---

[16] Mit der Kollektivierung auf der niederen Stufe im Jahr 1955 werden in der Gemeinde Wangdian im Kreis Zhengyang der Provinz Henan eine kooperative medizinische Versorgung (KMV) gegründet (Xia/Xia 2002: 25/26). In einem Artikel in der Roten Fahne (Hongqi) wird die KMV in einer Brigade in der Provinz beispielsweise im Jahr 1957 gegründet (Hongqi 1969: 36). In einem anderen Beispiel (RMRB 13.12.1968c) beginnt die KMV erst deutlich nach dem Beginn des Großen Sprungs, nämlich im Jahr 1959. Sie löst sich jedoch 1961 wieder auf. Zhu Ling (2000a: 91) wiederum gibt an, daß die KMV auf der nationalen Gesundheitskonferenz im November 1959 im Kreis Ji der Provinz Shanxi ausgerufen wurde.

Eine weitere Kostensenkung der Medikamente, um so die Kosten in den Kommunen zu verringern, findet im zuständigen Handelsministerium keine Unterstützung (Lampton 1974a: 223ff.).

In der zitierten Passagen zu den drei lokalen Finanzierungsmodellen (RMRB 24.9.1958) ist schon ein anderer Weg deutlich: Der Zentralstaat interveniert bzw. stützt das System nicht, sondern weitet den lokalen Spielraum aus. Er greift dabei auf Möglichkeiten zurück, die schon zu Beginn vorgezeichnet waren, als er mehrere Finanzierungsmöglichkeiten in der Volkszeitung darstellte (s. o). Die Zentralregierung trägt damals der unterschiedlichen wirtschaftlichen Leistungsfähigkeit der Kollektive Rechnung und gibt damit zwei Wege vor, wie auf finanzielle Krise reagiert werden kann:

Die von der Volkskommune finanzierte und organisierte medizinische Grundversorgung wandelt sich zu einer kooperativen medizinischen Versorgung mit finanzieller Selbstbeteiligung der Patienten. Die Kollektive bleiben mit dieser Rücknahme noch innerhalb der Optionen, die von der Zentralregierung akzeptiert werden. Diesen Anpassungsprozess macht das folgende Beispiel deutlich:

> "Die Yangwu-Brigade errichtete schon in der Zeit der Umwandlung in Genossenschaften eines höheren Typs im Jahr 1957 eine Krankenstation und rekrutierte einen Pfleger, der hier einfache Verletzungen und Krankheiten kurierte und auch begann, einen eigenen ‚Barfußarzt' der unteren und Mittelbauern einzulernen. Nach der Umwandlung in eine Kommune im Jahr 1958 übernahm die Daling-Kommune, zu der die Yangwu-Brigade gehört, die Gesundheitsfürsorge (baogan yiliao). Für Mitglieder des Kollektivs war die Behandlung kostenlos und wurde von den Erlösen aus der kollektiven Wirtschaft der Kommune bezahlt. Die Erfahrungen, die man mit einer Übernahme der Gesundheitsfürsorge durch die Kommune gemacht hatte, haben folgendes deutlich gemacht. Solange die kollektive Wirtschaft noch schwach ist, ist es für die Kommune schwierig, die Kosten für die Gesundheitsversorgung für die unteren und Mittelbauern in vollem Umfang zu übernehmen, sodass man beschloss, eine kooperative medizinische Versorgung zu organisieren, die die Gesundheitskosten übernimmt.
>
> Die kooperative medizinische Versorgung und die Übernahme aller Gesundheitskosten durch die Kommune haben gemein, dass die Mitglieder die Hilfe des Kollektivs in Anspruch nehmen können. Der Unterschied besteht jedoch in dem Ausmaß dieser Hilfe. Während bei einer Übernahme [durch die Volkskommune] alles übernommen wurde und es für die Bauern kostenlos war, so muss bei der kooperativen medizinischen Versorgung jeder 5 Fen pro Monat und im Krankheitsfalle die Anmeldegebühr bei einem Arztbesuch bezahlen. 70% der angefallenen Arzneikosten werden bei einer ambulanten Behandlung von der kooperativen medizinischen Versorgung übernommen, während bei einer stationären Behandlung alles übernommen wird. So kann die Klassenfreundschaft zwischen den unteren und Mittelbauern zum Ausdruck kommen, andererseits aber auch die Verschwendung von Arznei vermieden und Kosten eingespart werden" (RMRB 7.12.1968a).

Dieser Textausschnitt unterstreicht, weshalb sich dieser Umwandlungsprozess so lautlos vollzogen hat: In Anbetracht der Krise wird die kooperative medizinische Versorgung nicht sofort aufgelöst, sondern verlagert sich der Fonds von der Kommune auf die Brigade, also auf ein administrativ niedrigeres Kollektiv. Ein ähnlicher Verlauf lässt sich auch für andere Gebiete aufzeigen. So wird im Kreis Maigaiti in der AR Xinjiang 1958 eine kooperative medizinische Versorgung auf der Ebene des Kreises gegründet, deren Verantwortung jedoch 1963 auf die Volkskommunen übergeht (RMRB 18.1.1969a, (vgl. auch Rifkin 1972: 145). Die ungesteuerte Nachfrage und mangelnde Kostenbegrenzung führt dazu, dass in der Provinz Jiangsu eine Kommune 1958 eine kostenfreie Gesundheitsversorgung aufgrund der explodierenden Kosten nach drei Monaten wieder eingestellt wird (Xia/Xia 2002: 26). Auch im Kreis Fuyang kehrt man nach einer KMV mit Selbstbeteiligung während der „3 bitteren Jahre" von 1959 bis 1961 wieder zu dem System zurück, in der die Bauern voll für ihre Behandlungskosten aufkommen müssen (Fang Xiaoping 2003: 3).

6.3 Krisenbewältigung und Folgen

Eine angebliche Rekordernte von 1958 kann noch die Folgen der Politik des Großen Sprungs verdecken. Der Realitätsverlust der zentralpolitischen Führungsschicht, aber auch das Unvermögen der lokalen Kader, die massiven Ernteverluste und ein Scheitern der Entwicklungsbemühungen zuzugeben, führen zu einer der größten Hungerkatastrophen, die bis dahin die Bauern in der chinesischen Geschichte erleiden mussten (Becker 1996, Vortrag Thaxton 2002, Weigelin-Schwiedrzik 2002, Wemheuer 2004). 30 Millionen Menschen verhungern oder sterben an den Folgen einer Politik Maos, die eigentlich die Menschen zu mehr Wohlstand und in eine Gesellschaft führen wollte, in der jeder frei "nach seinen Fähigkeiten" und "nach seinen Bedürfnissen" (ZK 29.8.1958) leben sollte.

Der Große Sprung hat seine tiefen Spuren bei den Beteiligten auf der lokalen und zentralen Ebene hinterlassen. Die Methode der Oral History (Gao Wangling 2004, Manning 2004, Wemheuer 2004) und besserer Zugang zu Archiven (Fang Xiaoping 2003), aber auch die fallenden Redetabus und eine literarische Aufarbeitung der Geschehnisse (Weigelin-Schwiedrzik 2002) rücken diese Zeit wieder in den Mittelpunkt. Persönliche Erinnerung ist in den Köpfen Ausgangspunkt der wissenschaftlichen Forschung. Genauso ist historische Erfahrung auch in Regeln oder Statuten sichtbar, weil einerseits bestimmte Entwicklungswege und Steuerungsmodi, die sich im Großen Sprung als fatal bzw. lebensbedrohlich herausgestellt haben, in darauffolgenden Epochen ausgeschlossen werden. Stabilisierende Mechanismen der Zeit der Readjustierung sind so Bestandteile einer Politik für die ländlichen Gebiete geworden, die auch die Struktur des lokalen Raumes bis heute prägen (ähnliche Diskussion in Yang Dali 1996: vii ff.). Dies lässt sich auch als Pfadabhängigkeit (North 1990) bezeichnen.

Diese Distanz zwischen Zentrale und Peripherie zeigt sich nach dem Großen Sprung nach Vorn in drei Aspekten. Erstens sinken die Möglichkeiten, über Kampagnen gesundheitspolitische Ziele umzusetzen. Zweitens versucht der Zentralstaat Missstände zu beseitigen, indem er nicht stärker interveniert oder die finanzielle Unterstützung der ländlichen Regionen verstärkt, sondern sich zurückzieht und so drittens auf die lokale Dynamik und Selbstorganisation der Kollektive hofft.

6.3.1 Schwächung der Kampagne

Die politischen Kampagnen zur Bilharziosebekämpfung und die gesundheitliche Aufklärung haben nicht nur die Bevölkerung, sondern auch die Pfleger und Parteikader im Dorf erschöpft. Zwar sind Erfolge erzielt und die Bilharziosefälle verringert worden, doch hat dies nicht zu einer völligen Ausrottung der Krankheit oder der Überträger, der Schlangen, geführt, deren Ausbreitung in den achtziger und neunziger Jahren wieder zunimmt (s. Beispiel in Zhang Fengju et al. 2000).

Wenn die Kampagnen nicht die Wirkung gezeigt haben, die sich die politische Führung erhoffte, führt auch der enorme Arbeitsdruck nicht selten zu einer Desillusionierung und Verärgerung bei den Bauern.[17]

6.3.2 Rückzug des Zentralstaates und lokale Selbstregulation

Im Großen Sprung sind die ländlichen Kollektive noch der Ort, in dem Mao und andere Politiker aus der zentralen Führungsebene ihre eigenen Visionen und Utopien verwirklichen wollen. Verfolgte man im Großen Sprung noch den Aufbau von Krankenhäusern auf der Ebene der Volkskommune oder wollte in den entlegenen Bergregionen eine für alle zugängliche Gesundheitsversorgung aufbauen, kehrt das Gesundheitsministerium sowie die Regierung wieder zu der Haltung aus den frühen fünfziger Jahren zurück: „Um das ländliche Gesundheitswesen zu stärken, muss das Kreiskrankenhaus im Zentrum stehen [...]", räumt Gesundheitsminister He Biao (1960: 17) ein. Auch sind Zuzahlungen der Patienten sinnvoll, da diese dem wirtschaftlichen Entwicklungsstand entsprechen (ebd.).

Dieser Rückzug des Staates von der Ebene der Kommune ist gleichzeitig mit einer weiteren Tendenz verbunden, die Verantwortung auf untergeordnete Ebenen zu übertragen. Nach dem Großen Sprung wird die Rolle der Produktionsgemein-

---

[17] Potter/Potter (1990: 77ff.) berichten vom Bau der Bewässerungsanlagen und der Trockenlegung von Sümpfen in einer Kommune in der Provinz Guangdong, um den Aufenthaltsort der Schlangen zu zerstören und gleichzeitig die landwirtschaftliche Nutzfläche zu erhöhen. Auf dem gegenüberliegenden Ufer des Dorfes soll zuerst mit dem Bau eines Dammes begonnen werden. Den Bauern aus Zengbu wird von den Einwohnern auf der Gegenseite des Flusses versprochen, daß sie im Gegenzug auch bei dem Bau auf der anderen Uferseite unterstützen werden. Als der Damm auf einer Seite fertiggestellt ist und sich die Überflutungsgefahr für Zengbu erhöht, verweigern die Bauern vom gegenüberliegenden Ufer jegliche Kooperation beim Bau eines Dammes am noch unbefestigten Ufer von Zengbu. So müssen die Einwohner aus Zengbu ohne Hilfe in einer mehrmonatigen Aktion allein den Damm bauen. Dies hat den Glauben an die Sinn der politischen Kampagnen stark erschüttert, die Chancen auf eine nochmalige Mobilisierung der Bevölkerung gesenkt und auch das Vertrauen auf Gegenseitigkeit ausgerichtete Regionalplanung zerstört (s. auch Lampton 1974a: 219).

schaft gegenüber anderen Ebenen gestärkt. Die Zentralregierung bestätigt die Übertragung auf die Brigade erst 1959 (Hsia 1971: 132, zitiert hier RMRB 20.11.1960, Zhang Letian 1996) bzw. auf die Produktionsgemeinschaft erst 1962 (ZK 27.9.1962). Die Produktionsgemeinschaft als in der Hierarchie niedrigstes Kollektiv nach Volkskommune und Brigade wird auch zur Eigentümerin der zu kultivierenden Ackerfläche, die für die nächsten dreißig Jahre garantiert wird (ZK 27.9.1962: Art. 44).

Die Autonomie der Produktionsgemeinschaft wird noch in einem weiteren Punkt gestärkt. Kader aus den übergeordneten Ebenen wie Brigade und Kommune dürfen nicht über den erzielten Gewinn verfügen (ZK 27.9.1962: Art. 10.2). Damit wird die Produktionsgemeinschaft wieder zur Basisrechnungseinheit, die unter ihren Mitgliedern die Gewinne und Kosten teilt. Dies beinhaltet auch, dass sie nicht gezwungen werden kann, aus ihrem Wohlfahrts- und Rücklagenfonds etwas für die Gesundheitseinrichtungen der Brigaden oder gar Volkskommunen zu übertragen (Art. 16).

Die Großen Kommunen werden somit aufgelöst und auf die Größe der ehemaligen Gemeinden (xiang) zurückgeführt („eine Gemeinde [bildet] eine Kommune", yi xiang yi she, ZK 27.9.1962: Art. 5). Diesen Prozess nennt man Rezellularsierung, weil kleine Verwaltungseinheiten (des Dorfes bzw. Produktionsgemeinschaft) wieder die Verantwortung übernehmen (cellular pattern of development in Donnithorne 1972: 618, vgl. auch Shue 1988: 52ff., Weigelin-Schwiedrzik 1999: 61ff.). Die Volkskommunen sind aber in ihrer Bedeutung geschwächt, da die Eigentumsrechte für Grund und Boden wieder an die Produktionsgemeinschaften (ehemaligen Genossenschaften auf der Ebene des Dorfes) transferiert werden und sie nun wieder zur Basisrechnungseinheit (jiben jisuan danwei) werden (Beispiele zur Struktur der Produktionsgemeinschaften in Chan/Madsen/Unger 1984: 30ff.).

Wirtschaftlicher Gewinn wird nun wieder auf der untersten kollektiven Ebene verteilt, während die Krankenhäuser und Absicherungsfonds auf einer höheren Ebene verankert sind, die mit der Vertiefung der Krise und Dezentralisierung des kollektiv erwirtschafteten Gewinns immer weniger Ressourcen für die Gesundheitsversorgung zur Verfügung hat. Die Große Volkskommune ist finanziell überfordert und muss ihre Sozial- und Gesundheitsleistungen kürzen. Da auch der Zentralstaat nicht subventionieren will oder kann, zerbricht die Große Kommune an den nicht einzudämmenden Kosten. Mit der Dekollektivierung in den achtziger Jahren wird sich dieser Mechanismus nochmals wiederholen, wenn mit der Einführung des Haushaltverantwortlichkeitssystems die Gewinne aus der landwirtschaftlichen Produktion nicht mehr verfügbar und sie jegliche soziale Ausgaben kürzen müssen.

6.3.3 Primat der Wirtschaftlichkeit vor Homogenisierung

Angesichts der grassierenden Hungersnöte müssen sich nun die Maßnahmen im Gesundheitswesen allein daran messen lassen, inwieweit sie die landwirtschaftliche Produktion wiederbeleben können. Die Arbeit im Gesundheitswesen muss der Produktion in der Landwirtschaft dienen, schreibt der Gesundheitsminister (wei nongye shengchan fuwu He Biao 1960: 13, vgl. auch Weigancui 1964-516: 369). Dies wird nun in eigenen Statuten festgeschrieben, wobei die Ausgaben für das kollektive Gesundheitswesen an den Ertrag der Landwirtschaft gekoppelt werden müssen. So sollten nur 3-5% des Gewinnes der Produktionsgemeinschaft in den Rücklagefonds (gongjijin) sowie nur 2-3% der Gewinne in den Wohlfahrtsfonds einbezahlt werden dürfen (ZK 27.9.1962: Art. 35, 36).

Die Zentralregierung garantiert so erstens teilweise die Verwendungsrechte der Produktionsgemeinschaften, weil sie einen relativen Maximalbetrag festschreibt, der an übergeordnete Ebene für das ländliche Gesundheitswesen abgeführt werden darf. Zweitens wird das Niveau der Gesundheitsversorgung in hohem Maße von der Ertrags- und Gewinnsituation der Brigade abhängig, die mit Dürren, Fluten oder anderen Naturkatastrophen extremen jährlichen Schwankungen ausgesetzt ist.

Setzte man sich im Großen Sprung noch zum Ziel, auch die ärmsten und abgelegenen Gebiete zu erreichen (Weishengbu 4.2.1958) oder gar die Unterschiede zwischen Stadt und Land aufzuheben, greift man dies später nicht mehr auf. So sollen die Produktionsgemeinschaften nicht verpflichtet sein, aus ihrem Wohlfahrts- oder Rücklagefonds für weitere soziale oder andere Projekte der Brigade oder der Volkskommune etwas abgeben zu müssen (ZK 27.9.1958: Art. 16, 22).

Die Verankerung auf der Ebene der Brigade macht die Kapitulation vor den hohen sozialen Einkommensunterschieden sichtbar, die zwischen den Brigaden herrschen und auch in radikalen politischen Zeiten wie der Kulturrevolution durchaus anerkannt werden (RMRB 4.1.69d).

6.4 Zusammenfassung

Der Große Sprung steht so für das Scheitern einer staatlichen Entwicklungspolitik, in der eine lokale funktionierende Gesundheitsversorgung auch die Funktion hatte, die Bauern von den Vorteilen einer weitgehenden Kollektivierung zu überzeugen. Im Großen Sprung wird die Distanz kurzfristig aufgehoben, worauf sich die Bauern in den Kreiskrankenhäusern behandeln lassen können. Zentrale Zielvorgaben und der darauf folgende katastrophale Zusammenbruch der aufgezwungenen Strukturen haben dazu geführt, dass Zentralstaat und Lokalitäten die Distanz in ihrem jeweils eigenen Interesse verstärkt haben. Nur so kann der Kreis seine Ressourcen begrenzen und können sich die Kollektive vor den unrealistischen Zielvorstellungen des Staates schützen.

7 DIE ZELLULÄRE GESUNDHEITSVERSORGUNG IN DER KULTURREVOLUTION

Die Bedeutung des Gesundheitswesens während der Kulturrevolution ist ohne die Erfahrungen des Großen Sprungs nicht erklärbar. Das System der kooperativen medizinischen Versorgung institutionalisierte die Distanz zwischen den kollektiven und staatlichen Ebenen. Das ländliche Gesundheitswesen während der Kulturrevolution baut auf den Grundsätzen der Krisenreaktion nach dem Großen Sprung auf. Es ist ein innerhalb der Kollektive (Produktionsgemeinschaft, -brigade und Volkskommune) organisiertes und finanziertes Gesundheitswesen.

Im folgenden werden zuerst die Formen der Außensteuerung dieses „zellulären" Gesundheitswesens aufgezeigt, um im nächsten Schritt die wichtigsten Strukturen und Akteure herauszustellen. Dabei soll hier argumentiert werden, dass die lokalen Kader eine zentrale Stellung innehaben. Sie beaufsichtigen und kontrollieren den Barfußarzt, die Finanzierung und Abrechnung. Ihnen steht die Aufgabe zu, den bestehenden Entscheidungsspielraum zu respektieren und lokal durchsetzungsfähige Optionen auszuwählen. Sie gewährleisten die zentralpolitische Interpretation, indem sie eine Gesundheitsversorgung auf die Interessen des Kollektivs ausrichten.

7.1 AUSSCHALTUNG DER ZENTRALEN GESUNDHEITSBÜROKRATIE

Die Gesundheitsbürokratie auf der Kreisebene wurde nicht über Nacht ausgeschaltet, dies ist vielmehr ein gradueller Prozess, der 1965 seinen ersten Höhepunkt erreicht.

Als Initialzündung einer jahrelang verstummten und wieder aufkommenden Kritik Maos an dem ländlichen Gesundheitswesen gilt eine Rede, die Mao Zedong in Beijing gehalten haben soll:[18]

> „Teilt dem Gesundheitsministerium mit, dass sie nur für 15 Prozent der Gesamtbevölkerung arbeiten. Diese 15 Prozent sind vor allem die Mandarine. Die breite Masse der Bauern bekommt keine ärztliche Behandlung. Wenn sie weder einen Arzt noch Medikamente haben, ist das Gesundheitsministerium nicht mehr das Gesundheitsministerium des Volkes und ist

---

[18] Der konkrete Anlaß und Ort dieser Weisung vom 26.5.1965 (GesJ 2000: 11, Sidel/Sidel 1973: 29) bleiben unklar. Sidel/Sidel (1973: 29, 39) zitieren als erste Quelle die Red Medical Battle Bulletin and August 18 Battle Bulletin Commemorative Issue vom 26.6.1967, die im Survey of China Mainland Press 198 suppl. (1967): 30 übersetzt ist. Die hier übersetzte Version stammt aus internem Studienmaterial aus dem Jahr 1967 (o.V. 1967: 201/202) und orientiert sich an der deutschen Übersetzung in Martin 1982: 608–611. In den Manuskripten taucht diese Weisung als „Zur Frage des Schwerpunkt der medizinischen Arbeit" auf (o.V. 1992: 387). Im Jahrbuch für Gesundheit (GesJ 2000: 24) und in den Manuskripten Maos (o.V. 1992: 387) ist nur noch der letzte Satz Teil des heutigen „offiziellen Mao". Der damalige Kontext und die damit verknüpfte Kritik an dem Gesundheitsbürokratie bleiben ungenannt. In syntaktisch leicht abgewandelter Form hat diese Zitat wieder Eingang in die heutige offizielle Programmatik gefunden (ba yiliao weisheng gongzuo de zhongdian fangdao nongcun, Guofa 1991-4: 88).

schlicht zu einem Gesundheitsministerium der Städte oder der Mandarine bzw. zu einem Gesundheitsministerium der städtischen Mandarine geworden.

Die medizinische Ausbildung muss reformiert werden. Man muss gar nicht so viel studieren, wie lange war Hua Tuo auf der Schule, und wie lange hat Li Shizhen[19] aus der Mingzeit studiert? Für eine medizinische Ausbildung braucht man kein Ober- oder Mittelschüler zu sein, es reicht völlig, wenn man nach der Volksschule drei Jahre dies erlernt hat. Vor allem lernt man in der Praxis und steigert so sein Können. Wenn man solche Ärzte aufs Land schickt, auch wenn sie nicht viel können, so sind sie besser als die Quacksalber und Wunderheilerinnen und können von [den Bauern auf dem] Land bezahlt werden. Je länger man studiert, um so dümmer wird man. Auch sind die Therapien heute in den Krankenhäusern nicht auf das Land angepasst (und so übertragbar). Die Ausbildungsmethoden sind auf die Städte ausgerichtet, doch China hat 500 Millionen Bauern.

Verstärkt die Arbeit für die Massen. Wenn man viel Personal und Ressourcen einsetzt, um komplexe und schwierige Krankheiten zu erforschen, wird dies Spitzenmedizin genannt. Wie jedoch gegen die häufig auftretenden und normalen Krankheiten vorgebeugt und sie behandelt werden, wird vernachlässigt oder mit wenig Personal und Ressourcen bedacht. Es ist nicht so, dass wir keine Spitzenmedizin wollen, sie soll nur mit wenig Personal und Ressourcen bedacht werden. Der überwiegende Teil der Ressourcen sollte verwendet werden, um die Probleme der Massen zu lösen.

Eines will ich noch ansprechen: Die Ärzte haben bei der Untersuchung einen Mundschutz zu tragen. Wenn sie ihn bei allen Krankheiten anlegen, sieht es dann nicht so aus, als ob sie selbst eine Krankheit hätten, die sie dem Patient übertragen könnten? Sie fürchten sich wohl eher, dass andere ihnen eine Krankheit übertragen. Beim Anlegen des Mundschutzes muss aber abgewogen und unterschieden werden! Wenn man immer den Mundschutz trägt, vergrößert dies die Kluft zwischen Arzt und Patient.

In den Krankenhäusern in den Städten sollen die Ärzte bleiben, die nach ihrem Abschluss ein oder zwei Jahre gearbeitet haben und noch nicht über viel Erfahrung verfügen. Der Rest sollte aufs Land gehen. Die Säuberungsbewegung[20] wird im Jahr X zuende und abgeschlossen sein. Wenn die Säuberungsbewegung abgeschlossen ist, so ist die Arbeit für die Gesundheit auf dem Land noch nicht zuende! Legt den Schwerpunkt der Medizin auf die ländlichen Gebiete! (ba yiliao weisheng de gongzuo zhongdian fangdao nongcun qu ya)“ (Mao Zedong 26.6.1965)

Maos Unzufriedenheit mit der Gesundheitsbürokratie ist nicht neu. Sie erscheint ihm zu spezialisiert, zu bürgerlich, da sie das Land und die dort vorherrschenden traditionellen und lokalen Heilmethoden vernachlässigen.

„Sollten in Zukunft die administrativen Organe des Gesundheitswesens, auf welcher Ebene auch immer, diesen Aufgaben [einer größeren Förderung der traditionellen chinesischen Medizin] nicht zufriedenstellend nachkommen, so sind sie aufzulösen“ (Mao Zedong 24.1.1964).

Die Kritik Maos richtet vor allem auf die Gesundheitsverwaltung und die dort arbeitenden Kader. Sie beinhaltet keine konkreten Politikvorschläge, wie das Gesundheitsproblem auf dem Land organisiert werden soll.

---

[19] Hua Tuo und Li Shizhen sind berühmte und verehrte Begründer eines Berufstandes. Hua Tuo, (?-208 v. Chr.) steht für die Diagnostik und Therapie der chinesischen Medizin, Li Shizhen (1518-1593) für die Kräuterheilkunde chinesische Medizin, *Yingyong hanyu cidian* (Praktisches Wörterbuch) Beijing 2000: 1697, *Cihai* (Lexikon). Shanghai 1989: 138, 1428.

[20] Die 'Vier Säuberungen' (1962-1965) waren eine sozialistische Erziehungsbewegung. S. Zhang Letian 1996: 160-168 oder Baum, Richard und Frederick Teiwes (1962). *Ssu-ch'ing: the Socialist Educations Movement of 1962–1966*. Berkeley.

7.2 Lokale Autonomie und Selbstorganisation einer Gesundheitsversorgung

Nach den Erfahrungen des Großen Sprungs kann eine ländliche Gesundheitsversorgung nur dann längerfristig betrieben werden, wenn sie lokal organisiert und finanziert wird und Mechanismen innerhalb des lokalen Raumes den im Großen Sprung aufgetretenen „moral hazard" verhindern können. Ein hoher Entscheidungsspielraum beinhaltet, dass die lokalen Gesundheitseinrichtungen und die Fonds der kooperativen medizinischen Versorgung lokal organisiert und kontrolliert werden. Die medizinische Versorgung der Bauern während des Großen Sprungs beruhte vor allem auf westlichen Medikamenten, die nicht nur den Staat finanziell belasteten, sondern auch den Haushalt der Volkskommune überfordert haben. Nach diesen Erfahrungen kann während der Kulturrevolution eine lokale Gesundheitsversorgung nur aufgebaut werden, wenn die Bauern bzw. ihre Kollektive für die Kosten der Medikamente aufkommen bzw. diese selbst produzieren und über Vorbeugung vor allem mögliche Kosten von vorneherein vermeiden.

Eine Behandlung auf der administrativ möglichst niedrigen Stufe und die Anwendung von kostengünstigen und lokal verfügbaren Heilmethoden verringern die Kosten und tragen so zur Stabilität der kooperativen medizinischen Versorgung bei.

Mit den Barfußärzten in den Brigadekrankenstationen steigt auch die Bedeutung der traditionellen Behandlungsmethoden und der Kräutertherapie, weil sie kostengünstig bzw. vom Barfußarzt selbst gesammelt und hergestellt werden können und so die Fonds der kooperativen medizinischen Versorgung stabilisieren könnten.[21]

7.2.1 Barfußarzt

Der Name des Barfußarztes hat einen einfachen Ursprung. Alle Bauern in Südchina arbeiten in den überfluteten Reisfeldern meist barfuß. Wenn sie als Barfußärzte bezeichnet werden, drückt dies auch aus, dass sie immer noch zu den Bauern und nicht zur Profession der Ärzte gerechnet werden (Sidel/Sidel 1973).

7.2.1.1 Historischer Hintergrund

Bauern, die in der Produktionsgemeinschaft oder in den Brigadestationen einfache Krankheiten bekämpfen oder erste Hilfe leisten können, sind in ihrer bis dorthin

[21] Die folgende Diskussion stützt sich dabei auf eine lose, ungefähr im vierzehntägigen Rhythmus erscheinende Sonderrubrik der Volkszeitung, die ab Dezember 1968 bis Mitte 1969 zum ländlichen Gesundheitswesen erscheint und teilweise das Ausgangsmaterial für die Analysen anderer westlicher Autoren war (z. B. Hillier 1983, Lampton 1974a). In den einzelnen Artikeln kommen dabei angeblich Bauernkomitees, Barfußärzte oder Revolutionskomitees der Kreise, der Volkskommunen oder der Brigaden zu Wort, manche sind von Redakteuren der Volkszeitung oder der Nachrichtenagentur Neues China verfasst.

zehnjährigen Geschichte mehrmals umbenannt worden. So heißen sie 1956 Pfleger (baojian yuan). Zu ihnen gehören auch der Gesundheitspfleger (weishengyuan) und die Hebamme (jieshengyuan) (RMRB 13.12.68a). Sie unterscheiden sich jedoch von den nicht nach Schulmedizin praktizierenden Ärzten, die die alten Hausmittel anwenden und selbstständig sind (laotu yisheng, RMRB 4.1.69b). Der Pfleger der Brigadekrankenstationen hat eine drei- bis sechsmonatige Ausbildung im Kreiskrankenhaus oder in der angegliederten Kreispflegeschule erhalten (RMRB 12.1.69d). Nach der Kollektivierung stellen einige Brigaden für die ärztliche Behandlung ihrer Mitglieder einen (pensionierten) Arzt aus der Kreisstadt an, der zu regelmäßigen Sprechstunden in die Kommune oder in die Brigade kommt (Huang Shu-min 1988). Nun ist die Brigade selbst für die ärztliche Versorgung zuständig, wobei der Barfußarzt als Bauer im Kollektiv auch die medizinische Primärversorgung übernimmt (dadui ban nong ban yi, Zhou Shouqi 1980: 139). Er arbeitet er weiterhin in der Landwirtschaft weiter, eine Professionalisierung ist nicht beabsichtigt.

Auch steht ihm die volle Punktzahl zu, die er für ihre Arbeit auf den Feldern bekommen würde (zu den unterschiedlichen Punktesystemen siehe Parish/Whyte 1978: 59–72 und Zhang Letian 1996: 351–357). Der Barfußarzt hat beispielsweise in einer Brigade 253 der 365 Tage auf dem Feld gearbeitet. Er bekommt die volle Punktzahl angerechnet, obwohl er in der Krankenstation gearbeitet oder eine Fortbildung besucht hat (Hillier 1983c: 106). Die Barfußärzte/Pfleger in den Brigadekrankenstationen tragen keine besondere Uniform und unterscheiden sich so auf den offiziellen Propagandaphotos beispielsweise deutlich von den Ärzten der mobilen Trupps aus der Stadt oder den Angestellten der Gesundheitseinrichtungen in Kreis und Stadt, die auch auf dem Land meist in einem weißen Arztkittel abgebildet sind (z. B. Dangdai zhongguo congshu bianji bu 1986).

Erst seit 1968 wird der von der Brigade ausgebildete und bezahlter Pfleger, der gleichzeitig seine Arbeit auf dem Land fortführt, als „Barfußarzt" bezeichnet (chijiao yisheng, Zhou Shouqi 1980: 139, Fang Xiaoping 2003: 4). Ein Blick in die Volkszeitung zeigt jedoch, dass 1968 die Bezeichnungen „Pfleger" und „Barfußarzt" gleichzeitig verwendet werden (z. B. RMRB 7.12.68a, 8.12.68d, 12.1.69d bzw. 8.12.68a).

7.2.1.2 Abdeckung

Mit dem Beginn der Kulturrevolution steigt die Zahl der Barfußärzte an und schwankt nach 1970 beträchtlich. Genaue Angaben über ihre Zahl für das gesamte Land sind schwer auszumachen, da sie nicht zum medizinischen Fachpersonal gerechnet und so auch nicht in Gesundheitsstatistiken geführt werden (Sidel/Sidel 1973:160, s. Lücken in Lucas 1980). Auf nationaler Ebene sind Tendenzen erst ab

1970 dokumentiert. Unterschiedliche Quellen (z. B. Wang Bin et al. 2000: 12 oder Hillier 1983c: 108) kommen zu unterschiedlichen Einschätzungen.[22]

Fallbeispiele spiegeln meist die Situation in einzelnen Volkskommunen wider, die auch als Modell in den Massenmedien propagiert und diskutiert werden, weil sie angeblich in vorbildlicher Form die Vorschläge der zentralen Ebene umsetzen. In einer Kommune im Umland von Shanghai (ca. 29000 Bauern) sinkt die Zahl von 3900 Pflegern und Hilfspersonal während des Großen Sprungs auf nur noch 300. Nach der zitierten Kritik Maos im Jahr 1965 steigt sie wieder auf 2300 Barfußärzte an. Dies hält auch während der Kulturrevolution weiter an: 1968 sind es schon 4500 Barfußärzte, die höchste Zahl wird jedoch 1971 mit 7702 Barfußärzten erreicht (häufig zitiertes Beispiel in Sidel/Sidel 1973: 79ff., 82ff., Rifkin 1972, Hillier 1983b, Lampton 1974a). Eine andere Kommune in Peking stellt ein bis zwei Bauern als Barfußärzte in einer Produktionsgemeinschaft mit 500 Einwohnern ein. In jeder Brigade (ca. 2500 Bauern) findet sich auch eine kleine Krankenstation. Die Kommune unterhält ein Kommunekrankenhaus für 20000 bis 50000 Einwohner (Hillier 1983c: 106 zitiert hier die Peking People's Daily, 4.1.1969, ins Englische übersetzt in Current Background 872: 27).

Auch wenn die Barfußärzte auf der zentralpolitischen Ebene gefördert und intensiv propagiert werden (Xinhuashe 1965; Hongqi 1968, RMRB 12.1.69d), wird den Kollektiven in der Volkszeitung nicht vorgeschrieben, wieviel Barfußärzte oder Volkskommunen pro Brigade ausgebildet oder errichtet werden sollen. Es sind die Kommunen (Hongqi 1968: 4, RMRB 19.12.1968a) oder einzelne Brigaden (7.12.1968a, Hongqi 1969, 7.12.1968a), die eine lokale Versorgung in ihrem Kollektiv aufbauen sollen, in der die Versorgungsdichte mit Barfußärzten auch Teil ihres Entscheidungsspielraumes ist.

7.2.1.3 Finanzierung

Nicht der Staat, sondern die Kollektive finanzieren die Ausbildung der Barfußärzte (s. Beispiel in Potter/Potter 1990). Verlässt der Barfußarzt das Kollektiv für eine Fortbildung in der Kommune oder gar im Kreis, schreibt ihm die Brigade weiterhin die Punkte zu. Die Kommune stellt ihm höchstens Lehrmaterialien zur Verfügung (Huang Shu-min 1988: 882). Umgekehrt fließen keine finanziellen Hilfen an die Kollektive unterhalb des Kreises, die eine beständige und längerfristige Ausbildung gewährleisten könnten. Nur der Personalaufwand der Kreis- oder der Kommuneärzte wird den Brigaden nicht in Rechnung gestellt.

Dieses Charakteristikum der kollektiven Selbstfinanzierung propagiert auch die Volkszeitung, indem Bauern einer Brigade in den Mund gelegt wird, dass sie die bestehende Brigadekrankenstation „ohne einen Cent staatliche Hilfe" (RMRB 22.12.1968a) aufgebaut haben, oder in einem anderen Beispiel man stolz darauf

[22] Diese Durchschnittszahlen sind heute nur schwer überprüfbar und zusätzlich in extrem heterogenen Gesellschaften wie China nicht sehr aussagekräftig, weil keine Informationen über die regionale Verteilung vorliegen.

sei, diese Pflegeschule ohne jegliche staatliche Unterstützung aufgebaut zu haben (22.12.1968c).

Barfußärzte werden meist von ihrer Brigade oder der Produktionsgemeinschaft finanziert, der sie angehören. So übergibt die Produktionsgemeinschaft in einem Beispiel pro Mitglied 2,5 Yuan pro Jahr der Kommune, die treuhänderisch den Fonds verwaltet (RMRB 19.12.1968a).

Vorbehalte gegen eine kollektive Finanzierung scheinen auch in der Kulturrevolution nicht zu verstummen. Hinweis dafür ist, dass die staatlich gelenkten Medien die Hauptargumente gegen eine lokale Gesundheitsfürsorge wiedergeben, um diese als rückständig zu bewerten oder deren Kritiker in das Umfeld rückständiger bzw. außerhalb des Kollektivs stehender Personengruppen zu stellen.

So spricht sich „ein Haufen Klassenfeinde" dagegen aus, dass die Brigade die Kosten übernehme (Hongqi 1969: 40), deren Vorbehalte im Artikel daraufhin ausgeräumt werden. Vorbehalte haben jedoch auch Mitglieder einer Produktionsgemeinschaft: „der Nutzen ist bei anderen, während der Verlust bei einem selbst ist" (yi zai bieren, kui zai ziji, Hongqi 1969: 41). Nachdem ein „Klassenfeind" aber erkrankt und der Fonds ihm einen Aufenthalt im Distriktkrankenhaus bezahlt, ist er von der Sinnhaftigkeit der kollektiven Gesundheitsfürsorge überzeugt (ebd.).

Diese Kritik muss auch unter den lokalen Kadern selbst durchaus verbreitet gewesen sein. Einige Kader meinen, mit einer kooperativen medizinischen Versorgung würde man sich selbst nur unnötig Schwierigkeiten bereiten (zizhao mafan, ebd.).

Die zentralen Medien werden nicht müde, zu propagieren, welche effektiv geringen Kosten den Kollektiven eigentlich entstehen, da die Barfußärzte sich teilweise selbst finanzieren würden:

> „In the Tungping Production Brigade, a better-off one, the total annual income of the „barefoot doctor" was 300 yuan. Of this, 100 yuan was earning from his own farm work, the rest being paid by the brigade for his medical services. In fact, it only cost[s] the brigade 75 yuan because his medical fees, which were turned over to the brigade, amounted to 125 yuan form home calls, giving injections (five cents for each) and delivering babies (three yuan for each).
>
> In the Minli Production Brigade, a less better-off one, the "barefoot doctor's" total annual income was a little over 200 yuan. Of this, 54 yuan was income from his farm work, the rest being paid by the brigade for his medical services. In fact, the brigade gave him a 61 yuan subsidy because the doctor's earning amounted to 92 yuan for home calls and giving injections" (Hongqi 1968: 4 in Lampton 1974).

In den Kollektiven stößt ein kollektiv finanziertes System während der Kulturrevolution offenbar auf große Vorbehalte. Ein hohes Maß an Propaganda und Kontrolle der Kader muss dieses System aufrechterhalten.

7.2.1.4 Rekrutierung

Die Distanz des ländlichen Gesundheitswesens des kollektiven Gesundheitswesens zeigt sich auch darin, wie unter den Bauern der Barfußarzt rekrutiert wird. Dies entscheiden nicht das Kreisgesundheitsamt oder die Ärzte des Kreiskrankenhauses, sondern die Kader der Brigade und des Produktionsteams (Lampton 1974a: 397). "Wir armen und unteren Mittelbauern haben dich in die Krankenpflegeschule geschickt [...]" (RMRB 12.1.69d). Die fachliche Eignung oder mögliche Qualifikation rückt so in den Hintergrund, während soziale und familiäre Verbindungen und Verpflichtungen als Auswahlkriterium immer entscheidender werden. So werden z. B. die jungen und angeblich fähigsten (jianzi, Zhou Shouqi 1980: 153) in den sechziger Jahren für den vielversprechenden Posten des Barfußarztes ausgewählt. In der von Huang Shu-min (1988) untersuchten Volkskommune besteht dafür auch Anlass. Der Arzt erreicht dort die höchste Punktzahl pro Tag und übertrifft sogar noch den Brigadevorsitzenden. Chinesische Autoren verweisen auf den Missstand, dass diejenigen, die damals aber auch heute zur Ausbildung lokal ausgewählt werden und so nach der Ausbildung ein Zertifikat besitzen (you zheng), nicht auch unbedingt befähigt sind, als Pfleger zu arbeiten (Zhou Shouqi 1980: 140).

7.2.1.5 Aufgaben

Der Barfußarzt hat folgende Aufgaben zu erfüllen:

Sicherstellung der Arbeitskraft für Kollektivwirtschaft

Die Gesundheitsversorgung bleibt auch in der Kulturrevolution den wirtschaftlichen Bedürfnissen untergeordnet. Im Großen Sprung hatte noch der Staat Kennzahlen oder die Geschwindigkeit vorgegeben, während der Kulturrevolution richtet sich die Gesundheitsfürsorge auf die Erfordernisse der eigenen kollektiven Wirtschaft aus. Dies ist die Interpretation, die auch die Partei über die Volkszeitung vorgibt. Ein Bauer sagt angeblich:

> „Früher haben wir ewig hinausgeschoben, bis wir zum Arzt gegangen sind, jetzt lassen wir uns gleich behandeln. Je früher man sich behandelt lässt, desto besser, das ist gut für die Produktion“ (youli shengchan, RMRB 5.12.1968a).

Primärversorgung und Vorbeugung als Maßnahme zur Kostensenkung und Stabilisierung

Die Aufgabe der Barfußärzte besteht darin, das Wissen über medizinische und hygienische Zusammenhänge unter den Bauern zu verbreitern, die sanitären Umstände im Dorf zu verbessern, Immunisierungen durchzuführen, erste Hilfe zu leisten und nach der Überstellung eines Patienten aus der Kommune- oder Brigadekrankenstation den Genesungsprozess zu unterstützen (Sidel/Sidel 1973: 85). In jeder Brigade findet sich ein Barfußarzt, der im Krankheitsfalle eine schnelle Versorgung vor Ort gewährleisten kann – schließlich ist er Teil des Kollektivs, der tagsüber auf den Feldern arbeitet.

Eine weitere wichtige Aufgabe des Barfußarztes ist Aufklärung und Vorbeugung. Sie steht jedoch in der Volkszeitung immer auch im Zusammenhang einer Kostenvermeidung und -senkung der Kosten der kooperativen medizinischen Versorgung. Nur durch eine erfolgreiche Vorbeugung, so auch die Hauptüberschrift einer Sonderseite (RMRB 4.1.1969a), kann dieses System gefestigt werden:

> „Nur wenn wir das Prinzip der Vorbeugung als oberstes Prinzip umsetzen, kann die Gesundheitssituation und das Verhalten auf dem Land verändert sowie das System einer kooperativen medizinischen Versorgung entwickelt und stabilisiert werden“ (RMRB 4.1.1969e).

Die besondere Bedeutung der Vorbeugung wird wieder deutlich, wenn angebliche Bauern die drei besonderen Probleme der Gesundheitsversorgung in der Kommune Leyuan ansprechen:

> „[..] die Vorbeugung muss verstärkt werden. Früher therapierte der Arzt nur Krankheiten, ohne sich um ihren Ursprung zu kümmern. Die Probleme auf dem Land mit dem Wasser, Mücken und [mangelnden] Hygiene müssen gelöst werden. Der arme untere Mittelbauer Guo Zhongli sagte, wenn man nicht unbedingt auf die Vorbeugung achten würde [dann könnte man nicht alles bezahlen. Selbst wenn man] die Fonds der kooperativen medizinischen Versorgung um das Zehnfache aufstocken würde, könne man damit nicht alles bezahlen“ (RMRB 5.12.1968b).

Vorbeugung, so zeigen übereinstimmend die Artikel in der Volkszeitung, halten die Gesundheitskosten auf einem möglichst niedrigen Niveau und tragen so zur Stabilität des kollektiven Gesundheitswesen bei.

Möglichst dezentrale Behandlung

Der Barfußarzt und eine möglichst dezentrale Behandlung sind eine Maßnahme, um die Behandlungskosten möglichst niedrig zu halten. Bevorzugten die Kader und auch die Bauern während des Großen Sprungs den Gang in das Kreiskrankenhaus oder die Kommunekrankenstation, ist ihnen nun dieser Gang verwehrt. Anstelle dessen steht ein möglichst flächendeckendes System von Barfußärzten in der Brigade als erste Anlaufstelle für eine Krankenbehandlung zur Verfügung.

Eine kostengünstige Versorgung kann mit Barfußärzten erreicht werden, da leichte Fälle direkt vom Barfußarzt in der Brigade und schwere Fälle in dem Krankenhaus der Kommune behandeln werden sollen (“xiaobing buchu dadui, dabing buchu gongshe”, RMRB 8.12.68d). Patienten sollen vor Ort behandelt und möglichst nicht an übergeordnete Kreiskrankenhäuser verwiesen werden, da dies zu teuer ist. Diese wichtige Funktion des Barfußarztes als ‚Türsteher’ vor besseren und teureren Gesundheitseinrichtungen wird auch in der Volkszeitung ideologisch und moralisch untermauert. Diese Tendenz nennt Hillier (1983c: 106) treffend “dare to treat”. Kehrt ein Barfußarzt nach sechsmonatiger Fortbildung wieder zurück in die Brigade, ruft ein Bauer ihm zu: “Wir armen Mittelbauern haben dich zum Lernen geschickt und glauben jetzt an dich, was fürchtest du noch?” (RMRB 12.1.1969d) Der Barfußarzt kommt für sich zum Schluss, dass “[...] wer die armen und unteren Mittelbauern gut verarzten will, muss schnell seine innere Furcht ablegen!“ (ebd.) Auch wenn dies wahrscheinlich erfunden ist, verdeutlicht es das Bemühen der Zentralregierung, dem im Schnellkurs ausgebildeten Barfußarzt ein Ansehen zu verschaffen, das auf seiner Verantwortungsbereitschaft fußt. Seine medizinischen Grundkenntnisse, aber vor allem seine Hilfsbereitschaft, qualifizieren ihn als erste Ansprechpartner in der Brigade. So schreckt ein Barfußarzt nicht zurück, einem Kind bedingungslos helfen zu wollen:

> "Um Mitternacht jedoch schmerzten die Wunden der Kinder wieder. [...] Jetzt musste schnell die Medizin erneut aufgetragen werden. Doch hatte ich keine Medizin mehr. Wenn ich erst bis zum Morgengrauen abgewartet hätte, hätte dies noch die Schmerzen verstärkt, so dass ich mich mit dem Pfleger Genosse Chen Maoji sofort aufmachte, um mit Taschenlampen im Bergwald nach Kräutern zu suchen. Als ich so genug Kräuter hatte versorgte und wusch ich die Wunden täglich. Nach drei Tagen schon war er wieder gesund" (RMRB 12.1.1969d).

7.2.2 Kostensenkung durch Kräutertherapie

Dieses obige Zitat deutet noch auf eine wichtige Funktion des ländlichen Gesundheitswesens hin. Kosten lassen sich nicht nur über eine ausgebaute Primärversorgung, sondern auch über kostengünstigste Behandlungsmethoden erreichen. Neben dem Barfußarzt als die erste und für das Kollektiv billigste Anlaufstelle soll er auch möglichst mit traditionellen chinesischen Heilmethoden oder Kräutern die Krankheiten bekämpfen – mit größtem Erfolg, wie die Volkszeitung schreibt. So wird während der Kulturrevolution die TCM stärker gefördert, wie es Mao – zumindest nach 1949 – immer wieder gefordert hat (Mao 1954, 1965).

Die Verwendung von lokalen Heilrezepturen (tufang) und der traditionellen chinesischen Kräutermedizin oder Rezepturen der traditionellen Ärzten (minjian tuyi caoyao, RMRB 4.1.69b) werden gefördert. Sie stehen aber in der Volkszeitung immer im Zusammenhang mit einer Kostenersparnis für die Fonds. Zum Beispiel schlägt ein revolutionäres Komitee vor, wie denn die KMV-Fonds erfolgreich betrieben werden sollten:

> „[...] Heilung bei möglichst hoher Kosteneinsparung oder ohne Medikamente: In unserer Provinz mit ihren langen Wintern holt man sich schnell eine Erkältung, Asthma, Rheuma und andere Krankheiten, so dass die Heilungskosten ansteigen. Wir schlagen vor, dass das medizinische Personal möglichst Akupunktur anwenden und die lokalen Hausrezepturen erlernen soll, die effizient sowie dem Stand der Wissenschaft entsprechen. In [der Provinz] Jilin gibt es eine Redensweise: ‚mit Hausmitteln schwere Krankheiten heilen' (pianfang zhi dabing). Außerdem sollte man auch mehr Medikamente einsetzen, die man selbst vor Ort herstellen kann, um die Kosten zu senken" (RMRB 8.12.68b).

Das Kostenargument ist so in der Diskussion der Kräutermedizin oder anderen traditionellen Behandlungsmethoden durchaus gleichwertig mit den guten Präventivmaßnahmen und Behandlungserfolgen (s. auch RMRB 4.1.69c, 8.12.68c):

> „[...] Man verwende vor allem die Kräutermedizin von lokalen Ärzten, um Krankheiten zu heilen, da sie die Ausgaben für Arznei senken sowie Ausgaben der kooperativen medizinischen Versorgung einsparen" (jieshengle hezuo yiliao feiyong, RMRB 4.1.1969b).

7.2.3 Krankenhaus der Volkskommune

Das Krankenhaus der Kommune (gongshe weishengyuan) ist nach den Barfußärzten in den Brigaden die nächsthöhere Stufe innerhalb des kollektiven Gesundheitswesens.

Selektive Überweisung und Kostenkontrolle
Während des Großen Sprungs stand den Bauern das Kommune- bzw. das Kreiskrankenhaus für eine medizinische Behandlung offen. Weil die Bauern den Pflegern in der Brigade kein Vertrauen schenkten, haben sie bei einer Erkrankung gleich den Arzt im Kommune- oder Kreiskrankenhaus aufgesucht (Lampton 1974a), was zu einer extremen Überlastung dieser Einrichtungen geführt hat.

Dieser direkte Weg in das Kommune- oder ins Kreiskrankenhaus (zumindest auf Kosten des eigenen Kollektivs) ist nach dem Großen Sprung nicht mehr möglich. Einfache Fälle werden vom Barfußarzt und die komplizierteren Krankheiten im Krankenhaus der Kommune behandelt. Schwere Fälle kann es je nach Finanzlage in das Kreiskrankenhaus überweisen. Dem Kommunekrankenhaus kommt auch die Aufgabe zu, die Aufwendungen zu minimieren. Dies wird am Beispiel eines angeblichen Kommunekrankenhauses in der Provinz Zhejiang deutlich (RMRB 31.1.1969d). Es muss Kosten, die 20 Yuan für einen Patienten übersteigen, vom Komitee des Kommunekrankenhauses genehmigen lassen. Es erstellt halbjährlich Kostenaufstellungen für jeden einzelnen Patienten der Produktionsbrigaden. Diese Aufstellungen werden öffentlich ausgehängt, damit alle Kollektivmitglieder die entstandenen Kosten nachvollziehen können. Das Kommunekrankenhaus, das Dienstleistungen anbietet, muss die Nachfrage selbst kontrollieren und künstlich verkleinern, obwohl dies ihrem eigenen wirtschaftlichen Interesse entgegensteht.

Dieses Beispiel zeigt auf, dass das Krankenhaus so unter einem ständigen Rechtfertigungsdruck steht. Erstens werden die Behandlungskosten der Produktionsgemeinschaft des Patienten in Rechnung gestellt. Hohe Kosten führen zu Unmut unter den Bauern, weil ein großer Teil des erwirtschafteten Gewinns nicht im Kollektiv unter den Bauern aufgeteilt werden kann.

In den Kommunen, in denen die Kommuneverwaltung nicht in der Lage ist, über ein industrielles Engagement mit industriellen Kleinbetrieben eigene Gewinnquellen zu erschließen, kommt noch ein zweiter Grund hinzu. Hier wird das Kommunekrankenhaus von den unteren kollektiven Einheiten getragen. Das heißt, das die Fixkosten des Kommunekrankenhauses unter den Produktionsgemeinschaften aufgeteilt wird, die diese aus ihren Wohlfahrtsfonds bezahlen müssen. Die Brigaden/Produktionsgemeinschaften müssen so von der Qualität und Bedeutung eines Kommunekrankenhauses ständig neu überzeugt werden oder mit politischem Druck dazu gebracht werden, Teile ihrer Mitglieder als Arbeitskraft dem Krankenhaus zu überlassen oder regelmäßig Beiträge aus dem Wohlfahrtsfonds zu überweisen.

Ein weiteres Beispiel verdeutlicht dies: So sind in dem Krankenhaus der Volkskommune im Kreis Dongguan der Provinz Guangzhou (Potter/Potter 1990: 131-134, 149-150) mit den beiden Direktoren und Ärzten, die mindestens eine dreijährige Ausbildung in einer Kreiskrankenpflegeschule absolviert haben, nur zwei Staatskader beschäftigt, die direkt die Kommune bezahlt. Die restlichen Pfleger werden nach Punkten entlohnt. Dabei hängt die Punktezahl der Pfleger meist von ihrem Geschlecht und Alter ab: Die Arbeit von Alten und Frauen wird mit weniger Arbeitspunkten verrechnet (Parish/Whyte 1978: 237, Zhang Letian 1998: 339ff.). Diese Punkte werden bei den Produktionsgemeinschaften errechnet und ausbezahlt (Potter/Potter 1990: 132). Faktisch finanziert so die Produktionsgemeinschaft die sozialen Einrichtungen der Kommune. Da aber der Profit einer Produktionsgemeinschaft und somit auch der Wert eines Punktes unter den Produktionsgemeinschaft unterschiedlich ist, werden die Pfleger im Kommunekrankenhaus je nach dem Wohlstandsniveau ihrer Produktionsgemeinschaft unterschiedlich bezahlt (s. auch Zhou Shouqi 1980: 139).

Dezentrale Finanzierung und strukturelle Instabilität
Das System einer Finanzierung der untergeordneten Einheiten ist instabil, da Ernteeinbrüche oder andere finanziellen Krisen immer auch den Druck erhöhen, Personal aus dem Krankenhaus der Kommune abzuziehen oder die Zahlungen zu verringern. Hier bieten sich zwei Auswege an:

Erstens, politischer Druck der Parteikader der Volkskommune auf die Produktionsgemeinschaften sichert eine weitere Finanzierung in Krisenzeiten. Zweitens, eigenständige Finanzquellen der Volkskommune, die sie von der finanziellen und personellen Unterstützung durch die Produktionsgemeinschaften unabhängig machen, können eine beständige Arbeit des Krankenhauses gewährleisten. Weil die Eigentumsrechte an Grund und Boden nach dem Großen Sprung nicht mehr auf der Ebene der Volkskommunen verankert sind und der Gewinn aus landwirtschaftlicher Produktion in den Produktionsgemeinschaften oder -brigaden verteilt wird, verbleibt nur das industrielle Engagement. Mit Gewinnen aus den Betrieben, die von dem Parteisekretär der Kommune geleitet werden (s. die Aktivitäten des Parteisekretärs „Longyong" in Chan/Madsen/Unger 1984) können Personalkosten des Krankenhauses beglichen werden.

7.2.4 Fonds der kooperativen medizinischen Versorgung

Die Erfahrungen des Großen Sprungs zeigten, dass eine erfolgreiche Einrichtung sowie eine Stabilität der lokalen Gesundheitsversorgung nur erreicht werden können, wenn die lokalen Kader eine Gesundheitsversorgung im Kollektiv organisieren, die den finanziellen und organisatorischen Kapazitäten entspricht.

7.2.4.1 Relevanz der Stabilität

Die Stabilität der Fonds der kooperativen medizinischen Versorgung (hezuo yiliao) ohne eine zentralpolitische materielle Unterstützung erweist sich als extrem schwierig. Nur wenige Kollektive können wie die Kommune Leyuan auf ein zehnjähriges Jubiläum ihrer kooperativen medizinischen Versorgung zurückblicken (RMRB 5.12.1968a). Auch in kulturrevolutionären Zeiten sind diese Fonds von ständiger Instabilität gekennzeichnet. Huang Shu-min (1988: 883) zeigt für ein Kommune auf, dass hier ein Fonds 1972 gegründet, aber 1973 schon wieder zusammengebrochen ist (s. auch Zhu Ling 2000a). Weitere Einzelfallstudien von einzelnen Kreisen (z. B. Fang Xiaoping 2003) beweisen, dass der Zyklus eines „im Frühjahr erbaut, im Herbst versaut" (chun ban, qiu huang, Zhao Zhiduo (o.J.): 465) häufig ist.

Wenn die Stabilität der Fonds sich automatisch einstellen würde, müßte dies nicht in der Volkszeitung diskutiert werden. Berichte von Zusammenbrüchen der KMV werden während der Kulturrevolution verschlüsselt. Drei Formen der Diskussion lassen sich aufzeigen.

1. Der Zusammenbruch wird in die Zeit der 3 bitteren Jahre nach dem Großen Sprung versetzt und wird – getreu dem damaligen Diktum des Kampfes zweier Linien – der „Liu Shaoqi-Clique" und ihrer Gefolgschaft in der Kommuneverwaltung angelastet (z. B. RMRB 7.12.1968a).
2. Eine andere Form ist es, die mangelnde Zahlungsfähigkeit aus der Sicht der Bauern zu beleuchten: „[...] die Kollektivmitglieder haben einen kleinen Krankenbeitrag bezahlt. Wenn nun zwei Krankheiten aufgetreten sind, dann ist es aufgebraucht" (jiu yongwan le, RMRB 13.12.1969b).
3. Der Zusammenbruch wird positiv gewendet in der Frage diskutiert: „Wie haben wir die kooperative medizinische Versorgung durchgesetzt?" (women shi zenmeyang jianchi hezuo yiliao zhidu de?, 19.12.1968c). Im Gegensatz zur Modellkommune Leyuan blicken andere Kollektive nur auf eine fünfmonatige Dauer und haben sich Gedanken gemacht, wie das "neue Ding gesund und kräftig heranwachsen kann" (RMRB 8.12.68d).

7.2.4.2 Stabilität durch lokal definierbare Fondsgröße

Die Zentralregierung hat keine Statuten zu den Fonds der kooperativen medizinischen Versorgung wie für die Volkskommune (ZK 27.9.1962) abgefasst. Vielmehr werden bestimmte Musterkommunen wie z. B. die Volkskommune Leyuan im Kreis Changyang der Provinz Hubei (erste Vorstellung während der Kulturrevolution in RMRB 5.12.68, Diskussion u. a. in RMRB 8.12.68a) gepriesen oder bestimmte lokale Erfahrungen einzelner Kommunen und Brigaden in den nationalen Medien propagiert. Die Diskussion in der Volkszeitung blendet jedoch fast vollständig aus, welche Leistungen konkret angeboten werden sollen.

Während des Großen Sprungs bestand der Entscheidungsspielraum bei der Fondsgröße darin, die Fonds auf der Ebene der Großen Volkskommune oder des

Kreises einzurichten. In der Kulturrevolution verlagert sich dieser Spielraum auf eine untere administrative Ebene. Die Fonds der KMV können nun entweder auf der Ebene der Volkskommune oder der Brigaden betrieben werden. Die Volkszeitung diskutiert Vor- und Nachteile, inwieweit die Fonds auf der Ebene der Brigade oder der Volkskommune organisiert werden sollen, bevorzugt dabei aber kein Modell. (Shi gongshe ban haishi dadui ban?, RMRB 4.1.1969d). So wird in der Volkszeitung auf einer Sonderseite nie nur über ein Modell berichtet. (z. B. RMRB 13.12.1968b, 4.1.1969d, 12.1.1969b,c, 20.1.1969e). Die Volkszeitung diskutiert in den Artikeln von 1968/69 drei Modelle (s. RMRB 4.1.1969d, s. auch Diskussion in Lampton 1974a: 407):

1. Ein abgeschlossener Fonds der Brigade, der von der Brigade selbst verwaltet wird (dui ban).
2. Ein Fonds von einzelnen, sich zusammenschließenden Brigaden (jige dadui lianhe ban): Der Fonds wird nicht von der Volkskommune, sondern von den Brigaden gemeinsam verwaltet. Hier können auch einzelne Brigaden einer Volkskommune ausgeschlossen sein.
3. Letzte Option ist ein Fonds, der alle Mitglieder der Volkskommune umfaßt und auch von ihr verwaltet wird (gongshe ban). Doch nicht nur das Mitglied und die Volkskommune, sondern auch die Produktionsgemeinschaft und die Brigade zahlen einen Beitrag. (RMRB 8.12.68a).

Fonds auf der Ebene der Produktionsgemeinschaft sind nicht genannt: Die Produktionsgemeinschaft ist als Gruppe von 50-100 Menschen zu klein. Krankheiten einzelner könnten schnell den Fonds in ein finanzielles Ungleichgewicht führen.

Fonds auf der Ebene der Volkskommune

Für die Kommunefonds sprechen aus Sicht der Volkszeitung mehrere Gründe: Wenn viele Menschen beitreten, verringert dies die Schwankungsausschläge bei ernsthaften und kostspieligen Erkrankungen einzelner Bauern, die möglicherweise schon in Brigadefonds zu einem Aus führen können (RMRB 13.12.68b, 4.1.1969d). Ein Kommunefonds hat die Verluste einzelner Brigaden ausgeglichen und den Fonds so vor roten Zahlen bewahrt (RMRB 12.1.69b). Auch kann die kommuneweite Organisation den Bedarf an Ärzten koordinieren und so das Fehlen von Personal in einzelnen Brigaden ausgleichen (RMRB 12.1.69b). Hinzu kommen politische Gründe. So kann der Fonds auf der Kommuneebene das kollektive Bewusstsein der Bauern für die Kommune stärken (ebd., RMRB 4.1.1969d) und zur Stabilität und Entwicklung der Volkskommune beitragen (RMRB 12.1.1969b).

Fonds auf der Ebene der Brigade

Die Fonds auf der Ebene der Brigade sind extrem instabil und schwankungsanfällig, da eine Brigade aus durchschnittlich 500 Mitgliedern besteht und schon kleinere Epidemien und oder Ernteausfälle die finanzielle Basis gefährden. Warum haben jedoch viele Kader und Bauern für ein Modell optiert, das mit diesen offensichtlichen und auch offen diskutierten (z. B. RMRB 4.1.1969) Problemen verbunden ist und schon während der Kulturrevolution selbst extrem anfällig ist, so dass es zeitweise ausgesetzt werden musste? Gegen die Ebene der Volkskommune und für eine Einrichtung auf der Ebene der Brigaden sprechen in der Volkszeitung die Unterschiede zwischen den Brigaden, die selbst innerhalb einer Volkskommune keineswegs gleich groß sind oder in ihrer ökonomischen Leistungskraft identisch sind. Unterschiedlichen Feldergröße, Bodengüte, Anzahl der Fischteiche, industrielle Betriebe können so zu unterschiedlichen Wohlstandsniveaus innerhalb einer Kommune führen (vgl. Fälle in Chan/Madsen/Unger 1984 oder Potter/Potter 1990). Eine Redistribution zwischen den Brigaden ist – im Gegensatz zum Großen Sprung – nicht angestrebt, weil wahrscheinlich nicht durchsetzbar:

> „Aber da zur Zeit die Unterschiede zwischen den Brigaden relativ groß sind, ist ökonomisch eine einheitlichen Verwaltung nicht vorteilhaft" (RMRB 4.1.69d).

Hinzu kommen weitere Gründe. Die „unteren und armen Mittelbauern" können so die sinnvolle Mittelvergabe besser überwachen (RMRB 12.1.1969c), es bietet sich ein höheres Sparpotential (RMRB 20.1.1969d), und der Arzt ist besser zu erreichen (RMRB 20.1.1969d, e).

Für den Brigadefonds spricht auch, dass die Kader besser zu kontrollieren sind, so dass die Bauern ein höheres Vertrauen aufbauen. Vertrauen als ein wichtiger Garant der kollektiven Ordnung, der in der aktuellen Diskussion als extrem wichtig markiert wird (Zhu Ling 2000a: 91, Zhang Licheng et al. 2004, Ge Yunfeng 2004, Zhang Ming und Hu Shan 2004), ist so schon während der sechziger Jahre als ein bedeutender Faktor herausgestellt worden. Viele Kader missbrauchen ihre Machtstellung, um bessere Medizin und Behandlung zu bekommen. Oft wird dies stellschweigend geduldet. Kontrolle oder Sparbewußtsein bleibt gerade bei Kadern aus („das Volk bezahlt, die Kader nehmen Medikamente ein" qunzhong jiao qian, ganbu chi yao, Zhu Ling 2000a: 91). So kommt das Gesundheitsamt des Kreises Fengyuan zu dem Schluss, dass das Gesundheitswesen auf dem Land nur dann erfolgreich umstrukturiert werden kann, wenn „die damalige Praxis der Besserstellung (teshuhua) der Kader in der kooperativen medizinischen Versorgung verändert werden kann" (Zhu Ling 2000a: 91).

Will man den in den siebziger Jahren veröffentlichten Zahlen Glauben schenken, so lassen sich 1972 rund 70% aller KMV dem Modell mit Brigadefonds zuordnen (o.V. 1972: 14, Hinweis v. Lampton 1974a: 408). Ab Mitte der sechziger Jahre soll auch mit guten Ernten und steigenden Einkommen die Zahl der Dörfer mit einer kollektiven medizinischen Versorgung rapide angestiegen sein und Mitte der siebziger Jahre ihren Höchststand erreicht haben (s. Abb. 4).[23]

---

[23] Inwieweit die Zentralregierung in der Lage war, vertrauenswürdige Zahlen sammeln und diese auch akkurat zusammengestellt hat, ist nicht zu beurteilen. Die chinesische Fachliteratur unterscheidet zwischen einer Abdeckungsrate (fugailü) und einer Teilnehmerquote (canjialü). Während die erste nur angibt, inwieweit ein mögliches Angebot in einem Dorf besteht, gibt die

Abb. 4: Abdeckung der KMV, 1949–1998/2000

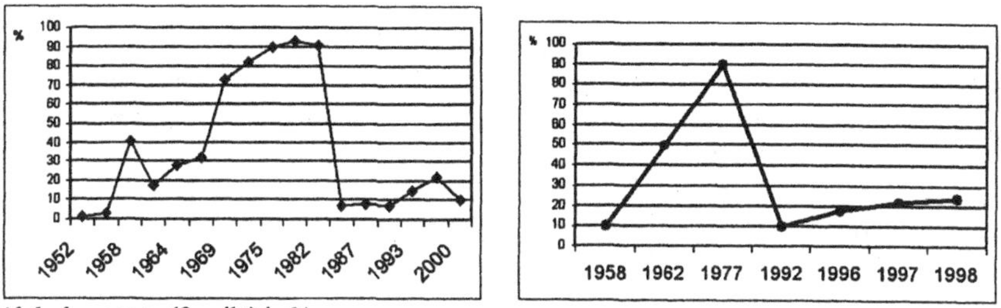

Abdeckungsrate (fugailü) in %
Abbildung aus Chen Jiagui et al. 2001: 285 (links) und Li Changming 2001: 4 (rechts)

In der Volkszeitung (RMRB 8.12.68a) wird anhand der Volkskommune "Der Osten ist rot" aus der Provinz Hubei das Modell eines Brigadefonds vorgestellt. Jedes Mitglied bezahlt dabei pro Monat 0,1 Yuan Beitrag. Die Brigade steuert aus ihrem Wohlfahrtsfonds (gongyi jin) zu jedem Mitglied pro Monat noch 0,15 Yuan bei. Bei jedem Besuch in der Krankenstation muss der Patient eine pauschale Anmeldegebühr von 0,5 Yuan begleichen. Entscheidend ist auch hier, dass die KMV als ein eigenständiger Fonds (hezuo yiliao zijin) eingerichtet ist, dessen Finanzierung von dem Haushalt der Brigade getrennt ist. Der Fonds könnte zusammenbrechen, ohne jedoch den Brigadehaushalt in Bedrängnis zu bringen (Parish/Whyte 1978: 88/89). Andererseits könnte die Brigade jederzeit bei sinkenden Erträgen ihren Beitrag reduzieren und so ihre Prioritäten weiterhin eigenständig setzen.

Potter/Potter (1990: 149) beschreiben eine weitere Zwischenform der Fonds der Brigade bzw. des Dorfes (cun) Zengbu im Süden der Provinz Kanton. Der Fonds wird stellvertretend von der Volkskommune bzw. der Krankenhaus verwaltet.[24] Obwohl die Fonds auf der Ebene der Kommune verwaltet werden, hat jede Brigade ihren eigenen Fonds (132). Aus diesem Fonds werden die Kosten, besonders für chinesische und westliche Medizin bezahlt. Auszahlungsmodalitäten, Selbstbeteiligungssätze der Bauern sowie die Höhe der Gebühren unterscheiden sich von Brigade zu Brigade. Viele Brigaden übernehmen 90% der Kosten, während die verbleibende Summe aus den Rücklagen der Familien beglichen werden muss.

Die Brigade subventioniert diesen Fonds (Bsp. in Potter/Potter 1990: 132) aus ihren Rücklagen aus dem Wohlfahrtsfonds. Doch kann sie den Fonds nur beschränkt stabilisieren, da sie in Krisenzeiten in den Wohlfahrtsfonds weniger einstellen kann.

zweite Zahl die Zahl der Bauern an, die der kooperativen medizinischen Versorgung beigetreten sind.

[24] Dies entspricht dem Modells eines „von der Brigade bzw. Dorf betrieben, aber von der Kommune bzw. Gemeinde verwaltet" (dui/cun ban, she/xiang guan).

Die Familien bezahlen pro Arztbesuch einen Betrag von 0,50 Yuan bis 1 Yuan. Potter/Potter spezifizieren dies nicht genauer. Naheliegend ist, dass dies wie in anderen Kommunen die Anmeldegebühr (guahaofei), die vorab bezahlt werden soll und evtl. eine Behandlungsgebühr beinhaltet. Medikamente sind relativ kostengünstig. Hinzu kommt noch ein monatlicher Beitrag von 0,30 Yuan pro Familienmitglied. Diesen Betrag bezahlen aber die Familien nicht bar. Er wird in der Produktionsgemeinschaft, in der die Arbeitspunkte verrechnet werden, von ihrem Lohn abgezogen und direkt an den Brigadefonds weitergeleitet.

Die Höhe dieses monatlichen Beitrages kann je nach finanzieller Situation einer Brigade zwischen den Brigaden innerhalb einer Volkskommune durchaus unterschiedlich sein. So schreibt das Gesundheitsamt des Kreises Fengyang, dass je nach der Situation der Brigade sich der monatliche Betrag in ihrem Bereich zwischen 1 Yuan und einem Hühnerei bewegt hat (zui dou meige ren 1 yuan, zui shao meige ren yige jidan, Zhu 2000a: 91 zitiert hier Wang Jingjin).

7.2.5 Materielle Anreize

Kein Tabu sind auch in kulturrevolutionären Zeiten materielle Anreize, um so den „moral hazard“ der Zeit des Großen Sprungs zu vermeiden. Selbst ab 1969 ist die Selbstbeteiligung der Massen in Form der Behandlungs- oder Anmeldegebühren vertretbar, weil sie den bisherigen Entwicklungsstand auf dem Land widerspiegele und Missbrauch und Verschwendung verhindern könne (RMRB 7.12.1968a). Manche Brigaden haben klare Ausschlussgrenzen definiert: Heilmittel werden übernommen, nur Schmerzmittel müssen selbst bezahlt werden. Genauso sind Krankheiten, die nicht unmittelbar die körperliche Gesundheit berühren (wie z. B. die Beseitigung von Schweißdrüsen, Warzen und Muttermalen) von einer Erstattung ausgeschlossen. Durch diese Einschränkungen „hat der Fonds in den letzten Monaten nicht nur keine Verluste gemacht, sondern mit Überschuss gearbeitet“ (RMRB 8.12.1968a). Der Brigadefonds in der Volkskommune „Der Osten ist rot“ in Hubei hat explizite Erstattungshöchstgrenzen definiert. Bis maximal 100 Yuan übernimmt der Fonds pauschal alle Kosten, alles weitere wird „nach der wirtschaftlichen Situation des Patienten und nach Absprache mit dem Patienten und der Produktionsgemeinschaft sowie der Diskussion unter den armen und unteren Mittelbauern erlassen“ (RMRB 8.12.1968a). Es besteht keine Garantie auf eine Behandlung zu den festgesetzten Sätzen. Die Kader greifen dann ein, wenn einzelne die medizinische Versorgung missbrauchen oder die wirtschaftliche Lage des Fonds keine weiteren Ausgaben mehr zulässt. In beiden Fällen steht so das wirtschaftliche Überleben des Fonds über den gesundheitlichen Belangen des Individuums.

7.2.6 Rolle der politischen Führung des Kollektivs

Das Bestreben, vor allem mit Hausmitteln (pianfang zhi dabing) und von Barfußärzten behandelt zu werden, trifft nicht die Erwartungshaltung der Bauern, die im Moment des Beitritts in den Fonds auch eine qualitativ bessere Versorgung, möglichst in den Volkskommunen und bei Bedarf sogar in den Städten, erwarten. Diese Tendenz drückt auch der Gesundheitsminister Qian Xinzhong aus, der auf Mao geantwortet haben soll:

> „Making science and medicine to the mass in character, on the face of it, tends toward the workers, peasants, soldiers.... however, in reality the masses want to raise the level, want it higher, want the pinnacles" (zitiert in Lampton 1974a: 360 nach Red Guard Newspaper 163, Nr. 14: 2).

Für einen längerfristigen Betrieb der Fonds ist so nicht nur die richtige Auswahl der Fondshöhe und deren Verwaltungsstruktur sowie eine Therapie mit kostengünstigen Medikamenten und Selbstbeteiligungsmechanismen, sondern auch wirkungsvolle Kontroll- und Steuerungsmechanismen nötig. Die politischen Kader nehmen dabei eine wichtige Rolle ein. Sie beschränken einerseits die Nachfrage der Bauern sowie die Gewinnmöglichkeiten der Kommunekrankenhäuser (vgl. Kap. 7.2.3), deren eigene wirtschaftliche Situation sich durch eine intensivere Behandlung und einen höheren Medikamentenabsatz verbessern würde. Die Kontrollmechanismen und die wichtige Rolle der politischen Kader nehmen in den verschiedensten Berichten der Volkszeitung einen großen Raum ein.

So spricht für die Brigaden als kleinere Einheiten, dass dort eine bessere Kontrolle gewährleistet werden kann (RMRB 4.1.1969d). Der Barfußarzt kann so vom Brigadesekretär bei der Ausgabe von teurer Medizin besser kontrolliert werden. Dieser „political check on the doctor" ist für Gao Mopo einer der wichtigsten Garanten für die Funktionsfähigkeit der lokalen Fonds (Gao Mopo 1999: 84).

Auf ähnliche Weise müssen auch die Bauern kontrolliert und ihre Ansprüche niedrig gehalten werden. So steht ein Gespräch mit den Kadern der Produktionsgemeinschaft (RMRB 8.12.68a) auf der Tagesordnung, wenn besonders oft der Arzt aufgesucht oder Medikamente verschrieben werden. Wenn die Produktionsgemeinschaften das Geld direkt abführen, können diese besser dafür sorgen, dass die finanziellen Mittel wirklich von den Mitgliedern termingerecht ankommen und im Zweifel auch und über eine „ideologische" Kontrolle die Bauern von einem zu häufigen Besuch der Ärzte abgehalten werden (RMRB 4.1.1969, zit. in Lampton 1974a: 409). Hier zeigt sich auch der Vorteil der Brigadefonds gegenüber den Kommunefonds: Die Verwaltungskader „kennen nicht nur die individuelle Situation der einzelnen Brigademitglieder, sondern haben sie auch besser im Griff (you zhangwo, RMRB 8.12.68d).

7.2.7 Unterstützung aus den Städten: die medizinischen Trupps

Schon 1965 verstärkt sich der Druck auf das Gesundheitsministerium, endlich mehr städtisches Personal aufs Land zu schicken, wie es Mao in seiner Weisung (s. Kap. 7.1, Mao Zedong 26.6.1965) gefordert hat. An anderer Stelle fordert er, dass die Hälfte alles städtischen Personals sich aufs Land begeben solle. Ende der sechziger Jahre befindet sich, so die nicht nachprüfbaren Zahlen, ein Drittel des medizinischen Personals auf dem Land (Hillier 1983c: 106 nach Current Scene 1969). Ihre Aufenthaltsdauer ist dabei höchst unterschiedlich (Hillier 1983c: 107). Der britische Arzt Joshua Horn ist als Arzt einer orthopädischen Klinik in Peking 1965 Teil eines medizinischen Trupps.[25] Insgesamt sind es 107 Personen des städtischen Krankenhauses, also ein Drittel des Personals, die in einzelnen Gruppen aufs Land gehen. Horn stellt sechs Funktionen dieser Trupps dar (1969: 124–146).

Die medizinischen Trupps übernehmen präventive und therapeutische Maßnahmen. Eine Impfung der Kinder in den Dörfern wird besondere Priorität gesetzt. Impfungen werden nicht grundsätzlich durchgeführt, sondern orientieren sich auch an der Wahrscheinlichkeit, ob die entsprechenden Erkrankungen auftreten könnten.

In den Kommunekrankenhäuser und Krankenstationen der Brigade assistieren die medizinischen Trupps den dortigen Ärzten. Dabei sind sie gegenüber den Barfußärzten autonom. Dies führt zu einer Konkurrenz mit den Barfußärzten, da der mobile Trupp nur minimale oder keine Gebühren einnimmt, während die Barfußärzte, die von den Kollektiven teilfinanziert sind, diese Dienste (meist weniger kompetent) zu höheren Preisen als der medizinische Trupp anbieten. Hinzu kommt, dass die Patienten sich lieber von dem besser ausgebildeten und dazu noch günstigeren mobilen Trupp als von den Barfußärzten betreuen lassen. Die Trupps gliedern sich daraufhin den Krankenstationen an. Die Gebühren werden nun gesenkt, so dass der von beiden Gruppen erwirtschaftete Gewinn in einen einzigen Pool fließt, aus dem die Barfußärzte bezahlt werden (ebd.). Dieses Arrangement verdeutlicht eine Form der Subvention des Landes durch die Städte. Schließlich stehen die Ärzte des Trupps weiter auf der Gehaltsliste des städtischen Krankenhauses in Peking, obwohl diese ausschließlich auf dem Land praktizieren. Dauer, Vermittlung der ländlichen Kreise und Ausgestaltung des Aufenthaltes entscheiden die Krankenhäuser und Krankenpflegeschulen selbst, da sie die entsandten Ärzte weiterbezahlen.

Zweite wichtige Aufgabe ist die Aus- und Fortbildung in den Zentralen Kommunekrankenhäusern und den Krankenstationen. Männer sind dabei in der Mehrzahl, da die Brigaden bei der Ausbildung von Frauen befürchten, dass sie nach der

[25] Horn ist ein begeisterter Anhänger der kommunistischen Revolution, der bestreitet, daß während des Großen Sprungs Menschen zu Tode gekommen sind (Horn 1969: 127).

Heirat in die Familien ihres Mannes, der meist in einem anderen Dorf wohnt, abwandern. Aus der Perspektive des Heimatdorfes stellt sich dies als eine verschwendete Investition dar, weil die Frau dann mit ihrer Ausbildung nicht mehr zur Verfügung stehen könnte. So beschränkt man sich meist auf die Ausbildung von einer Hebamme und einer weiteren Pflegerin.

Die Entsendung des städtischen Pflegepersonals und der Ärzte unterstützt das kollektive Gesundheitswesen sowie die Stabilität des KMV. Ihre Präsenz wertet den medizinischen Behandlungsstandard im Krankenhaus der Kommune und des Barfußarztes auf. Es wird möglich, dass mehr Krankheiten möglichst in der Brigade behandelt werden. Auch schafft die Anwesenheit des städtischen Personals Vertrauen in die kollektiven Gesundheitseinrichtungen und sichert einen minimalen Ausbildungsstandard der kollektiven Barfußärzte in Brigade und Produktionsgemeinschaft (Horn 1969: 124–146).

7.3 Zusammenfassung

Die Organisation des ländlichen Gesundheitswesens während der Kulturrevolution ist ohne die Entwicklung des Großen Sprungs nicht verständlich. Das Scheitern einer staatlich gelenkten und erzwungenen Entwicklungsstrategie im Großen Sprung verstärkt die Distanz: Während sich die Rolle der Zentrale auf eine Stabilisierung durch die Entsendung von medizinischen Fachkräften aus den Städten beschränkt, gewinnen lokale Mechanismen an Bedeutung, mit denen sich die lokale Gesundheitsversorgung stabilisieren lässt.

7.3.1 Rolle des Zentralstaates

Die Zentralregierung hatte für den Großen Sprung noch einen engen Entscheidungsspielraum vorgegeben. Ein Zugang für alle Bauern sollte in den Großen Volkskommunen oder im Kreis organisiert werden (RMRB 29.9.1958). Außerdem sollten längerfristig die Chancen der Bauern auf eine gute Versorgung mit der Stadtbevölkerung angeglichen werden. Nach den Erfahrungen des Großen Sprungs verfolgt die Zentrale nicht mehr das Ziel einer freien medizinischen Versorgung wie in den Städten. Welche konkreten Leistungen organisiert und erbracht werden können, entscheiden nun die lokalen Kader in den Kollektiven.

Dieser Steuerungsverlust auf die ländlichen Kollektive kann teilweise über die Landverschickung des medizinischen Fachpersonals kompensiert werden. Sie leiten die lokalen Pfleger und Ärzte an und können zur fachlichen Weiterbildung der angelernten bäuerlichen Hilfskräfte beitragen. Sie werten so das System der kollektiven Gesundheitsfürsorge auf und stabilisieren es. Ihr Dienst ist eine gewisse Subvention der Städte gegenüber dem Land, weil die städtische Einheit die aufs Land verschickten Ärzte weiterhin finanziert.

Ihre Mitarbeit erhöht die Vertrauenswürdigkeit einer lokalen Gesundheitsversorgung, weil sie eher dem Wunsch der Bauern nach einer besseren Behandlung entsprechen kann.

Die Zentrale gibt nun Ziele sowie einen Entscheidungsspielraum für die Wahl der adäquaten Mittel vor. Dies wird besonders deutlich an der Frage, auf welcher Ebene die Fonds der kooperativen medizinischen Versorgung eingerichtet werden sollen. Die Volkszeitung kommuniziert die Vor- und Nachteile bestimmter Optionen in der Volkszeitung ausführlich, die jedoch von den Kadern vor Ort ausgewählt und im Kollektiv vertreten werden müssen.

Wenn das damalige Ziel der sozialen Homogenität und des sozialen Ausgleichs innerhalb der Volkskommunen nun dem wirtschaftlichen Überleben und einer höheren Leistungsfähigkeit der Basiseinheit Produktionsgemeinschaft gewichen ist, zeigt sich dies auch in der Art und Weise, wie die Gesundheitsversorgung lokal institutionalisiert sein soll: Im Gegensatz zum Großen Sprung sollen die Kollektive das kollektive Gesundheitswesen nur noch begrenzt subventionieren. Die Fonds stehen eigenständig und Subventionen aus dem Wohlfahrtsfonds (gong yijin) der Kollektive dürfen 3% des Haushalts nicht überschreiten (ZK 27.9.1962: Art. 36).

7.3.2 Stabilisierungsmechanismen im lokalen Raum

Das kollektive Gesundheitswesen ist von den Einrichtungen auf der Ebene des Kreises *abgetrennt.* Wenn die Zentrale an direkter Steuerungsfähigkeit verliert und die Distanz sich vergrößert, gewinnen Mechanismen an Bedeutung, mit denen eine Gesundheitsversorgung in den Kollektiven aufgebaut und stabilisiert wird.

Je unterschiedlicher die Basiszellen (also die Produktionsteams) und die Leistungskraft der Brigaden, desto größer ist der Widerstand innerhalb der reichen Basiszellen, mit anderen gemeinsam das Gesundheitswesen zu organisieren. Politische Propaganda kann in der Kulturrevolution nicht die Widerstände von Bauern überwinden, die sich dagegen wehren, dass sie ihren schmalen Wohlstand noch mit ärmeren, benachbarten Kollektiven teilen müssen.

Vertrauen und materielle Leistungen

Wenn ein hohes Vertrauen innerhalb der Volkskommune zwischen den Produktionsgemeinschaften und zwischen den Brigaden besteht, kann die Bedeutung der bisherigen sozialen Strukturen der Produktionsgemeinschaft, die meist auf den alten Clanstrukturen fußen, überwunden werden. Dieses Vertrauen kann, so zeigten die Erfahrungen des Großen Sprungs, nur kurzfristig durch politische und ideologische Repression ersetzt werden. Auch in der Musterkommune für Landwirtschaft Dazhai in Shaanxi hat sich in den siebziger Jahren kein kommuneweiter Fonds durchgesetzt (Rosenthal 1987).

Neben einem gewachsenen Vertrauen steht noch ein anderer Weg offen. Diese Dynamik einer Zersplitterung in unterschiedliche Absicherungs- und Versorgungsniveaus der Brigaden kann nur aufgehalten werden, wenn die Volkskommune *nicht ausschließlich redistributiv agiert*, sondern selbst finanzielle Ressourcen *generiert* und dann auf ihrer Ebene *verteilt*. Dies ist nur über die Gewinne in Betriebe der Volkskommune möglich. Sie versetzt so die Volkskommune in die Lage, mit ihren zusätzlichem Einkünften soziale Einrichtungen wie ein Krankenhaus oder Formen einer sozialen Absicherung einzurichten oder zu finanzieren, ohne dass sie dafür Einkommen der Produktionsgemeinschaften einziehen muss. Sie kann so den Produktionsgemeinschaften und Brigaden zusätzliche Leistungen anbieten, die dort nicht finanziert werden können. Je größer deshalb die Finanzkraft der Volkskommunen, desto mehr steigt die Chance, dass die Abneigung der Bauern gegen eine soziale Sicherung über die Clangrenzen hinaus die Unterschiede zwischen reichen und armen Produktionsgemeinschaften oder Brigaden überwunden werden kann.

Ökonomische Faktoren
Trotz aller kulturrevolutionären Propaganda ist eine private Selbstbeteiligung der Patienten ein opportunes Mittel, Effekte des moral hazard, Verschwendung oder ungerechtfertige Nutzung von qualitativ höherstehenden Institutionen wie Kreis- oder Kommunekrankenhaus zu unterbinden, die während des Großen Sprungs massiv auftraten.

Institutionelle Verklammerung
Mechanismen zur Stabilisierung einer lokalen Gesundheitsfürsorge können anzeigen, wie die Distanz zwischen Zentralstaat und Lokalstaat institutionalisiert ist. In der Kulturrevolution ist ein lokales System der sozialen Absicherung vor Krankheit entstanden, dass mehrere administrative Ebenen umfaßt. Zu ihm gehören der Fonds der KMV, die Gesundheitseinrichtungen (Barfußärzte und Kommunekrankenhaus) und das Kollektiv mit seiner politischen Führung. Dieses System verbindet mehrere administrative Ebenen, da die Produktionsgemeinschaften ihre Ressourcen an den Fonds weiterleiten, der auf der Ebene der Brigade verwaltet wird. Er ist aber gleichzeitig von den Haushalten der Kollektive *getrennt*, da diese Fonds separat geführt werden und der jährliche Beitrag der Kollektive von ihrer momentanen Finanzsituation abhängt.

Die Barfußärzte und ein propagandistisch untermauertes Überweisungssystem garantieren den Fonds eine kostengünstige Behandlung ihrer Mitglieder, die Kosten begrenzen und die finanzielle Stabilität der Fonds sichern. Doch umgekehrt sind diese Fonds auch für die Barfußärzte wichtig: Die Mitgliedschaft in der KMV schließt die Wunderheiler als Vertragspartner aus und ermöglicht so auf der untersten Ebene den Barfußärzten eine Monopolstellung. Damit haben die Barfußärzte einen fixen Patientenkreis, der erst die Investitionen des Kollektivs in die

Ausstattung und Weiterbildung des Barfußarztes den Bauern vermittelbar machen.

Ein ähnliches Verhältnis zeigt sich zwischen der KMV und den Kadern des Kollektivs. Das Kollektiv in der Kulturrevolution unterstützt diesen Fonds finanziell und personell. Die politischen Kader befinden sich in einer wichtigen Schlüsselrolle, weil sie zwei wichtige Funktionen zu erfüllen haben.

Politische Kontrolle: Den politischen Kadern der Brigade kommt die Rolle zu, die Verschwender von kollektiven Ressourcen auf der Seite der Anbieter und Nachfrager ausfindig zu machen. Einerseits regen sie die Ärzte zu einer sparsamen oder billigen Heiltherapie oder Medikation an und beschneiden so ihre Gewinnmöglichkeiten. Ihre politische und ideologische Autorität ist auch nötig, um unter den Bauern mögliche Verschwender ausfindig zu machen und sie zu belehren. Sie drängen so die ökonomischen Interessen der Individuen zurück und stellen das Interesse des Kollektivs voran.

Wenn die Zentralregierung keine festen Ziele vorgeschlagen hat, auf welchem Niveau ein lokales Gesundheitswesen aufzubauen ist, kommt den lokalen Kadern die umso bedeutendere Rolle der Umsetzung zu. Die lokalen Kader schränken den Wahrnehmungs- und Interpretationsspielraum wieder ein, indem sie die Gesundheitsversorgung auf die wirtschaftlichen Interessen des Kollektivs ausrichten.

Subvention: Zweitens sind nur die lokalen Kader in der Lage, aus dem kollektiv erwirtschafteten Gewinnen Beträge in die sozialen Einrichtungen umzuleiten.

In der Schlüsselrolle der politischen Kader ist auch schon der entscheidende Faktor für den Zusammenbruch des Systems sichtbar. Lässt die Bereitschaft und Fähigkeit der Kader nach, die Gesundheitsversorgung weiter zu propagieren, unterstützen oder zu kontrollieren, und sind keine zusätzlichen finanziellen Quellen verfügbar, wird das ganze System instabil, da die Bauern eine qualitativ bessere Versorgung der Gemeinde oder Kreis fordern und nicht mehr den Barfußarzt aufsuchen. Auch die Ärzte bieten nun die Dienste an, die für sie besonders lukrativ sind. Hatten sich vorher alle dem Wohlergehen des gesamten Kollektivs unterzuordnen, weitet sich nun der Interpretationsspielraum entsprechend der Rollen der Akteure.

Die Mechanismen und Folgen dieses Zerfalls sowie die Versuche der Restrukturierung des lokalen Spielraumes und seine dort herrschende Dynamik sind Gegenstand des nächsten Kapitels. Auch in der Kulturrevolution sind jedoch schon Mechanismen vorgezeichnet, wie dieser Zerfall aufgehalten werden kann. Nur wenn kollektive bzw. gemeindeeigene Betriebe auf lokaler Ebene Gewinne erwirtschaften und dieser auch von der politischen Vertretung verteilbar ist, kann der Zerfall des zellulären Gesundheitswesens gestoppt werden.

8 ZUSAMMENBRUCH NACH 1978 UND FOLGEN

Auf dem 3. Plenum des 11. ZK im Dezember 1978 wurde ein Politikwechsel eingeläutet und Reformvorschläge als offizielle Politik verkündet, die schon in den Provinzen Sichuan und Anhui umgesetzt worden waren. Bei allen Veränderungen, die hier später diskutiert werden sollen, lässt sich feststellen, was Vivienne Shue (1988: 127) über die ländliche Industrialisierung der achtziger Jahre herausstellte: „[... w]e may discover as much as continuity as change." Die Gesundheitspolitik ist weiterhin den Anforderungen einer wirtschaftlichen Entwicklungs- bzw. Wachstumspolitik untergeordnet. Sollte die Gesundheitspolitik im Großen Sprung der Produktion dienen (wei shengchan fuwu, RMRB 24.9.1958), in der Zeit der Readjustierung der Produktionssteigerungen in der Landwirtschaft unterstellt (wei nongye shengchan fuwu, He Biao 1960: 13, Weigancui 1964-516: 369) oder gut für die [kollektive] Produktion sein (youli shengchan, RMRB 5.12.1968a), muss sie sich nach 1978 einer Wachstumspolitik unterordnen.

Die schrittweise Einführung des Hausverantwortlichkeitssystems in der Landwirtschaft markiert den Strukturbruch nach 1978. Die Dekollektivierung erreicht ihren Schlusspunkt zum Jahr 1984, als die Gemeinden und Dörfer die politischen Organe der Kollektive ersetzen (ZK, SR 12.10.1983).

Vor 1978 organisiert das Kollektiv die landwirtschaftliche Produktion und verteilt den erwirtschafteten Gewinn. Gleichzeitig ist es auch für die Gesundheitsversorgung zuständig und stellt die hierfür nötigen finanziellen und personellen Ressourcen zur Verfügung. Mit der Dekollektivierung fällt diese Übereinstimmung von Gewinnverteilung und Organisation der Gesundheitsversorgung: Die Bauern arbeiten nun in Familienbetrieben, während die neu entstandenen Gemeinderegierungen und Dorfkomitees die Gesundheitsversorgung organisieren sollen.

Die Ausrichtung auf Produktionssteigerungen in der Landwirtschaft hat weitgehende Folgen: In der politischen Auseinandersetzung steht die Einnahmeseite im Zentrum der Diskussion. Dazu gehört, welche Formen der Wirtschaftsformen in der Landwirtschaft ökonomisch effizient und ideologisch vertretbar sind, um möglichst schnell die Produktionszahlen zu erhöhen und spürbare Einkommensverbesserungen bei den Bauern zu erreichen. Fragen der Gesundheitsfürsorge sind nicht mehr in diesen Diskurs integrierbar, weil sie den Blick auf die Ausgabenseite der Gemeinden lenken. Die Gesundheitspolitik spielt keine Rolle mehr, weil sie kein Wachstum erzeugen, sondern nur auf den Erfolg einer Wachstumspolitik aufbauen kann.

Auf der lokalen Ebene sind diese Veränderungen als eine Öffnung des lokalen Spielraums erklärbar: Während der Kulturrevolution blieb zwar der Entscheidungsspielraum weit, doch haben die lokalen Kader sichergestellt, dass die Gesundheitsfürsorge im Kontext einer kollektiven Wirtschaft ‚interpretiert' bzw. sich ausrichtet. Der Interpretationsspielraum öffnet sich nach 1978, weil nun die privatisierten Bauern und selbstständigen Ärzte ihre eigene Bedeutung der Gesundheitsfürsorge – außerhalb der bisherigen Unterstützung für die kollektive Wirtschaft – entdecken. Es bietet sich so ein extrem hoher Entscheidungs- und Interpretationsspielraum, dessen Konsequenzen und eigene Dynamik in den achtziger Jahren durch Einkommenssteigerungen noch überdeckt wurde.

Das vorliegende Kapitel zeichnet diese Dynamik abwechselnd für die zentrale Ebene und für die lokale Ebene nach, da ab dieser Zeit auch gesicherte Quellen für die eigenständige, lokale Rezeption vorliegen. Bei diesem Perspektivwechsel steht im Vordergrund, welche Stellung die Gesundheitspolitik innerhalb der Reformen einnimmt (Kap. 8.1), wie die zentralstaatliche Gesundheitspolitik die Legitimation der lokalen Akteure und Strukturen ändert (Kap. 8.2), welche Dynamik auf der lokalen Ebene daraus entsteht (Kap. 8.3) und wie wiederum auf der zentralpolitischen Ebene mit welchen Steuerungsformen auf diese Entwicklungen reagiert wird (Kap. 8.4).

8.1 Primat der landwirtschaftlichen Entwicklung

Die Modernisierung der Landwirtschaft sowie der wirtschaftliche Aufbau des Landes, die nach Einschätzung der neuen Führung in Peking "lange Zeit nicht im Mittelpunkt der Partei stand" (ZK 27.9.1980: 137) sowie die Steigerung der landwirtschaftlichen Produktion sind jetzt die neue Meßlatte für den Erfolg einer Politik, die Einkommenssteigerungen in der Landwirtschaft an oberste Stelle setzt (ZK 28.9.1979: 125). Die Entwicklungspolitik des Mao-Nachfolgers Hua Guofeng, der auf eine Mobilisierung der Bauern gehofft hatte oder die Volkskommunen zu einer höheren Mechanisierung und Investitionen in landwirtschaftliche Geräte aufgefordert hatte (Hongqi 1977b), versagte an der Finanzknappheit der Kommunen und den sinkenden Einkommen der Bauern (vgl. Diskussion und Daten in Chan/Madsen/Unger 1984 und Parish/Whyte 1978). So schreibt Fewsmith (1994: 20):

> "The lack of understanding of the rural situation and the unrealistic policies adopted after the death of Mao left Hua politically vulnerable on the critical issue of rural policy." Bzw. "Poverty was the critical issue as reformers began challenging Hua Guofeng" (Fewsmith 1994: 21).

Schon 1980 konstatiert die Volkszeitung schonungslos, dass vierzig Jahre nach der Staatsgründung 10% aller Kreise sich immer noch auf einem Niveau von 1949 befänden (Wu Xiang 1980).

Der neue Ministerpräsident Deng Xiaoping und der später nachfolgende Parteisekretär Wan Li setzen auf eine möglichst schnelle Entwicklung der Landwirtschaft: „Entwicklung der [landwirtschaftlichen] Produktion“ (fazhan shengchan) sowie die Verringerung der Lasten der Bauern (jianqing nongmin fudan, s. beide:

ZK 28.9.1979: 128 und ZK 22.12.1978: 123) sind das neue Primat, an dem sich die Politik ausrichten soll.

Von einem funktionierenden lokalen Gesundheitswesen wird hierzu kein Beitrag erwartet. Vielmehr steht das Kollektiv als die Organisationsform zur Disposition, in der bisher Gewinne aus der Landwirtschaft erwirtschaftet und Teile davon für das gemeinsame Gesundheitswesen aufgewendet wurden. Dies hat weitgehende Folgen für die Stellung der Gesundheitspolitik, deren wichtigste Besonderheiten im folgenden diskutiert werden.

8.2 Zentralpolitische Leitlinien zur Gesundheitspolitik

Die Politik des Gesundheitsministeriums ordnet sich den Reformen in der Landwirtschaft unter. Das Gesundheitsministerium hofft, dass mit einem höheren Wirtschaftswachstum neue Ressourcen mobilisiert werden können, die die bisherigen Strukturen der Gesundheitsversorgung in den Dörfern stützen. Es distanziert sich von der Kulturrevolution, vertraut aber weiter auf die damals geschaffenen Strukturen. Dies ist nur möglich, weil es gleichzeitig auf die Dynamik der landwirtschaftlichen Entwicklung in den ländlichen Regionen setzt.

8.2.1 Abrechnung mit der Kulturrevolution

Angehörige des Gesundheitsministeriums, die während der Kulturrevolution verbannt oder zur Feldarbeit aufs Land verschickt worden sind, werden rehabilitiert, Verurteilungen für ungültig erklärt. Sie kehren an ihre alten Arbeitsplätze zurück. Dieser interne Aufbauprozess wird in den Reden und Beschlüssen nach 1978 (Qian Xinzhong 22.3.1979, 24.1.1979; Weibanzi 1980-141) besonders betont, um das Chaos während der Kulturrevolution und der Herrschaft der „Viererbande“ bis 1976 zu unterstreichen.

Der Gesundheitsminister Qian Xinzhong rechnet 1981 mit der Kulturrevolution ab (Qian Xinzhong 24.1.1981: 115-116; s. auch Peng Ruicong 1992: 9): Aufgrund der „linken Fehler“ wurde der Aufbau des Gesundheitswesens vernachlässigt und der Anteil der Investitionen ins Gesundheitswesen sank, sodass die Gesundheit der Bevölkerung nachhaltig geschädigt wurde. Zudem war die Epoche von sinnlosem Aktionismus und völlig überzogenen und realitätsfernen Zielen geprägt. Die Politik, so Qian weiter, hat die staatlichen und kollektiven Institutionen überfordert. Dies führte zu einer noch schlechteren Gesundheitsversorgung. Die Politik vernachlässigte die Funktion der kollektiven Gesundheitseinrichtungen als ein Kompetenzzentrum für das Kollektiv, die privaten Ärzte sowie die fachliche Weiterbildung der Barfußärzte. Für das Land strebte man oberflächlich nach einer möglichst hohen Abdeckung der kooperativen medizinischen Versorgung, ohne das Prinzip der Freiwilligkeit ernst zunehmen (ebd.).

Dieser Abrechnung steht eine Neuorientierung gegenüber: Reformen im Gesundheitswesen sind nun Teil der „Vier Modernisierungen“ (Qian Xinzhong 22.3.1979: 103) und konzentrieren sich zuerst auf die Städte. „Wir besitzen die grundlegenden Voraussetzungen dafür, den Schwerpunkt der Arbeit im Gesundheitswesen nun auf die Modernisierung im Arznei- und Gesundheitswesen zu verlagern.“ (ba weisheng gongzuo zhuo zhongdian zhuanyidao yiyao weisheng xiandaihua jianshe shanglai, ebd.). Diese Aussage ähnelt syntaktisch der Parole, die Mao Zedong (26.6.1965, vgl. Kap. 7.1) ausgegeben hat, nur, dass hier der ländliche Raum keine Erwähnung mehr findet. Schwerpunkte dieser Reform sind eine technische Modernisierung der Ausstattung der Krankenhäuser, ein verstärkter Import von ausländischer Technologie, die intensivere Zusammenarbeit mit ausländischen Fachkräften (Qian Xinzhong 22.3.1979: 107) sowie der Aufbau der medizinischen Ausbildung in Universitäten und Krankenpflegeschulen (105). Am Postulat einer Vorsorge soll festgehalten werden (106). Wissenschaftliche und technische Leistungskriterien sollen die politische Linientreue oder Klassenzugehörigkeit als Zugangskriterien für den medizinischen Dienst ersetzen. Das Gesundheitsministerium greift hier Reformkonzepte auf, die schon für die Modernisierung anderer Sektoren formuliert wurden.

8.2.2 Bestätigung des kollektiven Gesundheitswesens

Während der Schwerpunkt nach 1978 auf die Modernisierung des städtischen Gesundheitswesens gelegt wird, zeigt sich für die ländlichen Gebiete eine inkrementelle Politik. Das Gesundheitsministerium bestätigt die bestehenden Strukturen der ländlichen Gesundheitsversorgung in den Jahren 1978 und 1979. Auch in der postmaoistischen Ära soll das kollektive Gesundheitswesen zum Kreis hin abgeschlossen und zellulär organisiert bleiben.

Man greift auf eine Politik zurück, die schon die Krise nach dem Großen Sprung beseitigt hat: Die Ausdehnung des lokalen Spielraumes und die Hoffnung auf eine Wachstumsdynamik, die zusätzliche Ressourcen schaffen kann, soll das kollektive Gesundheitswesen retten.

8.2.2.1 Festhalten an KMV und Barfußarzt

In einer vorläufigen Mustersatzung wird die kooperative medizinische Versorgung (KMV) (Weishengbu 15.12.1979) wie folgt definiert:

> "[...] eine kollektive Wohlfahrtseinrichtung der Mitglieder und ein in seinem Charakter sozialistisches Gesundheitswesen, das die Mitglieder des Kollektivs mit der Kraft des Kollektivs auf der Basis der Freiwilligkeit aufbauen." (Weishengbu 15.12.1979: Art. 1).

Das Gesundheitsministerium bestätigt den Freiraum der lokalen Ausgestaltung, wie er sich nach dem Großen Sprung entwickelt hat: Dieser Fonds ist unabhängig von dem Haushalt des Kollektivs zu führen. Er finanziert sich aus freiwilligen, meist jährlichen Einzahlungen der Mitglieder sowie der Unterstützung durch den kollektiven Wohlfahrtfonds (gongyijin) (Weishengbu 15.12.1979: Art. 7). Die konkrete Ausgestaltung und Finanzierung ist weiterhin nicht Aufgabe des Zentralstaates, sondern der lokalen Kollektive. Die Kollektive sollen die Finanzierung der Krankenstation sicherstellen (Weishengbu 1.12.1978, 2.12.1978). Konkrete Organisation, das Leistungsspektrum und die Höhe des Mitgliedsbeitrags bleiben den lokalen Einheiten überlassen. Dem einzelnen soll jedoch das Recht eingeräumt werden, seinen monatlichen Beitrag zu senken, indem er Kräuter anpflanzt, bei der Ernte mithilft oder Kräuter sammelt (Weishengbu 15.12.1979: Art. 6). Das Gesundheitsministerium bestätigt ebenso den bisherigen Entscheidungsspielraum der Kollektive. Sie können festlegen, ob diese Fonds auf der Ebene der Brigade oder der Volkskommune eingerrichtet verwaltet werden (Weishengbu 15.12.1979: Art. 4, 9).

Diese Kontinuität der Maßnahmen, die hier vorgeschlagen werden, steht im Gegensatz zu der Wahrnehmung der aktuellen Entwicklungen auf dem Land. Der Gesundheitsminister macht eine „neue Situation“ aus (Qian Xinzhong 24.1.1981: 116). So warnt das Gesundheitsministerium eindringlich schon 1981:

> "Wenn keine politischen Maßnahmen ergriffen werden, besteht in vielen Gegenden die Gefahr des Zusammenbruchs [der kooperativen medizinischen Versorgung] (kuadiao de weixian). Da heute schon in einigen Gebieten Barfußärzte den Beruf gewechselt haben, die kooperative medizinische Versorgung eingestellt ist, keiner für Immunisierung, die patriotische Kampagnen und Geburtenkontrolle oder Vorsorge zuständig ist, gibt es niemanden mehr, der sie [die Bauern] untersuchen, sie spritzen, ihnen Medikamente verabreichen oder nach der neuen Methode ihre Babies zur Welt bringen könnte – der Mangel an ärztlicher Versorgung und Medikamenten (queyi shaoyao) wird immer drastischer. Zudem breiten sich manche Krankheiten wieder aus, sodass Wunderheiler und -hexen, die nur auf den finanziellen Gewinn aus sind und herumpfuschen, sowie feudalistischer Aberglaube sich ausbreiten.“ (Weishengbu 27.2.1981).

Das Gesundheitsministerium erklärt auch, es habe nach 1978 kein zu „realisierendes Modell“ (xiancheng moshi, Cui Yueli 15.1.1983: 119) zur Hand, wie die Krankenstationen reformiert und verändert werden könnten. Dies sei aber ein grundlegendes Charakteristikum der Reform, in der kein ausformuliertes und für alle Regionen gültiges Entwicklungsmodell zur Verfügung stehe (Cui Yueli 15.1.1983: 119).

Einerseits werden die Aufgaben des Barfußarztes von der kulturrevolutionären Rhetorik befreit, andererseits jedoch die wichtigsten Merkmale bestätigt, die sich in der Kulturrevolution herausgebildet haben. Das Kollektiv soll den Barfußarzt auf einem ähnlichen Niveau wie die örtlichen Grundschullehrer bezahlen (Weishengbu 15.12.1979, 27.2.1981).

Das Gesundheitsministerium geht weiterhin davon aus, dass die Kollektive die Barfußärzte unterstützen können: Das Kollektiv soll eine Unterstützung oder Ausgleich (buzhufei) in Form von Arbeitspunkten (gongfen) (Art. 14) auszahlen, die sich aus drei Quellen zusammensetzen:

Wie zu Zeiten der kollektivierten Landwirtschaft sollten die Kollektive den Barfußarzt aus dem Wohlfahrtsfonds unterstützen (gongyijin, Weishengbu

27.2.1981: 1). Staatliche Stellen sollen die Ausbildung organisieren. Die Entlohnung während der Ausbildung ist davon ausgenommen. Vielmehr bezahlt das Kollektiv dem Barfußarzt während der Aus- und Fortbildung die Arbeitspunkte weiter (Art. 16).

Zweitens finanziert sich der Barfußarzt über den erwirtschafteten Gewinn der Station. Dieser selbsterwirtschaftete Eigenanteil war schon in der Kulturrevolution ein wesentlicher Bestandteil (s. Kap. 7, Hongqi 1968: 4).

Hinzu kommt die Unterstützungsleistung aus dem Haushalt der übergeordneten lokalen Gebietskörperschaften (difang caizheng), also den späteren Gemeinden oder des Kreises (Weishengbu 27.2.1981). Es ist aber nicht ausgedrückt, wie hoch diese Unterstützung sein soll und ob diese Zahlungen verpflichtend sind.

Es lässt sich zusammenfassen, dass das Gesundheitsministerium genau die Versorgungsprobleme und die Auflösung der kollektiven Struktur durch die Einführung des Familienverantwortungssystems wahrnimmt. Trotzdem propagiert man weiter die bestehenden Finanzierungsmöglichkeiten.

8.2.2.2 Höhere Flexibilität in ärmeren Gebieten

Bei Finanzierungsengpässen greift die Zentralregierung auf ein Politikmuster zurück, das schon nach dem Großen Sprung angewendet wurde. Wie zu Zeiten der Readjustierung nach dem Großen Sprung kann nur über eine Ausweitung des lokalen Spielraumes und eine Wirtschaftsdynamik die Finanzierung des Gesundheitswesens gesichert werden.

Das Gesundheitsministerium lässt eine höhere Flexibilität in den rückständigeren Regionen zu, wie es sich schon für die Landwirtschaftspolitik aufzeigen lässt: So können ärmere Regionen zu einer Familienbewirtschaftung übergehen, während für die anderen Regionen noch das System einer Bewirtschaftung in einzelnen Gruppen bzw. nur die Produktionsgarantien über bestimmte Mengen an Getreide oder anderen Produkten festgeschrieben sind (ZK 27.9.1980: 137, vgl. auch Zhang Letian 1996: 448, Zweig 1987). Eine ähnliche Tendenz zeigt sich bei der Gesundheitsversorgung. Schon im Jahr 1980 (Weibanzi 1980-141) klärt das Gesundheitsministerium, unter welchen Bedingungen Privatpraxen zugelassen werden könnten, um die größere Nachfrage zu befriedigen und auch den vom Land heimkehrenden und ehemals suspendierten Ärzten, die nicht in die staatlichen Kliniken zurückkehren können, einen Ausweg anzubieten. So können in Rente gegangene Ärzte eine Privatpraxis eröffnen. Es bestehen jedoch auch klare Grenzen. Angestellte Ärzte dürfen ihre bisherigen Positionen nicht verlassen, um nach Feierabend oder auf private Rechnung zu praktizieren (Weibanzi 1980-141). Ebenso wird Ärzten, die momentan schon in staatlichen oder kollektiven Gesundheitseinrichtungen arbeiten oder an staatlichen Universitäten ausgebildet wurden und sich einer Arbeitszuteilung widersetzten, die Selbstständigkeit verwehrt. Eine Privatisierung des bestehenden Personals in den staatlichen und kollektiven Einrichtungen soll verhindert werden.

Während man für die Städte sehr streng verfährt, werden jedoch für die ländlichen Gebiete bestimmte Bedingungen formuliert, unter denen die bestehenden Kriterien erweitert werden können. In den armen Regionen und Gegenden mit geringer Bevölkerungsdichte dürfen auch Barfußärzte ihre eigene Privatpraxis eröffnen (Weibanzi 1980-141).

8.2.2.3 Hoffnung auf Wirtschaftsdynamik

Zusätzlich setzt man auf die Erfolge der Landwirtschaftsreformen. Wenn der lokale Handlungsspielraum ausgeweitet werde, entfache dies eine lokale Dynamik, bei der höhere landwirtschaftliche Produktionszahlen und so auch Einkommen des Kollektivs erzielt werden könnten. Diese Vorstellung greift ebenso auf die Readjustierung nach dem Großen Sprung zurück, bei dem nicht die finanziellen Hilfen des Zentralstaates, sondern eine weitgehende Liberalisierung, die Verlagerung der Eigentumsrechte an Grund und Boden in die Produktionsgemeinschaften und die Vergrößerung der Privatzelle die Hungersnot beseitigte.

Auch für die Organisation des Gesundheitswesens lässt sich argumentieren, dass sich das Gesundheitsministerium erhofft, dass bestehende Finanzierungslücken durch einen wirtschaftlichen Boom geschlossen werden könnten. Dies lässt sich konkret in drei Dimensionen aufzeigen: Erstens setzt man auf die Gewinne der kollektiven Wirtschaft. Zweitens sollen die Gesundheitseinrichtungen autonom wirtschaftlich arbeiten können, in dem sie auf die bestehenden Finanzierungsinstrumente konsequent zurückgreifen und ihr Sparpotential ausnutzen. Drittens geht man von Einkommenssteigerungen der Bauern aus, die eine höhere Selbstbeteiligung beim Krankenhausbesuch und steigende Behandlungskosten rechtfertigen.

8.2.2.3.1 Höhere Gewinne der kollektiven Wirtschaft

Seit 1978 wird das Gesundheitsministerium nicht müde zu verkünden, dass der Zentralstaat die Kosten für das ländliche Gesundheitswesen nicht schultern könne (Qian Xinzhong 22.3.1979: 104, 24.1.1981: 115, Weibanzi 1980-141: 114). Man verweist auf das wirtschaftliche Potential einer Wirtschaftsstärkung, die nicht nur den Bauern ein höheres Einkommen, sondern auch den Kollektiven wieder die Finanzmittel zur Verfügung stellen werde, die ihnen durch die Dekollektivierung genommen wurden.

> „Mit der Entwicklung der kollektiven Wirtschaft werden auch schrittweise die kollektiven Wohlfahrtseinrichtungen (jiti fuli shiye) verbessert, so dass die Lebensbedingungen und die Absicherung der Alten und Schwachen, der Alleinstehenden, behinderten und kranken Kollektivmitglieder sowie der kriegsbeschädigten Soldaten und Märtyrer sich verbessern werden" (ZK 28.9.1979: 127).

So ist nicht verwunderlich, dass der Gesundheitsminister (Cui Yueli 15.1.1983) 1983 in seiner Rede die Reformen in der Landwirtschaft herausstellt. Das Gesundheitsministerium verweist darauf, dass sich mit der Entwicklung der kollektiven Wirtschaft der Anteil des Kollektivs bei der Finanzierung der kooperativen medizinischen Versorgung erhöhe (Weishengbu 15.12.1979: Art. 6) und so eine höhere Erstattung und Befreiung von Krankheitskosten erreicht werden könne (Weishengbu 15.12.1979: Art.7).

Das Zentralkomitee teilt diese Meinung. Nur eine stärkere kollektive Wirtschaft versetze das Kollektiv in die Lage, innerhalb des bestehenden Systems und mit den dort vorhandenen Mitteln eine bessere Gesundheitsversorgung zu gewährleisten. Die Volkskommunen und Brigaden sollen die sozialen Einrichtungen erhalten (ZK 28.9.1979: 126) und ihnen die gleiche finanzielle Unterstützung wie früher zukommen lassen (vgl. z. B. RMRB 10.4.1983: 164).

Wie schon in der Kulturrevolution beinhaltet das ein industrielles Engagement der Gemeinden. Ein Beamter eines Kreisgesundheitsamtes in Jiangsu bemerkt: „Die Rückstellungen des Kollektivs (jiti tiliu) sind eine notwendige Bedingung für die Entwicklung der [Gesundheits-] Einrichtungen" (Zhou Shouqi 1984: 294). Diese Erwartung deckt sich so mit den 62 Artikeln der Readjustierung nach dem Großen Sprung (ZK 27.9.1962, vgl. Zhang Letian 1996).

Der Beamte listet auch stolz die extremen Wachstumsraten der ländlichen Industrie auf, deren Gewinne schon ab 1973 in das kollektive Gesundheitswesen investiert wurden, um mit dem Bau von neuen Gebäuden die ambulante sowie stationäre Behandlung in den Gemeinden zu verbessern. Dabei sticht besonders das Dorf Meicun heraus:

> „Jedem war zu jener Zeit [1975-76] klar, was heute an Meicun besonders ist, wird morgen schon überall normal sein. Und tatsächlich, wie nun mit der Entwicklung der ländlichen Unternehmen[26] auch die Gewinne wuchsen, investierten innerhalb von nur wenigen Jahren alle Gemeinden und bauten so den ländlichen Krankenstationen neue Gebäude" (Zhou Shouqi 1984: 294).

8.2.2.3.2 Kostendeckende Gebühren

Neben höheren Subventionen durch das Kollektiv erhofft man sich im Gesundheitsministerium, dass durch steigende Erlöse die Gesundheitseinrichtungen weiter finanziert werden könnten. Das Ministerium kritisiert so die bisherige Gebührenpraxis: Zu niedrige Gebühren verhindern eine höhere Selbstfinanzierung der Gesundheitseinrichtungen. Niedrige Gebühren, so argumentiert der Gesundheitsminister Qian (24.1.1981: 115), führten zu der Situation, dass die Krankenhäuser „immer ärmer werden, je mehr Patienten sie behandeln" (yue ban yue qiong, Qian 24.1.1981: 115). Schon 1981 wird dieses strukturelle Problem erkannt, das ebenso für die Krankenhäuser in den Städten gilt. So fordert der Gesundheitsminister 1981 eine Veränderung der Gebührenordnung und Erhöhung der Festpreise für Medikamente und medizinische Dienstleistungen (Qian 24.1.1981: 115), um das Überleben der kollektiven Gesundheitseinrichtungen zu sichern.

---

[26] Zhou benutzt hier den Begriff der ländlichen Unternehmen (xiangzhen qiye), obwohl sie bis 1984 unter dem Begriff der Kommune- und Brigadebetriebe (shedui qiye) firmierten.

Ein Beamter in einem Kreisgesundheitsamt (Zhou Shouqi 1984: 293–294) zeigt dieses Problem am Beispiel der Provinz Anhui auf. So sind hier 1957, 1961 und 1967 die Festpreise für Medikamente und medizinische Leistungen auf 51% der ursprünglichen Preise gesenkt worden. Wenn man dies auf den nationalen Preisindex für Medikamente und medizinische Dienstleistungen umrechnet und für das Jahr 1952 den Wert 100 festsetzt, wird 1982 nur noch der Wert 54.5 erreicht. In der gleichen Zeitperiode steigen jedoch das Volkseinkommen, das Bruttosozialprodukt sowie der Preisindex. Unter diesen vom Staat niedrig gehaltenen Preisen und damit politisch [gewollten] Verlusten (zhengzhixing kuisun, ebd.) leiden die kollektiven Krankenstationen: Während in den Kreiskrankenhäusern und Zentralen Krankenhäusern der Volkskommune über eine teilweise Bezahlung des Personals und die Finanzierung von Geräten und Ausstattung die vom Staat selbst als zu billig erzwungenen Preise wieder ausgeglichen werden (buchang), entfallen diese Hilfen komplett für die Gesundheitseinrichtungen der Gemeinde und des Dorfes. Die Dorfkrankenstation beschäftigen weder staatliches Personal noch erhalten sie Ausgleichszahlungen. Sie müssen Medikamente und Dienstleistungen zu einem politisch niedrigen Preis anbieten, die zum Teil in den Gebührenstandards für die Dorf- bzw. Brigadekrankenstation noch niedriger veranschlagt sind (vgl. Beispiel von Brigadehaushalt in Huang Shu-min 1988). Die Finanznot in den kollektiven Gesundheitsorganisationen ist besonders prekär und vom Staat verursacht.

Diejenigen staatlichen Gelder, die den kollektiven Gesundheitseinrichtungen zufließen, sind dementsprechend für Zhou überhaupt keine Subvention oder Unterstützungsleistung (buzhu), sondern Ausgleichszahlungen für die staatlich provozierte drastische Unterfinanzierung auf der lokalen Ebene. Mit ihnen werden, so Zhou weiter, den Krankenstationen die entgangenen Gebühren zurückbezahlt, die ihnen zumindest bei einer kostendeckenden Gebührenveranschlagung für Dienstleistungen und Arzneien zustehen (Zhou Shouqi 1984: 293–294, 1992: 149).

8.2.2.3.3 Höhere Effizienz der Einrichtungen

Das Gesundheitsministerium geht zusätzlich von einem großen Einsparpotential durch eine höhere Effizienz in den Einrichtungen aus. So fordert der Gesundheitsminister 1979, dass man das Management in den Gesundheitseinrichtungen straffen, die Ausgaben rigoros senken sowie die Einnahmen erhöhen solle (hen zhua zengshou jiezhi, Qian 22.3.1979: 106). Die Einrichtungen sollten effektiver und gewinnbringender arbeiten.

Das Gesundheitsministerium bleibt dabei in seinen Vorstellungen unscharf. Eine Privatisierung oder Verpachtung wird nicht angesprochen. Genauso wie die Zukunft und Durchsetzung des Haushaltsverantwortlichkeitssystems zu diesem Zeitpunkt noch unklar ist und die Zentralregierung erst 1983 einen klaren Standpunkt findet, wird auch die Privatisierung nicht explizit erwähnt.

Die Einrichtungen sind angehalten, über medizinische Dienstleistungen und Anwendungen sowie längere Öffnungszeiten ihr eigenes wirtschaftliches Potential auszunutzen. Dazu gehört auch, dass die Krankenstationen medizinische oder therapeutische Dienste stärker über den Verkauf von Medikamenten und anderen Dienstleistungen finanzieren (yi fu bu yi).

8.2.3 Zusammenfassung

Die wichtigsten Merkmale der Gesundheitspolitik lassen sich folgendermaßen zusammenfassen:

Die Strukturprinzipien einer Gesundheitsversorgung aus der Kulturrevolution werden trotz beginnender Dekollektivierung bestätigt.

Das Gesundheitsministerium bleibt trotz der wahrgenommenen Probleme bei dieser inkrementellen Politik, weil es davon ausgeht, dass höheres Einkommen die finanziellen Ausfälle durch die Einführung des Haushaltverantwortlichkeitssystem ausgleichen und die bisherigen Strukturen stützen könnte.

In besonders marginalisierten Gebieten, in denen die Wirtschaftskraft schwach ist oder die Gesundheitsversorgung besonders katastrophal ist, reagiert das Gesundheitsministerium wie die Zentrale bei der Readjustierung nach dem Großen Sprung mit einer Ausweitung des lokalen Entscheidungsspielraumes.

Inwieweit diese staatliche Politik jedoch auch auf der lokalen Ebene gehört bzw. wie sie verarbeitet wird, zeigt das nächste Kapitel.

8.3 Lokale Vielfalt und Dynamik der Ungleichzeitigkeit

Die folgende Analyse der lokalen Prozesse verdeutlicht die Bedeutungslosigkeit der Gesundheitspolitik für die Entwicklung des lokalen Gesundheitswesens. Dies wirft die Frage nach der Logik im lokalen Raum auf.

Während die Auseinandersetzungen um die Dekollektivierung der Landwirtschaft durch die offizielle Staatsdoktrin heute weitgehend überdeckt und künstlich geglättet sind (s. Diskussion in Zweig 1997: 86-107), bleibt innerhalb der Forschungsliteratur der Gesundheitswissenschaften im Dunkeln, wie in den Kommunen die Gesundheitsinstitutionen mit der Dekollektivierung reorganisiert werden. Das System der kooperativen medizinischen Versorgung wird durch die Dekollektivierung "ausgewaschen" (washed out, Hsiao 1984: 931). Das Augenmerk der bestehenden Untersuchungen liegt so vor allem entweder auf dem Ergebnis oder auf der Ebene des Kreises (Xiang/Hillier 1995), wobei die Umstände sowie die Vorgänge in den Gemeinden und Dörfern im Dunkeln bleiben.

Die empirische Datenlage ist dünn. Es wird aber deutlich, dass die staatliche Gesundheitspolitik ihre Prägung verloren hat, weil sich im lokalen Spielraum eine eigenständige Wahrnehmung und Interpretation herausarbeiten lässt, die von der zentralen Argumentation abweicht. Dies lässt sich am Beispiel der Barfußärzte sowie der Bauern aufzeigen.

8.3.1 Dynamik der Ungleichzeitigkeit

Hierzu soll der Prozess der Ungleichzeitigkeit eingeführt werden.[27] Damit soll ein Phänomen definiert werden, dass die Politik*entscheidung* vollzogen, die konkrete, vor allem negative Politik*wirkung* den Akteuren darum nicht bewusst wird, weil sie viel später auftritt. Ungleichzeitigkeit beschreibt so die Dynamik und den Prozess einer eigenständigen Wahrnehmung und Interpretation im lokalen Spielraum vor dem Hintergrund zeitlicher Distanz und der Interdependenz von verschiedenen Politikfeldern.

Entscheidendes Merkmal ist hierbei eine Verkettung von mehreren lokalen Umstrukturierungen. Negative Wirkungen eines Prozesses bleiben verdeckt, weil sie von anderen Prozessen überlagert sind. Diese Sprengung der politischen und ökonomischen Einheit des Kollektivs und die Verschiebung der ökonomischen (bzw. landwirtschaftlichen) Basiseinheit vom Kollektiv zur Familie führte einerseits bis zur ersten Hälfte der achtziger Jahre zu Einkommenssteigerungen bei den Bauern (s. CASS 2000: 5, 200) aber auch zu Kostensteigerungen im Krankheitsfall und höheren Medikamentenpreisen, da nun die Basisversorgung nicht mehr über die Verrechnung der Basispunkte von den Kollektiven beglichen werden kann. Diese Übertragung der Gesundheitskosten vom Kollektiv auf die Familie vollzieht sich lautlos, weil die Akteure die Übertragung von landwirtschaftlichen Produktionsrechten 1978 als *Chance* auf höhere Einkommen in der Landwirtschaft sehen und so auch diese Verschiebung im Gesundheitsbereich als einen *riskanten K*ostenfaktor bzw. unternehmerisches Risiko unterschätzen. Damit wird aber auch deutlich, dass die Umstrukturierungen im ländlichen Gesundheitswesen nicht von gesundheitspolitischen Entscheidungen, sondern vielmehr von den Erfolgen der Umstrukturierungen innerhalb des politischen Spielraums abhängig ist. Die Dynamik der Umstrukturierungen ist so nicht dem zentralpolitischen Impuls, sondern der subjektiven Wahrnehmung und Interpretation von parallelen Strukturveränderungen im lokalen Raum zu verdanken. Dieser Zusammenhang lässt sich auf einer quantitativen Basis nicht beweisen, weil die Statistiken zu den Steigerungen der privatfinanzierten Gesundheitsausgaben erst seit den neunziger Jahren geführt werden (vgl. Aufstellung in Chen Jiagui et al. 2001: 291).

Dieser Zusammenhang gibt auch den Weg vor, wie die Problematik des Gesundheitswesens später wieder in den Blickpunkt der Zentralregierung oder der Bauern zurückkommen wird. Hinreichend sind nicht allein die Kostensteigerungen für eine private Gesundheitsversorgung. Die Probleme im Gesundheitswesen kommen erst dann unabhängig von ihrer quantitativ messbaren Steigerungsrate (s. z. B. Bloom/Fang 2003: 3 nach World Bank 2002: Table 7.14) und von Reformbemühungen zum Vorschein und werden laut artikuliert, wenn andere Reformpro-

[27] Ich verdanke diesen Begriff Offe (1992), der im Zusammenhang der Transitionsprozesse in Osteuropa auf die Schwierigkeit von Gesellschaften hinweist, die in der Aufbau- und Konsolidierungsphase ihrer demokratischen Institutionen auch gleichzeitig den wirtschaftlichen Umbau legitimieren müssen.

jekte scheitern: Eine unzureichende soziale Absicherung vor den Gefahren von explodierenden Behandlungskosten und steigende Medikamentenpreise werden den Betroffenen bewusst, wenn man vom bisherigen sozialen Netz der Arbeitseinheit ausgeschlossen ist oder wenn sich die eigenen finanziellen Verdienstmöglichkeiten dramatisch verschlechtert haben.

Die Ungleichzeitigkeit begründet so eine unkalkulierbare Dynamik von Entwicklungen innerhalb eines Politikfeldes. Die Dringlichkeit einer Reform resultiert nicht aus einer medizinischen Dringlichkeit, sondern ist vor allem Resultat der Wahrnehmung von Problemen außerhalb des Gesundheitswesens. Problemdruck und Anforderungen werden so in dem Maße und in der Geschwindigkeit von außen an das Gesundheitswesen herangetragen, wie andere Reformen versagen oder sich ihre Vorteile abschwächen.[28]

Besonderes Augenmerk gilt dem Moment, in dem die bestehende Ungleichzeitigkeit wieder in eine Gleichzeitigkeit umschlägt und in welchem Politikbereich diese wahrgenommen wird bzw. welche Anstrengungen unternommen werden, dies politisch zu korrigieren.

Mangels quantifizierbarer Daten werde ich diese Dynamik der Entstehung der Ungleichzeitigkeit am Beispiel der Barfußärzte, der Bauern sowie der Gemeinderegierungen während der Dekollektivierung bzw. Privatisierung diskutieren. Für alle Gruppen lässt sich aufzeigen, dass jegliche Veränderungen im Gesundheitswesen immer als Chance bzw. Gewinn wahrgenommen werden, die einer Entpolitisierung des ländlichen Gesundheitswesens Vorschub leisten.

8.3.2 Barfußärzte

Anhand von vier Beispielen soll dieser Privatisierungsprozess nachgezeichnet werden.

Ein Beamter des Gesundheitsamtes (Zhou Shouqi 1992: 151/152) beschreibt die Privatisierung im Kontext der geforderten Unterstützungsleistung für die Barfußärzte. Es sei sehr schwierig, der Weisung des Gesundheitsministeriums (Weishengbu 27.2.1981) gerecht zu werden, nach der eine ausreichende Entlohung der Barfußärzte auf dem Niveau der Dorflehrer erreicht werden solle. In Suzhou wende man, so Zhou weiter, das Prinzip der "drei Gebühren und einer Differenz" (san fei, yi cha) an. Die Krankenstation des Barfußarztes finanziere sich über die Anmeldegebühr, Gebühr für den ärztlichen Hausbesuch (chuzhenfei), die Injektionsgebühr (zhushefei) sowie die Gewinnmarge, die aus dem Unterschied zwischen Ein- und Verkaufspreis der Medikamente (yaopin pi ling chajia) entstehe. Hinzu müsse eigentlich noch die Unterstützung des Kollektivs kommen.

[28] Dieses Phänomen zeigt sich auch in Deutschland. Eine verstärkte Diskussion der Reformen im Gesundheitswesen setzt trotz jahrzehntelanger und ähnlicher Wachstumsraten erst in den siebziger Jahren ein, wie das Wirtschaftswachstum nachlässt oder sich immer größere Wirtschaftskrisen abzeichnen (vgl. Döhler 1990, Bernardi-Schenkluhn 1992, Alber 1992).

Dies sei aber nicht umgesetzt worden (bing meiyou luoshi, Zhou Shouqi 1992: 152).

Der Interpretationsspielraum öffnet sich: Obwohl das Gesundheitsministerium oder das ZK noch darauf insistieren, dass die sozialen Dienstleistungen ein Teil der Aufgaben der Volkskommune sind (Weishengbu 27.2.1981, ZK 28.9.1979: 127), wird dieser Ruf auf der lokalen Ebene nicht mehr vernommen bzw. ignoriert. Zur Zeit der Kollektivierung waren die Kader für die Finanzierung der Barfußärzte zuständig. Den Aufbau des Gesundheitswesens nehmen sie nun nicht mehr als ihre Aufgabe wahr, da sich eine Möglichkeit bietet, die Krankenstation zu privatisieren und außerhalb des Regelungsbereichs der Kollektive zu stellen.

In Chen Village (Pseudonym für ein Dorf in der Provinz Guangdong in Chan/Unger/Madsen 1984), das zu einer der ärmsten Dörfer/Brigaden in einer Gemeinde/Volkskommune gehört, geht die Dekollektivierung über den verordneten Rahmen der Landwirtschaft hinaus. Als die Brigade- und Kommunekader die Industriebetriebe, den Dorfladen, Traktoren und den Obsthain innerhalb des Haushaltsverantwortungssystems an Mitglieder der Brigade überlassen (Chan/Madsen/Unger 1984: 270, 271), geht die Mühle an einen privaten Pächter. Die sozialen Einrichtungen des Kollektivs lösen sich auf. In einem anderen Dorf wird konsequent auch das ehemalige Versammlungshaus der Volkskommune abgerissen und die Ziegel werden meistbietend verkauft (Gao Mopo 1999: 173). Dieser Privatisierung fällt auch das Basketballfeld vor der Dorfschule zum Opfer. Dieses beste Grundstück im Dorf kann sich gegen viele andere Interessenten der Dorfvorsteher sichern, der dort sein Wohnhaus errichtet. Einem großen Interesse für die „Filetstücke" des Dorfes steht eine Interesselosigkeit für die Krankenstation gegenüber: Die Dorfkrankenstation geht an den einzigen Bieter, den ehemaligen Barfußarzt, für 50 Yuan pro Jahr (Chan/Madsen/Unger 1984: 273).

Krankenstationen, so zeigen diese Beispiele, haben keine besondere Qualität als soziale Einrichtungen, auch wenn dies vom Gesundheitsministerium betont und eine Überlassung wie bei den Wirtschaftsbetrieben ausgeschlossen wird. Auf der lokalen Ebene werden die Krankenstationen wie kollektive Betriebe als Teil des Kollektivs wahrgenommen und so auch als Teile seines Vermögens privatisiert. Die Kader in Chen Village berufen sie sich dabei auf eine Entscheidung des Staatsrates (Chan/Madsen/Unger 1984: 274), in der die Aufgaben und Struktur der kollektiven Betriebe dargelegt werden (Guowuyuan 4.5.1981). Hier kann nicht geklärt werden, inwieweit die Privatisierung von ehemaligen kollektiven Einrichtungen oder Gegenständen auf Weisungen zurückgeht oder ob nicht vielmehr autonom getroffene Entscheidungen mit einer zentralpolitischen Weisung im Nachhinein legitimiert wurden. In einem anderen Kreis (Xiang/Hillier 1995) wird die Privatisierung der Krankenstation der Volkskommune mit einer Entscheidung des Staatsrates zu Eigentumsreformen vom Februar 1982 legitimiert (Xiang/Hillier 1995: 1057[29]).

In diesen drei Gemeinden zeigt sich eine de-facto-Privatisierung, die sich nicht auf Politikinhalte der Gesundheitspolitik beruft. Vielmehr legitimieren die lokalen Akteure ihre Aktionen mit Weisungen aus anderen Politikfeldern.

Es ist die Qualität einer eigenständigen Interpretation: Man wählt nicht mehr aus bestehenden Optionen aus, sondern interpretiert eine Intervention der zentralen Ebene neu, z. B. indem man die Privatisierung auf Ebenen oder Politikfelder ausdehnt, die dafür nicht ausdrücklich vorgesehen sind.

Auch in Lin Village zeigt sich die Qualität des Interpretationsspielraumes:

> " [...] all collective production facilities in this village went 'private' after mid-1984." Huang Shu-min 1988: 881).

So werden auch in Lin Village nicht nur die Traktoren, Ochsen oder der Kooperationsladen, sondern auch die Brigadekrankenstation aufgeteilt. Es ist für Huang Shu-min (1988: 887) eine Phase des Chaos und der Wirren, da für kurze Zeit auch die Impfungen für Kinder und Neugeborene unterbrochen werden und in dieser Zeit ein Kind stirbt.

In Lin Village kann man auch sehen, wie sich die Barfußärzte neu ausrichten und unabhängig immer als Transformationsgewinner hervorgehen. Die drei ehemaligen Barfußärzte in Lin Village teilen die Brigadestation unter sich auf und arbeiten nun als selbstständige Ärzte. Damit entfällt auch ihre ehemalige geographische Arbeitsteilung: Früher waren sie ausschließlich für bestimmte Produktionsteams zuständig, nun treten sie in Konkurrenz zueinander. Während die Ärztin mit der geringsten Fortbildung und Erfahrung von den Bauern als unfähig betrachtet wird, durch die neu eingerichteten Examina fällt (Huang Shu-min 1988: 887) und später ganz aufgibt, kann ein Arzt, dessen Fortbildung in chinesischer und westlicher Medizin schon als Sanitäter während des Koreakrieges begann, auf das Vertrauen der einheimischen und auswärtigen Bauern setzen (Huang Shu-min 1988: 886). Er verlässt sogar die zu kleinen Räumlichkeiten der Brigadestation und richtet in seinem eigenen Wohnhaus ein Behandlungszimmer ein. Alleine lässt sich dies nicht mehr organisieren, so dass ihn sein Sohn als Buchhalter unterstützt. So kann er zu Mitte der achtziger Jahre das höchste Einkommen im Dorf erzielen (ebd.).

Hohe Verdienstmöglichkeiten in der Landwirtschaft führen dazu, dass viele Bauern ihre Tätigkeit als Barfußarzt aufgeben und selbst in die Landwirtschaft zurückkehren. Sie werden nicht herausgedrängt, sondern von den neuen Möglichkeiten in der Landwirtschaft angezogen. Nach 1978 sinken die Zahlen derjenigen Bauern auf eine dramatische Weise, die als Barfußarzt auf dem Land die Primär-

---

[29] Das Dokument bleibt jedoch bei Xiang/Zheng 1995 ungenannt. Eine genaue Zuordnung war nicht möglich.

versorgung geleistet haben (mehr oder minder verläßliche Zahlen in Jamison/Evans 1984, Wang Bin et al. 2000).

Die Situation der Ungleichzeitigkeit lässt den Wechsel in die Landwirtschaft oder die Spezialisierung als Arzt als Chance erkennen, weil das Risiko durch steigende Einkommen minimiert ist. Im wirtschaftlichen Aufschwung bieten sich neue und lukrativere Chancen inner- und außerhalb des Gesundheitswesens, die sie auf jeden Fall besser stellen als in ihrem bisherigen Beruf als Barfußarzt. Für die schlecht ausgebildete Ärztin in Lin Village bedeutet ihr Ausscheiden Anfang der achtziger Jahre nicht den finanziellen Ruin, da sie als Bäuerin arbeitet und so einen besseren Lebensstandard genießen kann als je zuvor.

Die Strukturveränderungen vollziehen sich lautlos und ohne großes Aufsehen, da die negativen Auswirkungen und Risiken der Transformation im Gesundheitswesen durch die Umstrukturierung in der Landwirtschaft entschärft werden: Freigewordene Arbeitskräfte werden hier aufgefangen und gelangen so zu höherem Wohlstand.

8.3.3 Bauern

Das Phänomen der Ungleichzeitigkeit zeigt sich auch bei den Bauern. Die neue Politik ermöglicht ihnen neue Freiräume und Gewinnzuwächse, wie sie in den letzten vierzig Jahren nicht möglich waren. Die Einkommenszuwächse in der Landwirtschaft überdecken so die Kosten, die nun für teurere Medikamente oder Behandlungskosten im Gesundheitswesen aufgewendet werden müssen.[30]

Der Zusammenbruch des Kollektivs wird als Chance wahrgenommen, weil der Verdienst der Bauern nicht in Arbeitspunkten verrechnet und bestimmte Leistungen vorab abgezogen werden (Parish/Whyte 1978: 61ff). Sie sind so in der Lage, einen größeren Teil des Lohns selbstbestimmt zu verwenden, um beispielsweise nicht im Dorf vom Barfußarzt, sondern in einem städtischen Krankenhaus professionelle ärztliche Hilfe zu ersuchen.

Die auf zentralpolitischer Ebene verabschiedete Gesundheitspolitik erweist sich lokal als nur beschränkt wirksam, weil der Parteikader in der Gemeinde den zentraldefinierten Interpretationsspielraum nicht respektiert, sondern selbst taktisch verändert. Die kollektiven Gesundheitseinrichtungen werden wie andere kollektive Einheiten wahrgenommen. Zentralstaatliche Politik zur Dekollektivierung der Landwirtschaft und Kleinindustrie wird auch auf die Sozialeinrichtungen übertragen, so dass in der Folge Krankenstationen wie andere Teile des Kollektivs behandelt und privatisiert werden. Die Restrukturierung des ländlichen Gesundheitswesens verweist so auf lokale Faktoren, die als *Folgewirkung* der wirtschaftlichen Umstrukturierung in den Kollektiven dargestellt werden können. Ergebnis-

[30] Dieser Zusammenhang ist nicht quantifizierbar, da erst ab 1990 die Steigerungen der Behandlungskosten gemessen werden (z. B. Chen Jiagui et al. 2001: 291).

se dieser Umstrukturierungen im Gesundheitswesen können so durch die Ungleichzeitigkeit, die durch eine Dynamik der Landwirtschaftsreform verursacht worden ist, nicht eindeutig zugeordnet werden.

8.3.4 Folgen für Struktur und Dynamik im Gesundheitswesen

Interessant ist, dass das Konzept der (Un-)gleichzeitigkeit eine wichtige, wenn bisher auch nur implizite Bedingung in Ois Ansatz des local state corporatism ist (Oi 1992, 1995, 1998) und in ihre bestehende Argumentation eingefügt werden könnte (s. Abb. 5). So zeigen sich im Bereich des wirtschaftlichen Engagements der Lokalregierungen bei den ländlichen Unternehmen in zweierlei Wirkungen sofort (= gleichzeitig). Es entstehen höhere Einnahmen im Gemeindehaushalt und für die Bauern werden neue Arbeits- und Verdienstmöglichkeiten geschaffen. Die Lokalregierung steuert diese Betriebe. Management und politische Führung sind oft eng miteinander verknüpft. Ehemalige politische Kader übernehmen Leitungsfunktion. Bei erfolgloser Unternehmensführung kann dies zu politischen Legitimationskrisen führen, weil politische Vertreter die Verwendung von kollektivem Kapital rechtfertigen müssen. Wenn das politische Projekt der ländlichen Industrialisierung scheitert und die Lokalregierungen nicht halten können, was sie den Bauern versprochen haben, kann es zu lokalem Widerstand und sozialen Unruhen kommen.

Im Gesundheitswesen zeigt sich die negative Ausprägung dieses Charakteristikums: Ein Aufbau des Gesundheitswesens bringt sofort (= gleichzeitig) keinen finanziellen Gewinn. Es ist naheliegend, dass die Kader jede Möglichkeit wahrnehmen, diesen Bereich aufgrund der finanziellen sowie personellen Belastung zu privatisieren. Mit einer Delegation an die Privatärzte, Privatisierung im Markt sowie die Übertragung der Verantwortung und des Risikos auf die Familien hat die Lokalregierung sich einer Aufgabe entledigt. Die Zentralregierung hat damit ihren lokalen Agenten verloren, der bisher eigentlich mit dem Aufbau des Gesundheitswesens beauftragt war.

Mangelnde Versorgung wird jedoch nicht als politische Krise gesehen, weil diese „Externalisierung" nicht sofort Wirkung zeigt. Auf die Privatisierung des Gesundheitswesens folgt nicht sofort und zwingend eine Erkrankung des gesamten Dorfes. Die Bauern fordern eine höhere Finanzierung und Organisation des Gesundheitswesens nicht ein. Dies würde ihre gerade gewonnenen Freiheiten und finanziellen Entscheidungsspielräume wieder einschränken und höhere Abgaben an die Gemeinden rechtfertigen. Die Strukturen der Externalisierung können so geschaffen werden, bevor sie vom Subjekt realisiert werden: Das Gesundheitswesen ist bereits privatisiert und entpolitisiert, wenn Krankheiten und ihre Behandlungskosten dem Bauer das finanzielle Risiko bewusst werden lassen. Dann kommt es nicht zu einer politischen Auseinandersetzung mit der Lokalregierung, sondern die Bauern betrachten ihr Problem als individuelles Schicksal, dessen

Lösung von den finanziellen Möglichkeiten der Familie sowie den fachlichen Qualitäten des Arztes abhängt. Deshalb fordern die Bauern eine funktionierende Gesundheitsversorgung nicht ein, und die Lokalregierung kann diese Verantwortung gegenüber höheren politischen Stellen mit der Begründung ablehnen, weil ihr dafür keine Ressourcen zur Verfügung stehen.

Abb. 5: Entwicklungsdynamik im Vergleich

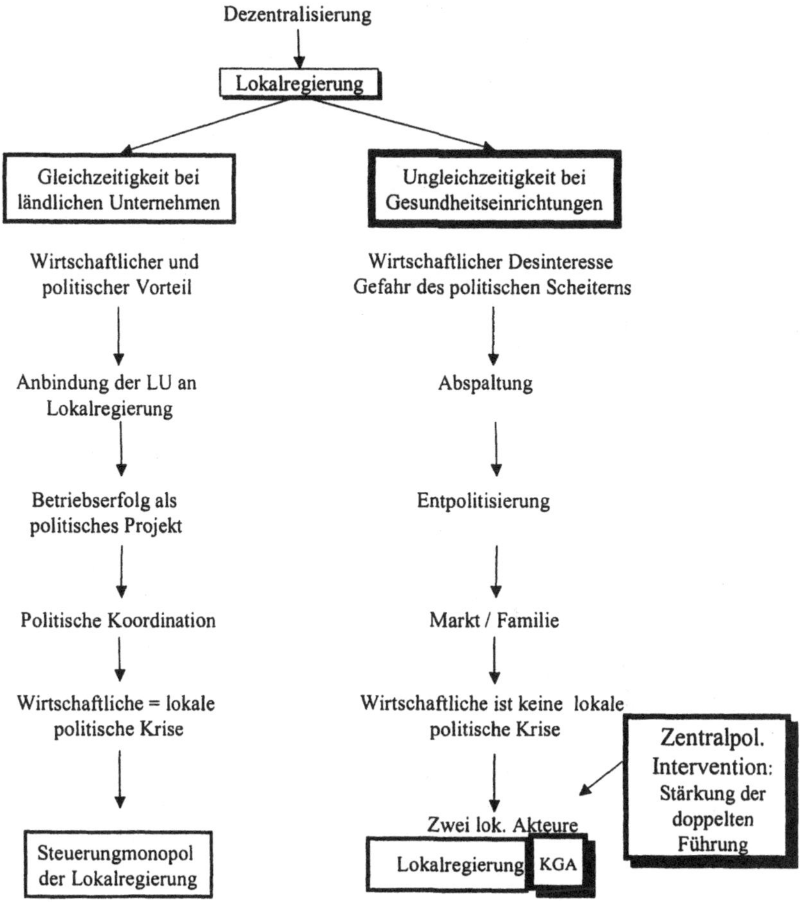

So wird das Paradox verständlich, wonach die Verknüpfung von sozialer Frage und Restrukturierung des Gesundheitswesens nicht von der Lokal-, sondern viel später in den neunziger Jahren von der Zentralregierung vorgenommen wird. Sie ist es, die im Namen der Bauern eine bessere Gesundheitsversorgung von der Lokalregierung einfordert, auch wenn sie sich hier nicht auf artikulierte politische Forderungen der Bauern berufen kann.

Die Distanz zum lokalen Raum und mangelnde Finanzierungsmöglichkeiten machen der Zentralregierung eine eigene Intervention nicht möglich. Wie schon in den vorhergehenden Epochen beschränkt sie sich auf die Möglichkeit, das bestehende Prinzip der doppelten Führung zu stärken und dem Gesundheitsamt wieder mehr Einfluss zu geben, der lokal das Gesundheitsinteresse vertreten kann. Sie verändert so die Akteurkonstellation im lokalen Spielraum, um einen höheren Einfluss auf die Lokalregierungen nicht durch höheren Druck von oben, sondern vielmehr in Verhandlungen auf der lokalen Ebene zu erreichen.

8.4 Steuerung des lokalen Spielraumes

Die Privatisierung der Landwirtschaft und folgende Auflösung der Kollektive finden mit der Gründung der Gebietskörperschaften zu Jahresbeginn 1984 (ZK, SR 12.10.1983) ihren Abschluss. Die politischen Funktionen ehemaliger Volkskommunen gehen in die Gemeinde als die unterste Gebietskörperschaft im Staatsaufbau der VR China über, während die Brigaden in Dorfverwaltungen aufgehen (DorfOrg 1987, 1998, OrgG 1986, s. Abb. 1).

Das folgende Kapitel fragt, wie die Zentralregierung das lokale Gesundheitswesen seit den achtziger Jahren steuert. In hochdezentralisierten Systemen lässt sich diese Frage weniger anhand der Finanzströme beantworten, weil das bestehende geringe Finanzierungsausmaß die schon bekannte Dezentralität des Politikfeldes unterstreicht.[31] Mangelnde Finanzierung durch die Zentralregierung ist aber nicht mit einer Abwesenheit von staatlichem Handeln gleichzusetzen. So steht hier die Frage im Mittelpunkt, wie die Zentralregierung die Distanz innerhalb der Formen der Steuerungsfähigkeit institutionalisiert, also die lokale Ebene strukturiert, ihre Grenzen absteckt, und sie beobachtet. Die Zentralregierung schafft und strukturiert einen lokalen Spielraum: Sie gibt die Rollen der Akteure, ihre Rechte und Spielregeln vor. Sie definiert, welche Aufgaben die lokalen Akteure zu übernehmen haben, wie sie sich legitimieren und welche Ressourcen ihnen zur Verfügung stehen. Im Mittelpunkt stehen in der folgenden Analyse die Ebenen des Kreises, der Gemeinde und des Dorfes. Wenn Kampagnen nicht mehr durchsetzbar sind und sich nur eine beschränkte Finanzierung in Kapitel 8.4.1 aufzeigen lässt, gewinnt das Prinzip der doppelten Führung als wichtiges Ordnungsprinzip an Bedeutung (Kap. 8.4.2).

[31] Ganz abgesehen von diesem methodischen Einwand finden sich in den offiziellen Jahrbüchern (GesJ 2001: 474) und Statistiken des Gesundheitsministeriums (GesSta 2002) nur Daten für Krankenhäuser auf der Kreis-, Provinz- und Zentralebene. Daten zu den Gesundheitseinrichtungen in Gemeinde und Dorf sind hier nicht aufgelistet (z. B. Zhao Kun et al. 2002).

8.4.1 Massenkampagnen und Mobilisierung

Das wichtigste und effektivste Mittel ist in den fünfziger Jahren die Massenkampagne (Dangdai zhongguo congshu bianjibu 1986: 51–111, bes. 86). Trinkwasseraufbereitung, geregelte Fäkalienentsorgung, Aufklärung, Körperhygiene und Trockenlegung von Feuchtgebieten haben in den fünfziger und sechziger Jahren hygienische Verbesserungen hervorgebracht und Seuchen wie Viruserkrankungen oder die Bilharziose zurückdrängen können (Dangdai zhongguo congshu bianji bu 1986: 224–289). Diese Erfolge waren jedoch nur vorübergehend. Zusätzlich sind sie mit einem großen Vertrauensverlust in die politische Führung erkauft worden. Die politischen Exzesse und negativen Erfahrungen während des Großen Sprungs und der Kulturrevolution haben das Gesundheitsministerium ihres effektivsten politischen Steuerungsinstruments beraubt.

Heutzutage sind die Hürden für die Durchführung einer Kampagne sehr hoch gesetzt. So müssen ihre Ziele gut vermittelt werden und der Vorteil dieser Handlung allen Beteiligten schnell einleuchten (GesJ 2001: 154ff). Auf dem Land werden vom Gesundheitsministerium Kampagnen für die Verbesserung der hygienischen Zustände und der sanitären Anlagen sowie des Trinkwassers verfolgt (liang guan wu gai, Dangdai zhongguo congshu bianji bu 1986: 66), die auch Teil der Patriotischen Gesundheitskampagne (GesJ 2001: 154ff.) sind.

Dies gilt auch für die städtische Bevölkerung, die vom Gesundheitsministerium zu einer Unterstützung der ländlichen Gesundheitsversorgung aufgefordert wird. Das Gesundheitsministerium propagiert die Vorteile eines Arbeitsaufenthalts von medizinischen Fachkräften aus der Stadt in den ländlichen Gesundheitseinrichtungen nicht nur 1983 (Weishengbu 18.9.1991), sondern erneut auch 1991 (ebd.). Es schreibt auch in die Liste der Bedingungen für eine Verpachtung von Krankenhäusern den Pächtern vor, dass sie auch weiterhin das ländliche Gesundheitswesen in den zurückgebliebenen Regionen zu unterstützen haben (Weishengbu 28.5.1988). Noch bis in die achtziger Jahre übernehmen städtische Krankenhäuser die Aufsicht und Fortbildung von einem „Partnerkreis" in der eigenen Provinz. Medizinisches Personal in der Stadt hält sich vorübergehend in den Kreiskrankenhäusern auf, während Ärzte von Kreiskrankenhäusern zu Fortbildungsmaßnahmen in das städtische Krankenhaus kommen (Beispiel in Henderson/Cohen 1984). In den achtziger Jahren bricht jedoch dieser Austausch zusammen: Der Gesundheitsminister muss zugeben, dass die Erfolge sich sehr in Grenzen halten und die Bewegung „Städtische Gesundheitseinrichtungen unterstützen das Land" (wei zhi nong) eher oberflächlich ausgeführt und nicht den erhofften Erfolg gebracht hat (Chen Minzhang 11.3.1990: 200).

Noch weniger Erfolg sind Reformvorschlägen beschieden, die eine überministerielle Lösung erfordern oder die Dichotomie von Stadt und Land vermindern wollen. So fordert der Gesundheitsminister, die Landflucht der ausgebildeten Dorfärzte zu stoppen, in dem man ihren Haushaltsstatus von einem nichtstädtischen Haushalt in einen städtischen Haushalt umwandelt (Chen Minzhang 11.3.1990: 200). Es ist jedoch nicht die Gesundheitsbürokratie allein, die diese Entscheidung umsetzen kann, sondern sie kann es nur in einer koordinierten Aktion mit anderen Ministerien.

Der lokale Spielraum ist nicht nur von den Städten abgetrennt, sondern auch von einer direkten Steuerung (durch Kampagnen) oder Unterstützung (durch die Stadtbevölkerung) nicht mehr erreichbar. Die Distanz von Zentrale und lokalem Raum ist dadurch zu groß geworden. Es stellt sich für das Gesundheitsministerium um so dringender die Aufgabe, wie ein effektives Verwaltungssystem aufzubauen ist, um in ausgewählten Bereichen die Distanz zu überwinden und dadurch eine Kontrolle des lokalen Raumes zu erreichen. Innerhalb des Prinzips der doppelten Führung werden einzelnen lokalen Akteuren Rechte und Aufgaben neu zugewiesen, die im folgenden Kapitel diskutiert werden.

8.4.2 Prinzip der doppelten Führung

Dieses Prinzip der doppelten Führung (shuangchong lingdao) kennzeichnet ein Verwaltungsprinzip, das in der Volksrepublik neben dem Gesundheitswesen viele Politikfelder kennzeichnet. Hier sind Kompetenzen zwischen Fachabteilungen (tiaotiao) und lokaler politischer Führung (kuaikuai) aufgeteilt. Diese Führungsstruktur soll eine möglichst effiziente Umsetzung auf lokaler Ebene ermöglichen, wobei die lokalen Interessen berücksichtigt und zentralpolitische Intentionen umgesetzt werden sollen.

Die Zentralregierung ging bei der Bestätigung der doppelten Führung von einer Zusammenarbeit auf der lokalen Ebene aus. Beiden Gruppen weist die Zentralregierung unterschiedlichen Rechte und Pflichten zu. Sie sollen sich ergänzen und alle betreffenden Bereiche der Gesundheitsversorgung in Gemeinde und Dorf regeln (liangzhe xiangfu xiangcheng, que yige buke, „die beiden ergänzen sich, keiner darf fehlen“, Liu Hongqi und Lü Meixing (o. J.: 463). „Doppelte Führung und wechselseitige Verantwortung“ (shuangchong lingdao, shuangxiang zeren, Zhao Zhiduo und Li Puxiang (o. J.): 464) von Linie (tiao) und Gebiet (kuai) sind daher kein Ausdruck von Kompetenzunklarheiten. Sie sind vielmehr ein Merkmal eines politisch gewollten Verwaltungsprinzips, in dem die Gesundheitsverwaltung das Fachwissen in die Verhandlung einbringt, während die lokalen Akteure stärker die lokalen Umstände, Bedarf und ihre Finanzierungsmöglichkeiten berücksichtigen.

Die administrative Zuordnung und Weisungsbefugnis aller politischen und administrativen Einheiten unter die Kreisregierung, die oft in Grafiken (Huang Yongchang 1994: 172) zum Ausdruck kommt, suggeriert eine Steuerung durch die nächsthöhere administrative Einheit, in der tatsächlich Aushandlung oder Privilegien der Gemeinderegierungen zu beobachten sind. Personal- und Investitionsentscheidungen werden in den Dörfern von den Dorfvorstehern bzw. den

Dorfbewohnerkomitees getroffen (Zhou Shouqi 1980; 139, Xu Jie 2002a: 15). Der Gemeinde oder dem Dorf als Eigentümer obliegt dafür eine höhere Finanzierungsverantwortung (vgl. Xu Jie 2002a).

Diskutierte Problemlösungsstrategien unterstreichen die Distanz zwischen Kreis und Gemeinde und Privilegien der Gemeinde: Ein Beamter im Kreisgesundheitsamt setzt bei Konflikten in Zuständigkeitsbereichen, die der Lokalregierung zugeordnet sind (z. B. Personalfragen) darauf, dass sich die Ärzteschaft zu einer Vereinigung zusammenschließt die am besten die Interessen der Barfußärzte vertreten könne (Zhou Shouqi 1980: 140).

Zusätzlich zur Lokalregierung, die Einrichtungen auf ihrer Ebene verwaltet (fenji guanli, Weibanzi 1987-3a: 157), wird im lokalen Spielraum ein weiterer Akteur legitimiert, der nicht investieren, sondern den Lokalregierungen beratend zur Seite stehen sowie die fachspezifische Kontrolle übernehmen soll. Dieser ist nicht auf der Ebene der Gemeinde, sondern des Kreises angesiedelt. Die Gesundheitseinrichtungen und das Kreisgesundheitsamt übernehmen die ressortspezifische Führung, Kontrolle und Finanzierung selektiver Bereiche. Diese Institutionen auf der Kreisebene gewinnen an Bedeutung, weil auf der Ebene der Gemeinde keine Fachabteilungen mehr existieren, die der staatlichen Gesundheitsverwaltung unterstellt sind (s. Abb. 1). Die Distanz zwischen Kreis und Gemeinde/Dorf zeigt sich darin, dass die Kreiseinrichtungen keinen direkten Zugriff mehr haben, sondern nur in der Kooperation und Verhandlung im Rahmen der doppelten Führung diese Distanz in einzelnen Bereichen überwinden können.

Hier zeigt sich aus der Sicht der Zentrale die Bedeutung des Prinzips der doppelten Führung. Wenn die politischen Kader der Gemeinde und des Dorfes nur noch beschränkt das Interesse vertreten und das medizinisch-fachliche Wissen einbringen können, kann nur ein eigens dafür legitimierter Akteur in der Lage sein, dieses Interesse im lokalen Spielraum durchzusetzen (vgl. Abb. 5). Bei einem hohen Entscheidungsspielraum der Gemeinde- und Dorfvertretungen kommt ihm die Aufgabe, die Anliegen der zentralen Ebene aufzugreifen, lokal zu verbreiten und in den Verhandlungen einzubringen.

Der Ruf nach einer stärkeren Dezentralisierung der Gemeindekrankenhäuser ist somit immer auch mit dem Ruf verbunden, ein neues Verwaltungssystem für die Krankenstationen aufzubauen (Cui Yueli 27.1.1986: 150) bzw. die Verwaltung durch die Gesundheitslinie zu stärken (Weizheng 1985-18: 141, Cui Yueli 27.1.1986: 149).

8.4.3 Kreis als Brückenkopf

Während sich der Handlungsspielraum für die Gemeinderegierung mit der Dekollektivierung ausweitet, hat das Kreisgesundheitsamt bzw. Kreisgesundheitseinrichtungen zwei Aufgaben: Es soll für die Primärversorgung einen Interpretationsspielraum vorgeben, die Handlungen der Gesundheitseinrichtungen in Gemeinde und Dorf kontrollieren und beratend zur Seite stehen, um gegebenenfalls Maßnahmen zu erläutern und zu propagieren. Zweitens ist es der Brückenkopf, der in national relevanten Bereichen wie Familienplanung und Seuchenbekämpfung eine Interventionsmöglichkeit des Staates im Dorf garantiert.

1979 bricht man mit der herausragenden Stellung des Kommunekrankenhauses als der Schnittstelle zwischen staatlicher Gesundheitsverwaltung und lokalen Gesundheitseinrichtungen im Bereich der Epidemiebekämpfung. Das Gesundheitsministerium knüpft dabei an die Entwicklungspläne der fünfziger Jahre an. Die staatliche Verwaltung soll vor allem auf die Ebene des Kreises ausgebaut werden. Der Gesundheitsminister führt weiter aus:

> "Zuerst müssen die Krankenhäuser, medizinischen Schulen, Stationen des Epidemiebekämpfung und für die Mutter- und Kindfürsorge, Einrichtungen zur Arzneikontrolle und –herstellung in ungefähr einem Drittel der Kreise aufgebaut werden. Nur so werden sie in die Lage sein, die Verantwortung für die Verhinderung und Heilung von Krankheiten, der Hygiene, Vorsorge und Epidemiebekämpfung, der Mutter- und Kindfürsorge, der Ausbildung der Barfußärzte sowie der Arzneikontrolle in ihrem Kreis übernehmen können. Sie werden zu einem Zentrum für die technische Leitung im medizinischen, pharmazeutischen Bereich sowie im Bereich der Hygiene. Man muss aber auch den Aufbau der Krankenstationen der Volkskommune, besonders aber der Zentralen Krankenstation der Volkskommunen verstärken [...]" (Qian Xinzhong 22.3.1979: 103).

Schwerpunkt der Reform der Gesundheitsinstitutionen des ländlichen Raumes sind nun die Einrichtungen auf der Ebene des Kreises (s. a. Cui Yueli 20.1.1985: 131). Auch im Fünfjahresplan von 1987 wird innerhalb des ländlichen Gesundheitswesens dem Aufbau und der Modernisierung der Einrichtungen des Kreises eine Sonderstellung eingeräumt (Weibanzi 1987-3a: 157). Hierbei sind zwei Gruppen von Einrichtungen gemeint: Das Kreisgesundheitsamt ist Teil der staatlichen Gesundheitsverwaltung ohne jeglichen Patientenkontakt. Das Mutter-und-Kindkrankenhaus und die Station für die Epidemiebekämpfung bieten einerseits einen Service für Patienten an und übernehmen gleichzeitig eine ressortspezifische Führung der Dorf- und Krankenstationen.

8.4.3.1 Kreisgesundheitsamt: Überwachung der Pflege

Das Kreisgesundheitsamt (xian weishengju) ist die unterste Stufe der staatlichen Gesundheitsverwaltung. Im Gegensatz zu den Gesundheitseinrichtungen auf der Kreisebene ist es nicht Teil des „dreigliedrigen ländlichen Gesundheitsversorgungsnetzes" (nongcun sanji weisheng fuwuwang, s. Jing Ling 1999, ZNWSG 199907, s. Abb. 1).

Ausdruck des dezentralisierten Gesundheitsverbundes seit den Tagen der Kulturrevolution ist (Cui Yueli 27.1.1986: 149), dass nicht dem Kreisgesundheitsamt, sondern der Zentralen Krankenstation der Volkskommune (zhongxin xiang weishengyuan) die entscheidende Stellung für den Gesundheitsverbund zugewiesen war. Die Überwachung und Kontrolle der Primärversorgung und -pflege sowie der Pflegedienstleistungen beim Gemeindekrankenhaus ist außerhalb der staatlichen Gesundheitsverwaltung institutionalisiert. Das Gemeindekrankenhaus hat eine Rolle als „Vermittlerorganisation“ zwischen staatlicher Gesundheitsverwaltung und den Einrichtungen auf dem Dorf inne (zhongjie zuzhi, Xu Jie 2002a: 16). Das Kreisgesundheitsamt überwacht und koordiniert nur diesen Prozess und hat nur eine indirekte Steuerungsmöglichkeit über die medizinische Primärversorgung.

Für den Bereich der medizinischen Pflege werden die Krankenstationen der Volkskommune zum Zentrum der ressortspezifischen technischen Weisung (yewu jishu zhidao zhongxin, Weishengbu 12.1.1978 nach Huang Yongchang 1994: 206). Sie organisieren und beaufsichtigen in den Dörfern die Primärversorgung durch die Barfußärzte. Gemäß dem Prinzip der doppelten Führung wird diese Krankenstation einerseits vertikal durch das Kreisgesundheitsamt kontrolliert sowie gleichzeitig auch horizontal durch die Volkskommune selbst geleitet.

8.4.3.2 Sonderbereich Epidemiebekämpfung und Familienplanung

Dieses Grundmuster zeigt sich jedoch nicht für die Bereiche, für die sich ein übergeordnetes nationales Interesse ableiten lässt. Dazu gehört erstens die Epidemiebekämpfung, weil sich Seuchen auf andere Gemeinden und Kreise ausweiten können. Hinzuzurechnen ist auch die Mutter- und Kindfürsorge und die mit ihr verbundene Familienplanung, weil eine Bevölkerungsexplosion die soziale Stabilität innerhalb der Gemeinschaft bei begrenzten Arbeitsmöglichkeiten und Boden im Dorf gefährdet und Migration in die Städte vergrößern würde.

Selektive Bereiche

Für diese beiden Bereiche sind zwei Institutionen eingerichtet: Die Mutter- und Kindkrankenhäuser (fuyou yiyuan) oder die Station für den Epidemiebekämpfung (fangyizhan) nehmen auf der Kreisebene eine Doppelrolle ein. Sie sind einerseits unterste Ebene der staatlichen Gesundheitsverwaltung für ihren Teilbereich und gleichzeitig die oberste Ebene für die Pflege im ländlichen Gesundheitsverbund. Nicht das Kreisgesundheitsamt, sondern die Spezialeinrichtungen übernehmen hier die Funktion eines „Brückenkopfes“. Sie überwachen und leiten die Aufgaben in Gemeinde und Kreis. Ihnen kommt eine besondere Vermittlerrolle zwischen der staatlichen Gesundheitsverwaltung sowie den Einrichtungen der Gesundheitspflege in den definierten Teilbereichen zu.

Partielle Verregelung

Dieser Auftrag zeigt sich in einer starken Verregelung und teilweise Finanzierung. Die Strukturen sollen hier stellvertretend an der Epidemiebekämpfung herausgearbeitet werden.

Die Organisation der Epidemiebekämpfung umfassen die Einrichtungen in der Provinz, im Kreis bis hin zu den Gesundheits- und Epidemiestationen in Eisenbahn-, Verkehrs- und Kohlebetrieben. Der Kreis ist nach der Stadt, Region, der Provinz und der zentralstaatlichen Ebene die letzte und unterste Ebene der Vierebenenverwaltung (siji guanli, vgl. z. B. in Weifang 1984-304: 327). Die Arbeitsinhalte der Stationen für die Epidemiebekämfpung werden bis zu der Ebene des Kreises definiert (s. z. B. Weifang 1983-61a, b). In den achtziger Jahren ist die Bedeutung der Ebene des Kreises gestiegen, während 1979 die Epidemiebekämpfungsgruppen in den Straßenkrankenstationen sowie die Krankenstation der Volkskommune noch als die unterste Stufe bezeichnet wurden (Weifang 1979-1420: Art. 11).

Im Gesundheitsjahresplan von 1987 (Weibanzi 1987-3a) liegt bei der Epidemiebekämpfung der Schwerpunkt auf dem Ausbau der Stationen (fangyi zhan, s. auch IDS Bulletin 1997: 116). Diese Gesundheitseinrichtungen nehmen die „Rolle des Brückenkopfes und des Vorbildes" ein (daitou ji shifan zuoyong, Weifang 1987-13:30, vgl. auch 26, 29).

Das Zentrum leitet auch die Epidemiebekämpfung in technischen Fragen (Weifang 1979-1420; Weifang 1980-71: 107; Guofa 1988-61: 710). Es kontrolliert und leitet die Maßnahmen im akuten Katastrophenfall. Die Zentralregierung definiert Höchstwerte, z. B. die Zahl der Neuinfizierten, die vom Kreis unterschritten werden muss (Guofang 1987-13, Weijianfa 1991-19, Guofa 1988-61: 27ff., Weifang 1979-1420: Art. 14). Andererseits überwacht es auch die Immunisierungs- und Hygieneaktionen der Gemeindeärzte und Pfleger in den Dörfern (Weifang 1987-13: 29, Guofa 1988-16: 37).

Die Station für Epidemiebekämpfung bildet das Personal der Gemeindekrankenhäuser in Fortbildungen aus und führt Weiterbildungsmaßnahmen durch. Die Pfleger und Barfußärzte in Dörfern nehmen daran nicht teil. Sie können davon nur profitieren, wenn die Gemeindeärzte dieses Wissen z. B. im Rahmen von Schulungen in den Gemeindekrankenhäusern weitergeben (Weifang 1979-1420, Weifang 1980-71:107–109).

Weitere Aufgabe ist, das Personal auf der Gemeindeebene zu beurteilen (s. auch Weifang 1980-71:107–109) und regelmäßig Gesundheitsinspektionen durchzuführen. Die Station sammelt relevante Informationen und leitet sie an die übergeordneten Ebenen weiter.

Der Aufstellung eines Arbeitskataloges folgt aber nicht eine Finanzierung dieser Bereiche in einzelnen Haushaltstiteln der Zentralregierung. Vielmehr fordert das Gesundheitsministerium, dass die Stationen für die Epidemiebekämpfung im Kreis die Voraussetzung schaffen, dass die Epidemiebekämpfung sowie Aus- und Fortbildung des Pflegepersonals gewährleistet sind (Weifang 1980-71: 108).

Am Beispiel der Epidemiebekämpfung wird die herausragende Stellung der Kreisebene als „Transmissionsriemen" deutlich. Die Epidemiestation sammelt einerseits Daten, die sie an die übergeordneten Ebenen weiterleitet, anderseits hat sie die Aufgabe, die von der Zentralregierung vorgegebenen Ziele umzusetzen. Ihr Personal und Finanzressourcen sind aber so gering, dass sie dies allein nicht finanzieren oder leisten kann, sondern auf die Kooperation von untergeordneten Einheiten bei der Aufbereitung von Information angewiesen ist. Der Bedarf für eine Koordination an die Gesundheitseinrichtungen der Gemeinde ist so strukturell verankert.

8.4.3.3 Verregelung ausgewählter Bereiche

Das zentrale Gesundheitsministerium definiert jedoch nicht nur die Ziele und Funktionen der Gesundheitsverwaltung bzw. der -einrichtungen auf der Kreisebene, sondern versucht Standards vorzuschreiben. Es definiert so, auf welche Weise diese Ziele erreicht werden sollen bzw. wie diese Ebenen auftreten, wenn sie „aufs Land gehen". Konsequent ist auch die Finanzierung nur partiell und befristet.

8.4.3.3.1 Verregelung bis einschließlich zur Kreisebene

Arbeitsrichtlinien und Stellenbeschreibungen (Weifang 1983-61b, Weifang 1983-61d), aber auch technische Spezifikationslisten (Weifang 1983-61c) geben an, wie die Stationen für die Epidemiebekämpfung einzurichten sind. Das Gesundheitsministerium gibt Richtwerte anhand der Bevölkerungszahlen vor und legt fest, wieviel Planstellen- und Notfallbetten eingerichtet werden sollten (Weishengbu 10.5.1984) bzw. welche Qualifikationen das Personal aufweisen sollte (Guofang 1980-46: 104).

Dieses Verregelung ist an den Punkten besonders dicht, die allein dem Kompetenzbereich des Gesundheitsministeriums unterstehen und nicht mit anderen Ministerien oder im lokalen Spielraum ausgehandelt werden müssen. Bis zum kleinsten Detail schreibt das Gesundheitsministerium die Arbeitskleidung der Beamten bzw. Angestellten der Kreisgesundheitsbürokratie bzw. den Pfleger und Ärzten auch in den Kreisinstitutionen vor und definiert so das „Gesicht des Staates".[32] In einer eigenen Mitteilung definiert das Gesundheitsministerium für unterschiedliche Berufsgruppen die Kleiderfarbe, Möglichkeit der Kombination und die generellen Unterschiede zwischen Winter- und Sommerkleidung. Die Stoffart bleibt je nach klimatischen Bedingungen der Provinz überlassen. Es mahnt aber eine gewisse Einheitlichkeit innerhalb einer Provinz an (Weifang 1983-76: 207) und favorisiert die Farbe Weiß für das Pflegepersonal, während das Verwaltungspersonal blau und Inspekteure grau tragen sollten. Allein die Knöpfe können selbstständig gewählt werden (Weifang 1983-76: 209).

So hat das Personal bestimmte Kleidung zu tragen, die sie nicht nur als Vertreter des Kreisgesundheitsamts kenntlich macht, sondern auch von den Dorf- und Gemeindeärzten unterscheidet.

8.4.3.3.2 Normierung, nicht Harmonisierung

Eine Verregelung bedeutet nicht, dass das Gesundheitsministerium von jedem Kreis ein einheitliches und nationales Niveau fordert. Eine national einheitliche

---

[32] Ähnliches lässt sich auch für die Gebäude und Raumnutzung (Weifang 1981-63) oder für die Mutter- und Kindfürsorge aufzeigen (Weishengbu 10.2.1989c).

medizinische Versorgung bzw. Epidemiebekämpfung ist nicht erklärtes Politikziel. Vielmehr richtet das Gesundheitsministerium verschiedene Niveauklassen ein. Dies wird besonders am Beispiel der technischen Ausstattung für die Stationen deutlich. So gibt das Gesundheitsministerium für jede Ebene von Provinz bis Kreis jeweils zwei verschiedene Standards vor (Weifang 1983-61c: 140ff.). Auf dem oberen Niveau werden für die Ausstattung der Stationen für den Epidemieschutz mehr Geräte verlangt. Auf der unteren Ebene ist die Ausstattung sparsamer, auch fallen einige Geräte weg (ebd.).

Welches Niveau für Provinz, Gebiet und Kreis bindend ist, bestimmt die jeweilige Verwaltungsebene selbst (Weifang 1983-61c: 139ff.). Der Zentralstaat trägt so durchaus den verschiedenen Entwicklungsstufen und Finanzierungsvermögen der einzelnen Regionen Rechnung. Die Regionen müssen sich aber in eine der beiden Gruppen einordnen, was wiederum eine Kontrollmöglichkeit der Zentralregierung sichert.

8.4.3.3.3 Evaluation

Evaluationen sind ein Mittel, um die Ebene des Kreises zu einer Überwindung der Distanz anzuregen sowie den Informationsfluss in die Zentralregierung zu gewährleisten.

Um dieses Ziel zu erreichen, ist eine ständige Evaluierung der Kreisbehörden durch die Region (diqu) bzw. die Stadt (shi) nötig (Weifang 1983-61f: 189). Gegenstand dieser jährlichen Evaluierungen, die insbesondere für die drei Bereiche Pflege, Epidemiebekämpfung und Mutter-und Kindfürsorge durchgeführt werden, ist beispielsweise eine gewissenhafte Arbeit, eine jährliche Planaufstellung, aber auch der Ausbildungsstand des Personals. Das Gesundheitsministerium hat z. B. für die Epidemiebekämpfung sehr detaillierte Evaluationslisten erstellt. Die Zielerfüllung von unterschiedlichen Indikatoren schlägt sich in unterschiedlichen Punkten nieder, die die Bedeutung der Ziele widerspiegeln. Diese Ergebnisse fließen in die Bemessung der Gehaltsprämie ein, die stellenweise höher als das reguläre Grundgehalt ist. An diesen Listen ist ablesbar, welche Aufgaben von besonders hoher Bedeutung sind.

So lässt sich am Beispiel der Listen der Epidemiebekämpfung (Weifang 1983-61f: 192–206) aufzeigen, dass die Verantwortlichen in den Evaluationen eine hohe Punktzahl erreichen können, in deren Bereich ein bestimmter Prozentsatz von Krankheitsfällen unterschritten wird oder bestimmte Krankheiten nicht mehr auftreten. Hoch bewertet wird auch eine funktionierende Informationsübermittlung zu übergeordneten Ebenen. Als Beispiel für dieses Kriterium kann herangezogen werden, wie viel Zeit verstreicht, bis ein Ausbruch einer Epidemie an die obere Ebene gemeldet wird. (Weifang 1983-61f: 193–197). Teil der Evaluation ist z. B. auch, dass die Führungskräfte der Station sich selbst „nach unten an die Basis begeben“ (xia jiceng, Weifang 1983-61f: 192), um vor Ort Informationen zu sammeln, die Arbeit dort zu koordinieren oder dortige medizinische Kräfte fortzubilden sowie „die Bedürfnisse der Massen ernst zu nehmen" (guanxin qunzhong de shenghuo, Weifang 1983-61f: 192).

Die Institutionen auf der Kreisebene bei der Epidemiebekämpfung sind im Gegensatz zur medizinischen Pflege die unterste staatliche Ebene. Auf ihre Informationen sind die übergeordneten Einheiten angewiesen. Evaluierungen der Kreisebene erfüllen die Funktion, Information zu sammeln und die zentralstaatlichen Interessen in politisches und administratives Handeln einfließen zu lassen. Eine funktionierende Einrichtung auf der Ebene des Kreises ist wichtig, um im Fall der Epidemie Maßnahmen in den Dörfern einleiten zu können.

8.4.3.4 Befristete Finanzierung als befristeter Auftrag

Für all diese bisher genannten Bereiche lässt sich jedoch nicht nachweisen, welchen regulären finanziellen Beitrag die zentrale Ebene leistet. Während für die medizinische Pflege und die Primärversorgung nur allgemeine Vorschläge zu finden sind, lassen sich für die Epidemiebekämpfung folgende Grundsätze herausarbeiten:

Keine regelmäßige vertikale Finanzierung des Kreises durch die Zentrale, sondern horizontale Finanzierung
Das Gesundheitsministerium der Zentralregierung stellt keine genau definierten Mittel für die Epidemiebekämpfung bzw. ihre Aufgaben auf der Ebene des Kreises bereit. Diese sind entweder in Gesamtbeträgen der Epidemiebekämpfung pauschaliert, so dass die Provinz dafür zuständig sein könnte, die Bedürftigkeit abzuschätzen. Die Provinz müsste sie auch ad hoc an die unterschiedlichen Kreise verteilen. Ihre genaue Verwendung ist in den Statistiken nicht ausgewiesen.

Die Zentralregierung legt für die Finanzierung der Kreiseinrichtungen bzw. auch der Gehaltshöhe der dort Beschäftigten keine Standards fest. Konkrete Gehaltstabellen über deren Grundlohn, Alterszuschlag sowie mögliche Altersprämien gelten nur für die Einrichtungen, die direkt der Zentralregierung und der Provinz unterstellt sind (Aufstellung in Laoren xin 1985-41: 388ff.). Für Einrichtungen unterhalb der Provinz sind die Provinzen aufgefordert, Gehaltslisten für ihre Einrichtungen zu erstellen (ebd.). Es ist Aufgabe der Kreisregierung, die konkrete Höhe der Gehälter ihrer Kader und Beschäftigten festzulegen und die dementsprechenden Mittel bereitzustellen. Auf der Ebene des Kreises zeigt sich eine horizontale Finanzierung. Der Basislohn der Kreisbeamten kann so von Kreis zu Kreis schwanken.

Sonderfall Krise und Epidemie
Nur im Krisenfall, der wie im Fall von Hochwasser oder Epidemien schnell seinen regionalen Charakter verlieren und sich zu einer nationalen Bedrohung ausweiten könnte, durchbricht der Zentralstaat das Prinzip der lokalen Festsetzung und formuliert einen konkreten, aber zeitlich befristeten Finanzierungsanspruch

für die Personalkosten. Dieser gilt aber nicht für Personal von kollektiven Einrichtungen, sondern nur für staatliches Personal, das aus den Stationen für die Epidemiebekämpfung des Kreises oder anderen Abteilungen aufs Land geht, um dort im Krisen- oder Katastrophenfall Quarantänemaßnahmen durchzuführen. Hier hat das Gesundheitsministerium beispielsweise 1979 mit dem Finanzministerium sowie dem Hauptbüro für Arbeit vier Zulagenstufen zwischen 6 und maximal 15 Yuan pro Monat festgelegt, die sich nach ihrer Qualifikation, Tätigkeitsgebiet, Gefährlichkeit sowie Dauer des Einsatzes in der Krisenregion richten und somit einen Anspruch auf Unterstützung begründen (Weifang 1979-1560: 354).

Generell steht aber auch Fachpersonal aus den Kreiskrankenhäusern oder anderen Einrichtungen ähnlich differenzierte Zuschläge zu, wenn sie vor Ort im Krisenfalle mitarbeiten (Weizheng 1979-1780: 357). Auch hier sind explizit die kollektiven Einrichtungen auf der Ebene der Gemeinde und des Dorfes ausgeschlossen (Weishengbu et al. 3.5.1981).

Eine Finanzierungsleistung des Zentralstaates wird somit nur für diejenigen staatlichen Kader deutlich, die "in den hohen Gebirgen, weit draußen, in der Wüste oder in den Wäldern" (Weifang 1979-1560: 353) im Auftrag des Staates medizinische Hilfe leisten. Sie arbeiten zwar in den Kollektiven, müssen aber nicht von den Kollektiven unterhalb des Kreises bezahlt werden, weil sie in einem den Kollektiven übergeordneten staatlichen Interesse hier agieren – sie arbeiten kurz und befristet an der Basis, kehren aber wieder in ihre Einrichtungen zurück. Dauer des Aufenthaltes bestimmen so auch die Provinz oder der Kreis und nicht die Kollektive.

Homogenisierung innerhalb der lokalen Räume

Neben den oben aufgezeigten Finanzierungsmustern fordert die Zentralregierung die Kreise nur an, Ärzte mit gleichem Dienstgrad bzw. Verantwortung einheitlich zu bezahlen. So sollten die Gehaltsstufen der Stationen für Epidemiebekämpfung mit den anderen Gesundheitseinrichtungen gleichgestellt werden (Weifang 1985-26). Dies wird 1985 nicht zum ersten Mal geäußert (Weifang 1985-26: 217 zitiert auch einen Erlass von 1980). Während eine Heterogenität der Einheiten untereinander zugelassen wird, sollen innerhalb der Einheiten unter vergleichbaren Positionen und Qualifikationen möglichst homogene oder gerechte Verhältnisse angestrebt werden. Für Einrichtungen des kollektiven Eigentums in den Städten bzw. Einrichtungen auf dem Land könnte dies auch übernommen werden (Weisheng 1979-1780: 358).

8.4.3.5 Selektiver Ausbau und Vorgabe der Auswahlkriterien

Bedingungen und Möglichkeiten einer vertikalen und zentralstaatlichen Finanzierung lassen sich neben den oben diskutierten Personalkosten auch am Beispiel der Finanzierungsmuster der technischen Ausstattung (Messgeräte, Computer) sowie der Baukosten für Gesundheitseinrichtungen aufzeigen. Dies soll hier am Beispiel der Schwerpunktsetzung und Durchführung des Fünfjahresplanes insbesondere in den Stationen für Epidemiebekämpfung auf der Kreisebene diskutiert werden (Weifang 1987-13, Weifang 1987-9, vgl. auch Diskussion in Bumgarner 1992: 81ff).

Sequentielle Finanzierung
Der genaue Investitionsplan wird vom Gesundheitsamt des Kreises aufgestellt und von der nächsthöheren Ebene beschlossen. Bei einfachen, kostengünstigen und dringend notwendigen Geräten sollen möglichst chinesische Produkte gekauft werden (Weifang 1987-9a: 223, 226).

Der Zentralstaat fördert nicht gleichzeitig, sondern sequentiell. Im Jahr 1987 sollen 200, dann 300 und in den restlichen drei Jahren 300 bis 400 Epidemiestationen ausgestattet werden[33] (Weifang 1987-9a: 223, s. auch Bumgarner 1992: 81ff.), um so insgesamt in einem Drittel der Kreise Verbesserungen zu erreichen (Weifang 1987-13: 29).

Schwerpunktsetzung
Neben dieser selektiven Finanzierung ist der Ausbau von Epidemiestationen in sechs Provinzen ein Schwerpunkt. In jeder Provinz sollen nur 5 bis 7 Epidemiestationen auf der Gebiets- oder Stadt- oder Kreisebene ausgebaut werden. Sie übernehmen für die angrenzenden oder andere Kreise die Rolle des „Brückenkopfes" (vgl. Weifang 1987-13: 30). Diese Finanzierung erstreckt sich somit nicht gleichmäßig über alle ca. 2000 Kreise der Volksrepublik. Der Zentralstaat sieht sich weder in der Pflicht, alle Kreise zu unterstützen, noch verlangt er dies von den Provinzen.

Die Provinz soll eine kleine Zahl von Kreisen als Vorbildstationen auswählen, die bei der Epidemiebekämpfung bereits herausragende Erfolge erzielt haben. Sie sollen zusätzlich gefördert werden, um nicht zuletzt ihre Vorbildfunktion für andere Stationen zu verstärken (daitou ji shifan zuoyong, Weifang 1987-13: 30). Die aufgezeigte Selektion verlangt im folgenden Kapitel eine genauere Klärung ihrer Auswahlkriterien.

8.4.3.6 Regional selektive Finanzierung als Belohnung

Kriterien für die Auswahl der finanziell zu unterstützenden Kreise werden von der Zentralregierung vorgegeben. Es sollen diejenigen Kreise zuerst berücksichtigt werden, deren Verhalten sich mit einer hohen Responsität[34] beschreiben läßt.

---

[33] 1987 bestehen nach Angaben des Gesundheitsministeriums (Weifang 1987-9: 223) 2825 Kreis- (oder Bezirks-) Epidemiestationen (xian (qu)ji fangyizhan).

[34] Im Unterschied beschreibt der von WHO eingeführte Begriff der „responsiveness" die Elastizität der Gesundheitseinrichtungen auf die Anforderungen und Bedarf der Patienten (WHO 2000: 23, Murray/Frenk 2000: 719/720, Anwendung und Diskussion im chinesischen Kontext in Li Shixue et al. 2001). Im Gegensatz analysiert der hier verwendete Begriff der Responsität die Übernahme von zentralpolitischen Anforderungen von institutionellen Akteuren auf der lokalen Ebene.

Darunter definiere ich ein Verhalten von untergeordneten administrativen Institutionen, welche die zentralformulierten Politikziele aufnehmen und mit den dort vorgesehenen Mitteln umsetzen. Die Responsität ist dann hoch, wenn der zugewiesene Entscheidungsspielraum eingehalten und die zentral vorgegebene Interpretation und Wahrnehmung auf der lokalen Ebene eingehalten wird. Diese hohe Responsität zeigt sich im Bereich der Epidemiebekämpfung in vier klar genannten Kriterien:

1. Die Kreisebene hat schon selbst investiert und das Kreisgesundheitsamt ist im Aufbau des lokalen Epidemieschutzes besonders aktiv.
2. Ein funktionierendes Verwaltungssystem ist aufgebaut.
3. Man hat schon von sich aus in neue Gebäude und Geräte investiert.
4. Bei der Epidemiebekämpfung sind Erfolge erzielt worden (Weifang 1987-9a: 226).

Eine medizinische Notlage bleibt somit unerwähnt. Genauso sollen wirtschaftlich zurückgebliebene Gebiete nur dann bevorzugt werden, wenn diese bezogen auf die oben genannten Kriterien gleichwertig sind. Besonders erwähnt sind die unterentwickelten, alten revolutionären Gebiete in Zentralchina (Shaanxi, Shanxi usw.), in denen die KP schon vor Beendigung des Zweiten Weltkrieges ihren Herrschaftseinfluß gesichert hatte oder Gebiete mit nationalen Minderheiten, in Grenznähe oder Armutsregionen (bu fada, lao, shao, bian, qiong diqu, Weifang 1987-13: 226). Diejenigen Kreise, in denen keine eigenen Vorarbeiten und Erfolge sichtbar sind, sollten ausgeschlossen werden (Weifang 1987-9a: 225).

Die Unterstützungsleistungen im Gesundheitswesen sind somit nicht Transferzahlungen, um Missstände zu beheben, sondern ein Mittel, die lokalen Gebietskörperschaften zu höheren Investitionen anzuregen. Vertikale Transferzahlungen im Gesundheitswesen sollen so fehlendes oder mangelhaftes Engagement der lokalen Regierungen nicht ausgleichen, sondern schon lokal getätigte Investitionen verstärken. An anderer Stelle beschreibt die Zentralregierung ihre Rolle selbst folgendermaßen:

> „Die Investitionen der Zentrale haben eine verstärkende und lenkende Funktion" (zhongyang touzi qi yindao he jiaqiang de zuoyong, Guojia jiwei 15.11.1991: 1).

Der Zentralstaat investiert nicht alleine, sondern tritt immer nur zusammen mit der Ebene der Provinz und des Kreises als Investor auf (gongtong touzi, Weifang 1987-9a: 225), weil sich das Gesundheitsministerium bewusst ist, dass es alleine nur einen geringen Einfluss hat:

> Wenn man sich nur auf die Unterstützung der oberen Ebenen verlässt, fehlt eine lokale Initiative, um so in kurzer Zeit die Epidemiebekämpfung aufzubauen" (Weifang 1987-9a: 225).

Nur wenn ausgeschlossen wird, dass automatisch die wirtschaftlich schwächsten oder diejenigen Kreise finanziell unterstützt werden, in denen sich die Situation am verheerendsten darstellt, steigt auch die Zahl der potentiell empfangsberechtigten Kreise. Wenn die Gebietskörperschaften sich besonders qualifizieren müssen, indem sie sich gegenüber der Zentrale responsiv verhalten haben, kann ein Zentralstaat, der nur beschränkte finanzielle Ressourcen zur Verfügung hat, seinen Einfluss auf den untersten staatlichen Ebenen erhöhen, weil die Kreise in einen Wettbewerb treten müssen. Es hat der Kreis hat die besten Chancen, zentralstaatliche Finanzmittel zu erhalten, der die zentralstaatlichen Ziele am besten schon umgesetzt hat.

In dieses Finanzierungsmuster passt auch eine Zusammenarbeit in Entwicklungsprojekten, die von ausländischen Geldgebern finanziert werden. Erstens lösen sie das Problem der Unterfinanzierung über Budgets, die vom Gesundheitsministerium verwaltet werden. Zweitens schreiben sie den lokalen Projektpartnern enge Zielvereinbarungen vor, die verwirklicht werden müssen. Das Gesundheitsministerium sichert sich so einen Einfluss und eine Steuerung über Finanzmittel. Außerdem ist Projektfinanzierung immer zeitlich befristet, und der Zeitpunkt der Einstellung wird so von internationalen Geldgebern vorgegeben.

8.4.3.7 Stärkung der lokalen Einnahmen

Neben den zentralstaatlichen Transferleistungen nimmt die lokale Finanzierung der Epidemiebekämpfung eine viel größere Bedeutung ein. Für die Kreisebene definiert die Zentralregierung das Ausmaß und die Möglichkeiten einer Gebührenfinanzierung. Auch hier wird ein höherer Anteil der horizontalen Finanzierung angestrebt. Während eine Finanzierung durch das zentrale Gesundheitsministerium nur für die Krankenhäuser in Frage kommt, die direkt dem Gesundheitsministerium unterstellt sind (bushu yiyuan), leitet sich aus den Dokumenten keine Verpflichtungserklärung der Gesundheitsverwaltung oder der Zentralregierung für andere Krankenhäuser ab. Der Aufbau der lokalen Gesundheitseinrichtungen hängt vor allem von den Investitionen der Lokalität ab (vgl. „in erster Linie auf lokale [Investitionen] gestützt“, yi difang wei zhu, in: Guofa 1985-62: 140). Ab den achtziger Jahren dominiert die Vorstellung, weite Teile der bisherigen Überwachung, Vorsorge und Immunisierung kostendeckend anzubieten. Explizit ist diese Vorstellung zum Beispiel im Gesundheitsfünfjahresplan von 1987:

> „Bei dem Aufbau einer Basis für die Schädlingsvernichtung und Bekämpfung der Krankheiten muss auch nach dem Prinzip des ‚wer profitiert, muss auch dafür bezahlen’ verfahren werden (shei shouyi shei fudan de yuanze, Weibanzi 1987-3a: 159).

Diese Vorstellungen decken sich mit den Reformvorstellungen, wie sie schon ab der Dekollektivierung für die Einrichtungen im Dorf, aber auch für die staatlichen Unternehmen in den Städten sowie ihren angeschlossenen sozialen Einrichtungen formuliert wurden. Eine größere Ausrichtung auf die Bedürfnisse der Kunden und Öffnung zu neuen Kundenkreisen sowie höhere Gebühren in den Städten sollen den Selbstfinanzierungsanteil erhöhen (Guofa 1985-62: 140):

Der Entscheidungsspielraum der Institutionen weitet sich so aus: Es ist ihnen erlaubt, Abteilungen wie Reparaturwerkstätten, Zuliefereinheiten oder andere

Abteilungen stärker gewinnbringend zu bewirtschaften und für den externen Markt zu öffnen (Weizhengzi 1985-18: 143), um damit medizinische Dienstleistungen zu subventionieren (yifu buyi).

Die Zentralregierung fördert unterschiedlich hohe Gebühren (Guofa 1985-62: 143), um den Markt mit unterschiedlichen Leistungsstandards zu diversifizieren. Während die Gebühren für die Pflegedienstleistungen sowie die Heilmittel entweder von Verwaltungseinheiten auf der Ebene der Provinz oder des Kreises festgesetzt werden, definiert die Zentralregierung bei der Epidemiebekämpfung und Vorbeugung stärker die Modi der Festsetzung sowie deren Verwendung. Diese lokal zu generierenden Gebühren lassen sich in zwei Typen unterteilen. Das Gesundheitsministerium unterscheidet zwischen kostendeckenden und gewinnbringenden Gebühren.

Kostendeckende Gebühren

Alle Einrichtungen der Epidemiebekämpfung sind berechtigt, für Stichproben, Untersuchungen, Vorsorgeuntersuchungen oder Immunisierungen eine Untersuchungsgebühr zu erheben (jian3cefei, Weiji 1988-20a). Kostenpflichtige Leistungen der Stationen für Epidemiebekämpfung (fangyi fangzhi jigou) sind Überwachung, Analyse, Inspektion, Eichung und Kontrolle von technischen Geräten oder Konsultationen und Fachberatungen. Dazu gehören auch die präventive Impfung, Vorsorgeuntersuchungen, Desinfektion und Schädlingsbekämpfung oder eine ambulante Behandlung (Weiji 1988-20a: §3).

Entstandene Personalaufwandskosten (laowu fei), in die aber reguläre Personalausgaben nicht eingerechnet werden dürfen, können den Leistungsempfängern in Rechnung gestellt werden (Weiji 1988-20a: §1).

Das Kreisgesundheitsamt legt die Gebührensätze nicht allein, sondern mit der Zustimmung des Preisbüros und der Finanzabteilung der jeweiligen Ebene fest (Weiji 1988-20a: § 8). Die höheren Forderungen der Gesundheitsbehörden werden von auf der gleichen horizontalen Ebene angesiedelten, aber nicht zur Gesundheitslinie gehörenden Institutionen geprüft (I 31/01). Die Zentralregierung hat damit ein System der lokalen Gebührenkontrolle geschaffen, weil Preise hier von untereinander nicht weisungsbefugten Verwaltungseinheiten auf der Kreis- und Provinzebene ausgehandelt werden müssen.

Diese Restriktionen haben auch ihre Folgen: Mit relativ niedrig bemessenen Gebühren, die nur die Selbstkosten abdecken, kann die Einrichtung ihre finanzielle Situation nicht verbessern. Hinzu kommt der zusätzliche Personalaufwand. Diese Form der Gebührenerhebung kann zur Durchsetzung von Zielen, die auf der zentralen Ebene formuliert wurden, nicht hilfreich sein. Sie lassen sich nur durchsetzen, wenn sie zusätzlich über andere Steuerungsziele in anderen Anreiz- oder Evaluationssystemen (s. hierzu Brodsgaard 2002, Edin 2003) verankert werden.

Gewinnbringende Gebühren

Davon zu unterscheiden sind Gebühren, die zum finanziellen Ertrag der Einrichtung beitragen können (Weiji 1988-20a). Die Station für Epidemiebekämpfung kann außerplanmäßige, vorher nicht angekündigte Kontrollen durchführen. Sollten z. B. bei einer unangemeldeten Lebensmittelkontrolle in einem Restaurant keine Beanstandungen zu finden sein, muss der Betreiber keine Gebühren entrichten. Wenn jedoch etwas beanstandet wird, sind Gebühren zu bezahlen, die sich außerhalb des festgesetzten Gebührenkatalogs bewegen können (Weiji 1988-20a: § 4). Die Station kann die Höhe allein festsetzen. Diese Gebühren stehen ihr in vollem Umfang zur freien Verfügung zu, so dass sie diesen Gewinn für bessere Arbeitsbedingungen sowie die Entlohnung der Angestellten verwenden kann (Weiji 1988-20a: § 4). Weiter schreibt das Gesundheitsministerium vor, dass die kontrollierte Einheit unter keinem Vorwand die Zahlung verweigern könne. Ausstehende Zahlungen seien mit einem Säumniszins von 5% zu belasten (Weiji 1988-20a: § 6).

Hier werden die zentral formulierten Politikziele mit einer eigenständigen, lokalen Handlungsrationalität verknüpft: Die Wirtschaftskontrollen erhöhen die Lebensmittelqualität. Wenn für ein regelwidriges Verhalten Bußgelder eingezogen werden, steigen so die Einnahmen der Station. Diese Verknüpfung bringt aber auch einen Nachteil mit sich: Die Stationen konzentrieren sich nur noch auf die Tätigkeiten und Bereiche, mit denen sich ihr Einkommen maximieren lässt. Sie vernachlässigen dafür beispielsweise die Immunisierung und andere, nicht profitable Aufgaben (z. B. in Zhang Jingping/Xie Zhiyuan 2000: 491).

Die Zentralregierung ist sich der Dynamik bewusst, die aus dem großen Handlungsspielraum entsteht. So weist sie in dieser Verordnung explizit darauf hin, dass unter keinen Umständen willkürlich Gebühren erhoben werden können. Außerdem mahnt sie ein funktionierendes Verwaltungssystem an (Weizheng 1985-18: Art. 5).

Einerseits steckt sie einen klaren finanziellen Entscheidungsspielraum ab, indem sie die Häufigkeit der Kontrollen und Gebührenhöhe der Station überlässt. Andererseits entsteht so ein hoher Interpretationsfreiraum, in dem der eigentliche Sinn der Handlung einer Gewinnmaximierung gewichen und Willkür möglich ist. Dies schadet dem Ansehen der lokalen Station und schafft Misstrauen gegenüber anderen staatlichen Einrichtungen. Genau hier zeigt sich die Wirkungslosigkeit des Prinzips der doppelten Führung in dezentralen Politikfeldern: Die Kreisinstitutionen sollen die Gemeindekader bei der Führung der kollektiven Gesundheitsinstitutionen assistieren, kontrollieren, evaluieren und die von der Zentralregierung erwünschte Intention der Gesundheitsmaßnahmen lokal durchsetzen. Der gleiche Interpretationsspielraum, der bei den Gebietskörperschaften kritisiert und wieder eingeengt werden soll, zeigt sich auch bei den Stationen für Epidemieschutz. Ihre unzureichende Finanzierung führt dazu, sich auf lukrative Tätigkeitsbereiche zu konzentrieren. Das Dilemma besteht darin, dass kein unabhängigen

Akteur auf der lokalen Ebene vorhanden ist, der es kontrollieren könnte. Mögliche Willkür und überhöhte Gebührenforderungen können nicht mehr beschränkt werden. Wenn die lokale Kontrolle versagt, gewinnt so mit einer stärkeren Dezentralisierung ein neuer Prozess an Bedeutung: Die Zentralregierung muss verstärkt Probleme selbst artikulieren, kritisieren und die lokalen Interpretationsspielräume wieder einengen.

8.4.3.8 Artikulation und Moderation des Zentralstaates

Artikulation und Moderation werden als eine der wichtigen Funktionen der Zentralregierung immer wichtiger, wenn Entscheidungen dezentral gefällt werden und eine Lenkung durch Finanzierung ausbleibt. Das Beispiel der Gebühren zeigt dabei die Rolle der Zentralregierung und Unterschiede zwischen den Städten und den ländlichen Regionen auf.

8.4.3.8.1 Gebührendiskurs

Kritik an Gesundheitseinrichtungen des Kreises

So lässt sich ununterbrochen nachweisen, dass z. B. das Gesundheitsministerium in verschiedenen Verordnungen, aber auch der Gesundheitsminister auf die mangelnde Ausstattung hinweist. Das Gesundheitsministerium kritisiert im Jahre 1987 den katastrophalen Zustand der Einrichtungen für die Epidemiebekämpfung, der sich nur sehr gering von 1980 unterscheidet (Weifang 1980-71: 107):

> „Das momentan drängendste Problem ist, dass in den Stationen für die Epidemiebekämpfung in den Kreisen zu wenig Personal, schlecht ausgebildet, die finanziellen Mittel ungenügend und die Ausstattung veraltet oder primitiv ist. Besonders in den Einrichtungen auf der Ebene des Kreises zeigen sich diese Probleme besonders stark. Manche können schon nicht mehr normal arbeiten. Ein verstärkter Aufbau dieser Einrichtungen auf der Ebene des Kreises ist zu einer der dringendsten Aufgaben überhaupt geworden“ (Weifang 1987-9: 222, ähnlich in Weifang 1987-13: 26, Guofa 1988-61: 35, Weibanzi 1987-3a: 157).

Das Gesundheitsministerium nimmt die Veränderungen auf dem Land sehr genau wahr und bewertet diese eindeutig negativ. Sehr früh werden Probleme artikuliert und auch die Einrichtungen im Kreis zu einer Korrektur aufgefordert. Gerade weil die Stationen für Epidemiebekämpfung in den zentralstaatlichen Entwicklungsplan aufgenommen sind (Guofa 1988-61: 37), werden sie von der zentralen Ebene kritisiert, während die Zustände in den Dörfern nicht direkt angesprochen werden.

Ausschluss des ländlichen Gesundheitswesens in der Debatte um gesellschaftliche Verantwortung

Die Zustände auf Dorf- oder Gemeindeebene bleiben davon weitgehend ausgenommen. Gesundheitsminister Chen Minzhang (24.1.1985: 137) mag noch dazu aufrufen, dass man die Arbeit für die ländlichen Regionen nicht vergessen solle, doch gehen für die ländlichen Regionen keine neuen Impulse aus. Missstände in Gemeinde und Dorf werden auf der Ebene der Zentralregierung nur im Kontext der Anstrengungen zu einer höheren Professionalisierung des Personals oder ausreichenden Grundversorgung in den Dörfern angesprochen (vgl. Weishengbu 27.2.1981, Chen Minzhang 20.1.1988: 164).

Die Unterschiede in der Rolle der Zentralregierung für das ländliche und städtische Gesundheitswesen werden auch darin deutlich, wie Gebühren eingeschätzt werden. Die Kritik der Zentralregierung an zu hohen Gebühren setzt für das städtische Gesundheitswesen erst 1985 ein, nachdem die Zentralregierung die Reform der Staatsbetriebe 1984 eingeläutet und die Wirtschaftsreformen nun auch für städtische Bevölkerung beginnen (ZK 20.10.1984, Formulierung für Gesundheitswesen in Guofa 1985-62). Die Zentrale delegiert die Frage der Geschwindigkeit und den Umfang dieser Gebühren"anpassung" an die lokalen Gesundheitsbehörden bzw. Preisbüros auf den lokalen Ebenen. Weil die Entflechtung von Betrieb und sozialer Fürsorge ein Teil der einer von ihr initiierten Wirtschaftsreform ist, moderiert sie diesen Prozess in der Weise, dass sie je nach nationaler Wirtschafts- und Stimmungslage die lokalen Behörden zu einer schnelleren oder wie in der Phase der Readjustierung nach 1989 zu einer langsameren Umsetzung antreibt. Dies kann die Zentralregierung steuern, indem sie einerseits die Interessen der Gesundheitseinrichtungen an höheren Gebühren und ihre Unabdingbarkeit für das Gelingen der Reform hervorhebt oder andererseits die soziale Belastung anmahnt, die für die Einwohner in den Städten entsteht.

Das Gesundheitsministerium spricht nicht von einer Erhöhung der Gebühren, sondern fordert vernünftige Gebühren (shixing heli shoufei, Cui Yueli 20.1.1985: 132), die es ermöglichen, dass die Einrichtungen von ihrem Handeln auch einen wirtschaftlichen Nutzen ziehen (Guofa 1985-62: 141, vgl. Zhou Shouqi 1984).

> „Das Gebührensystem muss reformiert werden. Die Gebührenstandards für medizinische Leistungen sind extrem niedrig und ungünstig für die Entwicklung der Gesundheitseinrichtungen, aber auch für höhere medizinische Standards und die Verbesserung der Behandlungsqualität" (Guofa 1985-62: 141).

Dies schließt die Krankenhäuser oder andere Stationen ein (Cui Yueli 20.1.1985: 132, Guofa 1985-62: 141). Die Gebührenstandards sollen erhöht und diversifiziert werden, damit sie stärker die Behandlungsqualität widerspiegeln. Die Gebühren innerhalb einer Stadt, aber vor allem im nationalen Vergleich sollen sich stärker unterscheiden (Cui Yueli 20.1.1985: 132, vgl. Tan Yunhe 9.1.1984: 124).

Die lokale Ebene wird aufgefordert, die Gesetzesverletzungen zu beseitigen, aber auch zu verhindern, dass Gebühren willkürlich erhoben oder erhöht werden (Weizheng 1985-18: 183ff.). Das Gesundheitsministerium ergreift für die Interessen der Patienten Partei, die von den Einrichtungen geschädigt wurden. Dazu gehören die Ausstellung von Rezepten, in der zuviel Medikamente verschrieben worden sind (kai da chufang) sowie wohlwollende oder Freundschaftsrezepte[35] (renqing fang, Weizheng 1985-18: 143).

Wird nun die wirtschaftliche Effizienz (jingji xiaoyi) für die Gesundheitseinrichtungen als Ziel übernommen (Weizheng 1985-18: 143) und eine unternehmerische Selbstständigkeit durchgesetzt, fordert die Zentralregierung auch den gesellschaftlichen Nutzen bzw. Verantwortung (shehui xiaoyi) der Einheiten oder Betriebe ein. Gesellschaftliche Verantwortung und wirtschaftliche Effizienz bilden keinen Widerspruch, da über eine Ausrichtung auf den gesellschaftlichen Nutzen das Betriebsergebnis der Einheit gesteigert werden könne (Weizheng 1985-18: 140, Cui Yueli 27.1.1986: 148). Die Praxis folgt jedoch nur selten der Theorie, wie der stellvertretende Gesundheitsminister Cui selbst feststellt:

> "Wenn man jedoch den gesellschaftlichen Nutzen vernachlässigt und bloß dem wirtschaftlichen Nutzen nacheifert und nur schnell das Einkommen steigern will, sogar 'alles nur auf das Geld ausrichtet' (yiqie wang qian kan), muss man schleunigst umkehren", (Cui Yueli 27.1.1986: 148).

Die Kritik an den steigenden Gebühren erreicht im Jahre 1989, als nach mehreren Versuchen die Inflation nicht einzudämmen ist, ihren Höhepunkt. Das Gesundheitsministerium (Guofa 1989-10: 178/179) warnt vor Preiserhöhungen bei bestimmten Dienstleistungen und ermahnt das Preisbüro sowie die Abteilungen der Gesundheitslinie zu Zurückhaltung. Während dieser Readjustierung findet der Gesundheitsminister noch deutliche Worte (Chen Minzhang 18.2.1989: 182), in der erstmals die gestiegenen Gebühren als sozial nicht vertretbar dargestellt werden. Weiter formuliert er:

> „In letzter Zeit wurden in einigen wenigen Krankenhäusern übertrieben Gebühren eingezogen, willkürlich die Preise erhöht und einige unrechtmäßige Gebühren eingezogen. Besonders sind einige Krankenhäuser auf die schiefe Bahn geraten und haben sogar Güter des alltäglichen Gebrauchs als Medikamente deklariert und verkauft, die als Arznei- und Heilmittel mit den Einheiten abgerechnet und so die staatliche Versorgung für Kader, aber auch die Fonds der betrieblichen Arbeitsversicherung betrogen, den Ruf der Gesundheitslinie beschädigt und auch in der Gesellschaft für Unmut gesorgt haben" (Chen Minzhang 18.2.1989: 182).

In der Stadt ist die Wirtschaftsreform ein Prozess, bei dem die stärkere Entlastung der staatlichen Einheiten von der Zentralregierung selbst initiiert ist. Wenn die Zentralregierung die staatlichen Zuschüsse verringert, muss sie auch die höheren Belastungen für die Stadtbevölkerung rechtfertigen. Die Zentralregierung artikuliert für die Gesundheitsinstitutionen auf der Ebene des Kreises und die städtischen Gebiete das Gesamtinteresse, indem sie die Partikularinteressen der Gesundheitsinstitutionen sowie der Bevölkerung abwägt.[36]

---

[35] Hierbei sind Rezepte gemeint, bei denen Ärzte befreundeten Patienten die Medikamente verschreiben, die vom Patienten gefordert, in seinem Falle jedoch medizinisch sinnlos sind oder deren Medikamente für Freunde und Verwandte gebraucht werden, die nur billigere Generika von ihren Einheiten bewilligt bekommen oder sie selbst bezahlen müssten.

[36] Davon zu unterscheiden ist, ob der Staat auch die Mittel hat, dieses Gesamtinteresse durchzusetzen.

8.4.3.8.2 Sonderstellung der ländlichen Primärversorgung

Die Zentralregierung ist in der Stadt mit dem Phänomen der Gleichzeitigkeit von Politikentscheidung und –wirkung konfrontiert, weil sie selbst Initiator der Gesundheitsreformen ist und die Wirkungen dieser politischen Schritte sich sofort bei den höheren Behandlungskosten der städtischen Bevölkerung bemerkbar machen. Auf dem Land hingegen ist der Zusammenbruch der kooperativen Gesundheitsfürsorge nur eine Folgewirkung der Dekollektivierung, deren wirtschaftliche Liberalisierung und Einkommenszuwächse von der bäuerlichen Bevölkerung begrüßt wurden. Die negativen Effekte zeigen sich auf dem Land ungleichzeitig und werden nicht mehr als direkte Folge einer politischen Intervention erkannt. Dementsprechend fehlt in den Redebeiträgen und Verordnungen des Gesundheitsministeriums über Gebühren jeglicher Verweis auf die ländlichen Gebiete. Vielmehr bestätigt die Zentralregierung im Zuge der Wirtschaftsreform den großen Entscheidungsspielraum, der ihr schon zu Beginn der Reform zugesprochen wurde.

> So „ [...] können sie Gebühren für ärztliche Behandlung einführen, genauso aber eine kooperative medizinische Versorgung einrichten oder aber auch ganz etwas anderes“ (keyi shixing kanbing shoufei, ye keyi shixing hezuo yiliao huo qita de banfa, Guofa 1985-62: 141).

Als der Gesundheitsminister die Gebührenproblematik 1989 für die Städte am schärfsten kritisiert, stellt er gleichzeitig klar:

> „Stichproben haben ergeben, dass die Einwohner auf dem Land durchschnittlich circa 2% ihres Pro-Kopf-Einkommens für die Gesundheitsvorsorge und Behandlung ausgeben. Deshalb müssen wir weiter die Haltung propagieren, dass in den Gesundheitseinrichtungen die Allgemeinheit profitiert und jede Seite möglichst ihren Teil dazu beitragen sollte [...]“ (Chen Minzhang 13.3.1989: 188).

Das Augenmerk der Zentralregierung auf die hohen Gebühren in den ländlichen Regionen und ihre explizite Nennung, die gerade wegen ihrer negativen Effekte für die Einkommensentwicklung von Bedeutung ist, setzt erst viel später in den neunziger Jahren ein, weil dann dort die bislang hohen Einkommenszuwächse dann ihr Ende finden (s. Kap. 10).

8.4.3.9 Zusammenfassung

Die Einrichtungen des Gesundheitswesens auf der Ebene des Kreises nehmen die strategische Rolle des Brückenkopfs bei der Entwicklung des ländlichen Gesundheitswesens ein, weil der Kreis und seine Einrichtungen einerseits die unterste Stufe der Gesundheitsverwaltung, aber gleichzeitig auch die oberste Ebene des ländlichen dreigliedrigen Gesundheitsverbundes sind. Die politische Steuerung ist selektiv, weil sie sich an nationalen Prioritäten orientiert. Die Finanzierung der Kreiseinrichtungen durch die Zentralregierung gleicht auf dem Land nicht Missstände aus, sondern hat das Ziel, die Lokalregierungen zu höheren Investitionen in das Gesundheitswesen anzuregen. Wenn die aktiven Gestaltungsmöglichkeiten relativ gering sind, gewinnen die Artikulation und die Diskussion von Missständen auf der zentralpolitischen Ebene an Bedeutung. Nur so lässt sich der mangelnde Entscheidungsspielraum wieder einschränken, der sich durch die Dezentralisierung und Auflösung der Kommunen erweitert hat.

8.4.4 Gemeinde und Gemeindekrankenhaus

In den Gemeinden unterhalb der Ebene des Kreises zeigt ein noch größerer Spielraum als bei den Kreisinstitutionen: Dies lässt sich in der Organisation und Finanzierung der Primärversorgung, Formen der sozialen Absicherung und der damit verbundenen Stellung des Gemeindekrankenhauses sowie der kooperativen medizinischen Versorgung aufzeigen. Zuerst ist jedoch im Anschluss an die Epidemiebekämpfung im Kreis zu diskutieren, wie in national sensitiven Politikfeldern der Staat die Distanz überwindet und einzelne Bereiche in Gemeinde und Dorf regelt und finanziert. Dies soll hier am Beispiel der Mutter- und Kindfürsorge und des Epidemieschutzes aufgezeigt werden.

8.4.4.1 Vorbeugung und Mutter- und Kindfürsorge

In der Mutter- und Kindfürsorge bzw. in mit der ihr eng verbundenen Familienplanung, aber auch der Epidemiebekämpfung übernimmt das Kreiskrankenhaus bzw. die Einrichtung auf der Kreisebene die technische Leitung (Weishengbu 20.4.1986: Art. 13) und delegiert die Ausführung auf der Ebene der Gemeinde an eine Abteilung bzw. Gruppe innerhalb des Gemeindekrankenhauses (Weishengbu 20.4.1986: Art. 16). Die Wichtigkeit der Familienplanung auch in den ländlichen Gebieten ab Mitte der achtziger Jahre (Scharping 2002) mag ein Grund dafür sein, dass das Gesundheitsministerium sogar bis auf die Ebene des Dorfes regelt, dass ein weiblicher Dorfarzt oder eine Hebamme dort arbeitet. Sie folgen der Weisung durch die Gemeinderegierung oder des Dorfbewohnerkomitees, in ihrer Arbeit sollen sie jedoch gleichzeitig dem Gemeindekrankenhaus sowie der Station für Mutter- und Kindfürsorge des Kreises unterstehen. So ist nicht nur das Gemeindekrankenhaus, sondern auch explizit die Mutter- und Kindstation des Kreises gegenüber den Hebammen/Geburtshelfern weisungsberechtigt (Weishengbu 10.2.1989a: Art. 4).

Der Zentralstaat überwindet die Distanz, installiert Akteure in Gemeinde und Dorf und benennt ihre Aufgaben. Diese Interventionsmöglichkeit auf der lokalen Ebene wird möglich, weil sie für ihre vorgegebenen Aufgaben für Vorbeugung oder Mutter- und Kindfürsorge entschädigt werden.

> „Die finanzielle Unterstützung der kollektiven Gesundheitseinrichtungen durch den Staat muss so reformiert werden, dass sie sich je nach den erreichten Zielen bei der Vorsorge (yufang baojian) richtet. Diese finanziellen Mittel sind für den Bau der Gesundheitseinrichtungen sowie die Aus- und Weiterbildung des Personals zu verwenden. Die Gemeindekrankenhäuser richten Vorsorgeeinrichtungen ein oder stellen in der Immunisierung oder Vorsorge ausgebildetes Personal bereit, um so die Epidemiebekämpfung sowie die Mutter- und Kindfürsorge zu gewährleisten" (Guofa 1985-62: 140).

Während für die Pflege- und Therapieleistungen des Barfußarztes nur das Dorf oder die Gemeinde bezahlen soll, in der er arbeitet (vgl. Kap. 8.2.2.1), zeigt sich so in den national sensitiven Bereichen ein anderes Muster: Das Gesundheitsministerium formuliert einen Anspruch auf eine finanzielle Unterstützung durch übergeordnete Ebenen. Dies kann somit den Kreis, die Provinz oder die Zentralregierung einschließen. Dieser Anspruch ist jedoch keine Zahlungsverpflichtung der Zentralregierung. Ein empirisch gesichertes Finanzierungsmuster der politischen Ebenen lässt sich aufgrund der dünnen Datenlage nur für einzelne Provinzen aufzeigen (z. B. in Wang Lusheng et al. 2004). Inwieweit der Kreis bei seinen Auszahlungen vor allem auf Einnahmen oder Überweisungen der Provinz oder der Zentrale hoffen kann, ist möglicherweise von der politischen Situation abhängig. Gerade in den Autonomen Regionen der Minderheiten lassen sich höhere Transferzahlungen durch die Zentralregierung aufzeigen (für Tibet: Liu/Rao/Hu 2002a: 38. 63 bzw. für Xinjiang in Kap. 11), deren genaues Ausmaß jedoch in den offiziellen Statistiken nicht veröffentlicht wird.

Finanzhilfen sollen an Leistungen bei der Vorsorge und Mutter- und Kind-Gesundheit verknüpft werden. Die Höhe der Subventionen richtet sich danach, inwieweit diese Ziele erreicht werden (Weifang 1987-13: 31). Unterstützungsleistungen für die Vorbeugung und Mutter- und Kindfürsorge sollten aber nach den Vorstellungen des Gesundheitsministeriums weitere Bereiche der Gesundheitsfürsorge mitfinanzieren. „Andere Ausgaben werden von den Mitteln für Epidemiebekämpfung, Mutter- und Kindfürsorge zugewiesen" (Guofa 1985-62: 140).

Die Zahlungen der übergeordneten Ebenen können jedoch immer nur einen Teil der Finanzierung sicherstellen. So werden die Gemeinden aufgefordert, in den Gemeinden und Dörfern das Gehalt der Ärzte und Pfleger aufzubessern, die sich der Mutter- und Kindfürsorge widmen (Weishengbu 20.4.1986: Art. 17, Weishengbu 27.2.1981, Weizheng 1985-18: 141). Eine Finanzierung der staatlichen Ebenen auf und unterhalb der Kreisebene hat tatsächlich nur eine Lenkfunktion, während der überwiegende Teil des Gehaltes von den Gemeinden bzw. aus den Einnahmen der Station bezahlt wird. Dies ist in dem Prinzip ausgedrückt: „Was aus dem Volk stammt, wird auch für es verwandt" (qu yu min, yong zhi yu min, Weifang 1987-13: 31).

8.4.4.2 Gemeindekrankenhaus

Dieses Prinzip einer lokalen Finanzierung und lokalen Organisation wird ausgeprägter, wenn man sich von den national bedeutenden Bereichen des Epidemieschutzes und der Mutter- und Kindfürsorge/Familienplanung der Primärversorgung in den Dörfern und den Gemeinden zuwendet. Dazu gehören die Aufsicht über die Therapie in der stationären und ambulanten Pflege und die Ausbildung und Beaufsichtigung der Barfußärzte und der Gemeindekrankenhäuser. Am Beispiel des Gemeindekrankenhauses wird aufgezeigt, wie sich der Handlungsspielraum ausweitet.

Funktion
Im Gegensatz zu der Epidemiebekämpfung ist die Aufsicht für die Primärversorgung dezentralisiert. Die Verantwortung für die Primärversorgung ist nicht an das Kreiskrankenhaus, sondern vielmehr an das Zentrale Gemeindekrankenhaus delegiert. Das Zentrale Gemeindekrankenhaus (zhongxin xiang weishengyuan) ist gegenüber anderen Gemeindekrankenhäusern privilegiert, da es mit besser ausgebildetem Personal, modernen Geräten und Räumlichkeiten eine Führungsrolle bei Aufbau und Kontrolle der medizinischen Versorgung und Pflege in den Dörfern sowie der Ausbildung der Barfußärzte übernimmt. (Qian Xinzhong 22.3.1979: 105, Weishengbu 15.12.1979: Art. 3, s. auch Huang Yongchang 1994: 204–207[37]).

Stellung
Auf der Ebene der Zentralen Gemeindekrankenhäuser endet das System der Personalplanstellen (bianzhi zhidu, s. hierzu Brodsgaard 2002). Nur das Zentrale Gemeindekrankenhaus ist noch Teil dieses Systems, während bei den anderen Gemeindekrankenhäusern, die auch im kollektiven Eigentum sind, keine staatlich finanzierten Planstellen bestehen. Die Gesundheitsverwaltung erlässt Kennzahlen, wie viel Ärzte, Pfleger und anderes Hilfspersonal in diesen Krankenhäusern beschäftigt sein sollen und einen Teilanspruch auf eine staatliche Versorgung und Bezahlung haben. Die anderen Gemeindekrankenhäuser, aber vor allem die Dorfstation, stehen außerhalb dieses Systems von Personalplanstellen (Gong/Yan/Feng 1997: 15).

Die Zentralen Krankenstationen befinden sich so in einer Zwischenzone (Zhou Shouqi 1992: 149), da sie (kollektives) Eigentum der Gemeinde sind und Teile des Personals vom Kreis bezahlt werden (Zhou Shouqi 1992: 149ff.). Dieses Arrangement geht dabei auf die Zeit des Großen Sprungs zurück, in der innerhalb einer Kommune ein kollektives Krankenhaus vom Kreis besonders gefördert wurde, um den Andrang auf das Kreiskrankenhaus zu verringern (s. Kap. 6.2.2).

Das Schicksal einer prozentual zurückgehenden Finanzierung durch die Gesundheitslinie trifft jedoch auch das Zentrale Gemeindekrankenhaus, weil es nach den Prinzipien der Gemeindekrankenhäuser zu führen ist (Guofa 1985-62: 140). Die Zentralen Gemeindekrankenhäuser sollen ertragsorientiert arbeiten und schwankende Löhne einführen. Beispielsweise werden nur noch 70% vom Kreis ausbezahlt, während 30% aus Gewinnen des Krankenhauses bestritten werden sollten, deren konkrete Auszahlungshöhe jedoch von den momentanen Gewinnen der Einrichtung abhängig gemacht werden soll (Luo Zhihao o. J.: 456).

---

[37] Huang verweist auf verschiedene, dem Autor nicht verfügbare Quellen, verweist auf Weishengbu et al. (1.12.1978). Quanguo nongcun renmin gongshe weishengyuan zanxing tiaoli (zaoan), Weishengbu (2.12.1978). Zonghe yiyuan zuzhi bianzhi yuanze (shixing zaoan).

Übertragung auf die Gemeinde und lokale Gestaltungsfreiheit
Die Stellung des (Zentralen) Gemeindekrankenhauses betont die Verpflichtung der Kollektive bzw. ihrer politischen Nachfolger (Gemeinde und Dorf), eine ausreichende Primärversorgung zu organisieren und zu finanzieren. Dabei wird ihnen ein relativ großer Freiraum überlassen: Die Verantwortung für die Gemeindekrankenhäuser wird den Gemeinderegierungen vollständig 1986 übertragen (jiang xiang weishengyuan jiao gei xiang zhengfu lingdao guanli" in Cui Yueli 27.1.1986: 149). Oder:

> „Um die Verwaltung und den Aufbau der Gemeindekrankenhäuser zu stärken, sollen die Gemeindekrankenhäuser schrittweise von der Gemeinderegierung geführt werden und auf der jeweiligen Ebene verwaltet werden (fenji guanli)" (Weibanzi 1987-3a: 157).

Diese Organisation und Finanzierung der Gemeindekrankenhäuser wird mit den Bestrebungen begründet, „Politik auf seine Kerninhalte zu reduzieren und Kompetenzen zu delegieren" (jianzheng fangquan, Guofa 1985-62: 139).

Auch wird den Gemeinderegierungen die Verpflichtung auferlegt, für eine ausreichende Finanzierung der Personalkosten und baulichen Voraussetzung zu sorgen (Guofa 1985-62: 140). „Die Regierung auf jeder Ebene soll aktiv die Gesundheitseinrichtungen entwickeln und aufbauen" (Guofa 1985-62: 140).

Unverbindliche Richtlinien
Zentralstaatliche Politikvorschläge reduzieren sich auf unverbindliche Richtlinien. Kollektive Krankenhäuser können die Verordnungen zu den Zuschüssen bei der Epidemiebekämpfung auch umsetzen, müssen es aber nicht (Weizheng 1979-1780: 358). Das Gesundheitsministerium mahnt nur ausreichende Entlohnung der Pfleger und Gemeindeärzte an (Weishengbu 27.1.1981). Das Gesundheitsamt empfiehlt ausdrücklich, dass die Zuschüsse für die Gemeindekrankenhäuser auf dem Land auf jeden Fall höher als für die Straßenkrankenstation in der Stadt sein sollte, überlässt aber die Festschreibung den untergeordneten Ebenen (Weiyi 1979-1713: 100).

Lokale Finanzierung, Ausrichtung und Organisation
Die Gesundheitsinstitutionen der Gemeinde sind somit nicht von Provinz oder Zentralregierung, sondern horizontal zu finanzieren. Eine Unterstützung für die Pflegeleistung oder soziale Absicherung wird ausgeschlossen. Die Bezahlung des Gemeindearztes und der Präventivmaßnahmen in seinem Dorf sollen vor allem von den Bauern des Dorfes und aus der Dorfumlage bzw. den Gemeindebetrieben bezahlt werden (vgl. qu yu min, yong zhi yu min, Weifang 1987-13: 31).

Bei einer extrem hohen lokalen Finanzierungsverpflichtung bzw. -erwartung an die Gemeinderegierungen bleibt auch der Handlungsspielraum extrem groß: Wenn nur noch eine gewisse Versorgung und Erreichbarkeit von lokal finanzierten Gesundheitsleistungen als staatliches Ziel vorgegeben ist (zuodao you yi you yao, neng fang neng zhi, Guofa 1985-62: 141), bleibt auch deren Organisation dem lokalen Spielraum überlassen: Die Zentralregierung legitimiert alle möglichen Bewirtschaftungsformen, was hier ähnlich wie bei den Wirtschaftsbetrieben als „Diversifizierung" (duoyanghua, Cui Yueli 27.1.86: 145) bezeichnet wird. Krankenhäuser können in kollektiver Hand bzw. durch das Dorf/Kollektiv selbst (jiti ban) oder von Ärzten übernommen (chengbao) werden. Wie auch bei den kollektiven Betrieben wird der Begriff Privatisierung jedoch vermieden: Seit Mitte der achtziger Jahre kann ein Arzt eine Praxis eröffnen (geti kaiye) oder mit der gesamten Belegschaft zusammen eine Station übernehmen (xiangcun yisheng he weishengyuan jiti/ziji ban, Guofa 1985-62). So sollen möglichst viele Akteure bei Aufbau und Finanzierung der Krankenhäuser bzw. -stationen beteiligt werden. Die Fixierung auf das ehemalige Kollektiv als wichtigster relevanter Akteur löst sich auf: Besonders die Bauern sollen motiviert und unterstützt werden, diese Einrichtungen zu unterhalten (guli he fuchi nongmin ziji ban, RMRB 4.10.1983: 167). Hinzu kommen auch die ländlichen Unternehmen: Soziale Aufgaben, besonders aber Bildung und Gesundheit auf dem Land, so das Zentralkomitee im Jahr 1985, soll von ihnen finanziert werden, die dafür 10% des Gewinns vor Steuern abzugeben haben (ZK, SR 1.1.1985: 951).

Den Krankenstationen soll weitgehende Autonomie bei den betriebswirtschaftlichen Entscheidungen gewährt werden. Dazu gehört auch eine flexible Lohnpolitik und Prämienauszahlung (gongzi, jiangjin fudong) sowie eine Beteiligung der Arbeitnehmer oder in Form von Anteilsgesellschaften bzw. in finanzieller Beteiligung der Bauern an den kommunalen Gesundheitseinrichtungen selbst (gufen zhi, nongming lianhe ban yi) (Weibanzi 1987-3a: 157), um mit einer erfolgreichen wirtschaftlichen, aber vor allem industriellen Entwicklung Finanzmittel zur Verfügung zu haben. Das Niveau und die Form der medizinischen Dienstleistungen sowie das gewählte Modell der Bewirtschaftung sollen sich dabei den konkreten Verhältnissen anpassen.

Wenn so alle möglichen Formen der Bewirtschaftung von Gemeindekrankenhäusern erlaubt und gleichwertig sind, ist der Gestaltungsspielraum im Gesundheitswesen noch um einiges größer als bei den kollektiven ländlichen Unternehmen, in denen gerade in den achtziger Jahren eine Privatisierung von ehemaligen kollektiven Unternehmen bzw. private Gründungen von der Zentralregierung kritisch gesehen wurde, die so in manchen Regionen als quasi-kollektive Unternehmen geführt wurden (Phänomen der „roten Kappe" in Parris 1993).[38]

[38] Der Gesundheitsminister legt 1986 eine Statistik über die Eigentumsformen in den Dorfkrankenstationen vor (Cui Yueli 27.1.86: 145): 50,92% der Dorfstationen werden entweder vom Dorf selbst geführt (cun jiti ban) oder an den Dorfarzt verpachtet (xiangcun yisheng chengbao). Gemeinschaftspraxen mehrerer Ärzte oder der gesamten Belegschaft (xiangcun yisheng/weishengyuan lianhe ban) nehmen 10,08% ein. 31,5% sind privat geführt (geti ban), 3,39% sind Filialen des Gemeindekrankenhauses (weishengyuan shedian), andere insgesamt 4,11% (Cui Yueli 27.1.86: 145) Besonders fraglich ist hierbei die mangelnde Differenzierung der ersten Kategorie. Schließlich macht es einen großen Unterschied, ob die Krankenstationen vom Dorf oder eher privat betrieben werden. Übernimmt im ersten Fall die dörfliche Gemein-

Den Möglichkeiten der Gemeinderegierung bei der Reform der Gemeindekrankenhäuser sind so weder bei der Personalplanung und -bezahlung, der Eigentumsform noch bei dem Niveau oder konkreten Leistungen Grenzen gesetzt. Gleichzeitig wird ein lokaler Pflegenotstand nicht im Kontext einer nationalen Gefahr definiert, die eine Intervention oder Subvention der übergeordneten Ebenen nötig macht: Im Gegensatz zur Epidemiebekämpfung sind keine Notfallmechanismen vorgesehen. Die Verantwortung für die Primärversorgung in Dorf und Gemeinde obliegt dem Zentralen Gemeindekrankenhaus.

8.4.4.3 Gestaltungsfreiraum bei der KMV

Neben der Primärversorgung wird der größtmögliche Entscheidungsspielraum der Ebene der Gemeinde und des Dorfes bei der eigenen Organisation der sozialen Absicherung bzw. beim Aufbau einer kooperativen Gesundheitsversorgung gegeben. Die kooperative medizinische Versorgung (hezuo yiliao) steht 1988 gleichrangig mit einer reinen Privatfinanzierung, in dem die Patienten nur für die Dienstleistungen bezahlen, die sie in Anspruch genommen haben (kanbing shoufei, Chen Minzhang 20.1.1988: 163). Alle Formen sind möglich, so der Gesundheitsminister 1986 (Cui Yueli 27.1.1986: 150). Jegliches Modell einer Verankerung in den Kollektiven oder den Gebietskörperschaften wird zugelassen, solange es erfolgreich betrieben wird (Weishengbu 15.12.1979: Art. 3). Das Gesundheitsministerium kann sich Mitte der achtziger Jahre für den ländlichen Raum durchaus vorstellen, was für die Städte undenkbar ist.

Das Gesundheitsministerium kommuniziert eine Musterverfassung (Weishengbu 15.12.1979). Die Struktur der KMV hat sich im Vergleich zu der Zeit der Kulturrevolution wenig geändert: So können diese autonomen Fonds nur einzelne Brigaden/Dörfer oder die gesamte Kommune/Gemeinde umfassen (Weishengbu 15.12.1979. Ähnlich wie schon nach dem Großen Sprung bleiben die Gesundheitsausgaben beschränkt: Die Ausgaben für die kooperative medizinische Versorgung richtet sich nicht nach dem Bedarf innerhalb der Brigade, sondern nach den saisonal vorhandenen Mitteln.

Das Gesundheitsministerium stellt sich vor, dass dieser Fonds von einem Komitee der KMV (hezuo yiliao guanli weiyuanhui) aus lokalen Kadern, Vertretern der Kollektive und der Krankenstation getrennt verwaltet wird. Die genaue Buchführung über Ein- und Abgänge kann die Brigade, aber auch die Krankenstation, selbst übernehmen (Weishengbu 15.12.1979: Art. 9). Gelder dieses Fonds dürfen nur für die definierten Zwecke verwendet werden. Die eingezahlten Gelder sollen so von einer Zweckentfremdung (nuoyong) durch die lokalen Kader geschützt werden. Eine Vertretung der Mitglieder ist nicht vorgesehen.

---

schaft auch die Verluste, verbleibt bei letzterem das Risiko beim Gemeindearzt, dessen Station so viel Gewinn erwirtschaften muss, dass er damit seinen Lebensunterhalt verdienen muss.

Das Gesundheitsministerium hat weder einen Richtwert über die Höhe der Beiträge noch das Ausmaß der Leistungen, die konkret über die Fonds abgesichert werden soll. Auch Absicherungsausmaß und Auszahlungsmodi der Fonds bleiben der lokalen Ebene überlassen.

8.4.4.4 Finanzierung im Dorf

Das Grundprinzip der lokalen Organisation einer ländlichen Grundversorgung ist im Dorf am deutlichsten: Die Zentrale stellt kein bestimmtes Organisationsmodell für die dörfliche Gesundheitsversorgung heraus. Private Krankenstationen sind wie Zweigstellen des Gemeindekrankenhauses oder vom Personal gemeinsam geführte Krankenstationen möglich. Vorbeugung oder Geburtenplanung können so auf der untersten Ebene durchaus auch von privaten Ärzten wahrgenommen werden (ebd., Weibanzi 1980-141, Guojia jihua shengyu weiyuanhui et al. 10.1.1983: Art. 2).

Auch muss das Dorf oder der Dorfarzt für die Räumlichkeiten oder die Gebäude aufkommen. Die Primärversorgung sollte sich wirtschaftlich selbst tragen, ansonsten sollte das Dorf dem örtlich tätigen Arzt eine Unterstützung auszahlen (Guofa 1985-62: 141). In keinem der Dokumente findet sich eine Erklärung, dass die Zentralregierung die Gesundheitseinrichtungen auf der Dorfebene unterstützen könnte. Die Sicherung der wirtschaftlichen Existenz der Dorfstation liegt in der Verantwortung des Dorfes. So ist die Produktionsbrigade (Dorf) dafür zuständig, aus ihrer Umlage mögliche finanzielle Nöte des Dorfarztes zu beseitigen (Weishengbu 15.12.1979: Art. 16, Weishengbu 27.2.1981). Dazu gehört auch, dass das Dorf oder der angehende Arzt aus der eigenen Tasche die Kosten für seine Ausbildung tragen. Neben einer staatlichen Unterstützungsleistung muss das Dorf für das Gehalt der Hebammen oder die Pfleger, die Mutter- und Kindfürsorge leisten, selbst aufkommen (Weishengbu 20.4.1986: Art. 17).

> „Übernehmen die Gemeindeärzte und Gesundheitspfleger Aufgaben der Vorbeugung, der Mutter- und Kindfürsorge oder bei der Geburtenplanung, soll das Dorf ihnen eine angemessene Arbeitsentschädigung ausbezahlen“ (Weishengbu 30.9.1990, s. a. Weishengbu 10.2.1989: Art. 19-20).

Auch ist durchaus möglich, dass in die Kosten für die Vorsorgepakete für junge Mütter und ihren Säuglingen auch die Ausbildungskosten der Hebammen hineingerechnet werden (Weishengbu 30.9.1990).

Der Dorfarzt ist der erste Anlaufpunkt bei Krankheiten. 1985 wurden im Kreis Wuxi (heute Stadt Jinshan) 68,7% aller ambulanten Fälle in der Dorfkrankenstation, 29% in dem Gemeindekrankenhaus und nur 2,3% im Kreiskrankenhaus behandelt. Auch die Gesamtzahlen für stationäre Behandlung beweisen die Bedeutung der beiden untersten Ebenen: 11,2% aller Fälle wurden im Kreiskrankenhaus, aber immer noch 88,8% im Gemeindekrankenhaus behandelt (Tang Yaogen 1987: 421).

8.4.5 Zusammenfassung

Das Steuerungsmuster des ländlichen Gesundheitswesens lässt sich nur unvollständig mit einem Rückzug des Staates charakterisieren. Aus der Diskussion lassen sich folgende Muster herausstellen:

Die Finanzierung des ländlichen Gesundheitswesens durch übergeordneten administrative Ebenen des Kreises, der Provinz oder der Zentralregierung ist selektiv. Die Zentralregierung strebt nicht eine Vereinheitlichung an, sondern sichert die Responsität der lokalen Ebene auf die zentralpolitischen Politikanforderungen. Klar lassen sich Unterschiede in der Organisation und der Finanzierung einer Primärversorgung und der Bereiche von nationaler Bedeutung wie Familienplanung, Vorbeugung und Mutter- und Kindfürsorge aufzeigen. Nur für die Tätigkeit der Vorsorge, Epidemiebekämpfung und die Mutter- und Kindfürsorge bzw. die damit organisatorisch verbundene Familienplanung formuliert die Zentralregierung eine Notwendigkeit der finanziellen Unterstützung sowie Formen der Kontrolle, die über die Ebene der Gemeinde hinausreichen.

Je niedriger die Verwaltungsstufe, um so einen größeren Spielraum können die lokalen Entscheidungsträger in der Gesundheitsverwaltung sowie bei den politischen Akteuren ausschöpfen. Strenge Sonderregelungen und -bestimmungen für Krankenhäuser, die direkt dem Ministerium unterstellt sind, stehen einem extrem großen Gestaltungsfreiraum bei der Verwaltung und extrem hohe Verantwortung für die Finanzierung der Gemeindekrankenhäuser und besonders der Dorfkrankenstationen gegenüber. Die Aufsicht des Zentralen Gemeindekrankenhauses über die Primärversorgung rechtfertigt seine Sonderstellung. Weil die Aufsicht und Verantwortung für die Primärversorgung „entstaatlicht" ist und einer Gesundheitseinrichtung auf der Ebene der Gemeinde zugesprochen wird, übernimmt es die Verantwortung, die im Bereich der Epidemiebekämpfung oder der Familienplanung Kreiseinrichtungen übernommen haben. Darum lässt sich auch hier eine teilweise Finanzierung des Zentralen Gemeindekrankenhauses durch die Kreisebene aufzeigen.

9 SCHEITERN DER STRATEGIE UND STRUKTURKRISE

9.1 MANGELNDE RESPONSITÄT

Skepsis über die Folgen der Devolution bzw. Übergabe der Gemeindekrankenhäuser an die Gemeinderegierungen zeigen sich schon früh. Man solle dies „vorsichtig angehen" (yingdang shencong congshi, Cui Yueli 27.1.1986: 149). Ernüchternd zieht der Gesundheitsminister Ende der achtziger Jahre Bilanz: Die Reform im Gesundheitswesen passe sich nicht in die Wirtschaftsreformen ein (ebd.), das Rechtssystem im Gesundheitswesen sei lückenhaft und die übergeordnete Kontrolle oder Überwachung komme mit den Entwicklungen nicht mehr mit (Chen Minzhang 20.1.1988: 164, s. auch 13.3.1989: 188ff.). So seien alle Maßnahmen für die Reform des ländlichen Gesundheitswesens unwirksam gewesen (cuoshi buli). Mit der Einführung des Haushaltsverantwortungssystems seien nicht nur viele Fonds der kooperativen medizinischen Versorgung zusammengebrochen, sondern haben auch die Kollektive ihre Unterstützung eingestellt. Folge sei, dass das Netz einer flächendeckenden Vorbeugung zerfallen sei, so dass viele lokale Erkrankungen wieder auf dem Vormarsch seien (Chen Minzhang 11.3.1990: 193/194).

Dies machen auch die Zwischenergebnisse der Studie „Health for all by year 2000" (HFA 2000) der Weltgesundheitsorganisation (WHO) deutlich.[39] Weil für jeden einzelnen Indikatoren ein Zielwert festgelegt wurde und dieser mit den tatsächlich erreichten Ergebnissen von 1992 kontrastiert werden kann, lässt sich auf einer äußerst umfassenden Datenbasis vergleichen, inwieweit auf der lokalen Ebene die zentralpolitischen Initiativen aufgegriffen und umgesetzt worden sind. Mit der HFA-Studie lässt sich so die Responsität (vgl. Kap. 8.4.3.6) der lokalen Ebene auf einzelne politische Zielanforderungen und vorgeschlagene Mittel der Zentralregierung messen.

Die mangelnde Steuerungsfähigkeit und verfehlte Hoffnungen auf das bisherige Entwicklungsmodell der Gesundheitsversorgung zeigen sich in mehreren Dimensionen:

---

[39] Dieses Programm, das seinen Schwerpunkt auf die primäre Gesundheitsversorgung (primary health care, chuji weisheng baojian (Huang Yongchang 1994: 219ff) legt, wird von der WHO 1977 verabschiedet. Die ersten Zwischenergebnisse veröffentlicht das Gesundheitsministerium im Mai 1992. In Huang Yongchang 1994: 249-251 sind sie in Form von quantitativen Datensätzen ausführlich dokumentiert. Sie geben erstmalig einen standardisierten und quantitativ gemessenen Überblick über den Zustand des ländlichen Gesundheitswesens. 377 Kreise, also 17,05% aller Kreise der Volksrepublik, nehmen teil. Jeder Kreis wählt stochastisch aus drei unterschiedlichen Niveaus je eine Gemeinde, die wiederum 3 Dörfer auswählt (Huang Yongchang: 239/240). Das Projekt sollte bis zum Jahr 1995, in mindestens 50% der Kreise einen Mindeststandard erreicht haben, während nach Abschluss Ende 2000 alle Kreisen diese Mindestanforderung erfüllt haben müssen (Weishengbu 15.3.1990a).

Tab. 1: Indikatoren und Ergebnisse der HFA 2000-Studie im Jahr 1992

	Ausprägung	Indikator	Wirtschaftliches Niveau der Projektkreise			
			Arm (pinkun)	Ausreichend (wenbao)	Bescheidener Wohlstand (xiao kang)	Reich (fuyu)
(1)	Ziel	Übernahme der Ziele des HFA-Planes als Regierungsziel	100	100	100	100
	Ergebnis	Kreis	100	96	99	100
		Gemeinde	64	90	94	93
(2)	Ziel	Evaluation der nächstniedrigen Gesundheitsinstitution	100	100	100	100
	Ergebnis	Kreis	100	98	98	100
		Gemeinde	56	86	94	94
(3)	Ziel	Erfolg der Kampagne für hygienische Toiletten	70	80	90	100
	Ergebnis	Kreis	49	60	58	41
(4)	Ziel	Finanzierung der Dorfärzte durch das Kollektiv	50	60	80	90
	Ergebnis	Dorf	18	74	85	87
(5)	Ziel	Verwaltungssystem für Kinderfürsorge	50	60	80	90
	Ergebnis	Kreis	6	42	65	74
(6)	Ziel	Abdeckungsrate von kollektiv finanzierten Dorfkrankenstationen	50	60	70	80
	Ergebnis	Dorf	21	60	77	81

Eigene Auswahl und Zusammenstellung nach Weishengbu 15.3.1990a, 15.3.1990b, Huang Yongchang 1994: 235, 246, Darstellung der Prozentwerte auf volle Stellen gerundet.

Höchste Responsität auf der Ebene des Kreises

Das Muster einer höheren mangelnden Responsität auf der Ebene der Gemeinde gegenüber dem Kreis ist sichtbar, wenn der HFA 2000-Plan als Regierungsziel übernommen werden soll (naru zhengfu mubiao). Alle Kreisregierungen nehmen ohne Ausnahme den Plan in ihren Regierungsplan auf. Hat das Gesundheitsministerium für Kreis und Gemeinde es als eine gewisse Selbstverständlichkeit angesehen, und eine volle Umsetzung (100%) als Standard angesetzt, kommen diesem Ziel nur 63% der Gemeinderegierungen in den armen Kreisen nach (Tab. 1, Zeile (1)). Mit höherer Wirtschaftskraft steigt der Prozentsatz der responsiven Gemeinden, erreicht aber keineswegs 100% (s. Tabelle 1, Zeile (1)). Für die Dorfebene werden solche Daten nicht erhoben.

Verweigerung und Ignoranz kennzeichnen jedoch nicht nur die Gemeinderegierung, sondern auch das Gemeindekrankenhaus. Während auf Kreisebene nahezu fast alle Kreise der unterschiedlichen Wirtschaftsniveaus die nächstuntere Ebene evaluieren, fällt diese Bereitschaft der Gemeindekrankenhäuser der armen Kreise auf 56% (s. Tabelle 1, Zeile (2)).

Die Steuerungserfolge schwinden unterhalb der Kreisebene und erreichen auf dem Dorf ihren niedrigsten Wert.

Selektive Responsität

Dies kann aber nicht darüber hinwegtäuschen, dass auch in den Kreisen die Anforderungen nur selektiv erfüllt werden. Mobilisierungskampagnen für eine Verbesserung der sanitären Zustände, mit denen in der Vergangenheit gerade enorme Erfolge erzielt worden waren, werden nicht mehr angenommen oder befolgt. So hat die Zentralregierung gerade in den reichen Kreisen einen Kampagnenerfolg für hygienischere öffentliche Toiletten angenommen, da diese selbst ausreichende lokal generierte Ressourcen bereitstellen kann, um dies zu finanzieren. Genau das Gegenteil ist jedoch eingetreten: Je reicher die Gebietskörperschaften, desto weniger erfüllen politische Kampagnen noch ihre Wirkungskraft: In den reichen Kreisen ist mit 41% ein noch niedrigerer Wert als in den armen Kreisen erreicht worden (s. Tabelle 1, Zeile (3)).

Wirtschaftliche Entwicklung als notwendige, aber nicht hinreichende Bedingung für den Aufbau

Höhere Wirtschaftskraft des Kreises führt ebenso nicht eindeutig zu einer besseren Umsetzung auf lokaler Ebene. Wenn man die einzelnen Kreise in ihrer Gruppierung nach der Wirtschaftskraft unter dem Blickwinkel analysiert, wie sie abschließend beurteilt werden, stehen dabei drei Bewertungen zur Verfügung: „Standard erreicht", „grundsätzlich Standard erreicht" und „Standard nicht erreicht".[40] Zwar sind 51 der 73 reichen Kreise in die oberste Kategorie eingeordnet, doch 19 der reichen Kreise haben die Standards nur grundsätzlich erreicht, während sogar 3 reiche Kreise in die schlechteste Kategorie eingeordnet werden

[40] Bei „Standard erreicht" (dabiao) müssen mehr als 85 der möglichen 135 Gesamtpunkte erreicht werden und in mindestens 10 der 13 Variablen darf der Durchschnittswert nicht niedriger als 60 Prozent der jeweiligen Maximalpunkte liegen. In der Kategorie „grundsätzlich Standard erreicht" (jiben dabiao) liegt die Punktzahl zwischen 60 und 84.99, und nur in sechs Standards darf der jeweilige Prozentwert um 60% unterschritten werden, alles weitere wird als „Standard nicht erreicht" (mo dabiao) eingeordnet (Huang Yongchang 1994: 240).

(Huang Yongchang 1994: 243). Mehr als 30 Prozent der wirtschaftlich reichsten Kreise sind somit nicht in die höchste Kategorie eingeordnet.

Mit umgekehrten Vorzeichen ist die Korrelation von Wirtschaftskraft und Responsität jedoch eindeutig. Alle vier teilnehmenden Armutskreise haben den Standard nicht erreicht und sind so in der niedrigsten Kategorie eingeordnet (ebd.). Wirtschaftliche Leistungsfähigkeit ist eine notwendige Voraussetzung, aber keine hinreichende Bedingung, die die mangelnde Responsität der Gebietskörperschaften und Dorfkomitees erhöht.

Mangelnde Finanzierungsmöglichkeiten der Gebietskörperschaften bzw. der Dörfer in den armen Kreisen

In den armen Kreisen zeigt sich eine mangelnde Responsität bei der Finanzierung der Dorfärzte. Hier wird unter allen Indikatoren der gesamten Studie der zweitgrößte absolute Unterschied von 42 Prozentpunkten zwischen dem erwarteten Zielwert von 60% und dem tatsächlich erreichten von 18% erreicht (s. Tabelle 1, Zeile (4)). Dies wird für die armen Kreise nur noch mit realen 6% statt den erwarteten 50% bei dem Aufbau einer Verwaltung für die Kinderfürsorge übertroffen (s. Tab. 1, Zeile (4)).

Eine immer geringere Responsität der Dörfer mit fallender Wirtschaftskraft wird auch beim Indikator deutlich, inwieweit eine Dorfkrankenstationen kollektiv betrieben ist. Nur noch 21% der armen, aber dafür 81% der reichen Kreise haben sie eingerichtet. Das Gesundheitsministerium hat eine viel höheren Wert von 50% für die armen Kreise angenommen. In den reichen Kreisen wird der Zielwert von 80% sogar leicht übertroffen (Tab. 1 (6)).

Zusammenfassung: Nicht Verwaltungs- sondern Strukturproblem

Diese großen Unterschiede sind, so lässt sich die quantitativen Ergebnisse der „Health for all by year 2000"-Studie systematisieren, gerade bei den Indikatoren deutlich sichtbar, in der nicht die Gesundheitslinie, sondern die Lokalregierung den Auftrag hat, dies mitzufinanzieren. Gerade in den armen Kreisen kann innerhalb der doppelten Führung die Seite der politischen Gebietskörperschaften oder der Dorfbewohnerkomitees ihre Aufgabe nicht mehr erfüllen. Diese Krise ist nur schwer mit der Möglichkeiten der Gesundheitsbürokratie lösbar. Sie ist weniger ein Problem der Organisation oder Verwaltung von Gesundheit, sondern vielmehr einer Finanzierungsunfähigkeit der öffentlichen Hand und der Dorfgemeinschaften und Ausdruck der Wirtschaftsstrukturkrise im ländlichen Raum.

9.2 Strukturelle Armut und Gesundheit

Diese Unfähigkeit zu einer ausreichenden Finanzierung des Gemeinwesens beruhen auf Strukturveränderungen, die auf die Zeit der Dekollektivierung zurückgehen.

Wachstum der privaten Gesundheitsausgaben
Extreme Kostensteigerungen für die medizinische Behandlung sind ein Phänomen der Gesundheitsreform in China. Die Gesundheitsausgaben sind vor allem seit Mitte der achtziger Jahren Mitte (abgesehen von den Jahren der Readjustierung zu Beginn der neunziger Jahre) schneller als das Bruttosozialprodukt gestiegen (s. Abb. 6).

Abb. 6: Wachstum BSP und Gesamtgesundheitsausgaben, 1979-2000

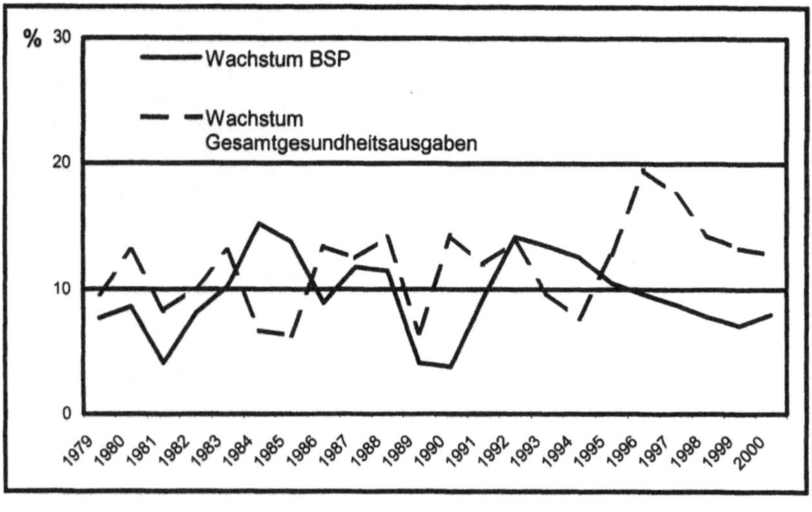

Eigene Darstellung nach Daten in Zhao Yuxin 2001: 9, Wang Baozhen/Zhang Meirong 2003: 25 und Du Lexun 2000: 8/9, hier Darstellung aufgrund der realen (shiji) Wachstumsraten.

Diese Steigerung zeigt sich bei absolut erhöhenden Ausgaben der öffentlichen Hand, der Betriebe und der Einwohner. Relativ lässt sich jedoch eine immer höhere private Finanzierung aufzeigen (s. Abb. 7).

Abb. 7: Gesamtausgaben des Gesundheitswesens, 1980–2002

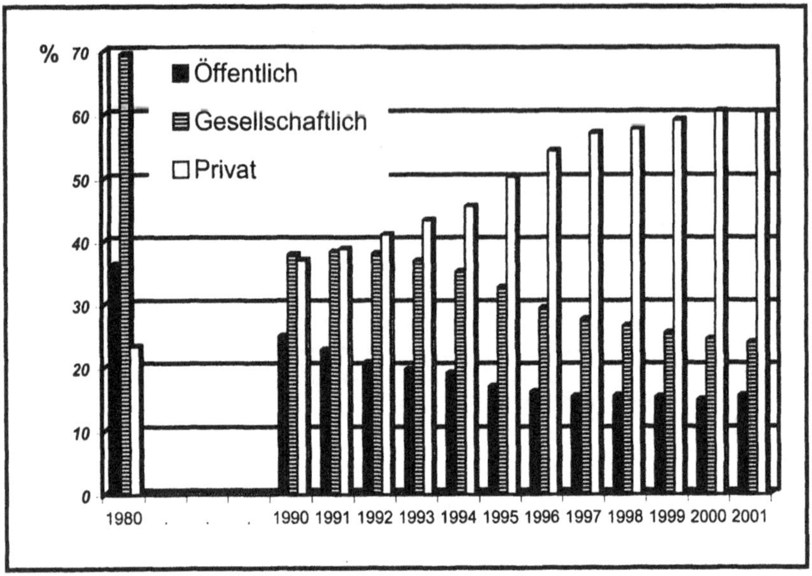

Eigene Darstellung nach Na Li et al. 2002: 243, Zhao Yuxin et al. 2001, 2004, GesJ 2001, GesSta2003: 28.

Steigende Behandlungskosten in Stadt und Land

Die Steigerungsraten der Behandlungskosten werden in Stadt und Land nicht durch Einkommenszuwächse aufgefangen. Betonen viele Autoren die gerade in den ländlichen Regionen extrem ansteigenden Behandlungskosten, die aus dem privat erwirtschafteten Einkommen bezahlt werden müssen (Chen Jiagui et al. 2001: 297), lässt sich dieses Phänomen auch für die städtische Bevölkerung aufzeigen: Im Zeitraum zwischen 1990 und 1998 steigen die ländlichen Einkommen um 215 Prozent, in der Stadt um 258%. Gleichzeitig verteuern sich die durchschnittlichen Behandlungskosten in der Stadt um 700%, während sie auf dem Land nur um 291% steigen. Während also die durchschnittlichen Behandlungskosten in der Stadt durchschnittlich um das 2,4-fache schneller als die verfügbaren Einkommen steigen, liegt dieser Wert für die ländlichen Regionen nur bei einer schnelleren Steigerung um das 1,2-fache (Berechnungen aufgrund Meng Qingguo/Hu Angang 2000: 247).

Entscheidend für eine immer größer werdende Aufmerksamkeit bzw. wahrgenommene Krisenhaftigkeit gerade im ländlichen Gesundheitswesen sind so nicht die Steigerungen bzw. Finanzierungsmuster der Gesundheitseinrichtungen und eine immer größer werdende Verteuerung ihrer Dienstleistung oder ein prozentual messbar höherer Anteil der medizinischen Ausgaben am verfügbaren Einkommen: Dies müsste für die Stadt noch viel stärker zutreffen. Dieser Anteil liegt 1998 in der Stadt höher (3,78%) als auf dem Land (3,15%) (eigene Berechung nach Daten in Meng Qingguo/Hu Angang 2000).

Abb. 8: Einkommen und Behandlungskosten, 1992–1998

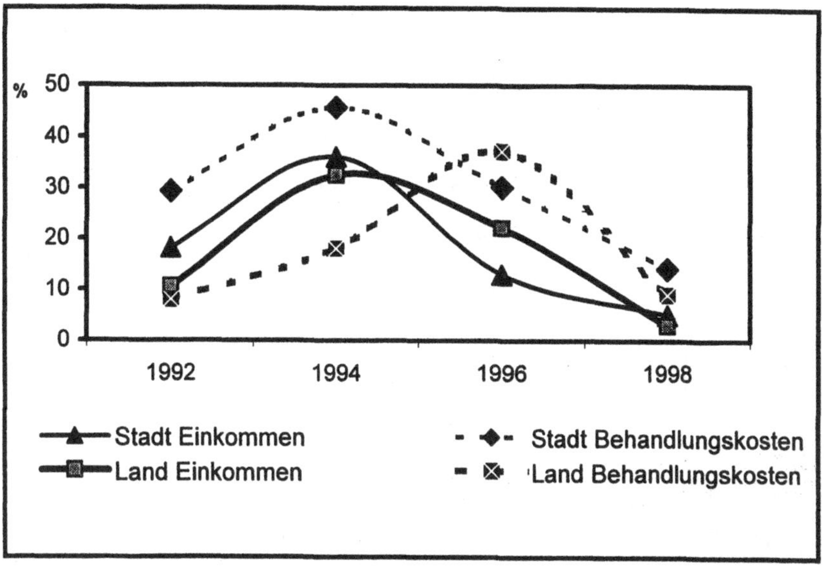

Steigerungsraten beziehen sich auf ein Zweijahresintervall, eigene Berechung und Darstellung auf Datengrundlage von Meng Qingguo/Hu Angang 2000: 247.

Besonderheit ländlicher Raum: Steigerung der Behandlungskosten höher als Einkommen ab Mitte der neunziger Jahre

Die Besonderheiten des ländlichen Raumes sind anderswo zu suchen: Bis 1994 lässt sich hier ein höheres durchschnittliches Einkommenswachstum als die durchschnittlichen privat aufgewendeten Behandlungskosten feststellen, während sich dies (auf der Grundlage der hier nur zweijährigen Datenbasis) erst 1996 umkehrt, also die privat bezahlten Behandlungskosten schneller als die verfügbaren Einkommen steigen (s. Abb. 8).[41] Das Besondere an der Entwicklung in den ländlichen Regionen in den neunziger Jahren ist also, dass erst 1994 die Situation

[41] Für die achtziger Jahre sind keine Daten über die privaten Gesundheitsausgaben in den ländlichen Regionen verfügbar (vgl. auch Chen Jiagui et al. 2001: 246).

eintritt, die in den Städten schon längst vorherrscht: Die in den achtziger Jahren hier diskutierte Ungleichzeitigkeit in den ländlichen Regionen (s. ausführlich in Kap. 8.3.1) wird nun aufgelöst, weil mit sinkenden Steigerungsraten der Einkommen die Steigerungen der Behandlungskosten immer spürbarer werden. Die Kosten im Gesundheitswesen werden immer deutlicher spürbar, nicht, weil sie außergewöhnlich steigen, sondern weil die Einkommenssteigerungen ausbleiben.

Abb. 9: Soziale Absicherung: Stadt-Land-Vergleich, 1998

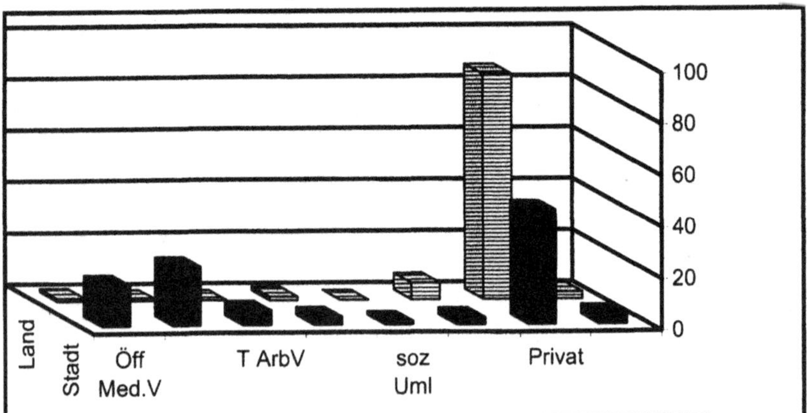

	Öff Med.V	ArbV	T ArbV	KraV	soz Uml	KMV	Privat	Andere
■ Stadt	16,02	22,91	5,78	3,27	1,42	2,74	44,13	3,73
⊟ Land	1,16	0,51	0,2	1,41	0,05	6,5	87,44	2,73

Eigene Darstellung nach Daten in Meng Qingguo und Hu Angang 2000: 245 nach Statistiken des Gesundheitsministeriums) Öff MedV = öffentliche medizinische Versorgung für Kader (gongfei yiliao), ArbV = Arbeitersozialversicherung (laodong baoxian) für Arbeiter und Angestellte in den staatlichen Betrieben, TarbV = Teilkrankenversicherung (ban yiliao), KraV=Krankenversicherung (yiliao baoxian), soz Uml = soziale Umlage (shehui tongchou), KMV= kooperative medizinische Versorgung (hezuo yiliao), Privat = private Übernahme der Kosten (zifei yiliao).

Mangelnde soziale Absicherung vor ärztlichen Behandlungskosten

Die Krisenhaftigkeit im ländlichen Gesundheitswesen zeigt sich Mitte der neunziger Jahre daran, dass Behandlungskosten auf dem Land mit dem verfügbaren Einkommen finanziert werden müssen, weil kein soziales Netz in den ländlichen Gebieten in den neunziger Jahren aufgebaut werden konnte, das diese Steigerungen der Behandlungskosten auffangen könnte.

Soziale Absicherungssysteme im Gesundheitswesen bestehen vor allem für die städtische Bevölkerung (s. Abb. 9). Die Dichotomie zwischen Stadt und Land zeigt sich bei den sozialen Absicherungssystemen daran, dass auf dem Land ein doppelt so hoher Prozentsatz völlig unversichert ist.

Auch ein höheres Wirtschaftswachstum und der seit 1996 bekundete Aufbauwillen haben nur zu unwesentlichen Veränderungen bei der sozialen Absicherung geführt, wie das Beispiel der wirtschaftlich entwickelten Provinz Guangdong deutlich macht. Noch 1998 bezahlen immer noch dort 93% der Menschen in den ländlichen Regionen ihre Behandlungskosten selbst (s. Abb. 10).

Abb. 10: Soziale Absicherung der ländlichen Bevölkerung in Guangdong, 1994 und 1998

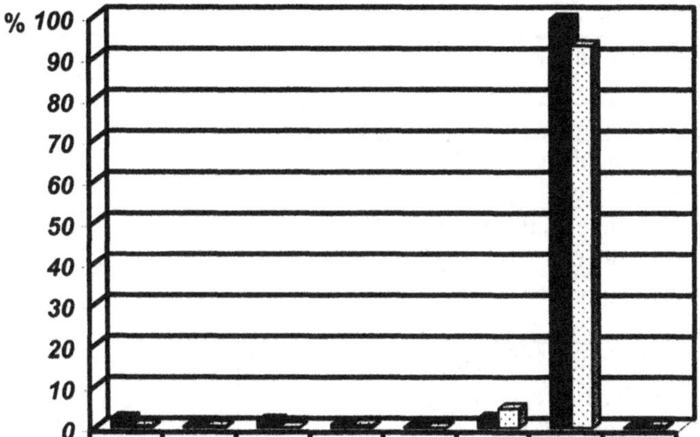

	Öff Med.V	ArbV	T ArbV	KraV	soz Uml	KMV	Privat	Andere
■ 1994	2,25	0,35	1,78	0,86	0,17	2,4	99,46	0,07
□ 1998	0,51	0,41	0,12	0,62	0,04	4,67	93,06	0,54

Eigene Darstellung von Daten aus Yang Shi et al. 2001: 19, der von einer Stichprobenerhebung von insgesamt 82747 Einwohnern in 40 Kreisen Guangdongs ausgeht. Erläuterung der einzelnen Kategorien s. Abb. 9.

Gerade in den ärmsten Gegenden ist die KMV zusammengebrochen, so dass die Finanzierung der Krankheitskosten stärker von den eigenen individuellen Rücklagen abhängt.

Gesundheitskrise zeigt sich als eine Nachfragebeschränkung in den armen Regionen

Weil regional reale Einkommenszuwächse nicht mehr erzielt werden, nehmen nun die steigenden Arzneikosten einen immer größeren Anteil ein. Diese führt bei einem extrem niedrigen Einkommensniveau dazu, dass jeglicher Arztbesuch genauso wie die Teilnahme an einer Versicherungsgemeinschaft mit Vorausbezahlung vermieden wird.

Tab. 2: Nachfrage nach ärztlicher Behandlung in 10 Armutskreisen, 1996

	Indikator	**Durchschnitt 10 Armutskreise**	**Nationaler Durchschnitt aller ländlichen Gebiete**
(1)	Zahl der Erkrankungen in 14 Tagen pro 1000 Einwohner	170,80	128,20
(2)	Ruhetage infolge Krankheit in 14 Tagen pro 1000 Einwohner	346,73	343,10
(3)	Bettruhetage in 14 Tagen pro 1000 Einwohner	169,60	122,00
Nutzung der Einrichtungen/Behandlung pro Jahr			
(4)	Zahl der ambulant behandelten Personen pro 1000 Einwohner	1498,70	4152,20
(5)	Zahl der ambulant behandelten Fälle pro 1000 Einwohner	74,60	159,70
(6)	Zahl der stationären Behandlungen pro 1000 Einwohner	50,90	30,60
(7)	Zahl der belegten Betten pro 1000 Einwohner	400,30	428,00
(8)	Quote der in 14 Tagen stationär nicht behandelten Patienten (%)	41,00	33,40
(9)	Quote der innerhalb eines Jahres stationär nicht behandelten Patienten (%)	62,96	40,60

Auszug aus Tabelle in ZWJW 2001: 10.

Gerade in den armen Gebieten zeigt sich so das Verhalten, eine ärztliche Behandlung zu vermeiden (ZWJW 2001: 9). So ist die Zahl der Krankentage sowie der Tage der Bettruhe höher als im Landesdurchschnitt der ländlichen Gebiete (s. erste drei Indikatoren in Tabelle 2). Dieser schlechtere Krankenstand in den armen Gebieten und damit der vergleichsweise höhere Bedarf führt aber nicht zu einer stärkeren Nachfrage. Vielmehr liegt die Zahl der ambulant behandelten Personen und der durchgeführten ambulanten Behandlungen nur bei 36 bzw. 46% des Landesdurchschnittes für die ländlichen Gebiete (Tab. 2, Zeile (4) +(5)). Wenn aber die Zahl der stationären Behandlungen signifikant höher ist (Zeile (6)), zeigt das an, dass eine Behandlung möglichst lange hinausgeschoben wurde. Erst bei einer massiven Verschlechterung suchen die Menschen ärztliche Hilfe auf, die meist nicht mehr eine ambulante, sondern stationäre Behandlung erfordert. So liegt die Zahl der stationär behandelten Einwohner in den 10 untersuchten Armutskreisen um 17% höher als im Landesdurchschnitt (Zeile (6)). Zu geringe Einkommen sind wahrscheinlich auch der Grund dafür, dass der Aufenthalt möglichst kurz gehalten wird: So ist die Zahl der belegten Bettage trotz einer höheren Patientenzahl in den Armutsgebieten niedriger als im Landesdurchschnitt (Zeile (7)). Hinzu kommt noch, dass in den Armutskreisen ein höherer Prozentsatz von Patienten nicht behandelt wird (Zeile (8)+(9)). Einen ähnlichen Zusammenhang stellt das Gesundheitsministerium schon 1993 heraus (s. auch Ming Qingguo und Hu Angang 2000: 246).

Armutsfalle Krankheit
Im Abschlußbericht zu den „Studien über die Finanzierung und Organisation von Gesundheitsfürsorge in den armen Gebieten“ wird für die armen ländlichen Gebiete ein „hoher Bedarf bei geringer Nutzung“ (gao xuqiu, di liyong, ZWJW 2001: 99) herausgestellt, weil mangels Einkommen die medizinisch notwendige Nachfrage beschränkt ist. Dafür verantwortlich ist hier die Steigerung der Behandlungskosten, während ähnliche Einkommenssteigerungen ausbleiben. Dies lässt sich im Ausgabeverhalten erstens quantitativ oder zweitens in der Wahrnehmung der Bauern qualitativ messen:

Quantitative Messung
In 10 untersuchten Armutskreisen, die Mitte der neunziger Jahre im Auftrag des Gesundheitsministeriums untersucht wurden, sind die Einkommen nicht in dem Maße wie Kosten für stationäre Behandlung gestiegen. Drei Tendenzen, die Abb. 11 aufzeigt, lassen sich zusammenfassen:

1) Der Anteil der Behandlungskosten ist höher, je geringer die Einkommen sind.
2) In allen Einkommensgruppen treten eine absolute und relative Steigerung der Behandlungskosten auf.
3) Gerade in den drei untersten Einkommensgruppen sind nur minimale Einkommenszuwächse erreicht worden, während unter der Kohorte der Armen das Einkommen sogar noch gefallen ist.
4) Diese beiden Tendenzen führen dazu, dass bei der Gruppe der extrem armen Bevölkerung der Anteil des durchschnittlichen Einkommens, der für medizinische Behandlungskosten ausgegeben wird, von 60% im Jahr 1996 auf 93,7% im Jahr 1999 steigt (eigene Berechnungen nach ZWJW 2001: 10, 13).

Abb. 11: Behandlungskosten und Pro-Kopf-Einkommen in 10 Armutskreisen in vier Einkommensgruppen, 1996 und 1999

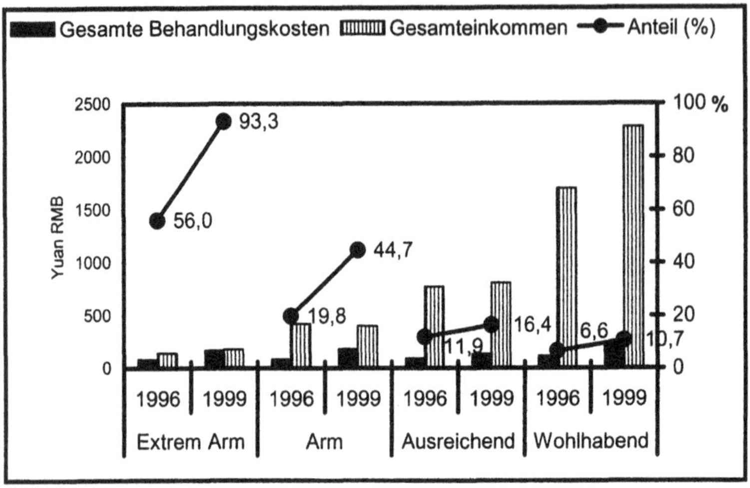

Anteil: Anteil der medizinischen Behandlungskosten am Gesamteinkommen
Die Kreise sind nach ihrem Pro-Kopf-Einkommen in vier Kohorten eingeteilt: Extrem arm (tekun), arm (pinkun), ausreichend (wenbao), wohlhabend (fuyu).[42] Eigene Berechnungen und Darstellung nach Daten in ZWJW 2001: 10, 13.

Die steigende Bedeutung der medizinischen Behandlungskosten zeigen sich nicht nur in absoluten Kosten bzw. ihrem Anteil am verfügbaren Einkommen, sondern in ihrer Relevanz für die Verarmung immer größerer Bevölkerungsschichten auf dem Land. In der Studie des Gesundheitsministeriums und der Asiatischen Entwicklungsbank (Liu Yuanli et al. 2002a) zu 30 Armutskreisen zwischen 1993 und 1998 sinkt der Anteil der verarmten Bevölkerung, während gleichzeitig aber in allen Kreisen unabhängig ihres Wirtschaftsniveaus die Bedeutung der medizinischen Behandlungskosten als Ursache für die erfolgte Verarmung an Bedeutung gewinnt (s. Tab. 3). Besonders ausgeprägt ist dies gerade in der Gruppe, die ein mittleres Wirtschaftsniveau erreicht hat. Gerade dort, wo mit den wirtschaftlichen Reformen bescheidener Wohlstand und Auskommen erreicht werden konnte (Land II und III, s. Tab. 3), ist die Gefahr besonders groß, dass das erreichte Le-

[42] Dies ist eine in der VR China verbreitete Einteilung von unterschiedlichen Einkommensstufen. Hier fehlt noch die Stufe des „bescheidenen Wohlstand'" (xiao kang). Während ausreichend (wenbao) die existentiellen Sorgen wie Hunger beseitigt, bezeichnet der ‚bescheidene Wohlstand' eine Einkommensstufe zwischen ausreichend und wohlhabend, weil hier Konsumgüter (Radio, Fernseher usw.) gekauft werden können, die über ein bloßes materielles Überleben hinausgehen. Diese Kategorien werden in ZWJW 2001 und in anderen Quellen nicht quantifiziert, weil möglicherweise diese Einteilung nicht auf absoluten Werten fußt, sondern regional schwankt.

bensniveau aufgrund der medizinischen Behandlungskosten nicht gehalten werden kann. Gerade hier ordnen Liu Yuanli et al. (2002a: 18) die überwiegende Mehrheit der ländlichen Bevölkerung ein. In den extrem armen Regionen (Gruppe IV) zeigen sich mangelnde Beschäftigungsmöglichkeiten als Hauptursache, weil der Mangel an Arbeit von vorneherein jeglichen Wohlstand unmöglich macht.

Tab. 3: Gesundheitskosten und Verarmung, 1993 und 1998

	Nationaler Durchschnitt		Land I		Land II		Land III		Land IV	
Jahr	1993	1998	1993	1998	1993	1998	1993	1998	1993	1998
Bevölkerungsanteil unterhalb der Armutsgrenze (%)	23,3	7,2	14,0	4,3	17,6	3,3	26,3	6,4	49,0	25,0
Verarmter Bevölkerungsanteil in (%) aufgrund ärztlicher Behandlungskosten	26,4	45,2	35,2	59,1	34,9	75,2	29,2	63,1	9,2	17,7

Land I bis IV gruppiert die untersuchten Kreise nach ihrer Wirtschaftskraft, wobei I für die Gebiete mit den höchsten BSP bzw. Pro-Kopf-Einkommen steht. Auswahl aus Tabelle von Liu Yuanli et al. 2002a: 21, 2002b: 14, eigene Hervorhebung, nach dem Komma auf eine Stelle gerundet.

Subjektive Wahrnehmung

Diese Bedrohung der bäuerlichen Existenz, die so in Feldstudien anhand der Einkommensstruktur der bäuerlichen Haushalte herausgearbeitet wurde (ZWJW 2001, Liu Yuanli et al. 2002a, b) zeigt sich auch daran, wie Bauern immer stärker die Gefahr einer Verarmung durch Krankheit und die nach sich ziehenden Behandlungskosten einschätzen. Dies zeigt sich auf nationaler Ebene und vor allem in den Armutskreisen.

So nimmt die Zahl der Bauern, für die eine stationäre Behandlung angezeigt wird, sich aber nicht behandeln lassen, immer weiter zu. Dafür ist jedoch weniger verantwortlich, dass der Service als miserabel angesehen oder keine Betten zur Verfügung stehen würden. Schon 1985 geben über die Hälfte der Bauern (55,9%) finanzielle Schwierigkeiten an, während dies als einziger Grund stetig an Bedeutung gewinnt. Schon 1998 geben mehr als zwei Drittel der Bauern an, aus finanziellen Gründen nicht ins Krankenhaus zu gehen (s. Tab. 4).

Gerade in den ärmsten untersuchten Kreisen wird diese Wahrnehmung noch deutlicher: Hier geben 72,75% der Patienten an, dass sie infolge finanzieller Schwierigkeiten (jingji kunnan) nicht ins Krankenhaus gehen. Liegt für die Städte dieser Wert bei 64,48%, wird in den ärmsten Dörfern der höchste Wert erreicht (Meng Qingguo/Hu Angang 2000: 246). Gegenüber 1993 hat sich diese Wahrnehmung dramatisch verändert. Nur 9,5% der Bauern aus den ärmsten Dörfern gaben als Grund für den unterlassenen Arztbesuch finanzielle Schwierigkeiten an (zitierte Quelle des Staatlichen Statistischen Amtes in Chen Jiagui et al. 2001: 297).[43]

Tab. 4: Unterlassene stationäre Behandlungen auf dem Land und ihre genannten Gründe für 1985, 1993 und 1998

Jahr	Anteil der nicht erfolgten stationären Behandlungen (%)	Gründe für die verweigerte stationäre Behandlung (%)				
		finanzielle Probleme	empfindet es als leichte Krankheit	keine Zeit	keine Betten stehen zur Verfügung	unzureichender Service
1985	23,7	55,9	25,9	nicht erhoben	8,1	5,9
1993	40,6	60,6	15,9	11,3	2,1	0,8
1998	47,6	63,7	19,9	5,6	0,1	0,4

Tabelle nach Wang Lusheng et al. 2004: 23 aufgrund von nationalen Erhebungen des Gesundheitsministeriums.

Tab. 5: Subjektive wahrgenommenen Verarmungsursachen, 1998

Ursachen	Nationaler Durchschnitt (%)	Land I (%)	Land II (%)	Land III (%)	Land IV (%)
Keine Arbeit	23,18	27,75	20,19	19,82	27,80
Krankheit oder Verletzung	21,66	23,82	22,74	24,32	13,90
Widrige Naturumstände	17,13	7,33	9,05	18,53	30,04

Tabelle nach Liu/Rao/Hu 2002b: 13. I bis IV gruppiert die untersuchten Kreise nach ihrem sozioökonomischen Niveau, wobei I für die Gebiete mit den höchsten BSP bzw. Pro-Kopf-Einkommen steht.

Die immer stärkere Wahrnehmung der Armutsfalle wird jedoch nicht nur über eine Analyse der Gründe für eine nicht erfolgte stationäre Behandlung deutlich, sondern auch bei der Analyse der Gründe für eine Verarmung selbst. In einer weiteren Studie des Gesundheitsministeriums auf der Grundlage von 2036 Haushalten unterhalb der Armutsgrenze nehmen innerhalb der drei wichtigsten Gründen die medizinischen Behandlungskosten den zweiten Platz ein (s. Tab. 5). Behandlungskosten werden in den Regionen mit mittlerem Einkommensniveau als der bedeutendste „poverty generator“ wahrgenommen (Liu Yuanli et al. 2002a:

[43] 67,7% der Bauern aus den ärmsten Dörfern gaben 1993 an, die Krankheit empfinde man als leicht (zigan bing qing). Bei dieser Gegenüberstellung muß angefügt werden, daß in der zitierten Vergleichsquelle von 1998 diese Kategorie nicht existiert und höchstens die Antwort „nicht notwendig“ (meiyou biyao), für die sich 15,74% entschieden haben, mit ihr gleichgesetzt werden könnte. Trotz dieser Einschränkung ist aufgrund der völligen Übereinstimmung der Kategorie „wirtschaftlichen Schwierigkeiten“ und der enormen Veränderung ein Vergleich gerechtfertigt.

18), während wiederum in den ärmsten Regionen die widrigen natürlichen Umstände sowie der Arbeitsmangel dargestellt werden (s. Tab. 5).

Ein zu seltener Arztbesuch ist Ausdruck eines vermeintlich ökonomischen Verhaltens, das sich jedoch genau in sein Gegenteil, den finanziellen Ruin, verkehrt, weil die durchschnittlichen stationären Behandlungskosten für 1999 höher liegen als das durchschnittliche bäuerliche Nettoeinkommen und auch schneller steigen (Abb. 12 und 13).

Abb. 12: Einkommen und Behandlungskosten 1985, 1990, 1995, 1999

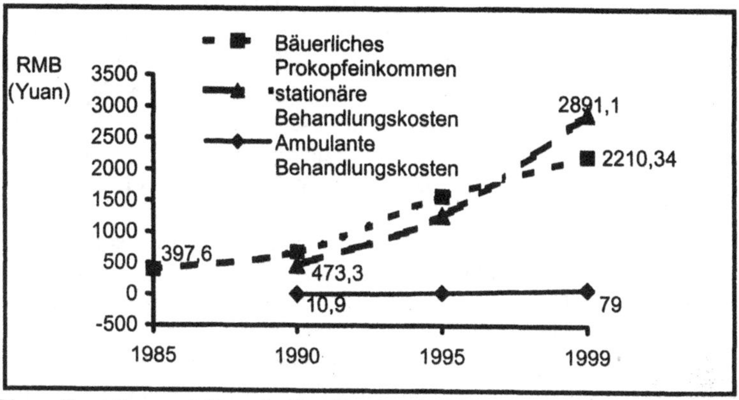

Eigene Darstellung nach Daten in Chen Jiagui et al. 2001: 297. Die durchschnittlichen stationären und ambulanten Behandlungskosten für 1985 sind statistisch nicht verfügbar.

Abb. 13: Jährliche Steigerung von bäuerlichen Einkommen und Behandlungskosten, 1990–1999

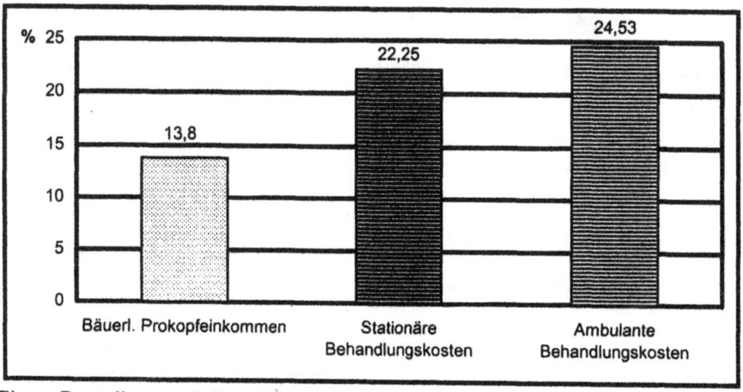

Eigene Darstellung nach Daten in Chen Jiagui et al. 2001: 291.

Externalisierung von ländlicher Entwicklung

Fehlende soziale Absicherung und mangelhafte Versorgungsqualität zeigen sich somit in den armen Regionen und in den Bevölkerungsschichten am deutlichsten, in denen das immer wieder national propagierte, in Wirklichkeit aber nur regional auftretende Modell einer ländlichen Industrialisierung ausgeblieben ist. Eine Privatisierung der Landwirtschaft ist unter einer weiter bestehenden extremen wirtschaftlichen Autonomie durchgesetzt worden, weil ein lokales Wirtschaftswachstum und eine ländliche Industrialisierung entstehen sollten, die neue Finanzierungsmöglichkeiten für Gemeinschaftsaufgaben und die Gesundheitsversorgung möglich machen sollten. Wenn die Zentralregierung das Entwicklungsmodell der ländlichen Unternehmen mit einem Gesetz (Guoling 1996-76, deutsche Übersetzung in Weigelin-Schwiedrzik/Hauff 1999: 246–255) vereinheitlicht und propagiert, das sich nur in wenigen Provinzen autonom entwickelt hat, legitimiert sie einerseits die dortigen Entwicklungen, andererseits unterstreicht sie die dort vorhandenen Sonderbedingungen und die Partikularität des Entwicklungsweges einer ländlichen Industrialisierung.[44] Der Sozialwissenschaftler Zhong Dajun spricht vom „Modell einer Modelloper".[45]

Wenn sich die Unzulänglichkeiten der ländlichen Gesundheitsversorgung bei den Ärmsten und wirtschaftlich Marginalisiertesten auftritt, zeigt sich hier nicht nur ein Gerechtigkeitsproblem (Liu Yuanli et al. 2002), weil die Armen für die Gesundheitskosten prozentual einen höheren Prozentsatz ihres Einkommens ausgeben müssen (s. Abb. 14). Die Krise zeigt sich auch darin, dass sich in den wirtschaftlich ärmeren Provinzen ein schlechterer Gesundheitsstand erreicht wird (s. Tabelle 6).

---

[44] Zu einem Entwicklungsmodell ruft die Zentralregierung nur dann bestimmte Institutionen aus, die sich autonom entwickelt und bewährt haben und von der Zentralregierung positiv bewertet werden, wenn sichtbar wird, dass eine ähnliche Entwicklungsdynamik in anderen Gegenden sich nicht abzeichnet. Der zentral wahrgenommene lokale Widerstand, das Ausbleiben oder Scheitern in anderen Gegenden ist somit eine notwendige Grundvoraussetzung, als Modell ausgerufen zu werden.

[45] „Es lohnt sich über die Frage nachzudenken, ob die Entwicklung der chinesischen Wirtschaft nicht zu einer ‚Modelloper' geworden ist. Der wirtschaftliche Aufbau in einigen Metropolen (am deutlichsten ist dies in Beijing, Shanghai, Shenzhen, Guangzhou und Dalian) hat schon bei weitem andere Mittel- und Kleinstädte übertroffen. Massive Investitionen konzentrieren sich in wenigen Städten, deren Entwicklungsstandards schon an die Städte der entwickelten Länder herankommen oder in manchen Bereichen sie überboten haben. Sie wurden so zu 'Modellen' (yangban), die die Entwicklung der chinesischen Wirtschaft ‚repräsentieren' und sind der einzige „Highlight' der nationalen Wirtschaft. Zugleich geht die Mehrzahl der Klein- und mittleren Unternehmen in Insolvenz oder befindet sich kurz davor, die meisten Gemeinden und Grenzregionen gehen danieder, und die Bauern, die 70% der Einwohner ausmachen, können gerade ein Volkseinkommen von 16% erzielen. Kann die chinesische Wirtschaft, wenn sie sich nur auf die Großstädte verlässt und ‚eine Modelloper zur Aufführung bringt' (chang yangbanxi) wirklich einzigartig werden?" (Zhong Dajun 2002).

Abb. 14: Anteil der Kosten für med. Behandlung am verfügbaren Einkommen, 1998

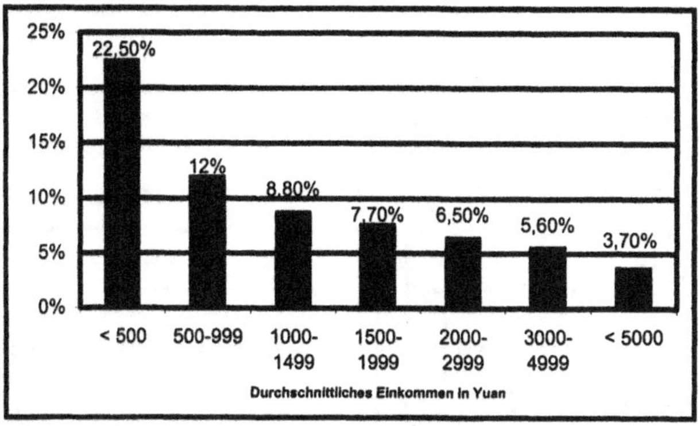

Darstellung in Liu/Rao/Hu 2002b: 12, zitiert nationale Erhebung des Gesundheitsministeriums aus dem Jahr 1998.

Tab. 6: Gesundheitsindikatoren auf dem Land in Regionen

	1. Viertel	2. Viertel	3. Viertel	4. Viertel
Säuglingssterblichkeit in ‰	29	34	44	72
Morbidität an Viruskrankungen in ‰	3,3	5,1	5,6	9,5
Lebenserwartung	71	69	68	64

Gruppe 1: Armutsanteil der Bevölkerung unter 1%: Shanghai, Beijing, Tianjin, Zhejiang, Jiangsu, Shandong, Guangdong, Fujian
Gruppe 2: Armutsanteil 2-5% der Gesamtbevölkerung: Hebei, Liaoning, Jilin, Hubei, Anhui, Jiangxi, Henan, Guangxi, Chongqing, Sichuan
Gruppe 3: Armutsanteil über 10% der Gesamtbevölkerung: Heilongjiang, Shanxi, Innere Mongolei, Shaanxi, Gansu, Yunnan, Xinjiang
Gruppe 4: Tibet, Guizhou, Qinghai, Ningxia
Originaltabelle aus Zhang Zhendong 2002: 32, zitierte Quelle ist Weltbank 1997.

Dichotomie Stadt-Land

Zu Beginn der neunziger Jahre zeigt sich die Dichotomie zwischen Stadt- und Landbevölkerung: Traditionell liegen die durchschnittlichen Gesamtausgaben im Gesundheitswesen für die Einwohner in der Stadt höher als für die ländliche Bevölkerung. So werden 1990 ca. 39 Yuan auf dem Land im Gesundheitswesen aufgewendet, während dies in den Städten sich auf 159 Yuan beläuft. Bis 1997 steigen diese Aufwendungen für die Stadt und das Land an, während sich sogar langsam bis 1997 die Ausgaben im ländlichen Gesundheitswesen schneller erhöhen, also sich die Stadt-Land-Dichotomie entschärft. Dies lässt sich am Quotienten von den durchschnittlichen Gesundheitsausgaben auf dem Land zu der Stadt ablesen, dessen Wert ab 1991 kontinuierlich ansteigt. Ab 1997 verstärkt sich jedoch diese Dichotomie wieder, da in den Städten die Ausgaben weiter erhöht werden, während auf dem Land die Nachfrage in dieser Intensität ausbleibt (s. Abb. 15).

Abb. 15: Durchschnittliche Pro-Kopf-Gesundheitsausgaben in Stadt und Land; Verhältnis der Ausgaben Land zu Stadt, 1990–2001

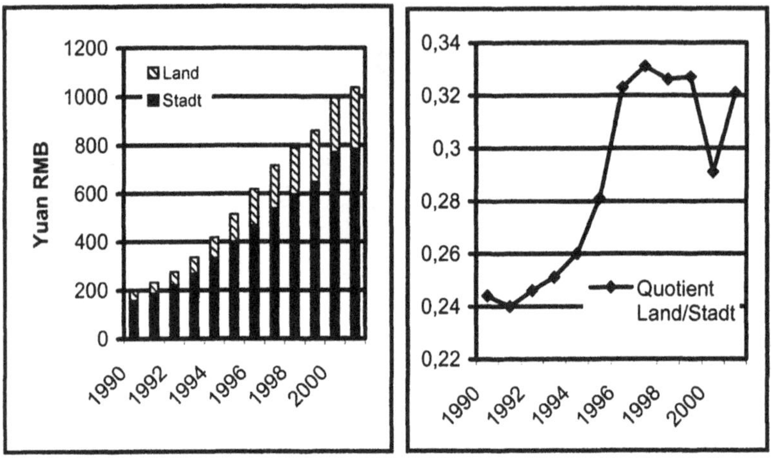

Eigene Darstellung und Berechnung nach Meng Qingguo/Hu Angang 2000: 247 und Zhao Kun et al. 2002: 32.

Zusammenfassung

Verarmungstendenzen innerhalb der ländlichen Gesellschaft nehmen zwar ab, gleichzeitig steigt aber mit den immer weiter steigenden Behandlungskosten auch die Gefahr der Verarmung. Mit sinkenden Einkommen nehmen die medizinischen Behandlungskosten gerade in der Gruppe der ärmsten am stärksten zu, während die „medical poverty trap“ (Dahlgren 2000a, Lawrence 2002) gerade in den Regionen mit mittlerem Einkommen immer deutlicher wahrgenommen werden. Wenn sich so die Verarmung durch die Gesundheitsaufwendungen einstellt und Armut sich auch immer stärker in einem schlechteren Gesundheitszustand und einer beschränkten Nachfrage nach medizinischen Leistungen aufzeigen lässt, stellt sich die Frage, welche Rolle die Lokalregierungen einnehmen.

9.3 Mißglückte doppelte Führung

Die Zentralregierung delegiert die Verantwortung für die Gemeindekrankenhäuser in den achtziger Jahren an die Lokalregierungen. Schon Kap. 8.3.1 machte deutlich, dass dieser Prozess einer Übertragung auch eine Akzeptanz der Lokalregierung voraussetzt:

> „Zu Beginn betonte man, dass es eine Reform sei, die die Reformen der Gemeinderegierungen vollende und weder mit einer Delegation (xiafang) der sechziger Jahre noch eine einfache ‚Übergabe' (jiaogei) oder ‚Unterstellung' (huagui) gleichzusetzen sei. Gemäß den Verordnungen der Zentrale wurden sukzessive Gemeindehaushalte erstellt und die Verwaltungskapazitäten der Gemeinderegierungen verstärkt. In diesem Reformumfeld muss auch die Verwaltung der Gemeindekrankenhäuser angepasst werden und in den Verwaltungsbereich der Gemeinderegierung übernommen werden (naru xiang zhengfu guanli fanwei zhinei, Liu Hongqi und Lü Meixing (o. J.): 462).

Wenn jedoch die Lokalregierung selbst über die Übernahme entscheidet, weist dies auf einen Mechanismus hin, mit dem die Voraussetzung für die doppelte Führung zerstört werden kann, weil das Prinzip der doppelten Führung nicht nur von der Zentralregierung oktroyiert und institutionell verankert, sondern auch von der Lokalregierung akzeptiert werden muss. Dies macht deutlich, dass sich die Lokalregierung dieser Rolle auch verweigern kann.

Alleingang der Lokalregierung

Die Kooperation, so zeigen Diskussionsbeiträge der Vertreter der lokalen Gesundheitsverwaltung, beruht nicht auf einer Gleichberechtigung zwischen den zwei Akteursgruppen, vielmehr habe die Lokalregierung ein „Vorteilsrecht bei der Verwaltung" (guanlishang de youyuequan, Song Shenchao 2003: 19).

1979 soll mit einer Zertifizierung der Barfußärzte in verschiedenen Klassen ein höheres Behandlungsniveau erreicht werden. Die Prüfungen, die in Pflegeschulen und Kreiskrankenhäusern abgenommen werden, haben das Ziel, so einen minimalen Qualitätsstandard zu sichern. Da jedoch die staatlichen Ebenen die Barfußärzte nicht finanzieren können, werden sie von den Kollektiven bezahlt (Zhou Shouqi 1980: 140, vgl. auch Qian 1979). Zhou Shouqi schildert diese Situation für den Kreis Xishan folgendermaßen:

> "Bei der Verwaltung der Barfußärzte sollten lokal Prüfungen abgehalten und Zertifikate verliehen werden, wie es das Gesundheitsamt vorgeschlagen hatte. Da jedoch die Personalentscheidungen in der Brigade liegen, konnte die Forderung, dass nur diejenigen mit einem Zertifikat auch als Arzt arbeiten sollten (ping zheng xing yi), nicht durchgesetzt werden. Einige Ärzte mit Zertifikat konnten nicht praktizieren, während andere ohne Zertifikat praktizierten. In Hubei schrieb ein Barfußarzt auf den Prüfungsbogen: 'Die Prüfungen sind für die Katz, was der Parteisekretär sagt, ist entscheidend.' " (kaoshi you pi yong, buji shuji yiju hua, Zhou Shouqi 1980: 14).

Diese Situation kennzeichnet das Grunddilemma des ländlichen Gesundheitswesens und einer Steuerung durch die Gesundheitspolitik, wie es sich auf allen Ebenen der ländlichen Gesundheitsversorgung immer wieder abbildet. Die Gesundheitsverwaltung möchte Qualitäts- und Fachstandards festlegen oder andere Bereiche regeln, kann dies aber nicht. Der Gemeinderegierung bzw. dem Dorfbewohnerkomitee obliegt die Finanzierung der Barfußärzte in den Kollektiven. Die letzteren haben so größere Befugnisse als das Kreisgesundheitsamt und können eine Kooperation verweigern bzw. Entscheidungsbefugnisse dem Kreisgesundheitsamt vorenthalten. Auch wenn in manchen Kreisen eine hohe Zahl durch die Prüfungen des Kreisgesundheitsamtes fallen, hat das Kreisgesundheitsamt ohne die Hilfe der Dorfbewohnerkomitees keine Handhabe, sie aus diesem Beruf zu drängen (Beispiel in Xu Jie 2002a: 15).

So hat sich, so das Kreisgesundheitsamt in der Provinz Jilin (Zhao Zhiduo/Li Puxiang: 464), im dreigliederigen Verbund nach der Dekollektivierung eine Kluft (duanliedai) ergeben, da nun die Gesundheitsversorgung von den Kollektiven/dem Dorf selbst verwaltet werde. Das Dorf und die Gemeinde haben eine Krankenstation errichtet. Die eingeleiteten Maßnahmen seien ohne jegliche Kraft und blieben folgenlos. Auch wüßte die Lokalregierung überhaupt nicht, wie eine Station zu verwalten sei (bu zhidao zenme qu guanli, Zhao Zhiduo/Li Puxiang: 464). Ihre Verwaltungsaktionen seien beliebig, wechselhaft und planlos.

Die Lokalregierungen haben so den Auftrag übernommen, verwalten aber allein, was eigentlich im Rahmen der doppelten Führung von der Zentralregierung als Zusammenspiel gedacht ist.

Interesselosigkeit

Davon qualitativ zu unterscheiden ist eine vollständige Interesselosigkeit für das Gesundheitswesen selbst:

> „[...] ein Teil der Dorf- und Gemeindeärzte nützten durchaus diese Verwaltungslücke (guanli kongzi), um willkürlich Gebühren zu erheben und Medikamente zu verkaufen. Die Massen nehmen dabei Schaden, und es gibt keinen Ort mehr, wo sie ihr Leid zum Ausdruck bringen können (you ku wu chu su). Genau dies ist das neue Problem im Gesundheitswesen“ (Zhao Zhiduo/Li Puxiang (o. J.): 464).

Die Lokalregierung hat die neuen Dorfärzte außerhalb des politisch zu Regelnden in einen sozialen Freiraum verlagert und damit wirtschaftlich sich selbst überlassen bleiben. Das wirtschaftliche Überleben des Dorfarztes reduziert sich auf ein Bemühen um eine wirtschaftliche Effizienz und spielt sich in einem Bereich außerhalb der Grenzen ab, in der die Vertreter von Gemeinde oder Dorf einen politischen Regelungsbedarf sehen oder selbst noch finanziell gestalterisch eingreifen wollen oder können. Wenn die Gemeindekrankenhäuser nicht gestärkt werden könnten, so kann auch schwerlich ein funktionierender dreigliedriger Gesundheitsverbund aufgebaut werden, in dem gerade die Gemeindekrankenhäuser ein wichtiges Glied für die Kontrolle der Dorfstationen darstellen (Zhao Zhiduo und Li Puxiang(o. J.): 464).

Die Gesundheitsversorgung und die soziale Absicherung gehören so zu den Lebensbereichen, die sich aus dem immer kleiner werdenden Kreis des politisch Regelungsbedürftigen entfernen und so zu einem individuellen oder vielmehr familiären Schicksal reduziert werden, über dessen Ausgang der Markt entscheidet. Während Beschwerden über die mangelhafte Qualität, den schlechten Service oder eine übertriebene Medikation früher vom Parteisekretär kontrolliert und sanktioniert wurden, (Gao Mopo 1999: 72ff., vgl. Kap. 4), bleibt dieses Leid gerade auf der politischen Ebene ohne Adressat, wenn die Dorfvertretungen den Gestaltungswillen für das Gesundheitswesen aufgeben (vgl. you ku wu chu su, Zhao Zhiduo/Li Puxiang: 464). Sie sind finanziell nicht in der Lage, dies zu ändern, und können so den von der Zentralregierung gewährten Handlungsspielraum nicht nutzen, während der Gemeindearzt Dienstleistungen und vor allem Medikamente verkauft, aber nicht Anlaufpunkt für diejenigen ist, die genau dieses sich nicht leisten können.

Die Lokalregierung entzieht sich so ihrer Verantwortung und überlässt die Gesundheitseinrichtungen sich selbst. Das Kreisgesundheitsamt kann dieses Steuerungsvakuum nicht auffüllen, da es nur mit unzureichenden finanziellen Mitteln für eine Kontrolle oder Weisung ausgestattet ist.

Marilynn Rosenthal (2001) charakterisiert diese Haltung mit "hoping that local coffers and initiatives would fill the gap. They have not." (Rosenthal 2001 in Döring 2003).

10 DIE RESTRUKTURIERUNG IN DEN NEUNZIGER JAHREN

Die veröffentlichten Daten des HFA-Planes und die wissenschaftliche Diskussion der Gesundheitskrise verdeutlichen: Die Zentralregierung nimmt die Krise im ländlichen Gesundheitswesen schon seit den frühen achtziger Jahren wahr. Die Reaktion der Zentralregierung lässt sich in der hier folgenden Analyse in drei Dimensionen aufzeigen. Erstens beseitigt sie nicht die bestehende Unterfinanzierung durch die öffentliche Hand, während das städtische Gesundheitswesen immer stärker finanziert wird. Vielmehr verändert sie zweitens die Akteurkonstellation innerhalb der doppelten Führung im lokalen Spielraum, in dem sie dem Kreisgesundheitsamt und den lokalen politischen Vertretungen neue Rechte und Aufgaben neu zuweist (vgl. Abb. 5). Drittens verbindet das Gesundheitsministerium die bestehenden Maßnahmen im Gesundheitswesen mit der Armutsbekämpfung, um so eine Unterstützung von anderen Ministerien zu erlangen, indem die Restrukturierung auf eine breitere Grundlage gestellt wird.

10.1 BEIBEHALTUNG DER BESTEHENDEN FINANZIERUNGSMUSTER

Auch mit der immer größer werdenden Wahrnehmung und Quantifizierung einer mangelnden Gesundheitsversorgung können die bisherigen Finanzierungsmuster nicht verändert werden: Der Anteil der zentralstaatlichen Transferzahlungen und damit die politische Steuerungsfähigkeit der Zentralregierung sinkt.

Sinkende Bedeutung der öffentlichen Gesamtausgaben im Gesundheitswesen

Die Gesundheitsausgaben steigen schneller als das Bruttosozialprodukt und erreichen im Jahr 2000 den Wert von 5,33 Prozent des Bruttosozialproduktes (Wang Baozhen/Zhang Meirong 2003: 24). Diese Steigerungen (vgl. Überblick in Hu Chunping et al. 2002, o.V. 2001) gehen aber auf eine immer größere private Finanzierung und schwindende öffentliche Finanzierung zurück. Der Anteil der Gesundheitsausgaben der öffentlichen Hand an den Gesamtausgaben verringert sich dabei von 25% im Jahr 1990 auf 15% im Jahr 1999[46] (s. Tabelle 8 und Abb. 17). Der Staat verliert immer mehr die Fähigkeit, über finanzielle Zuschüsse die Gesundheitsversorgung zu steuern.

Kein finanzieller Ausgleich in den ärmeren Regionen

Neben diesem Finanzierungsrückgang aus den öffentlichen Haushalten zeigt sich auch, dass die Zahlungen aus den öffentlichen Haushalten nicht die wirtschaftlichen Unterschiede zwischen den Provinzen ausgleichen können. Dies diskutiere ich hier stellvertretend am Beispiel der Provinz Gansu.

---

[46] Investitionen und Zuschüsse des Dorfes sind hier nicht integriert, da diese keine Gebietskörperschaft sind. Wie hoch dieser Betrag für die nationale Ebene ist, bleibt unbekannt.

Der Anteil der öffentlichen Hand an den Gesamtausgaben im Gesundheitswesen (Zeile (1) in Tabelle 7), der Anteil der zugewiesenen Ausgaben für das gesamte Gesundheitswesen im Provinzhaushalt (Zeile (2)), der Anteil der Zuwendungen für Gesundheitseinrichtungen aller öffentlicher Gesundheitsausgaben (Zeile (3)) sowie der Anteil der Ausgaben innerhalb des Provinzhaushaltes für die Gesundheitseinrichtungen (Zeile (4)) sind höher als im nationalen Durchschnitt. Wenn hier die öffentlichen Beiträge prozentual höher ausfallen (Zeile (1-4)), deutet das nicht auf ein größeres finanzielles Engagement der Zentralregierung hin. Dies zeigt vielmehr an, dass in der Provinz Gansu mangels wirtschaftlichem Wachstum und Einkommensmöglichkeiten die Beiträge der Versicherten oder der Betriebe niedriger ausfallen, die auf der nationalen Ebene einen immer größeren Beitrag leisten (Zeile (1, 4, 5)). Der Grund hierfür ist, dass die Bedeutung der in relativen Zahlen höheren öffentlichen Investitionen in Gansu begrenzt ist: Der durchschnittliche absolute Pro-Kopf-Betrag für Gesundheitsausgaben fällt in Gansu niedriger als auf der nationalen Ebene aus (Zeile (5)).

Ein relativ höherer Finanzierungsanteil der öffentlichen Mittel in den ärmeren Provinzen bei niedrigeren Pro-Kopf-Ausgaben für Gesundheit weist so auf eine regional begrenzte Finanzierungsmöglichkeit im Gesundheitswesen hin, die durch niedrige Einkommen verursacht ist (s. ähnliche Korrelation zeigt sich in der Provinz Henan, s. Zhu Hongbiao/Zhou Wenzhen 2000: 115 oder zu Provinz Anhui in Jiang Qicheng et al. 2001: 17, zur AR Guangxi in Ni Jian et al. 2001 oder zur Provinz Shanxi in Yang Yaowen 2002).

Tab. 7: Öffentliche Finanzierung: Provinz Gansu und nationaler Durchschnitt, 1997 und 1999

Finanzposten	Provinz Gansu		National	
	1997	1999	1997	1999
(1) Anteil ÖGes an GeGes (%)	17,91	16,28	11,68	11,10
(2) Anteil ÖGes in öffentlichen Budgets (%)	5,59	4,73	4,19	3,53
(3) Anteil (ÖGesEin) an GeGes (%)	11,53	10,07	6,73	6,45
(4) Anteil ÖGesEin in öffentlichem Budgets (%)	3,60	2,93	2,47	2,05
(5) Pro-Kopf-ÖGesEin (Yuan)	15,62	17,24	21,41	21,41

ÖGes (Anteil der öffentlichen Gesundheitsausgaben, weisheng jingfei): Finanzmittel für das Gesundheitswesen bezeichnen einen Haushaltstitel der öffentlichen Haushalte, die Ausgaben für Gesundheitseinrichtungen, Einrichtungen der traditionellen chinesischen Medizin, der Arzneiaufsicht und die Personalkosten in den Verwaltungseinheiten beinhalten. Dieser Posten gibt am besten das finanzielle Engagement des Staates im Gesundheitswesen wieder.
ÖGesEin (weisheng shiyefei) bezeichnet die Finanzmittel für öffentliche Gesundheitseinrichtungen, die allen Patienten offenstehen.
GeGes (weisheng zongfeiyong) bezeichnet die Gesamtausgaben im Gesundheitswesen Definitionen nach Na Li et al. 2002: 243/244, eigene Darstellung nach Daten in Na Li et al. 2002: 244.

Immer geringere Bedeutung der Finanzierung der Gebietskörperschaften
In den statistischen Jahrbüchern (GesJ) ist nicht aufgeführt, wie sich die einzelnen Zahlungen auf den administrativen Ebenen verteilen. Nur vereinzelte Publikationen (Hu Shanlian 2004) geben darüber Aufschluss, dass der Beitrag für das ländliche Gesundheitswesen der Zentralregierung im Gesamthaushalt nur eine minimale Größe sind: 1996 belaufen sich gerade 0,4% des Gesamthaushalts auf Haushaltsmittel für die ländliche Gesundheitsversorgung (Na Li et al. 2002: 244). Üblicherweise werden die Zahlungen der Zentral- und Provinzebene zusammengefasst, so dass das Ausmaß von Transferzahlungen der Zentralregierung nicht zu beziffern ist (z. B. in Xu Zaian et al. 2000, Wang Tiansheng et al. 2001).

Trotzdem lässt sich bei der Finanzierung der Gesundheitseinrichtungen in Kreis, Gemeinde und Dorf für die neunziger Jahre ein ständiger Rückzug der öffentlichen Haushalte feststellen. Die überwiesenen Beträge reichen im Jahr 1997 nicht mehr aus, die Personalkosten zu finanzieren (Gong Xiangguang 2003). Dies zeigt sich auch in einem anderen Beispiel in der Provinz Shandong in Abb. 16: Der Anteil der Gebietskörperschaften sinkt, während der Anteil der Mittel, die die Einrichtungen selbst erwirtschaften müssen, von 49% im Jahr 1989 auf 69% im Jahr 1999 steigt (vgl. gleiche Tendenz in Xu Zaian et al. 2000). Die finanzielle Unterstützungsleistung der öffentlichen Hand fällt immer schwächer aus.

Abb. 16: Finanzierung der ländlichen Gesundheitseinrichtungen in Shandong, 1989 und 1999

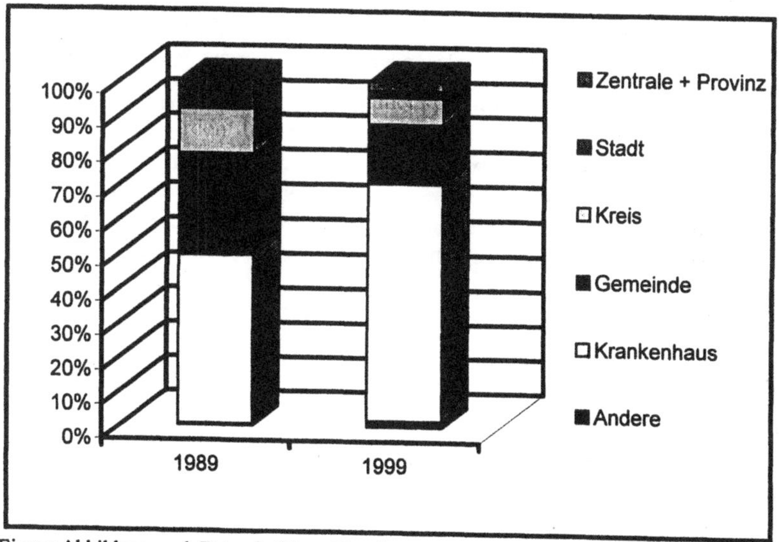

Eigene Abbildung nach Daten in Wang Tiansheng et al. 2001: 30.

Die öffentlichen Ausgaben werden immer stärker für eine Gesundheitsversorgung bestimmter Klientelgruppen des Staates verwendet. So steigen die Ausgaben für die öffentliche Versorgung der Kader und Studenten (gongfei yiliao) trotz der höheren Selbstbeteiligung dramatisch an. Beliefen sich die Ausgaben für die Gesundheitsversorgung der Kader 1990 nur auf die Hälfte der Finanzmittel für die Gesundheitseinrichtungen (Zeile 3), sind es im Jahr 2000 schon 71% dieses Betrages (s. Tab. 8, Zeile (3) + (5)).

Gleichzeitig steigen die Kosten, dieses System überhaupt aufrechtzuerhalten. So sind die Verwaltungskosten in diesem Zeitraum um 793% gestiegen und können so die höchste Steigerung innerhalb der öffentlichen Haushalte erfahren, auch wenn ihr Gesamtanteil mit 2,68% noch relativ niedrig liegt (Zeile (4) in Tab. 8).

Tab. 8: Nationale Gesundheitsausgaben 1990, 1999 und 2000

	1990	1999	2000	Steigerung 1990-2000 (%)
ÖGes (Mrd. Yuan)	18,57	64,10	71,00	282
Anteil ÖGes an GesGes (%)	24,99	15,34	14,89	- 40
ÖgesEinCW	8,61	27,00	29,61	244
Verwaltungskosten (Mrd. Yuan)	0,30	2,30	2,68	793
Öffentliche medizinische Versorgung (Mrd.Yuan)	4,43	19,13	21,10	376
Familienplanung (Mrd. Yuan)	1,50	3,78	6,40	327
Andere (Mrd. Yuan)	3,73	11,89	24,01	544

Abkürzungen s. Tabelle 7. ÖGesEinCW fasst hier Ausgaben für Einrichtungen der westlichen und chinesischen traditionellen Medizin zusammen. Tabelle beschränkt sich auf die vier wichtigsten Posten sowie Verwaltungsgebühr, eigene Darstellung nach Daten in Zhao Kun et al. 2002: 32.

Der Staat verliert immer mehr seine finanzielle Lenkungsfunktion der Gesundheitseinrichtungen, da immer mehr Ressourcen intern für die Erhaltung eines Systems verwendet werden, von dem nur einzelne Gruppen innerhalb der städtischen Bevölkerung profitieren, während die ländliche Bevölkerung davon fast ausgeschlossen ist.

Öffentliche Finanzierung konzentriert sich auf die Städte

Auf 30% der städtischen Bevölkerung entfallen 60% der öffentlichen Gesundheitsausgaben (Na Li et al. 2002: 244, ähnlicher Vergleich in [o.V.] 2001: 4). Eine Abteilung des Gesundheitsministeriums gibt an, dass für die Bevölkerung auf dem Land, die 70% der Einwohner ausmachen, gerade 20% der Gesamtausgaben im Gesundheitswesen entfallen (Li Changming 2000: 3).[47] Oder anders ausgedrückt

[47] Diese Zahlen sind aus den Statistiken nicht ableitbar. Sie werden aber wie in den zitierten zwei Beispielen von Beamten des Gesundheitsministeriums in die Diskussion gebracht und verdienen so der besonderen Bemerkung.

subventioniert die öffentliche Hand die Krankenhäuser in den Städten 1999 mit fast 18 Yuan, während für die Krankenhäuser in den Kreisen sowie den Gemeindekrankenhäusern etwas mehr als 5 Yuan entfallen (ebd.).

Der Anteil für die ländlichen Regionen sinkt immer weiter – dieser Trend scheint nicht aufzuhalten zu sein. Für 1998 belaufen sich die Mittel der öffentlichen Hand auf 58,72 Milliarden Yuan, woraus für die ländlichen Gebiete 9,2 Milliarden Yuan entfallen. Der Anteil liegt nur noch bei 15,9% (o.V. 2001: 4).

Innerhalb der ländlichen Regionen Konzentration auf Epidemiebekämpfung und Mutter- und Kindfürsorge

Die öffentliche Finanzierung der ländlichen Gesundheitseinrichtungen konzentriert sich vor allem auf die Einrichtungen der Familienplanung und die damit verflochtene Mutter- und Kindfürsorge sowie den Epidemiebekämpfung. Bei den Mitteln für Vorbeugung, Prävention und Grundversorgung zeigt sich eine geringe Finanzierung durch die öffentliche Hand. Können die Stationen für die Epidemiebekämpfung sowie die Mutter- und Kindfürsorgestation mit 39,4 bzw. 29,8% ihres Budgets aus Überweisungen der öffentlichen Hand rechnen, liegt dieser Anteil für die Gemeindekrankenhäuser niedriger. In Gansu werden nur noch 12,4% erreicht (Na Li 2002: 245). Beispiele von zwei Kreisen in Gansu zeigen auch, dass die Subventionen vollkommen von den Personalkosten „aufgezehrt“ werden (vgl. „chi caizheng“). Doch nicht einmal dafür reichen sie mehr aus: Hier können gerade nur noch 52% der Personalkosten bezahlt werden (Na Li et al. 2002: 245).

Kurze Zusammenfassung der Finanzierungsmuster

Zusammenfassend ist die ländliche Gesundheitsversorgung in den Gemeindekrankenhäusern ein weitgehend von Kreis und Gemeinde finanziertes Gesundheitswesen:

1. Der Anteil der staatlichen Finanzierung des Gesundheitswesens sinkt generell.
2. Die Zahlungen privilegieren die Stadtbevölkerung und dort vor allem die Kader und Studenten, deren Behandlungskosten von der öffentlichen medizinischen Versorgung (gongfei yiliao) bezahlt werden.
3. Die öffentlichen Zahlungen der Gesundheitsversorgung der ländlichen Gebiete fließen nicht in die Pflege, sondern vielmehr in den Epidemiebekämpfung und in die Familienplanung.
4. Die Tendenz einer sinkenden und ungenügenden öffentlichen Finanzierung verschärft sich noch in den armen Provinzen, weil hier weder die Lokalregierung noch die Zentralregierung in der Lage ist, die niedrigen privaten Beiträge auszugleichen.

10.2 Restrukturierung des lokalen Raumes

Wenn sich eine höhere Finanzierung nicht aufzeigen lässt und so als Steuerungsinstrument ausfällt, rücken andere Steuerungsmöglichkeiten in den Vordergrund. Die Zentralregierung erhöht die Steuerbarkeit des ländlichen Gesundheitswesens, indem sie die Struktur und Akteursanordnung innerhalb des lokalen Raumes verändert. Das Kreisgesundheitsamt wird innerhalb der doppelten Führung in seinen Rechten gestärkt und die Dorfkrankenstation stärker durch dem Gemeindekrankenhaus angegliedert.

10.2.1 Stärkung des Kreisgesundheitsamtes

Ab 1991 lässt sich eine immer stärkere Tendenz beobachten, die Kontrolle über die Primärpflege nicht dem Zentralen Gemeindekrankenhaus, sondern dem Kreisgesundheitsamt zuzuschreiben. Mit einer Weisung (Guofa 1991-4) greift nach 15 Jahren der Staatsrat die Problematik des ländlichen Gesundheitswesens wieder auf. So habe man „aus verschiedenen Gründen" (Guofa 1991-4: 85) die Kontrolle vernachlässigt. Kapitalmangel habe zu einer Abwanderung der Dorfärzte geführt, weil nicht zuletzt der Staat und die Kollektive zu wenig Geld investiert hätten (ebd.). Das Zentrale Gemeindekrankenhaus (zhongxin xiang weishengyuan) soll ab 1991 nicht mehr von den Gemeinden, sondern vom Kreisgesundheitsamt verwaltet werden (juban he guanli, Guofa 1991-4: 86).

Eine erneute Weisung von 2001 stärkt nochmals die Stellung der Gesundheitsverwaltung innerhalb der doppelten Führung. So ordnen die verschiedenen Ministerien an, dass das Kreisgesundheitsamt Personalentscheidungen treffen und über die Mittelvergabe entscheiden soll (Guowuyuan tigaiban et al. 8.5.2001: 2). Das Prinzip einer Verwaltung durch die Gemeinderegierung („xiang guan") wird damit nochmals geschwächt (Bestätigung in Guofa 2003-386).

In den eigenen Feldstudien (s. Kap. 11) lässt sich zeigen, dass das Kreisgesundheitsamt den Direktor des Gemeindekrankenhauses benennt. In anderen Bereichen bleibt jedoch das Dilemma bestehen, dass die Gemeindeverwaltungen aufgrund ihrer Finanzierungsverpflichtung die Intervention des Kreisgesundheitsamtes zurückweisen, weil dieser Steuerungsanspruch nicht mit einer höheren Finanzierung einhergeht.

Für die folgende Dynamik lässt sich deshalb formulieren: Je weiter die Kompetenzen der Gemeinderegierungen geschwächt bzw. die Kompetenzen des Kreisgesundheitsamtes gestärkt werden, die aber nicht mit einer höheren Finanzierung einhergehen, um so wichtiger wird die Abstimmung mit den Gemeinderegierungen. Gesundheitspolitische Maßnahmen können von den Kreisgesundheitsämtern nicht direkt umgesetzt werden. Vielmehr muss sie das Kreisgesundheitsamt mit den Gemeinderegierungen im lokalen Spielraum aushandeln. Das Element von

Verhandlungen innerhalb der doppelten Führung wird für die weitere Dynamik im ländlichen Gesundheitswesen immer wichtiger.

10.2.2 Stärkere Verflechtung von Gemeinde- und Dorfkrankenstation

Neben diesem veränderten Verhältnis innerhalb der doppelten Führung von lokaler politischer Vertretung sowie der staatlichen Gesundheitsbürokratie sollen auch die Gesundheitseinrichtungen in Gemeinde und Dorf näher zusammengeführt werden.

Die Rolle des Gemeindekrankenhauses hatte bisher nur in der Aufsicht und Kontrolle bestanden. Die Zentralregierung fordert, die Dorfstation an das Gemeindekrankenhaus anzugliedern, wie es andere Gemeinden vorgeschlagen haben (ba cun weishengsuo ‚shangkao weishengyuan', Zhao Zhiduo/Li Puxiang [o.J.] : 465). Im Lauf der neunziger Jahre lassen sich somit Tendenzen ablesen, über Evaluierungen, Personalführung und Fortbildungen, gemeinsamen Einkauf der Medikamente die beiden Einrichtungen gemeinsam zu verwalten. Nun sollen diese beiden Institutionen zu einer „Einheit verschmolzen werden" (yitihua, Guowuyuan tigaiban et al. 8.5.2001: 3, Lu Weidong 1999, Zhou Shouqi 1992: 53ff., Xu Jie 2002a, b, Fu Wei et al. 2004).

Kreis- und Gemeindekrankenhaus und Dorfkrankenstation sind Teil eines neuen dreigliedrigen Gesundheits- und Vorbeugungsverbundes (sanji yiliao yufang baojian wang, Huang Yongchang 1994: 215), bei dem die Gesundheitseinrichtungen im Kreis das Zentrum für die technischen Weisungen an die unteren Ebenen (jishu yewu zhongxin), das Gemeindekrankenhaus den Gelenk- bzw. Knotenpunkt (shuniu) und die Dorfkrankenstation die Basis (jichu) bilden. Die Kontrolle der Dorfärzte bleibt aber lax, weil das Gemeindekrankenhaus mit seinen begrenzten finanziellen und personellen Mitteln sich auf ihr eigenes wirtschaftliches Überleben konzentriert (Xu Jie 2002b).

Wenn so eine bessere Anbindung der Dorfkrankenstation an das Gemeindekrankenhaus erreicht werden sollte, bleibt man auf die Finanzmittel und Einschätzung nicht der Gesundheitsverwaltung, sondern vielmehr des Gemeindekrankenhauses angewiesen. Es bestimmt nun, welche Form und Ausmaß der Kontrolle im Rahmen ihrer wirtschaftlichen Möglichkeiten und Interessen ergriffen werden (s. Feldstudien in Kap. 11.2).

10.3 Neue Zielausrichtung der Gesundheitspolitik

Neben diesen beiden Maßnahmen lässt sich eine weitere Tendenz erkennen: Bisher propagierte Maßnahmen für die ländliche Gesundheitspolitik werden in ihrer Zielsetzung an das Ziel der Armutsverminderung angepasst.

10.3.1 Maßnahmen in der Gesundheitspolitik

In den achtziger Jahren sind die Reformen im Gesundheitswesen vor allem mit einer höheren Effizienz und einer qualitativ besseren Gesundheitsversorgung begründet worden. Das Armutsphänomen findet in den Erklärungen des Gesundheitsministeriums der achtziger Jahre keine Erklärung, obwohl die Beseitigung der regionalen Armut als offizielles Ziel der Wirtschaftsreformen postuliert wird (ZK, SR 1.1.1986). Im erwähnten „Health for all by year 2000"-Programm misst kein Indikator z. B. die Bedeutung der Verarmung von Haushalten oder lässt sich eine Ausrichtung des Projektes auf die Problematik von einkommensschwachen Familien erkennen (s. Indikatoren und ihre Messung in Huang Yongchang 1994: 235ff.,Weishengbu 15.3.1990a, b).

Im Jahr 1991 fordert das Gesundheitsministerium in Anklang an Maos Zitat von 1965: "[...] ‚Der Schwerpunkt der Gesundheitsarbeit muss in den ländlichen Regionen liegen' [...]" (ba yiliao weisheng gongzuo de zhongdian fangdao nongcun, Guofa 1991-4: 88, vgl. auch 10. Jahresentwicklungsplan für Gesundheit in Weishengbu 10.2.1992: 213). Die Betonung auf die armen Gebiete bezieht sich hier auf die Aufforderung, das Ungleichgewicht der Investitionen zwischen reichen und armen Gebieten zu verringern. Das Phänomen der Verarmung durch hohe ärztliche Behandlungskosten bleibt hier noch unerwähnt (Guofa 1991-4: 88).

Das Gesundheitsministerium verändert erst 1997 die Haltung zur Verarmung: An den Entwicklungen im Gesundheitswesen lassen sich durchaus auch die Defizite der bisherigen Reformpolitik ablesen, in der die regionalen Unterschiede immer größer werden (Zhongfa 1997-3: Abs. 11). So haben sich nicht nur die lokal verbreitenden, ansteckenden Krankheiten wieder stärker ausgebreitet, sondern es ist auch eine Situation entstanden, in der „Krankheit zur Armut führt oder Krankheit [die Bauern] wieder zurück in die Armut führen kann" (yin bing zhi pin, yin bing fan pin, Zhongfa 1997-3: 15). Auf der zentralpolitischen Ebene bekräftigt man die Stimmen, die schon damals betonten, dass sich die negativen Effekte der Wirtschaftsreform vor allem bei den Schwächsten und in den ärmeren Regionen der VR China zeigen würden (Beispiel Nan Zi 1994: 15).

Für das politische Ziel einer Armutsbekämpfung durch gesundheitspolitische Maßnahmen werden bisher schon propagierte Politikinhalte mit neuen Begründungsstrategien verbunden: Die Zentralregierung hatte es bisher der lokalen Ebene überlassen, die Ziele und Formen der kooperativen medizinischen Versorgung (KMV) festzuschreiben. In den achtziger Jahren war die KMV für eine lokale Gesundheitsversorgung nur ein mögliches unter vielen Modellen:

> [Die Lokalregierungen] „können Gebühren für ärztliche Behandlung einführen, aber auch eine kooperative medizinische Versorgung oder etwas anderes einrichten." (keyi shixing kanbing shoufei, ye keyi shixing hezuo yiliao huo qita de banfa, Guofa 1985-62: 141).

Wenn alle möglichen Formen einer kooperativen medizinischen Versorgung möglich waren, war der Entscheidungsspielraum extrem weit. Genauso war der

Interpretationsspielraum weit, weil die Ziele der KMV nicht von der Zentralregierung vorgegeben waren.

Die KMV wird nun seit Ende der neunziger Jahre als eine Maßnahme propagiert, die Verarmungstendenzen stoppen könnte: Ab 1997 betont das Gesundheitsministerium, dass nicht nur die Grundversorgung und stärkere Vorbeugung als Ziel der KMV im Vordergrund stehen. Durch die KMV könnten die Bauern Zugang zu einer medizinischen Grundversorgung haben. Zudem setze sie das Prinzip der Vorsorge um und verhindere, dass Krankheiten und ihre unkalkulierbaren Behandlungskosten zu einer Verarmung führten (fangzhi yin bing zhi pin, Zhongfa 1997-3: Abs. 11). Der Entscheidungsspielraum wird ab 2001 wieder eingeschränkt: Die Zentralregierung präferiert die KMV vor anderen Finanzierungsmodellen der ländlichen Gesundheitsversorgung (Guojia tigai et al. 8.5.2001). 2002 wird die Armutsbekämpfung sogar zum wichtigsten Ziel einer KMV erklärt (Zhongfa 2002-315: Abs. 18).

10.3.2 Maßnahmen in anderen Politikbereichen

Innerhalb anderer Ministerien ist dieser Umschwung des Gesundheitsministeriums weniger leicht vollzogen worden. Wenn andere Ministerien diese Maßnahme akzeptieren und in eine übergreifende politische Handlungsstrategie integrieren wollen, setzt es voraus, dass die bisher getrennt voneinander arbeitenden Ministerien sich einigen und die kooperative medizinische Versorgung zu einer Reformmaßnahme für verschiedene Politikbereiche erklären. Genau dies wird jedoch nicht erreicht, weil erstens andere politische Entscheidungen anderer Politikfelder die Umsetzung erschweren und zweitens andere Ministerien die Bedeutung der KMV als Mittel zur Armutsbekämpfung bestreiten bzw. ignorieren.

Mangelnde Abstimmung innerhalb der Ministerien

Armutsbekämpfung in den ländlichen Regionen ist in der Volksrepublik auf zentralpolitischer Ebene eine Aufgabe der Landwirtschaftspolitik. Liberalisierungen im Agrarsektor und eine Industrialisierung des ländlichen Raumes sowie die Senkung der finanziellen Abgaben sollen die Armut in den ländlichen Regionen beseitigen. Neben Verbesserungen auf der Einkommensseite der Bauern durch höhere Verdienstmöglichkeiten werden zu Beginn der neunziger Jahre auch die Möglichkeiten verfolgt, die Abgaben der Bauern zu senken (Xu Yong 2001). 1990 wird den Lokalregierungen vorgeschrieben, dass der Anteil der privaten Abgaben an den Dorfrücklagen bzw. an der Gemeindeumlage nicht höher als 5% des Bruttoeinkommens sein solle (Guofa 1990-12: 47, s. auch Guobanfa 1999-65: 1169). Dies zeigt jedoch im Laufe der neunziger Jahre keinen Erfolg, so dass sich der Ton verschärft: Die Zentralregierung verbietet den Lokalregierungen, Sonderabgaben für Projekte o.ä. zu erheben (fees, fines, project contributions and apportionments (tanpai), s. Lu Xiaobo 1997: 118, Xu Yong 2001: 30) und kritisiert namentlich einzelne Kreise und Gemeinden (Guofaban 2000-33).[48] Das Landwirtschaftsministerium verbietet auch, dass mit der Getreideannahme weitere Gebühren erhoben oder verrechnet werden (Zhang Ming/Hu Shan 2004).

Gleichzeitig stärkt die Zentralregierung die Möglichkeiten der Bauern, diese Zahlungen zu verweigern (Xu Yong 2001: 32). Im Vergleich zum ersten Entwurf des Organisationsgesetzes für das Dorf von 1987 (DorfOrg 1987) werden in der erweiterten Fassung von 1998 die Rechte der Einwohner vergrößert. Es sind Verfahren aufgenommen, auf welcher rechtlichen Basis eine Dorfrücklage verabschiedet werden kann. So muss jede Gebühr als eigener Punkt während der Dorfversammlung beschlossen werden (yishi yiyi, DorfOrg 1998: Art. 19, vgl. auch Xu Yong 2001: 32). Damit will die Zentralregierung verhindern, dass das Dorfbewohnerkomitee willkürlich Gebühren und Abgaben erhebt.

Beides jedoch zeigt keinen Erfolg: Lokal wird die von der Zentrale anvisierte Abgabenhöchstgrenze von 5% des Einkommens überschritten (Zahlen in Xu Yong 2001). Weiterhin zeigen sich in den ländlichen Regionen Maßnahmen, die eigentlich die Zentralregierung den Lokalregierungen und Dorfbewohnerkomitees verboten hatte. 2000 vollzieht sie den radikalsten Schritt, um die Last der Bauern zu senken. So schafft sie die Dorfrücklage (cuntiliu) und die Gemeindeumlage ab (xiang tongchou) (in Zhongfa 2000-7 nach Tan Qiucheng 2001: 31). Damit wird nicht nur die Erhebung von Gebühren für eine Rücklage illegal erklärt, auch wird den Budgets in Dorf und Gemeinde die Finanzierungsbasis entzogen, aus der eigentlich nach Vorstellungen des Gesundheitsministeriums bis heute das Dorf bzw. die Gemeinde ihren finanziellen Beitrag für das lokale Gesundheitswesen beisteuern sollte. Wenn diese Möglichkeit wegfällt, versetzt es den Gemeinden einen weiteren Schlag, weil sie nicht wie Gemeinden mit ländlichen Kleinbetrieben einen Großteil ihrer Einnahmen über außerbudgetäre Einnahmen (aus Gewinnen und ad hoc-Abgaben der unterstellten Betriebe) finanzieren können. Der Direktor des Gesundheitsamtes der Stadt Anyang in der Provinz Henan schildert für seinen Verwaltungsbezirk die Lage folgendermaßen:

> „Die Umsetzung der Gebühren- und Steuerreform und die Abschaffung der Gemeindeumlage hat der Zahlungsfähigkeit der Gemeinderegierungen einen ernsthaften Schlag versetzt und die Haushaltslöcher nochmals vergrößert. Während die Gehälter der Kader nicht mehr rechtzeitig ausbezahlt und die Verwaltungskosten nicht beglichen werden können, ist es eine unwidersprochene Tatsache, dass die Gemeinderegierungen ihre Zahlungen für das Gesundheitswesen verringert haben. Die Gemeindekrankenhäuser von Wuling und Walan im Kreis Yangyin haben wie alle anderen Gemeindekrankenhäuser keinerlei finanzielle Unterstützung erhalten. Sie sind jetzt völlig auf ihren Umsatz angewiesen, so dass die Gehaltsunterstützung für Vorbeugung und Prävention nicht ausbezahlt werden und so die ganze Sache einen herben Rückschlag erleiden muss“ (Jiang Beiping 2003: 35, vgl. auch JKB 15.3.2001).

---

[48] Diese sind jedoch weder Einzelfälle noch findet sich eine besonders krasse Situation in diesen Kreisen, die sich, so zeigen die chinesische (Lu Xiaobo 1997) und westlichsprachige Forschungsliteratur (O'Brien/Li 1999, 2003: 24ff) anderswo ebenso aufzeigen lassen.

Zusammenfassend lässt sich formulieren: Da lokale Finanzierungsschwierigkeiten immer größer werden und die Einkommen der Bauern immer langsamer wachsen, erschweren die Anstrengungen zur Begrenzung der lokalen Abgaben und Steuern den Aufbau einer kooperativen medizinischen Versorgung in den armen Dörfern.

Hinzu kommt noch ein weiterer Punkt: Die politischen Maßnahmen anderer Ministerien behindern den Aufbau der kooperativen medizinischen Versorgung. In den politischen Maßnahmen des Landwirtschaftsministeriums spielt die Absenkung der Abgabenlast sowie die Beseitigung der Armut eine wichtige Rolle. Auch nach 1996, als das ZK die Rolle der KMV bei der Armutsbekämpfung proklamiert (s. z.B. Guofaban 1998-33, 1999-65, 2000-33), greifen weder das Landwirtschafts- noch das Finanzministerium die kooperative medizinische Versorgung als eine Maßnahme auf, noch lassen sich Tendenzen erkennen, diese in einen Maßnahmenkatalog zur Armutsbekämpfung einzubetten. Im Gegenteil, das Landwirtschaftsministerium nimmt die ländliche Gesundheitsversorgung als einen Bereich wahr, in dem zu hohe Arzneikosten einer der Gründe für die Armut oder die zu hohe Belastung der Bauern seien. Auch sei das ländliche Gesundheitswesen ein Bereich, in dem sich die Exzesse der Zielerfüllung (dabiao) aufzeigen lassen (Guofaban 2000-33: 20) oder in dem Bauern willkürlich zu einem Arbeitseinsatz oder zu einem finanziellen Beitrag gezwungen würden. Selbst die KMV und der Einzug der Beträge wird vom Landwirtschaftsministerium kritisiert, ohne überhaupt zu untersuchen, ob diese Beträge von den Bauern freiwillig bezahlt werden:

> "Der Einzug der Beiträge für die kooperative medizinische Versorgung ist in einigen Gebieten immer noch nicht unterbunden" (hezuo yiliao zijin zai yixie difang rengwei jinzhi, Guofaban 2000-33: 20, s. auch Diskussion in Liu Kejun und Fan Wensheng 2002: 16, Hu Shanlian 2002: 40, Chen Jiagui 2001: 287).

Es ist erkennbar, dass das Landwirtschaftsministerium die mangelnden Erfolge bei der Armutsbekämpfung und Gebühreneindämmung anderen Ministerien zuschreiben möchte – und von der fehlgeschlagenen Strukturpolitik gerade für den ländlichen Raum ablenkt. Schließlich besteht das Problem der armen Regionen nicht in den absolut höheren Gebühren, sondern in der wirtschaftlichen Stagnation und den damit verbundenen mangelnden Beschäftigungs- und Einkommenschancen, in denen auch gleichbleibende Gebühren immer als Belastung wahrgenommen werden.

Die mangelnde Abstimmung, Konflikte (Wang Li 2002: 18) und Egoismus unter den Ministerien auf der Ebene der Zentralregierung ist auch dafür verantwortlich (Wang Hongman et al. 2002: 27), dass für die lokalen politischen Vertreter nicht eindeutig ist, wer die kooperative medizinische Versorgung aufzubauen habe. Manche Autoren fordern hier eine überfällige Klarstellung (Wang Hongman et al. 2002: 27). Das Gesundheitsministerium weist gerade der politischen Führung in Gemeinde und Dorf eine wichtige Rolle zu, da dies eine Maßnahme der Armutsbekämpfung sei (Hu Shanlian 2002). Im Gesundheitsministerium beruft man sich auf den Armutsbekämpfungsplan (Guowuyuan 15.4.1994), in dem die soziale Absicherung (shehui baozhang) in die Verantwortung der Zivilämter in den Gemeinden übertragen worden ist, während nur die Vorsorgemedizin der Verantwortlichkeit der Gesundheitsämter untersteht.

Dieser Dissens zeigt sich auch in den Leitorientierungen vom Mai 2001 (Guojia tigai ban et al. 3.5.2001), die vom Gesundheits-, Finanz- und dem Landwirtschaftsministerium abgefasst worden sind. Wenn kein Konsens erreicht werden kann, werden hier strittige Probleme ausgespart. In der Leitorientierung wird gefordert, dass alle Lokalregierungen den sozialen Absicherungssystemen auf dem Land eine wichtige Rolle bei der Armutsbekämpfung einräumen sollen. Die KMV als eine wichtige Maßnahme wird jedoch nicht genannt. Eine weitere Lücke zeigt sich bei den Vorschlägen zur KMV selbst: Die Lokalregierungen sollten ihre Aktionen und ihre Führung bei dem Aufbau der KMV verstärken. Wie sie dies gestalte, könne je nach Region und Wirtschaftskraft durchaus unterschiedlich sein. Es bleibt auch offen, welchen Beitrag die Gemeinde- und Kreisregierungen oder die Dorfbewohnerkomitees dafür leisten sollen (Hu Shanlian 2002: 40). Die genaue Verantwortung der einzelnen Institutionen bleibt ungenau:

> "Bei der Finanzierung der Fonds kommt der wichtigste Beitrag von den Teilnehmern selbst, während ihn die Kollektive stützen und die Regierungen dementsprechend fördern" (Guojia tigai ban et al. 3.5.2001: 4).

Die Leitorientierung von 2001 (Guojia tigai ban et al. 3.5.2001) ist somit ein Kompromiss zwischen dem Gesundheits-, Landwirtschafts- und Finanzministerium, der damit erreicht wurde, dass strittige Themen wie die Frage der Finanzierung der KMV und die Rolle der Lokalregierungen ausgeblendet werden.

10.4 Zusammenfassung

Die Restrukturierungsversuche bringen drei Dilemmata mit sich, die die Organisationsstruktur und die Stellung der Akteure auf der lokalen Ebene entscheidend verändern.

1. Im Rahmen der Restrukturierung des lokalen Raumes wird ab 1991 das Kreisgesundheitsamt gestärkt. Das Kreisgesundheitsamt soll die staatlichen Ziele stärker im lokalen Raum durch Eingriffe in das Management der Zentralen Gemeindekrankenhäuser durchsetzen. Wenn diese Interventionen jedoch nicht mit einer stärkeren Finanzierung verbunden sind, rückt innerhalb der doppelten Führung nicht eine Steuerung durch Finanzierungsanreize, sondern vielmehr die Aushandlung mit der Gemeinderegierung bzw. dem Dorfbewohnerkomitee in den Vordergrund.
2. Die stärkere Zusammenführung von Gemeinde- und Dorfkrankenstation muss für beide Einrichtungen mit wirtschaftlichen Vorteilen verbunden sein. Ein gemeinsames Management führt dazu, dass Maßnahmen in der Dorfkrankenstation sich nun auch an den Kriterien der wirtschaftlichen Effizienz des Ge-

meindekrankenhauses orientieren. Dies bedeutet aber nicht, dass eine stärkere Verbindung zwischen Gemeindekrankenhaus und Dorfkrankenstation die Steuerungsfähigkeit durch die übergeordnete Gesundheitsverwaltung erhöht. Das Gemeindekrankenhaus verfolgt nur diejenigen Maßnahmen im Rahmen einer gemeinsamen Verwaltung in den Dorfkrankenstationen, die als ökonomisch und vielversprechend angesehen werden.

3. Die Verknüpfung von neuen Politikzielen (Armutsbekämpfung) der Maßnahmen im Gesundheitswesen und insbesondere die Einsetzung der kooperativen medizinischen Versorgung als wichtigste Maßnahme hat den Kreis der potentiell zuständigen Akteure auf der lokalen Ebene sowie den Interpretationsspielraum ausgeweitet. Die KMV muss sich nun auch an ihren Erfolgen bei der Armutsbekämpfung messen lassen. Der größere Kreis an Akteuren und ihren Zielen ist jedoch auf zentralstaatlicher Ebene nur mit einem Kompromiss zustande gekommen, weil er nicht explizit die Verantwortung bestimmten Institutionen zuweist. Die Umsetzung ist nur in den lokalen Spielraum und dort an alle Akteure der doppelten Führung delegiert. Inwieweit jedoch ein einheitliches zentralpolitisches Signal, das sich nicht explizit an einen lokalen Akteur richtet, die Umsetzung durch mehrere Akteure erhöht, kann nur die Triangulation auf die lokale Ebene zeigen. Die folgenden Feldstudien und der damit verbundene Perspektivwechsel auf die Wahrnehmung und Interpretation der lokalen Akteure werden zeigen, wie diese Maßnahmen und das Ziel aufgefasst, verstanden und im lokalen Spielraum neu ausgehandelt werden.

11 DOPPELTE FÜHRUNG: TYPEN, AKTEURE UND DYNAMIK

Wenn der Zentralstaat das ländliche Gesundheitswesen nicht stärker finanziell unterstützt, dafür aber die Akteurkonstellation auf der lokalen Ebene verändert wird, rücken in diesem Kapitel die lokalen Aushandlungsprozesse unter der Bedingung der doppelten Führung in das Zentrum des analytischen Interesses. Beim Aufbau einer lokalen Gesundheitsversorgung stehen zwei lokale Akteurgruppen im Vordergrund: Die Gebietskörperschaften sowie die Dorfvertretung (kuai) auf der einen und die Gesundheitsbürokratie (tiao) auf der anderen Seite. Ihre Kooperationsform bestimmen die Dynamik und Ausrichtung des Gesundheitswesens. Je mehr gemeinsame Interessen- und Ansatzpunkte sich in ihren Verhandlungen finden, um so größer sind auch die Chancen, dass Verbesserungen im Gesundheitswesen angepackt werden. Dafür hat die Zentrale den lokalen Akteuren einen Freiraum gelassen, der sich in einem hohen Handlungs-, Wahrnehmungs- sowie Interpretationsspielraum niederschlägt.

Formen, Akteure und Strukturen dieses Dialogs und ihre Auswirkungen auf das Gesundheitswesen werden nun am Beispiel der eigenen Feldstudien aufgezeigt. Aus den verschiedenen Kooperationsmöglichkeiten (Abb. 2) lassen sich vier Grundtypen erkennen, die für eine verallgemeinbare Erklärung der immer größeren Heterogenität und Dynamik im ländlichen Gesundheitswesen herangezogen werden (Abb. 3).

Dabei kommt die Methodentriangulation zur Anwendung, weil die Prozesse und Strukturen, die in vorangegangen Kapiteln anhand offizieller Dokumente herausgearbeitet worden sind, nun anhand einer Feldstudie aufgespürt und modifiziert werden sollen. Es ist auch gleichzeitig eine Datentriangulation, weil nicht die lokale Struktur des Gesundheitswesens und die Funktion und Stellung der Akteure, die durch die Zentralregierung definiert werden, sondern die Wahrnehmung und das Handeln der lokalen Akteure und ihre Kooperationsergebnisse im Zentrum der weiteren Analyse stehen.

11.1 TYP I: INTEGRATION

Typ I kommt der Konstellation nahe, wie er in den Verordnungen und Weisungen der Zentralregierung vorgestellt und lokal umgesetzt werden soll: Lokalregierung bzw. Dorfbewohnerkomitee und die Gesundheitsbürokratie greifen die Reformkonzepte der Zentralregierung auf und beginnen ihre Zusammenarbeit. Beide lokalen Akteursgruppen ergänzen sich dabei gegenständig in ihren Kompetenzen und Stärken (vgl. „Linie und Gebiet ergänzen sich gegenseitig“, tiaokuai jiehe). Diese Prozesse sowie ihre Auswirkungen lassen sich exemplarisch an der Gründung eines lokalen Versicherungsfonds in einem Dorf der Provinz Qinghai aufzeigen.

11.1.1 Gemeinsame Initiative und Ausarbeitung

Das Dorf Binglingshan liegt im Kreis Ping'an des Gebietes Haidong der Provinz Qinghai etwa 40 Kilometer von der Provinzhauptstadt Xining entfernt. Es gehört dabei zu der Gemeinde Sanhe, die mit weiteren 8 Dörfern insgesamt 7174 Einwohner zählt. Das durchschnittliche Pro-Kopf-Einkommen beläuft sich 2001 in Sanhe auf 770 Yuan pro Jahr (I 25/01). Die Gemeinde wie der gesamte Kreis zählen zu einem staatlichen Armutskreis (Ping'an xian weishengju 2001: 1), da er eine bestimmte Pro-Kopf-Einkommenshöhe unterschreitet.

Das Dorf Binglingshan hebt sich jedoch von den anderen Dörfern der Gemeinde Sanhe bzw. des gesamten Hochtales ab. Hier wird schon 1998 ein Pro-Kopf-Einkommen von 1100 Yuan erzielt (Pingheling 1999-1: 1), das 2001 auf ca. 1350 Yuan gesteigert werden kann. Die 306 Einwohner von Binglingshan gelten in der Umgebung als „reich" (I 25/01), da sich auf dessen Gemarkung eine Quelle befindet, deren Wasser die Tibeter als Heilwasser ansehen. Diese Quelle zieht einige Tibeter an, die auf ihrer Pilgerreise in den südöstlich von der Provinzhauptstadt Xining gelegene Kumbum-Kloster (Taersi) nach Binglingshan kommen (I 25/01).

Das Dorf hat den materiellen Wert dieser Quelle schon früh erkannt. So kann dieses Wasser vor Ort nur getrunken werden, wenn man sich als Gast in einer dorfeigenen Herberge einmietet. Seit 1998 hat das Dorf einen Teil der Nutzungsrechte für diese Quelle einer Firma überlassen, die im Dorf dieses Wasser abfüllt und vermarktet. Dafür verlangt das Dorf ein jährlichen Pachtzins von 30000 Yuan und fordert von diesem Unternehmen, nur Bewohner des Dorfes zu beschäftigen (I 21/01, 27/01). Zum Zeitpunkt des Besuchs arbeiten hier 30 Männer und Frauen aus dem Dorf in dem einzigen industriellen Betrieb nicht nur des Dorfes oder der Gemeinde Sanhe, sondern des gesamten Hochtales.

Ein Jahr nach der Veröffentlichung der Vorstellungen des Gesundheitsministeriums zur kooperativen medizinischen Versorgung (KMV) (Guofa 1997-18) überlegt das Kreisgesundheitsamt von Ping'an 1998, wo eine kooperative medizinische Versorgung am einfachsten aufgebaut werden könnte. Die Wahl fällt auf das Dorf Binglingshan. Die gesamten Gesundheitsausgaben im Dorf belaufen sich in 1998 durchschnittlich auf 21% des durchschnittlichen Pro-Kopf-Einkommens, worauf durchschnittlich pro Person für die ambulante Pflege 53,48 Yuan und die stationäre Pflege 113.20 Yuan ausgegeben werden (Pingheling 1999-1). Der hohe Prozentsatz und die relativ hohen Kosten verdeutlichen die Bedeutung der medizinischen Behandlungskosten als wichtiger Posten in der Finanzplanung einer Familie, die über dem nationalen Durchschnitt liegen, obwohl in Binglingshan nur 50% des nationalen Durchschnittseinkommens der Bauern erreicht wird (1999: 2210 Yuan, CASS 2000: 195).

Das Kreisgesundheitsamt setzt nicht alleine einen Plan um, sondern arbeitet mit dem Gemeindekrankenhaus sowie dem Dorfbewohnerkomitee einen Plan aus. Das Kreisgesundheitsamt beteiligt sich an diesem Diskussionsprozess und bewertet abschließend die Pläne, die das Gemeindekrankenhaus vorgelegt hat. Auch wenn die Zentralregierung eine Zusammenarbeit der beiden Akteure in den entsprechenden Dokumenten vorsieht, sind keine Foren oder Kanäle institutionalisiert (z.B. Guowuyuan tigaiban et al. 8.5.2001: 2). Das Kreisgesundheitsamt muss den Prozess anregen und sich überlegen, auf welche Weise es mit den Gemeinde- und Dorfvertretungen ins Gespräch kommt. Die Form der Übersetzung aus der staatlichen Gesundheitsverwaltung in den lokalen Spielraum ist Teil des Handlungsspielraumes. Das Kreisgesundheitsamt muss den Ort, an dem es seine Vorstellungen den Gemeinde- und Dorfvertretern vorstellt, im lokalen Spielraum immer wieder neu erschaffen und dort „seine Stimme zu Gehör bringen". Im Fall Binglingshan ist das eine Führungsgruppe für die kooperative medizinische Versorgung.

Das Kreisgesundheitsamt greift seinen eigenen Gestaltungsfreiraum auf, initiiert bestimmte Handlungen auf Dorf- und Gemeindeebene und nimmt die Rolle eines aktiven Mitdiskutanten an (vgl. das „sich zusammenfügen von Linie und Gebiet", tiaokuai jiehe, s. Hu Chunping et al. 2002: 7). Das Kreisgesundheitsamt ist in Binglingshan ein Akteur, dessen Vorstellungen in der Diskussionsphase zu berücksichtigen oder zu diskutieren sind (vgl. Rahmensteuerung, hongguan zhidao, ebd.), der jedoch bei der späteren Durchführung zurücktritt.

11.1.2 Management durch das Dorfbewohnerkomitee

Im Januar des Jahres 2001 beginnt im Dorf Binglingshan mit einem Jahr Verspätung die Vorbereitungsphase. Gerade in der Betriebsphase wird deutlich, dass die kooperative medizinische Versorgung sich an den Interessen und Finanzierungsspielräumen des Dorfbewohnerkomitees ausrichtet. Dies ist durchaus auch im Sinne der Zentralregierung („in erster Linie mit lokalen [Finanzmittel]", yi difang wei zhu, Hu Chunping et al. 2002: 7). Die Legitimität und Bedeutung des Dorfbewohnerkomitees stützt sich darauf, dass ein Gewinn auf dem nicht veräußerbaren Boden in kollektivem Eigentum erzielt wurde. Den Gewinn aus der Wasserquelle kann es eigenständig verteilen. Das Dorfbewohnerkomitee entrichtet 9000 Yuan im Jahr 2001 an den zu gründenden Fonds. Waren eigentlich 40 Yuan pro Einwohner als jährlicher Beitrag aus der Dorfrücklage (cun tiliu) vom Kreisgesundheitsamt vorgesehen (Pingheling 1999-1: 3), möchte der Dorfvorsteher aber nicht mehr als ein Drittel des Pachtzinses aus der Wasserquelle aufwenden[49] und verringert diesen Betrag auf 30 Yuan pro Teilnehmer (I 21, 27). Die Höhe der Einlage des Kollektivs orientiert sich nicht an dem medizinischen Finanzierungsbedarf, sondern an dem Finanzierungsspielraum des Dorfes (Pingheling 1999-1: 3, vgl. Diskussion der Anpassung in Zhang Tuohong/Yang Hui 2000).

---

[49] Dies ist ein extrem hoher Anteil. 1962 gab die Zentralregierung einen Richtwert von 2-3% für den Wohlfahrtsfonds an (ZK 27.9.1962: Art. 36).

Nur ganze Familien als Gruppe (yi hu wei danwei) und keine Einzelpersonen können zu diesem Fonds beitreten, wobei pro Person jedes Jahr 20 Yuan fällig werden, was ca. 2% des durchschnittlichen Pro-Kopf-Einkommens entspricht. In Binglingshan bleibt man so weit unter den 5%, die die Zentralregierung als Maximalhöhe für die Dorfrücklage festgeschrieben hat und wie sie von anderen Kreisgesundheitsämtern als Richtwert für den Jahresbeitrag beziffert wurde[50] (Guofa 1990-12: 47, s. auch Guobanfa 1999-65: 1169, s. Kap. 10.3.2, I 2/02).

Die hohe Bedeutung des Dorfbewohnerkomitees bei der Entscheidung über Finanzierung und Verteilung des lokal generierten Wohlstandes (zhijie shengchan, zuzhi shouyi fenpei, vgl. ZK 27.9.1962 laut Zhang Letian 1998: 8–9) zeigt auch die Grenze der Interventionen des Kreisgesundheitsamtes auf. In der lokalen Führungsgruppe, die sich aus Vertretern der Gemeinderegierung und des Parteikomitees des Dorfes zusammensetzt, sind Kreisvertreter schon nicht mehr vertreten (Pingheling 1999-1: 2). Das Dorfbewohnerkomitee erhebt die jährlichen Gebühren und zahlt diese auf ein separates Konto bei der Kreditgenossenschaft der Gemeinde ein.

Die angefallenen Kosten für ärztliche Behandlung in der Dorfkrankenstation und dem Gemeindekrankenhaus müssen die Bauern privat auslegen und zweimal im Jahr, Ende Juni und Ende November, dem Dorfbewohnerkomitee zur Erstattung vorlegen. Die Erstattungspraxis orientiert sich an dem aktuellen Verhältnis von Einnahmen und Ausgaben, das eigentlich von einer Führungsgruppe auf Gemeindeebene ermittelt werden soll (Pingheling 1999-1: 4). Faktisch entscheidet das Dorfbewohnerkomitee darüber, in welcher Höhe die Erstattung ausfällt (I 21, 27). Alle Beteiligten einschließlich der Vertreter des Kreisgesundheitsamtes akzeptieren dies, weil das Dorfbewohnerkomitee den Fonds maßgeblich über die kollektive Einlage finanziert und deshalb auch darüber entscheiden kann, wie im Falle eines Defizits vorzugehen ist. Hierbei werden auch die Familienverhältnisse sowie die Krankheitsart berücksichtigt (I 21, 27).

Davon getrennt ist die Buchführung. Die jeweiligen Konten für jedes einzelne Familienmitglied werden vom Gemeindekrankenhaus geführt, womit eine Unterärztin zusammen mit dem Direktor betraut ist. Dies ist ohne Computer relativ umfangreich, weil für jedes Mitglied eine Akte angelegt werden muss, in der die jeweiligen Kosten, aber auch der Stand auf dem individuellen Guthabenkonto vermerkt wird. Jedes Mitglied erhält ein Heftchen, in das der Arzt die jeweiligen Kosten und die neuen Kontostände parallel einträgt, um so durch eine „doppelte Buchführung" den Bauern eine Möglichkeit der Kontrolle zu geben.

[50] Die Kreisgesundheitsämter lassen bei einer Bemessung von 5% aus, dass noch weitere Abgaben anfallen.

11.1.3 Orientierung auf Dorfgemeinschaft und Stabilität des Fonds

Die hohe Entscheidungsgewalt des Dorfbewohnerkomitees bzw. des Dorfvorstehers öffnet eigentlich den Möglichkeiten von Bereicherung und Willkür der Mitglieder des Dorfbewohnerkomitees und Begünstigung der Kader Tür und Tor, wie sie schon in den maoistischen Zeiten aufgetreten ist („die Massen werden mit Kräutern abgespeist, während die Kader gute Medizin einnehmen", qunzhong chi caoyao, ganbu chi haoyao, Chen Jiagui 2001: 289, Zhu Ling 2000a). Die in anderen Orten erkennbare Skepsis der Dorfbewohner (Zhu Ling 2000a) findet sich nicht in Binglingshan. Hier sind alle Bewohner freiwillig beigetreten, so dass eine Teilnahmequote von 100% erreicht wird. Diese hohe Zustimmung zu einer lokalen und kollektiv organisierten Absicherung wird in Binglingshan über zwei Faktoren gesichert. Binglingshan hat ein Mischsystem geschaffen, das sich aus einem Fonds einer kollektiven Umlage (tongchou) für schwere Krankheiten sowie individuellen Guthabenkonten (geren zhanghu) zusammensetzt. Die privaten Einzahlungen werden als persönliches Guthaben verwaltet, das strikt von dem Umlagefonds für schwere Krankheiten getrennt ist. Diese strikte Trennung und genaue Regeln bei der Verwaltung der eingezahlten privaten Prämien stehen einer extrem hohen Flexibilität bei der Erstattungspraxis aus dem Umlagefonds (tongchou zijin) gegenüber.

11.1.3.1 Garantierte Sicherung der privaten Einlagen

Eine klare und durchschaubare Verwaltung sowie eine Aufwertung dieser privaten Einlagen der Bauern ist ein Baustein, der Vertrauen in die neugeschaffene Gemeinschaft begründet, ein Vertrauen, das über Zweckentfremdung der Kader beschädigt wurde (zu Bedeutung des Vertrauens und Umfragen s. beispielsweise Zhang Licheng 2004: 13). Der individuelle Beitrag fließt auf ein Guthabenkonto der Familie und nicht in den Umlagefonds des Dorfes. Nur die Bauern und deren Familienmitglieder können mit diesen Beträgen Dienstleistungen und Medikamente im Gemeindekrankenhaus in Anspruch nehmen. Wenn die Beträge im jeweiligen Jahr nicht ausgeschöpft werden, können diese weiterhin angespart, ins nächste Jahre transferiert und auf ein anderes Familienmitglied übertragen werden. Der Bauer kann so sicher sein, dass selbst bei hoher Instabilität des kollektiven Umlagefonds sein persönlich einbezahltes Geld weder gefährdet ist noch von anderen Bauernfamilien ausgegeben wird.

Zusätzlich werden ihm 20% der 30 Yuan (Ausnahme s. u.), die das Dorf pro Einwohner einzahlt, auf sein individuelles Guthabenkonto gutgeschrieben. Dieser materielle Anreiz in Form eines „Bonus" von 6 (=0.2*30 Yuan) Yuan kann dabei über mehrere Jahre hinweg angespart und auch von einzelnen Familienmitgliedern verwendet werden. Diejenigen Bauern, die nicht beitreten, verschenken so ein Guthaben von 6 Yuan pro Person, das sie bei einer ärztlichen Behandlung beim Dorfarzt oder in dem Gemeindekrankenhaus verwenden könnten.

Zusammenfassend ist aus diesem Arrangement erkennbar, dass die Teilnehmer bei ihren individuell aufgebrachten Beiträgen eine finanzielle Solidarität, die auf den eigenen erwirtschafteten Gewinnen basieren würde, strikt ablehnen. Nur der jährliche Betrag der Dorfverwaltung, der aus dem Gewinn aus der Brunnenverpachtung kommt, ist Gegenstand des Gemeinschaftsfonds, der mit anderen geteilt wird.

Das Guthabenkonto ersetzt nicht die Solidarität innerhalb der Familie, sondern stärkt sie, weil andere Familienmitglieder diese einbezahlten Beträge ähnlich wie eine Sparrücklage je nach Bedürftigkeit verwenden können.

Die Trennung in individuelles Guthaben und Umlage fordert die Zentralregierung als ein zentrales Strukturcharakteristikum erstmals in ihrer Erklärung zur sozialen Marktwirtschaft, in der sie die Reform der Staatsbetriebe und den Aufbau eines Sozialversicherungssystems in den Städten verkündet (ZK 15.11.1993: 5, ferner Guofa 1998-44, Caizhengbu, Laodong he shehuibaozhangbu 15.11.1999: 2). Es wird als Strukturprinzip in den Renten- und Krankenversicherungen für städtische Angestellte eingeführt (z. B. Jiangsu sheng Zhenjiang shi yiliao baoxianju 1999, Diskussion in Duckett 2002). Wenn in Binglingshan die Trennung von kollektiver Umlage und Individual- bzw. Familienkonten umgesetzt worden ist, verweist dies auf den extrem hohen Interpretationsspielraum auf der lokalen Ebene, weil die Bauern eine ähnliche Maßnahme aufgreifen, aber anders begründen.

Während die Trennung in Umlage und Individualkonto gerade in Binglingshan Vertrauen schaffen soll, erhofft man sich in der Stadt, dadurch die eigene Verantwortlichkeit der Angestellten für ihre Gesundheitsversorgung zu stärken und gleichzeitig die staatlichen Betriebe von den immensen Sozialausgaben zu entlasten. Für die ländlichen Gebiete findet sich weder eine Vorgabe der Zentralregierung (vgl. Guofa 1997-18) noch passt diese Begründung, weil derartige Sozialversicherungssysteme bisher hier nicht bestanden.

Die Zentralregierung fördert im Fall der Stadt eine politische Maßnahme (output), nämlich die eines getrennten Kontensystems. Damit verfolgt sie das Ziel (outcome), dass sich in einem Pflichtversicherungssystem der Anteil der Selbstbeteiligung der Patienten erhöht und die finanziellen Leistungen nun nicht mehr vom Betrieb, sondern vom Konto des Versicherten zu zahlen sind. So sollen eine höhere Eigenbeteiligung institutionalisiert und die Lohnnebenkosten gesenkt werden. In Binglingshan soll jedoch mit demselben politischen output ein völlig anderer outcome, nämlich Vertrauen in die lokale soziale Ordnung, erreicht werden. Politische Maßnahme und Zielprojektion sind in Binglingshan entknüpft. So entsteht auf der lokalen Ebene die Möglichkeit für eine eigene, lokale Interpretation einer „gehörten" Maßnahme.

11.1.3.2 Soziale Absicherung durch kollektiven Umlagefonds

Höheres Vertrauen kann durch eine rigide Trennung in kollektiven Umlagefonds und individuelles Guthabenkonto erreicht werden. Die Strenge der Regel zeigt sich bei der prozentualen Aufteilung des jährlichen Beitrages des Dorfes. Genau bestimmt ist das Verhältnis der Posten: 80 % stehen für den kollektiven Fonds zur Verfügung, während 15 % in eine Rücklage fließen und 5% als Verwaltungsaufwand veranschlagt werden (Pingheling 1999-1). Die Verwaltungskosten sind damit jeweils proportional zur Größe des Fonds veranschlagt. Es wird so auch deutlich, dass die Verwaltungskosten auf jeden Fall nicht von der privaten Einlage, die in vollem Umfang auf das individuelle Konto fließt, bezahlt werden dürfen.

11.1.3.2.1 Flexibilität statt starrer Regeln

Diese strikte Handhabung beschränkt sich nur auf die Verwaltung der privaten Beiträge. Gleichzeitig herrscht bei der Erstattung aus dem kollektiven Fonds eine hohe Flexibilität und Informalität vor. Dies zeigt sich in Binglingshan an der Erstattungspraxis im Jahr 2001. Statt fester Erstattungsraten bestimmen die Einnahmen die Höhe und Erstattungspraxis der Ausgaben (shou ding zhi, Pingheling 1999-1: 4). Vorteil ist, dass bei flexiblen Erstattungsraten der Unterstützungsfonds für schwere Krankheiten (dabing jiuzhu zijin) nicht zahlungsfähig werden kann, da das Dorfbewohnerkomitee erst jeweils im Juni und November, also nachdem alle Bauern ihre Erstattungsanträge eingereicht haben und diese vom Dorfbewohnerkomitee gesichtet worden sind, festlegt, wie viel man jeweils den einzelnen Mitgliedern erstattet.

Starke Garantien bei den von den Mitgliedern einbezahlten Beträgen gehen so mit einer hohen Flexibilität bei dem kollektiven Fonds ein. Zu fragen ist, wie bei den flexiblen Erstattungsgrenzen und mangelnder Kontrollaufsicht durch übergeordnete Ebenen in Binglingshan ein möglichst hohes Vertrauen bei den Bauern erreicht werden kann.

11.1.3.2.2 Gewährleistung von Freiwilligkeit statt Beitrittspflicht

Feste Erstattungsmodi und ein funktionierendes Verwaltungssystem sind eine Möglichkeit, die Vergabe zu kontrollieren und Vertrauen zu schaffen. Dies setzt voraus, dass diese Regeln kontrolliert werden und ein regelwidriges Verhalten der Dorf- und Gemeindekader sanktionierbar ist. Die Vorstellung des lokalen Spielraums verneint diese Möglichkeit, da Ansprüche nicht automatisch gestellt oder durchgesetzt, sondern vielmehr in den lokalen Raum „übersetzt" werden müssen. In Binglingshan zeigt sich hier eine besondere Lösung. Das Kreisgesundheitsamt ist nicht besorgt darüber, dass weder die eingesetzte Führungsgruppe noch die übergeordneten Verwaltungsebenen den Fonds kontrollieren können. Ein viel größeres Augenmerk richtet das Kreisgesundheitsamt darauf, dass die Bauern von der lokalen Führung nicht zu einem Beitritt gezwungen oder an einem Austritt gehindert werden (I 21/01). Es hält dies für die wirksamste Methode, eine gute

Arbeit der Fonds zu gewährleisten (ebd.). Sobald die Bauern den Eindruck haben könnten, dass sich hier entweder der erwartete Nutzen nicht einstellt oder das eingelegte Geld veruntreut wird, haben sie die Option, den Fonds zu verlassen.

Die Zentralregierung in Peking hat berechtigte Gründe dafür, dass sie der Forderung nach einer Zwangsmitgliedschaft (Gwatkin 1999) 1997 in ihrer Weisung zur kooperativen medizinischen Versorgung (Guofa 1997-18) nicht nachkommt. Wenn die Kontrollmöglichkeiten der chinesischen Gesundheitsverwaltung sehr gering sind und auch die Dorfvorstände Proteste ("*voice*") ignorieren können (vgl. z. B. Guo Xiaolin 2001) bzw. faire Wahlen auf der lokalen Ebene nur bedingt durchgeführt werden, nähme eine Pflichtversicherung für die lokalen Versicherungssysteme auf dem Land den Bauern ihre wirksamste Waffe des "*exit*". Ein Austritt aus dem Fonds sichert nicht nur ihre Interessen und ihr Geld, mit ihrem Austritt entziehen sie auch den lokalen Vertretern das Mandat. Der dadurch entstehende Gesichtsverlust könnte ein Anreiz für die lokalen Kader sein, die Fonds möglichst auf die Interessen der Bauern auszurichten.

Das Prinzip der Freiwilligkeit stärkt somit die Bauern.[51] Die Zentralregierung hat es als eines der wenigen Strukturprinzipien der kooperativen medizinischen Versorgung festgeschrieben (Guofa 1997-3: 16, Guowuyuan tigaiban et al. 8.5.2001: 3). Es ist so wichtig, weil alle weiteren Fragen der Umsetzung nicht von übergeordneten Ebenen sanktionierbar sind. Andere Beispiele zeigen, dass mit der Einführung der Freiwilligkeit die Fonds zusammenbrechen (Zhang Tuohong et al. 2000), weil die Bauern entweder den Kadern nicht vertrauen, auch wenn die Fonds für sie ökonomisch vorteilhaft sein könnten (Zhang Licheng 2004: 17). Über besondere Probleme ist vom zuständigen Gesundheitsamt des Kreises Ping'an für den ersten Erstattungsraum des ersten Halbjahres 2001 nicht berichtet worden (I 21/01).

Vertrauen und ökonomische Vorteile müssen die Bauern erkennen können. Dadurch gewinnen die individuellen Vorteile für eine Teilnahme an dem Fonds an Bedeutung, die im nächsten Kapitel diskutiert werden.

11.1.3.2.3 Unterstützung der Patienten statt Subvention der Träger

Eine Ausrichtung auf die Dorfbewohner zeigt sich nicht nur in der Organisation, sondern auch bei der Finanzierung des Gesundheitswesens.

Obwohl das Dorf Binglingshan über kollektiv erwirtschaftete Einkommen verfügt, ist es nicht bereit, dem Ruf des Gesundheitsministeriums zu entsprechen und den Dorfarzt zu subventionieren oder ihm ein bestimmtes Einkommen zu garantieren. Ihre Unterstützung bleibt auf Investitionen in die materielle Infrastruktur beschränkt. Wie in anderen Gemeinden Xinjiangs stellt Binglingshan dem Dorf-

---

[51] Es muss aber auch hinzugefügt werden, dass auf zentralpolitischer Ebene eine Pflichtversicherung unter den Ministerien nicht durchsetzbar ist, weil das Landwirtschaftsministerium jegliche Mehrbelastung der Bauern vermeiden will (s. Kapitel 10.3.2).

arzt einen Raum innerhalb des Verwaltungsgebäudes des Dorfbewohnerkomitees zur Verfügung (I 3, 5, 21, 27). Das Dorf investiert nicht in materielle Güter, die der Dorfarzt für sich beanspruchen könnte oder die z.B. wie technische Geräte sich als sinnlos erweisen, schnell kaputt gehen oder gestohlen werden könnten. Die zur Verfügung gestellten Räume können später auch einer anderen Nutzung zugeführt werden, falls der Dorfarzt seinen Beruf aufgibt oder in die Stadt abgewandert sein sollte.

Eine stärkere Kundenorientierung zeigt sich daran, dass das Dorf nicht den Dorfarzt als Anbieter subventioniert, sondern einen Teil des kollektiven Wohlstands auf die individuellen Guthabenkonten der Bewohner überträgt, die dafür ärztliche Leistungen im Dorf- oder Gemeindekrankenhaus in Anspruch nehmen können. Wenn 300 Einwohnern 6 Yuan pro Dorfbewohner gutgeschrieben werden, sind es ca. 1800 Yuan jährlich, die aus den Einnahmen des Dorfes den Gesundheitseinrichtungen im Dorf und in der Gemeinde zur Verfügung stehen. Die Dorfbewohner und ihre Familienangehörigen entscheiden selbst, welche Art von Dienstleistung sie nachfragen. Bei dieser Stärkung der Nachfrageseite wird so für den Dorfarzt ein Anreiz geschaffen, eine konkurrenzfähige und vertrauenswürdige Dienstleistung anzubieten, um so möglichst viele Patienten zu behandeln und damit auch die vom Dorf überwiesenen 6 Yuan zu bekommen.

Eine direkte finanzielle Unterstützung des Dorfbewohnerkomitees für das Gemeindekrankenhaus zeigt sich nur bei den Verwaltungsgebühren. 5% des Beitrages, welche das Dorfbewohnerkomitee in die kollektive Umlage einbezahlt, können dafür maximal verwendet werden. Bei 5% im Jahr 2001 sind dies bei einer Gesamthöhe des finanziellen Beitrages des Dorfes 450 Yuan. Das Gemeindekrankenhaus verwaltet die Konten der Einwohner und erhält dafür diesen Betrag zugewiesen. Es profitiert zusätzlich, weil die Patienten an ihre Einrichtung sowie den Dorfarzt gebunden sind. Rechnungen der Dorfkrankenstation und des Gemeindekrankenhauses werden erstattet, nicht jedoch Kosten des Kreiskrankenhauses. Auf der Kreisebene werden nur Rechnungen des TCM-Kreiskrankenhauses, der Mutter- und Kindfürsorgestation oder der Station für Epidemieschutz erstattet. Voraussetzung hierfür ist aber, dass der Gemeindearzt die Überweisung bewilligt hat. Zusätzliche Unterstützungsleistungen können dem Dorfbewohnerkomitee eingereicht werden, das über mögliche finanzielle Unterstützung berät.

Bei einer Ausrichtung auf die Mitglieder als Kunden statt der Subvention des Anbieters kann auch der Dorfvorsteher profitieren. Jeder Dorfbewohner kann erkennen, dass in seinem Mitgliedsheft der zusätzliche Betrag des Dorfes zu seinem Guthaben addiert wird. Von jedem Dorfbewohner ist hier abzulesen, wie sich die Bemühungen des Dorfvorstehers darstellen.

Zusammenfassend lässt sich formulieren, dass die Trennung von individuellen Konten und kollektivem Umlagefonds sowie eine nachfrageorientierte statt einer angebotsorientierten Subvention zu einer höheren Vertrauenswürdigkeit und

Akzeptanz unter den Bauern führen soll. Hinzu kommt noch ein weiterer Aspekt, der im nächsten Kapitel diskutiert wird: Im Zuge der Vertrauensgewinnung richten sich die Organisation und Gestaltung des Fonds stärker auf die individuellen Bedürfnisse der Mitglieder aus.

11.1.3.2.4 Soziale Aspekte bei Guthabenkonten

Das Dorfbewohnerkomitee in Binglingshan hat das Recht, die Erstattungshöhe bei den einzelnen Patienten festzulegen und so soziale Aspekte bei der Finanzierung und Betreuung zu betonen. Dies zeigt sich in Binglingshan an zwei Merkmalen.

Erstens wird bestimmten sozialen Gruppen eine leicht privilegierte Stellung eingeräumt. Säuglingen und Kindern bis sieben Jahre und älteren Bewohnern ab 61 Jahre werden nicht 20, sondern 30% der kollektiven Pro-Kopf-Einlage auf ihre individuellen Guthabenkonten gutgeschrieben. Gerade denjenigen, die naturgemäß die Dienstleistungen stärker nutzen, wird mehr Geld zugeteilt. Dies zeigt sich nicht in anderen Feldstudien, die nicht von der politischen Vertretung, sondern von den Gemeindekrankenhäusern betrieben werden (diverse eigene Interviews, z. B. I 3/01). Eine solche Lösung wäre für die Fonds der Gemeindekrankenhäusern ein falsch gesetzter Anreiz, da diese Altersklassen ärztliche Behandlung naturgemäß von sich aus stärker nachfragen.

11.1.3.2.5 Exklusion von anderen Dörfern

Eine Gemeinschaftsorientierung zeigt sich nicht nur in einer Ausrichtung auf die Dorfbewohner, sondern auch in einer Exklusivität von anderen Dörfern des Tales. Nur die Bewohner des Dorfes Binglingshan können im Fonds Mitglied werden. Bauern aus den Nachbardörfern ist es verwehrt, sich hier zu beteiligen – schließlich kann sich das Dorf Binglingshan hier auf den geologischen Vorteil einer lukrativen Wasserquelle auf seiner Gemarkung stützen, dessen kollektiven Eigentumsrechte an Grund und Boden vom Dorf verwaltet werden. Wirtschaftliche Entwicklung in Binglingshan schafft ein exklusives kollektives Gesundheitswesen, das sich stark von anderen Dörfern unterscheidet. Das Dorf Binglingshan wird so zu einer "Wohlfahrtsinsel" innerhalb der Gemeinde Sanhe und hat kein Interesse, seine Errungenschaften mit den anderen Dörfern zu teilen, weil die anderen Dörfer nicht im entferntesten ähnliche Beträge in den kollektiven Fonds einstellen könnten.

Dies ist der entscheidende Nachteil einer Fondsbildung, die auf der untersten Ebene des Dorfes beginnt. In Binglingshan ist ein besserer Zugang zu einer Gesundheitsversorgung bei allen Einwohnern unabhängig von ihrem Einkommen erreicht worden. Diese zumindest theoretisch gleichen Zugangsbedingungen zur lokalen Gesundheitsfürsorge im Dorf stehen im Gegensatz zu wachsenden Unterschieden zwischen den Dörfern.

11.1.4 Zusammenfassung

Das Dorf Binglingshan gehört zu dem Typus, in dem die Strukturen so funktionieren, wie sie das Gesundheitsministerium postuliert hat. So haben sich Fachbürokratie und Gebietskörperschaft in ihren Kompetenzen ergänzt (vgl. tiaokuai jiehe, vgl. Guowuyuan tigaiban et al. 8.5.2001). Beide Akteure nehmen hier nicht konkurrierende, sondern unterschiedliche und komplementäre Rollen wahr. Während dem Kreisgesundheitsamt vor allem die Rolle eines Initiators zukommt, tritt es mit der Eröffnung des Fonds in den Hintergrund und überlässt die Verantwortung dem Dorfbewohnerkomitee. Er ist gesellschaftlich, also vom Dorf und den Bauern organisiert und finanziert, während die Gesundheitsverwaltung nur unterstützend tätig war (min ban gong zhu, Guofa 1997-18: 16).

Der Fonds zeigt die Charakteristika, die der Zentralstaat vorgeschlagen hat:

> „Bei der Einrichtung einer kooperativen medizinischen Versorgung greifen diese hauptsächlich auf die Einlagen der Bauern, die Unterstützung der Kollektive sowie eine entsprechende Unterstützung der Regierung zurück" (Guofa 1997-13: 16).

Der lokalen Führung wird dabei ein enorm großer Entscheidungs- und Wahrnehmungsspielraum zugestanden. Die Forderung der kollektiven Wirtschaft aus der Zeit der Readjustierung nach dem Großen Sprung, „was produziert wird, kann auch verteilt werden“, bekommt hier eine besondere Bedeutung. In der Wohlfahrt zeigt sich eine radikale Zellularität, die weit über die Produktion im Kollektiv hinausgeht, da lokal generiertes Einkommen völlig frei von staatlicher Intervention verteilt wird. Sie ist auch radikal, weil sie sich konsequent auf die Interessen der Mitglieder ausrichtet und so eine rigide Handhabung der privaten Einlagen sowie eine soziale Verteilung des kollektiven Wohlfahrtfonds sichert.

Im lokalen Spielraum hat der Staat die Kontrolle dezentralisiert und in lokale Kategorien übersetzt: Der Kontrollmechanismus der Fonds besteht nicht aus starren Regeln, deren Einhaltung nicht überwacht ist bzw. ein Verstoß nicht geahndet werden könnte. Entscheidend ist vielmehr das subjektive Empfinden der Bauern, ob hier mit dem kollektiv erwirtschafteten Kapital aus der Brunnenverpachtung sinnvoll umgegangen wird. Die Bauern können keine Verfahren einklagen, sondern müssen den Organisatoren der Fonds vertrauen. Wenn nicht, entscheiden sie sich dann gegen eine Teilnahme, die zu einer sinkenden Teilnahmequote oder dem Zusammenbruch der Fonds führt. Vertrauen schafft das, was die Bauern für sinnvoll erachten. Darin ist auch der immens große Interpretationsspielraum begründet, in dem selektiv staatliche Maßnahmen lokal aufgegriffen werden können.

Inwieweit diese hohe Inklusion innerhalb des Dorfes und gleichzeitige Exklusion von Zugangschancen für Bauern aus anderen Dörfern bestehen bleibt, wenn sich verschiedene Betriebe mit unterschiedlichen Eigentumsformen dort ansiedeln, lässt sich nur anhand von Gemeinden und gemeindeweiten Fonds klären, die einen höheren Industrialisierungsgrad vorweisen und gleichzeitig aus mehreren territorialen Einheiten bestehen.

11.1.5 Dynamik unter der Bedingung der Industrialisierung

Ein höheres Wohlstandsniveau oder eine flächendeckende Industrialisierung verändern die finanziellen Gestaltungsmöglichkeiten. Trotzdem sind die oben herausgearbeiteten Strukturen und Interaktionsmechanismen einer gemeinschaftsorientierten Entwicklung auch hier gültig, wie ich hier nicht an Feldstudien, sondern an Beispielen aus der Fachliteratur der chinesischen Gesundheitswissenschaften aufzeige.

11.1.5.1 Zusammenspiel von Gebiet und Linie

Taicang ist eine ehemalige kleine Gemeinde in Jiangsu, die direkt an der Grenze zu Shanghai liegt und mittlerweile dank ihres immensen wirtschaftlichen und demographischen Wachstums den Status einer Stadt besitzt. In Jiangsu und den ländlichen Kreisen um Shanghai haben sich schon in den achtziger Jahren Betriebe entwickelt und vermehrt, die der Region eine enorme Industrialisierung, Reichtum und Verstädterung beschert haben. Diese Betriebe, so zeigen andere Studien in benachbarten Kreisen (z. B. Heberer/Taubmann 1998, Weigelin-Schwiedrzik/Hauff 1999), entwickeln sich teils aus ehemaligen Kommune- und Brigadebetrieben (shedui qiye) oder werden mit Kapital aus der Gemeinde-, Kreisregierung und dem Dorfbewohnerkomitee neu gegründet.

In Taicang ist schon Anfang der neunziger Jahre mit der Restrukturierung begonnen worden. Ähnlich wie die Bauern in Binglingshan zahlen auch die Arbeiter und Angestellten in den Fonds der KMV. Im Zuge von Eigentumsreform und Privatisierungstendenzen der neunziger Jahre, so die beiden Angestellten des Büros der kooperativen medizinischen Versorgung in Taicang (Su Jinrong/Zhang Jiebing 1999, vgl. hierzu ferner Yang Rong 1999), zahlen die Betriebe Wohlfahrtsbeträge direkt an die Betriebsangehörigen aus. Die dort arbeitenden Bauern und Angestellten reagieren uneinheitlich. Während einige ihren Beitrag weiter einbezahlen, sparen oder verbrauchen andere diesen anderweitig (ebd.).

Es entsteht eine extreme Heterogenität auf der Gemeindeebene, bei der manche Betriebe auf eine soziale Absicherung ganz verzichten, andere hingegen eigene Fonds mit unterschiedlichen Konditionen gründen. Besteht vor Beginn der Privatisierung noch ein einheitlicher gemeinde- bzw. kommuneweiter Fonds, führt die Gründung von immer neuen Firmen und die Privatisierung ehemals kollektiver Betriebe dazu, dass diese Betriebe nun ihre eigenen Fonds aufbauen, um so einen exklusiven Kreis einer Versichertengemeinschaft zu bilden. Folge ist, dass die bisherige auf die gesamte Gemeinde ausgerichtete KMV gerade von denjenigen verlassen wird, die eher in der Lage wären, einen größeren Betrag jährlich einzuzahlen (Su Jinrong/Zhang Jiebing 1999).

1997 entschließt sich die Gemeinderegierung, diese Unterschiede zu vereinheitlichen (Su Jinrong/Zhang Jiebing 1999). Dabei müssen alle Arbeiter mit ihren Familien dem gemeindeweiten Versicherungsfonds beitreten. Gilt für die jetzt „selbstständigen“ Bauern das Prinzip der Freiwilligkeit des Beitritts, verpflichtet die Gemeinderegierung die Angestellten und Arbeiter in den eigenen, kollektiven Betrieben, dem gemeindeweiten Fonds beizutreten. Gegenüber den privaten Betrieben wird diese Forderung von vorneherein nicht erhoben, weil die Unternehmen dies ignorieren würden und die Gemeinde keine rechtlichen Mittel hat, eine Teilnahme einzufordern (Su Jinrong und Zhang Jiebing 1999: 59).

Ähnlich wie in Binglingshan zeigt sich die bedeutende Rolle der Lokalregierung bei Veränderungen für das lokale Gesundheitswesen. Während das Kreisgesundheitsamt als staatliche Verwaltungseinheit die Nachteile einer Zersplitterung der Absicherungssysteme kritisiert und ein einheitliches System ausarbeitet, ist nur die Gemeinderegierung in der Lage, die ihr unterstellten oder kollektiven Betriebe zu zwingen, in ein gemeindeweites System einzutreten und so eine Homogenität innerhalb der Gemeinde herzustellen, wie sie vor der Privatisierung der Betriebe bestand.

11.1.5.2 Rolle und Bedeutung der Industriebetriebe

Mit einer ländlichen Industrialisierung kommt der finanzielle Beitrag aus dem wirtschaftlichen Engagement, das nicht auf eine Finanzierung durch öffentliche Steuermittel angewiesen ist. Wie in Binglingshan generiert der Fonds in Taicang seine Gelder aus eigenen wirtschaftlichen Unternehmen. Der KMV-Fonds in Taicang profitiert in mehrfacher Hinsicht von den Unternehmen.

Erstens führen die Betriebe einen Arbeitgeberanteil ab, der individuell ausgehandelt wird und sich nach einer gewünschten Erstattungshöhe richtet. Prosperierende Unternehmen, die zu höheren Einzahlungen bereit sind, können mit besseren Leistungen für ihre Angestellten rechnen. In der Literatur werden keine konkreten Ziffern genannt, der Beitrag wird aber sicherlich höher sein als 5 bzw. ab 1996 10 Yuan (Long Zhendong 2000: 57), welche die Gemeinde in den Fonds einzahlt.

Zweitens müssen die Betriebsangehörigen in Taicang 1999 120 Yuan statt der regulären 70 Yuan für Bauern entrichten. Dafür wird ihnen eine um 10% höhere Erstattung der Krankheitskosten eingeräumt. In den Betrieben arbeiten jedoch meist entweder alleinstehende Wanderarbeiter oder junge Ehepaare. So hat trotz der höheren Erstattungspauschalen im Jahr 1998 die KMV innerhalb des Fonds für Betriebsangehörige und ihre Familien einen beträchtlichen Überschuß erwirtschaftet (Su Jinrong/Zhang Jiebing 1999: 59). Auch müssen die Wanderarbeiter, die als Arbeitskraft in den kollektiven Betrieben benötigt werden, grundsätzlich die doppelten Prämien bezahlen (Long Zhendong 2000: 57). Grund könnte hierfür sein, dass die Gemeinde nicht wie bei anderen Arbeitern einen eigenen Beitrag entrichtet.

Drittens werden diese Überschüsse nicht als spezieller Fonds für Arbeiter und Angestellte angelegt, sondern werden am Jahresende in den allgemeinen Fonds der Gemeinde überwiesen (Su Jinrong/Zhang Jiebing 1999: 59). Die Einzahlungen der Arbeiter in den kollektiven Betrieben stützen so den allgemeinen Fonds. Nur über den Beitrag der Betriebe, so räumt man in Taicang ein (Long Zhendong 2000: 57), konnte ein relativ ausgebautes System der kooperativen Versicherung (hezuo yiliao baoxian) geschaffen werden, das hier eine Absicherung mit festen Erstattungssätzen anbieten kann.

Bei der Erhebung der jährlichen Beiträge zeigt sich, wie wichtig eine funktionierende Zusammenarbeit mit der Lokalregierung ist. Wie in Binglingshan zieht die Lokalregierung als Eigentümerin der Betriebe die Versicherungsprämien direkt vom Einkommen für den Mitarbeiter und seine Familie ab. Im Kreis Qingpu beispielsweise geht man 1997 selbst noch einen Schritt weiter: Hier werden die Beiträge direkt vom lokalen Steuerbüro abgezogen und weitergeleitet. Das soll sicherstellen, dass private Betriebe sich nicht der Zahlungsverpflichtung entziehen (Yang Rong 1999: 12). Durch diese Zusammenarbeit mit der Gemeinderegierung bleibt den Beamten im Kreisgesundheitsamt oder Krankenhausmitarbeitern ab 1998 die Mühe erspart, selbst von Tür zu Tür die jährliche Versicherungsprämie einzuziehen (Long Zhendong 2000: 57, vgl. auch I 9/01, 6/02).

11.1.5.3 Regionale Erweiterung unter weiterbestehender Heterogenität

Am Beispiel der industrialisierten Gemeinde lässt sich hier die Entstehung einer kooperativen Versicherung nachzeichnen, die nicht nur horizontal neue Gemeinden/Dörfer aufnimmt, sondern sich auch vertikal auf die Ebene der Stadt ausdehnt.

Dabei entstehen auf den unterschiedlichen Ebenen eigenständige Fonds, die von den jeweils horizontalen politischen Gebietskörperschaften finanziert werden und unterschiedliche Erstattungsbeträge abdecken. In Taicang wird der Fonds der Gemeinde von Beiträgen der Mitglieder, der Betriebe sowie des Dorfes und der Gemeinde finanziert, während der Risikofonds der Stadt einerseits aus 18 Yuan der Mitglieder sowie einer Zuzahlung der Stadt von einem Yuan pro Mitglied finanziert wird (Long Zhendong 2000: 58).

In den untersten Gemeindefonds können die Kosten für die ambulante Behandlung zu 50% erstattet werden, wobei pro Besuch die Erstattungshöchstgrenze bei 20 Yuan liegt. 30% der Kosten einer stationären Behandlung werden aus dem Risikofonds für schwere Krankheiten (dabing fengxian jijin) der Gemeinde erstattet, wobei die Höchstgrenze für die Gesamtkosten für diesen Fonds mit 2000 Yuan beziffert wird. Bei 2001 bis 4000 Yuan können bis zu 40% der Kosten von dem Risikofonds für schwere Krankheiten, der separat geführt, jedoch von der Gemeinde finanziert und verwaltet wird und bei 4001 bis 6000 Yuan zu 50% zurückerstattet werden. Für alle darüber hinausgehenden Kosten ist der Risikofonds für schwere Krankheiten der Stadt zuständig, wobei von 6001 bis 10000

Yuan 60%, von 10001 bis 15000 70% ausbezahlt werden können. Die maximale Erstattungssumme liegt bei 10000 Yuan (Long Zhendong 2000: 58).

Die Gemeinde Taicang ist so in einen Verbund von unterschiedlichen Fonds eingebunden, der hier zwei administrative Ebenen, Gemeinde und Stadt, einschließt. Die minimale Erstattung und der Zugang zu der KMV wurde in den achtziger Jahren über einen Gemeindefonds erweitert, der in den neunziger Jahren mit einem Risikofonds der Gemeinde sowie der Stadt ergänzt wurde (Long Zhendong 2000: 57). Die wirtschaftliche Entwicklung hat so in Taicang nicht zu einer Zusammenlegung (s. Beispiel in Xu Dongshu/Ge Qiang 1999), sondern zu unabhängigen Fonds geführt, die in ihrem Erstattungsbereich aneinander anschließen. Man kann hier von einem Verbund oder „Sandwich-Modell" sprechen, weil mehrere unabhängig operierende Fonds übereinander liegen.

Verbund statt kompletter Fusion kann die Heterogenität auf der untersten Ebene erhalten. Es können Gemeinden dem Risikofonds der Stadt beitreten, ohne dass sie die Fondsstruktur, ihre Prämien sowie die Erstattungsmodi an andere Gemeindefonds angleichen müssen. Dies ist eine wichtige Voraussetzung, dass reiche Gemeinden einem Verbund beitreten wollen. Li Xiaojie (1999: 36) zeigt dies für die Stadt Jintai in Jiangsu. In den einzelnen Dörfern schwankt die Prämie zwischen 8 und 15 Yuan, während die Gemeinden aus ihrem Wohlfahrtsfonds 5 bis 7 Yuan einstellen. Trotz dieser Unterschiede nehme jedoch alle am Risikofonds der Stadt Jintai teil, die für jedes Mitglied pro Jahr 1 Yuan einstellt. Sie bietet allen Mitgliedern eine Absicherung für höhere Krankheitskosten, die die kleinen und schwankungsanfälligen Fonds der Gemeinden nicht abdecken können. Die Gemeindefonds müssen nur eine einheitliche Prämie, Erstattungsmodi und die Untergrenze für den Stadtrisikofonds festsetzen.

Auch im Bezirk Jinshan in der Stadt Shanghai hat sich eine Verbundstruktur von zwei unterschiedlichen Fondsebenen herauskristallisiert, wobei die strukturelle Heterogenität der untersten Fonds nicht aufgelöst, sondern erhalten wird. So schwankt beispielsweise der Betrag, den die Dörfer in die Gemeindefonds einbezahlen, zwischen 2 und 10 Yuan. Unter den Dörfern hat sich keine einheitliche Erstattungshöchstgrenze durchgesetzt (Daten in Lu Guigen et al. 2003: 7).

Neben diesen finanziellen Unterschieden, die wahrscheinlich auf die unterschiedliche Wirtschaftskraft der Gemeinden zurückzuführen sind, können nicht nur Erstattungsmodi, sondern auch grundlegende Strukturunterschiede bestehen bleiben. Eine Minderheit der Gemeinden führt die Prämien und Beiträge nur dem kollektiven Umlagefonds zu. Vielmehr hat sich ähnlich wie in Binglingshan ein System der individuellen Konten entwickelt (ebd.). Zwei der insgesamt 14 Gemeinden führen keinen Wohlfahrts- und Risikofonds auf der Gemeindeebene, sondern nur einen Risikofonds. Der Bezirk, so betonen gerade die Vertreter der Gesundheitsbürokratie (ebd.), hat in einer Verordnung versucht, bezirksweit einheitliche Prämien und Erstattungshöhen der Gemeindefonds durchzusetzen. Das Regelungsbedürfnis des Bezirksgesundheitsamtes ist hoch, der politische

Spielraum auf Gemeindeebene jedoch um einiges größer: Viele Gemeinden erkennen dieses Prinzip nicht an und gestalten dies flexibler. Sie bestehen auf dem Prinzip, das im Dorf Binglingshan schon von Anfang zum Prinzip der Versicherungsgemeinschaft erklärt wurde: Die „Einnahmen bestimmen die Ausgaben" [bei der Erstattung] (Binglingshan 1999-1). Von Gemeinde zu Gemeinde lassen sich, so klagt das Bezirksgesundheitsamt (Lu Guilin 2003: 9) durchaus große Unterschiede feststellen.

Auch im reichsten Außenbezirk Shanghais, Minhang, ist die Vereinheitlichung der Fonds auf Gemeindeebene entweder nicht angestrebt worden oder nicht gelungen (Daten s. Gao Ge et al. 2002: 46). In anderen industriell entwickelten Gebieten finden sich ähnliche Modelle (s. z.B. Li Xiaojie 1999, Su Jinkang 1999, Li Yinglong 2003 für die Provinz Jiangsu, Zhou Huayun und Fan Yixuan 1999 für die Provinz Fujian).

11.1.5.4 Hohe Eigenständigkeit der Fonds stabilisiert Gesamtverbund

Bei klaren Erstattungssätzen läuft der Fonds Gefahr, bei zu hohen Ausgaben instabil und zahlungsunfähig zu werden. Genau hier zeigen sich die Vorteile des „Sandwich-Modells" der unabhängigen und übereinandergelagerten Fonds. So verhindern eigenständige und abgeschottete Fonds auf verschiedenen administrativen Ebenen, dass benachbarte Fonds oder der gesamte Verbund zahlungsunfähig wird. Wenn beispielsweise der Risikofonds der Stadt zahlungsunfähig würde, hätte dies keinerlei Wirkung auf den Bestand der unteren Gemeindefonds. Die Folgen von Korruption und Missmanagement auf einer administrativen Ebene bleiben so immer auf den einzelnen Fonds begrenzt.

Aus der Analyse der Organisation der Fonds lässt sich ein weiteres Charakteristikum herausarbeiten. So sind nicht nur die Abdeckung der Versicherungsfonds der einzelnen Ebenen, sondern auch die Rollen von Gemeinde und Stadt in Taicang getrennt. In den Gemeindefonds unterstützen die Gemeinden mit 10 Yuan pro Mitglied den Fonds. Die Stadt selbst unterstützt diese Gemeindefonds nicht. Sie selbst zahlt nur für jeden Versicherten im Risikofonds der Stadt ein Yuan ein. Umgekehrt jedoch werden von der Gemeinde zu der Prämie für den Gemeindefonds von 70 Yuan zusätzliche 18 Yuan (Zahlen s. Long Zhendong 2000: 58) eingezogen, die sie an den Risikofonds der Stadt weiterleiten. Die Gemeinde und die Mitglieder finanzieren so den Risikofonds der Stadt mit.

Der Risikofonds der Stadt ist weniger eine eigenständige Einrichtung der Stadt, sondern eine Erweiterung der Gemeindeebene auf der nächsthöheren administrativen Ebene und wird von den Gemeinden bezahlt. Er ergänzt nur den bestehenden Fonds der Gemeinde. Konsequenterweise kann nur derjenige in Taicang auch im Risikofonds der Stadt versichert sein, der in einen Gemeindefonds einbezahlt hat.

Die finanzielle Unterstützung der Stadtregierung in den Fonds der Stadt ist an ein bestehendes Engagement auf der Gemeindeebene gekoppelt, da nur für denjenigen auch ein Yuan in den Fonds eingelegt wird, der selbst Mitglied in einem Gemeindefonds ist. Hier zeigt sich wieder ein bekanntes Muster, das schon für die Finanzierung in Kap. 8.4.3.6 herausgearbeitet wurde: Die nächsthöhere Ebene verstärkt mit ihren Zahlungen nur die Anstrengungen, die schon auf lokaler Ebene gemacht werden. Die Stadt unterstützt erfolgreiche lokal unternommene Leistungen bei den Versicherungsgemeinschaften auf dem Lande über einen eigenen Stadtfonds, initiiert sie aber nicht oder beteiligt sich nicht an diesen lokalen Fonds.

11.1.5.5 Verantwortung der Unternehmen

In Binglingshan ist vom Kreisgesundheitsamt ein enormer Entscheidungsspielraum der Dorfvorsteher bei der Erstattung damit gerechtfertigt worden, dass das Dorfbewohnerkomitee diese Versicherungsgemeinschaft maßgeblich finanziere (I 21, 27/01). Am Beispiel der Finanzstruktur der Shanghaier Versicherungsgemeinschaften und dem Einfluss der Lokalregierungen lässt sich fragen, inwieweit dieses Muster weiterbesteht.

In allen Shanghaier Bezirken außer Minhang tragen die Versicherten mit 64% (alle weiteren Zahlen nach Lu Guigen et al. 2003: 6, hier auf volle Stelle gerundet) selbst den größten Anteil zu den Versicherungen bei. Gering ist hier wie auch schon in der Stadt Taicang der Anteil der übergeordneten Ebene: Nur 3% des Fondskapitals trägt der Bezirk Minhang selbst, während die restlichen 33% auf die Institutionen fallen, die sich auf oder unterhalb der Ebene des Bezirks befinden. Die Gemeinden tragen 5%, das Dorf 3%, während die Dorf- und Gemeindebetriebe mit 25% die größte Last der institutionellen Träger schultern (Daten nach Lu Guigen et al. 2003: 6).

In den Bezirken von Shanghai setzt sich ein weiteres Strukturmerkmal des lokalen Gesundheitswesens fort, das in Binglingshan herausgearbeitet wurde: Der kollektive Beitrag auf der untersten lokalen Ebene der Institutionen wird von den Betrieben erbracht. Die Dominanz der privaten Einlage sowie der Betriebe zeigt sich auch für den Zeitraum von 1997-99 (außer Bezirk Minhang, s. Gao Ge et al. 2003: 47, siehe Tabelle 9). Die Finanzierung von den Mitgliedern, der Gebietskörperschaften und der Betriebe zeigt sich in einer Reihenfolge, wie sie 1997 vom Gesundheitsministerium gefordert wurde. „[...] in erster Linie Eigenfinanzierung, vom Kollektiv unterstützt und von der Regierung gefördert“ (geren weizhu, jiti fuchi, zhengfu shidang zhichi, Guofa 1997-18: 16, Guowuyuan tigai et al. 8.5.2001: 4). Das Bezirksgesundheitsamt von Jinshan hat nach dieser politischen Prämisse einen Richtwert festgelegt. So soll längerfristig das Verhältnis von privater Einlage, Unterstützung des Kollektivs/Betriebs sowie der Gemeinde- und Bezirksregierungen 60:20:20 betragen[52] (Lu Guigen et al 2003: 8).

[52] Im Bezirk Jinshan liegt der Anteil der Lokalregierungen mit nur 8% weit darunter, während gerade der Anteil der Betriebe mit 25% darüber liegt. Zwischen 1998 und 2001 ist der prozentuale Beitrag der privaten Einzahlungen von 71% auf 64% gesunken. Verantwortlich für diese

11.1.5.6 Verantwortung der Lokalregierung

Es ist nicht davon auszugehen, dass die Lokalregierung sich der Aufgabe einer Finanzierung der Absicherungssysteme ohne Vorbehalte annimmt. Sie überträgt diese Verantwortung auf die Unternehmen oder auf die privaten Teilnehmer, soweit sie diese finanzieren können. Dies wird deutlich, wenn man unterschiedliche Bezirke Shanghais hinsichtlich der proportionalen Verteilung der Kapitaleinlage für die Jahre 1997 bis 1999 vergleicht (Zahlen in Gao Ge et al. 2002: 47, hier gerundet, s. Tabelle 9).

Aus der Statistik lässt sich unschwer erkennen, dass die hohe Bedeutung der privaten Einlagen mit niedrigen Zuschüssen der Betriebe negativ korrespondiert. Nummeriert man die Prozentzahlen der Prämien der Mitglieder entsprechend ihres ansteigenden Wertes und die Prozentwerte der Betriebe nach ihrem absteigenden Wert (s. Tabelle 9, Spalte 4) und vergleicht diese beiden Listen, zeigt sich eine bemerkenswerte Übereinstimmung. So stimmen 4 von 7 Plätzen, davon die ersten vier und der letzte, überein. Die größte Abweichung zwischen den Rangplätzen ergibt sich hier einzig bei dem Bezirk Chongming mit 2 Plätzen. Dies bedeutet, dass in Chongming prozentual niedrigere Beiträge der Kollektive am wenigsten durch höhere Beiträge der Mitglieder ausgeglichen werden können.

Tab. 9: KMV-Fonds von 7 Außenbezirken Shanghais, 1997 und 1999

	Mitglieder (geren)			**Kollektiv** (jiti)			**Regierung** (zhengfu)		**Gesamtsumme**	**Summe (%) (Mitgl. + Koll.)**
	Einlage		Rang	Einlage		Rang	Einlage			
	tausend Yuan	%		tausend Yuan	%		tausend Yuan	%	tausend Yuan	
Jiading	12.961,10	48	2	11.950,40	44	2	2.288,80	8	27.200,30	92
Songjiang	15.640,00	63	3	7.630,00	31	3	1.413,30	6	24.683,30	94
Minhang	8.210,00	38	1	12.100,00	56	1	1.406,70	6	21.716,70	94
Qingpu	23.036,30	68	6	9.571,70	28	5	1.392,00	4	34.000,00	96
Nanhui	12.335,00	69	7	4.998,30	28	6	583,30	3	17.916,60	97
Chongming	3.141,10	66	5	923,40	20	7	666,70	14	4.731,20	86
Fengxian	14.856,70	63	4	7.036,70	30	4	1.550,00	7	23.443,40	93
Durchschnitt	12.882,89	59	-	7.744,36	34	-	1.328,69	7	21.955,93	93

Absolute Zahlen in tausend Yuan, Prozentzahlen auf natürliche Zahlen gerundet. Bearbeitete und ergänzte Tabelle aus Gao Ge et al. 2002: 47. Die Werte von Jinshan mußten wegen mangelnder Kongruenz weggelassen werden.

Tendenz sind aber nicht höhere Beiträge von Bezirk und der Gemeinde, die nur um 2% gestiegen sind. Relativ und absolut erhöhten die Betriebe und Dörfer ihren Beitrag von 18% auf 25% (Zahlen gerundet nach Lu Guigen 2003: 6).

Dementsprechend zeigt sich auch in den Außenbezirken von Shanghai wie auch schon in Taicang und Binglingshan, dass die individuellen Beiträge der Angestellten bzw. des untersten Kollektivs und der Betriebe die Hauptlast tragen (s. Summe der individuellen Beiträge und Zahlungen der Kollektiven in letzter Spalte in Tab. 9), die sich so auf einen Durchschnittswert von 93% bei einer extrem niedrigen Standardabweichung einpendeln.

Unter den 7 Bezirken ergibt sich für den finanziellen Beitrag der Lokalregierungen ein Mittelwert von 7%. Im Bezirk Chongming ist der prozentuale Anteil der Lokalregierungen mit 14 % (alle Zahlen in Gao Ge et al. 2002: 45, hier gerundet) am höchsten.

Das Beispiel Chongming zeigt: Wenn der Beitrag der Betriebe so niedrig ist, dass diese die geringen Prämien der Einwohner nicht ausgleichen, ist die Lokalregierung in prosperierenden Gemeinden bereit, ihre Finanzierungsvorbehalte aufzugeben und aus dem eigenen Haushalt die Versicherungen zu subventionieren. Chongmings Gesamteinlage aller drei Gruppen ist mit 13.30 Yuan pro Mitglied mit Abstand die niedrigste. Auch Lokalregierungen in wohlhabenden Gebieten, wie das Beispiel Jinshan von 1997 bis 2001 gezeigt hat, finanzieren nicht von sich aus, sondern versuchen die Kosten den Betrieben zu übertragen.

Trotz eines Wirtschaftsbooms in den vergangenen zwei Jahrzehnten und einer extrem hohen Finanzierung durch Kollektive und teilweise Lokalregierungen sind selbst die Versicherungen in der regierungsunmittelbaren Stadt Shanghai Ausdruck des drastischen Leistungsgefälles zwischen städtischen und ländlichen Regionen. So liegt das durchschnittliche Fondskapital pro Mitglied in den Shanghaier Außenbezirken noch bei 87,50 Yuan und erreicht damit nur 10% des Betrages, der durchschnittlich pro Kopf der Shanghaier städtischen Krankenversicherung zur Verfügung steht (Gao Ge et al. 2002: 48).

11.1.6 Zusammenfassung

Folgende Muster bei der Entstehung einer kooperativen medizinischen Versorgung und lokalen Versicherungen sind erkennbar, wenn Gesundheitsamt und die politischen Vertretungen von Gemeinden und Dörfern zusammenarbeiten: Im Rahmen der doppelten Führung konkurrieren sie nicht, sondern ergänzen sich in ihren Kompetenzen. Beim Aufbau übernehmen sie eigenständige und abgegrenzte Aufgaben in unterschiedlichen Phasen, bei der die Lokalregierung bzw. das Dorfbewohnerkomitee nach einer Initial- und Diskussionsphase das Management der Fonds durchführen. Eine lokal generierte Dynamik beginnt in der kleinsten gesellschaftlichen Einheit. Dies wird besonders an den auf Dorfebene gegründeten und verwalteten (cun ban cun guan, Shen Wenlu/Li Zhizhong 1999: 171) Versicherungsfonds wie in Binglingshan deutlich.

Die Ziele der lokalen politischen Führung bestimmen auch die Struktur und Organisation der Fonds. Während sie die Fonds betreiben, zieht sich die Gesundheitsbürokratie zurück. Die lokale Vertretung ist an einer möglichst hohen Gemeinschaftsorientierung interessiert, die sich in einer hohen Stabilität und leicht erkennbaren Vorteilen für die Mitglieder und möglichst breit gestreuten Vorteilen für viele Dorfbewohner äußert. Eine Kooperation mit wirtschaftlich schwächeren Gemeinden wird abgelehnt. Eine Stabilität durch höhere Mitgliedszahlen ist damit aber auch nicht möglich. Gerade in den kleinen Einheiten wie dem Dorf gefährden klare Erstattungsregeln die Stabilität der Fonds. Es dominiert so eine flexible Handhabung, die eine möglichst hohe Ausschüttung für das Dorf- oder Gemeindemitglied erreicht.

Diese Fonds werden von der Dorfverwaltung bzw. der Gemeinderegierung verwaltet, die Mittel aus der industriellen Entwicklung dafür bereitstellen. Dieses Muster bis hin zu einer Finanzierung durch die Gebietskörperschaften ändert sich in den wohlhabenden Regionen nur dann, wenn die Betriebe dieser Bereitschaft aufgrund fehlender Finanzmittel nicht nachkommen können.

11.2 Typ II: Delegation in die Gesundheitseinrichtungen

In Kapitel 11.1 wurde für Typ I dargestellt, auf welcher Kooperationsform ein lokal initiiertes und getragenes Gesundheitswesen beruht und welche Mechanismen und Strukturcharakteristika sich hier aufzeigen lassen. Hier ist charakteristisch, dass dieser Prozess maßgeblich von den Dorfbewohnerkomitees kontrolliert ist, während die staatliche Gesundheitsbürokratie (in Gestalt des Kreisgesundheitsamts) nur anregt und begleitet.

Bei diesem zweiten Typ nun dominiert eine staatliche Planung und Ausführung. Damit ist hier ein politisches Handeln der Institutionen des Kreises beschrieben, in der sie die Distanz zum lokalen Raum überwinden und gestalterisch eingreifen, zeitlich befristet bestimmte Bereiche kontrollieren oder mitfinanzieren. Dies lässt sich in zwei Typen aufteilen, wonach entweder das Kreisgesundheitsamt alleine auftritt oder maßgeblich dominiert (Typ III) oder aber von Gesundheitslinie und Gebietskörperschaft zusammen ein Programm initiiert wird, dessen Ausgestaltung an die lokalen Akteure der Gesundheitseinrichtungen in Gemeinde und Dorf delegiert wird (Typ II) (vgl. Grafik 2,4). Zu Typ III gehören die Forschungs- und Entwicklungsprojekte, die vom staatlichen Gesundheitsministerium oder anderen nationalen oder internationalen Forschungs- oder Entwicklungsagenturen finanziert werden. Gesundheitswissenschaftler führen in einer engen Kooperation mit den Verantwortlichen auf der administrativen Ebene des Kreises, der Gemeinde und des Dorfes meist eine wissenschaftlich dokumentierte Interventionsstudie durch, die zeitlich befristet ist und deren Veränderungen analysiert werden. Dieser Fall wird später in Kapitel 11.3 zu untersuchen sein.

Es zeigt sich ein weiterer Fall einer staatlichen Intervention (Typ II). Auf der übergeordneten Kreis- oder Stadtebene wird aus unterschiedlichen Gründen der Ruf der Zentralregierung nach einem Aufbau des ländlichen Gesundheitswesens erhört und aufgegriffen. Gestaltung und Finanzierung beruhen hier nicht auf Geldern der Zentralregierung oder internationalen Organisationen, sondern gehen auf ein Engagement des Kreisgesundheitsamtes oder der Kreisregierung zurück. Wenn ein Zielkonsens zwischen Gesundheitslinie (tiao) und der politischen Vertretung (kuai) erreicht worden ist, stößt dieser unweigerlich auf Finanzierungsprobleme, weil keine externen Finanzmittel zur Verfügung stehen. Beide Gruppen können sich darauf einigen, dass die finanzielle Verantwortung und Arbeit keinem von beiden aufgebürdet werden kann, sondern an die Gesundheitseinrichtungen zu delegieren ist. Er wird mit einer geringen Anschubfinanzierung und politischen Mobilisierung unterstützt und so zu einem neuen Handeln angeregt.

Es existiert hier weder ein klarer Projektplan noch bestehen ausreichende Finanzierungsmöglichkeiten von übergeordneten Verwaltungsebenen. Verantwortung und Finanzierung werden so an das Gemeindekrankenhaus delegiert, das versuchen soll, die formulierten Ziele innerhalb seines Spielraums zu verwirklichen. Es lässt sich so folgern, dass die angestoßenen Änderungen nur dann nachhaltig sind, wenn sie anbieterorientiert ausgelegt werden können und bei gleichbleibendem Arbeitsaufwand die Gewinnsituation sich nicht verschlechtert (Abb. 17). Im Zentrum der folgenden Diskussion steht erstens, welche Mechanismen die Krankenhäuser anwenden, um die Vorschläge entweder zurechtzuschneiden oder abzulehnen. Dazu gehört auch zweitens, wie sie ihre Entscheidung begründen. Ihre Begründungen geben Aufschluss darüber, in welchem Maße gesundheitspolitische Maßnahmen wahrgenommen und interpretiert werden.

11.2.1 Entstehung und Propagierung

Wie sich diese Dynamik im Gesundheitswesen entwickelt, lässt sich dabei besonders an zwei Orten der Feldstudien herausarbeiten, den Gemeinden und Dörfern der Stadt Jinhua (Provinz Zhejiang) sowie an den Aufbauversuchen zu einer kooperativen medizinischen Versorgung in der Stadt Hami (Autonome Region Xinjiang).

11.2.1.1 Fallstudie Stadt Jinhua in der Provinz Zhejiang

Die Stadt Jinhua (administrative Ebene der Gebiets (*diqu*)) liegt ca. 100 Kilometer westlich von Wenzhou. Seit dem Jahr 2000 wird in den Städten der Ausbau einer kommunalen Gesundheitsfürsorge ausgerufen (shequ weisheng fuwu, Weijifufa 1999-326). Dies geschieht zu einem Zeitpunkt, als eine entsprechende Entscheidung der Zentralregierung für die ländlichen Regionen noch aussteht. Das Kreisgesundheitsamt in Jinhua hat ein „Modell der Gemeinde Duohu“ (duohu zhen moshi) 1999 innerhalb Gemeinden und Stadtbezirken der Stadt Jinhua umgesetzt. In maoistischen Zeiten oblag das Recht, ein Modell auszurufen, der Zentrale (z.B. „Lernen von Dazhai“, Lei Feng usw.). Im Zuge der Dezentralisierung hat die

Zentrale auch dieses Monopol „dezentralisiert". Konsequent schaffen und propagieren einzelne Kreise ihre eigenen Modelle in den Fachzeitschriften (s. auch das Modell des Kreises Shimen in Zhou Liangrong/Peng Caihua 2002).

Weiteres Charakteristikum dieser Modelle ist, dass sie nicht extern finanziert werden und so auch nicht Wissenschaftler an Universitäten oder anderen wissenschaftlichen Forschungsinstituten das Projekt umsetzen, begleiten oder diskutieren. So finden sich in den chinesischen medizinischen Fachzeitschriften ausschließlich Beiträge von Verwaltungsbeamten oder Dorf-, Gemeindekader (Zhejiang sheng Jinhua shi Duohu zhen dangwei, zhen zhengfu 1999) und Mitgliedern der Kreisregierung (z.B. Xu Guoquan 1999, Jinhua shi „Duohu moshi" ketizu 1999) sowie Beamten der Gesundheitsverwaltung (z.B. Lin Yixin und Zhou Kan 1999, Zhou Guolu 1998, Yan Daming 2002) und der Gesundheitsdienstleister (z.B. Li Sulan 2002) aus Jinhua, die ihr eigenes Modell vorstellen.

Die folgende Diskussion greift auf diese Publikationen und auf eine eigene Feldstudie in der Stadt Jinhua sowie dem Autor überlassene offizielle Quellen und Materialien zurück. Der oben dokumentierte Publikationseifer deckt dabei vor allem die Hochphase um 1999 ab, in der ein bestimmtes Modell für die Stadt Jinhua ausgerufen und auf der Ebene der Gemeinden Veränderungen eingeleitet wurden. Die Feldstudie wurde im Januar 2002 durchgeführt.

Die Eindrücke und Daten werden also vor Ort in einer Zeit gesammelt, in der der politische Enthusiasmus und die personelle Unterstützung merklich nachgelassen haben. Der entscheidende Initiator dieses Projektes, der ehemalige Direktor des Gesundheitsamtes der Stadt Jinhua, Lin Yimin, der selbst aus der Gemeinde Duohu stammt, die jetzt als Modell ausgerufen wurde (I 1/02), ist mittlerweile zum stellvertretenden Bürgermeister Jinhuas befördert worden. Im Stadtgesundheitsamt hat sich ein Führungswechsel vollzogen, wobei die neue Führung ihre eigenen Akzente setzt.

Folge für die Einrichtungen auf der Ebene der Gemeinde ist, dass bestimmte Maßnahmen nicht mehr verfolgt werden, die Krankenhäuser sowie die Gemeinderegierungen in diesen Gebieten wieder sich selbst überlassen bleiben. Die Feldstudie bietet sich von ihrem Zeitpunkt nach der Projektphase her an, diese „Reorganisation" nach der Intervention des Kreises zu beobachten. Im Analysefokus steht somit, welche Ziele aufgegeben, modifiziert oder beibehalten werden und welche Gründe dafür angeführt werden. Zu fragen ist daher, inwieweit der bestehende Entscheidungs- und Interpretations- und Wahrnehmungsspielraum verändert wurde (s. Definitionen in Kap 3.2.2). Die politische Nachhaltigkeit des ehemaligen Projektes lässt sich daran ablesen, welche der initiierten Veränderungen weitergeführt werden und wie dies begründet wird.

Im folgenden diskutiere ich zuerst den definierten Handlungsspielraum in der Einführungsphase in Duohu, um dann aufzuzeigen, wie die Akteure lokal diesen Spielraum nutzen.

Definition des Duohu-Modells

Die Stadt Jinhua in der Provinz Zhejiang propagiert das Modell der Gemeinde Duohu seit 1995. Die Gemeinde Duohu befindet sich im Umkreis des Stadtgebietes, dem heutigen Bezirk Wucheng und besteht aus insgesamt 35 Dörfern, die zusammen über 19000 Einwohner zählen. Die Bauern können hier ein durchschnittliches Pro-Kopf-Einkommen von 3499 Yuan erreichen. Duohu kann auf eine relativ prosperierende Wirtschaftsentwicklung zurückblicken. So werden über 90% des BSP der Gemeinde in der industriellen Produktion erwirtschaftet (Jinhua weishengju 1999: 7). In der Gemeinde Duohu wurde ein Dreisäulenmodell (sanwei yiti, Zhejiang sheng jinhua shi weishengju ketizu 2000) aufgebaut. Dazu gehört erstens eine integrierte Verwaltung der Dorfkrankenstation durch das Gemeindekrankenhaus (xiangcun yitihua guanli), zweitens ein allgemeiner medizinischer Dienst (quanke yiliao fuwu), bei dem die Gemeindestation eine umfassende medizinische Versorgung anbietet. Dritte Säule ist die kooperative medizinische Versorgung (hezuo yiliao), die eine soziale Absicherung im Krankheitsfall gewährleisten soll.

So ist die kooperative medizinische Versorgung auch in Duohu nach der kollektiven Ära eingeführt worden. Man konzentriert sich auf Risikofonds für schwere Krankheiten. Die jährliche Prämie beläuft sich auf 20-30 Yuan (Duozheng 1998-14). In diesem Betrag sind schon die 10 Yuan enthalten, die ein Vorsorgevertrag kostet. Von den ambulanten Kosten wird nur ein geringer Prozentsatz von 10% erstattet, während für stationäre Aufenthalte ebenso 10%, von 1001-2000 Yuan 20%, zwischen 2001 und 3000 Yuan 30% und ab 3001 bis 4000 Yuan 40% zurückerstattet werden können. Die jährliche Erstattungshöchstgrenze liegt bei 3000 Yuan (Duohu zhen quanke yiliao zhongxin, Jinhua shi weishengju und Zhejiang sheng quanke yixue yanjiu suo 1999: 3).

Vermittlung

Die ersten Erfahrungen in Duohu werden schon im Juni 1998 von der Gemeinderegierung zusammengefasst (in Duohuzheng 1998-14). Im Sommer 1998 wird mit diversen Beschlüssen des Gesundheitsamtes der Stadt Jinhua die Erfahrungen in Duohu als wegweisend für andere Gemeinden der Stadt Jinhua bezeichnet und zur Umsetzung empfohlen (s. Jinshizheng 1998-209, Jinzheng 1998-78). Eine landesweite Konferenz in Jinhua im Juni 1999 schließt daran an (s. Zhonghua yufang yixuehui weisheng shiye guanli xuehui 1999 und Beiträge in ZNWSG 12/1999).

Bei der Vermittlung der Erfahrungen in der Gemeinde Duohu lassen sich zwei Strategien aufzeigen. Schon in der Diskussion versucht man die bestehenden Regelungen in Duohu und seinen 35 Dörfern zu einem Modell zu vereinheitlichen. Die Gesundheitsamt (s. auch Zhejiang sheng Jinhua shi weishengju ketizu 2000) vermittelt der Öffentlichkeit den Eindruck eines gemeindeweit einheitlichen Systems, das es jedoch in der Praxis nie gegeben hat, da es in Duohu die Fonds bisher nur in den Dörfer gab und von ihnen verwaltet wurden („im Dorf betrieben und vom Dorf verwaltet", cun ban cun guan, Jinhua weishengju 1999: 8). Die Organisation dieser Fonds ähnelt so dem Fonds in Binglingshan (s. Kap. 11.1). Vieles ist weniger einheitlich und strikt durchgeführt worden, als es sich das Gesundheitsamt gewünscht hätte und nun bei der öffentlichen Präsentation des Duohu-Modells in Fachzeitschriften und in ihren eigenen Publikationen zum Ausdruck kommt.

Auch zeigen sich hochgestellte Erwartungen. Das Gesundheitsamt propagiert, dass die Risikofonds für schwere Krankheiten für die Dörfer auf der Gemeindeebene zu verwalten seien („im Dorf betrieben und von der Gemeinde verwaltet", cun ban, xiang guan, Jinzheng 1998-78: 35, Jinshizheng 1998-209: 43).

Im Gegensatz zum Gesundheitsamt sind die politischen Vertreter der Gemeinde Duohu eher bereit, die Heterogenität innerhalb der Gemeinden und Verwaltung der Fonds durch die Dorfbewohnerkomitees nicht als einen Steuerungsverlust anzusehen und diese Unterschiede schon im Vorfeld zu artikulieren. So zeigt sich für den Vertreter der Gemeinderegierung, dass die unterschiedlichen Wirtschaftsniveaus in den Dörfern zu einer unterschiedlichen Bereitschaft bei der Bevölkerung führen, die Fonds wirtschaftlich zu unterstützen (Zhejiang sheng Jinhua shi Duohu zhen dangwei zhen zhongfu 1999: 7).

Das Duohu-Modell setzt wenig Zielvorgaben, sondern hat auch die Funktion, eine Diskussion in Gang zu setzen. Dafür wird auch das Motto bemüht, mit dem Mao Zedong 1956 die Hundert-Blumen-Kampagne eingeleitet hat. „[...] Lasst hundert Schulen miteinander wettstreiten und hundert Blumen blühen", (Zhejiang sheng Jinhua shi weishengju ketizu 2000: 11). So sollten Faktoren wie die unterschiedliche Wirtschaftslage in den Dörfern und andere Faktoren berücksichtigt werden. Dementsprechend finden feste Erstattungsgrenzen, wie sie in den Dörfern der Gemeinde Duohu gegolten haben, im Duohu-Modell der Stadt Jinhua keine Erwähnung mehr (s. Jinshizheng 1998-209: 41).[53]

Führungswechsel im Kreisgesundheitsamt

Während meiner eigenen Feldstudie im Jahr 2002 herrscht im Gesundheitsamt eine andere Einstellung zu dem damaligen Duohu-Modell. So ist der Direktor des Gesundheitsamtes mittlerweile stellvertretender Bürgermeister der Stadt Jinhua geworden, und ein neuer Direktor des Gesundheitsamtes setzt andere Akzente. Schwerpunkt ist nun, einen fairen Wettbewerb zwischen den verschiedenen Einrichtungen unterschiedlicher Eigentumsformen zu verstärken und zu überwachen, da nur so die kollektiven Einrichtungen am besten reformiert werden können. Die Besonderheiten des Duohu-Modells liegen jetzt darin, so der neue stellvertretende

[53] Nur eine Planziffer muss im Aufbau erreicht werden: So sollen nach einem Jahr 60% der Bevölkerung diesem Fonds beigetreten sein (Jinhua weishengju 1999: 8, Jinzheng 1998-78: 36, Jinshizheng 1998-209: 43). Dies ist wieder sehr optimistisch, da man in Duohu selbst nach den offiziellen Schaubildern im Dorf Dongsheng und 5 weiteren Dörfern nur eine Teilnahmequote zwischen 50,6 und 57,5% erreicht hatte (s. I 3/02).

Direktor des Gesundheitsamtes, dass es eben kein Modell sei und vielmehr viele lokalen Besonderheiten zum Tragen kommen (I 1/02). Während der Abteilungsleiter für das ländliche Gesundheitswesen im Gesundheitsamt in der Stadt Hami der Autonomen Region Xinjiang auf die Leitlinie für eine kommunale Gesundheitsfürsorge auf dem Land wartet (I 3/01), wie sie für die städtischen Gebiete (Weijifufa 1999-326) schon verabschiedet worden ist, setzt man in Jinhua darauf keine Hoffnung, da eine zentrale Leitlinie schon lange nicht mehr auf die Unterschiede innerhalb einer Provinz oder innerhalb des gesamtes Landes eingehen könne (I 1/02).

Fragen der sozialen Absicherung sowie z. B. die KMV sind für das Gesundheitsamt in Jinhua von geringer Bedeutung. Trotz dieses Kurswechsels ist das Kreisgesundheitsamt in Jinhua bemüht, zu zeigen, dass man sich immer noch im Einklang mit den Vorstellungen des Gesundheitsministeriums befindet. Wenn die Zentralregierung die Einführung einer KMV fördert (Guowuyuan tigaiban et al. 8.5.2001), betont das Gesundheitsamt den Aspekt der gleichen Vorordnung, dass ihre Einführung als „nicht zwingend" anzusehen ist (bushi qiangshixing, I 1/02). Soziale Aspekte einer kooperativen medizinischen Versorgung überlässt das Gesundheitsamt wieder den Dörfern und Familien.

Gleichzeitig übernimmt man auch Vorstellungen der Vorgänger. Das Gesundheitsamt verfolgt z. B. durchaus das Konzept der kommunalen Gesundheitsfürsorge weiter, da dieses gerade die Position der kollektiven Gesundheitseinrichtungen im Wettbewerb mit den privaten Anbietern verbessere (ebd.). Die neue Führungsmannschaft des Gesundheitsamtes wählt so aus den verabschiedeten Modellen einzelne Maßnahmen aus.

Wohin entwickelt sich unter einer solchen Führung das Gesundheitswesen in den Gemeinden und Dörfern? Diese Frage lässt sich auch an einer weiteren Feldstudie in Xinjiang diskutieren, in der das Gesundheitsamt der Stadt Hami ohne (inter-)nationale Fördergelder und wissenschaftliche Betreuung versucht, eine kooperative medizinische Versorgung aufzubauen. Im folgenden werden die ähnlichen Projektbedingungen und die vergleichbare Bedeutung der lokalen Akteure für die Implementation des Programms in Hami vorgestellt, um die strukturellen Folgen und die Art der Dynamik auf lokaler Ebene im nächsten Schritt an beiden Feldstudien zusammen zu diskutieren.

11.2.1.2 Fallstudie Stadt Hami in der AR Xinjiang

In der Stadt Hami sind die Gemeinden Taojiagong und Huayuan für die Durchführung des Projekts zur Standardisierung der medizinischen Behandlung ausgewählt worden (s. hierzu Kap 3.3.2.2). In beiden Gemeinden wird das durchschnittliche Pro-Kopf-Einkommen der Bauern im Jahr 2000 mit 1500 Yuan angegeben (Hami shi weishengju 2000b: 1). Beide Gemeinden befinden sich am Stadtrand der Stadt Hami, nur 8 Kilometer vom Stadtzentrum entfernt. Die Einrichtungen in der Gemeinde und im Dorf konkurrieren mit den Krankenhäusern in der Stadt, da die Bauern zu Fuß oder mit dem Esel schnell die Stadt erreichen können, um dort einen Arzt aufzusuchen.

Taojiagong hat 16000 Einwohner, wobei 49,6% Han-Chinesen sind. Der überwiegende Teil der nicht-han-chinesischen Bevölkerung gehört zu den Uiguren und nur ein kleinerer Teil zu der nationalen Minderheit der Hui (I 9/01, Kreis 1991: 618). Han-Chinesen und Uiguren bewohnen jeweils ihre eigenen Dörfer. In Taojiagong wird wie in den anderen Dörfern der Han-Chinesen ein höheres Pro-Kopf-Einkommen erzielt als in den Dörfern der Uiguren. Huayuan, das benachbarte Dorf auf der Nationalstraße weiter stadtauswärts, hat nur 9000 Einwohner und ist zu 91,47% von Uiguren bewohnt (Kreis 1991: 618, I 4/01).

Die Errichtung einer kooperativen medizinischen Versorgung ist kein explizites Projektziel des Projektes zur Standardisierung von Medikamenten. Die Anregung für die Gründung von solchen Fonds stammt aus den Schlussempfehlungen eines Projektes zur medizinischen Primärversorgung, das bis zum Jahr 2000 von UNICEF und dem nationalen Gesundheitsministerium in den Gemeinden der Stadt Hami durchgeführt wurde. Hierfür möchte das Stadtgesundheitsamt Fördermittel beantragen und fertigt einen Projektvorschlag und einen Finanzplan an (Hami shi weishengju 2000a).

Dieser offiziellen Version steht eine inoffizielle Begründung gegenüber: So bemühe sich die Stadt Hami gerade in den Dörfern der Vorstadt, den Minderheiten etwas Gutes zu tun (I 3/01). Wie in Jinhua wird die Gründung der KMV von chinesischen Wissenschaftlern nicht betreut oder dokumentiert. Im Gegensatz zur Stadt Jinhua veröffentlicht das Gesundheitsamt seine Erfahrungen nicht in den nationalen Fachzeitschriften.

Die Idee einer KMV wird von den Beamten des Stadtgesundheitsamtes für das ländliche Gesundheitswesen in den Gemeinden und Dörfern vorgestellt. Ist in Binglingshan der Dorfvorstand der Ansprechpartner bei der Ausarbeitung, der auch später die Fonds kontrolliert, ist dies in den beiden Gemeinden Hamis nicht die politische Vertretung, sondern vielmehr das Gemeindekrankenhaus. Der Aufbau einer kooperativen medizinischen Versorgung ist von Beginn an die Aufgabe des Gemeindekrankenhauses und nicht der Gemeinderegierung oder des Dorfbewohnerkomitees.

Im Gegensatz zu der Stadt Jinhua setzt das Gesundheitsamt der Stadt Hami andere Prioritäten. Waren in Jinhua die einheitliche Verwaltung, ein kommunales Gesundheitswesen und die KMV zu einem Drei-Säulenmodell zusammengefasst worden und so in der Anfangsphase durchaus gleichwertig, verfolgt die Stadt Hami ein Stufenmodell, wobei der Schwerpunkt auf die integrierte Verwaltung der Dorfkrankenstationen durch die Gemeindekrankenhäuser gelegt wird. In einem nächsten Schritt folgt dann ein kommunales Gesundheitswesen, um in einer späteren Phase den Schwerpunkt auf die KMV zu legen (Hami shi weishengju 2000a: 2, I 3/01).

Das Kreisgesundheitsamt sucht im April 1999 die beiden Gemeinden für die Errichtung einer kooperativen medizinischen Versorgung aus, die gleichzeitig auch Projektgemeinden eines anderen Projektes sind. In Taojiagong werden 4 Dörfer ausgewählt, in Huayuan ein Dorf. Nach den Vorstellungen des Gesundheitsamtes soll in dem ersten Jahr nur eine Teilnahmequote der KMV von 35%, 2000 dann 50% und im dritten Jahr 75% der Dorfeinwohner erreicht werden (I 3/01).

In Jinhua gibt das Kreisgesundheitsamt den Gemeinden einen Entscheidungsspielraum für die Errichtung der KMV vor. In Hami überlässt man dies von Anfang dem Gemeindekrankenhaus, das die Teilnahme und die Erstattungsbedingungen regelt. Die vom Kreisgesundheitsamt ausgearbeitete Vorlage sowie der Finanzplan, in dem die Grundprinzipien der KMV sowie die Erstattungssätze definiert sind, dient allein einer Vorlage für den Antrag auf finanzielle Unterstützung durch den beim Gesundheitsministerium verwalteten UNICEF-Fonds. Da dieser Antrag erfolglos war oder nicht weiter verfolgt wurde, sind beide Dokumente den Gemeindekrankenhäusern, die nun einen Implementationsplan für die KMV dem Kreisgesundheitsamt vorlegen müssen, überhaupt nie präsentiert worden (I 3/01).

In Hami zeigt sich ebenso wie im vorangegangenen Beispiel in Duohu, dass der konkrete Aufbau dem Gemeindekrankenhaus zugeordnet wird. Die Bearbeitungsmechanismen der Akteure lassen sich nun zuerst für Duohu und dann für Hami aufzeigen.

11.2.2 Strategien in den Gemeindekrankenhäusern

Bei begrenzten Personal- und Finanzressourcen hängt die Übernahme von Initiativen der beiden Akteursgruppen davon ab, inwieweit sie die wirtschaftliche Situation der Station verbessern können, also in ein attraktives Angebot uminterpretiert und „übersetzt" werden kann. Es zeigen sich zwei Möglichkeiten: Fonds brechen nach der Projektphase zusammen oder werden auf eine andere Weise fortgeführt.

Aufgabe und Zusammenbruch

Auflösungserscheinungen sind zum Zeitpunkt der Feldstudie im Jahr 2002 selbst an den Fonds der Gemeinde Duohu ablesbar. Wird 1999 eine Teilnahmequote von 50% der Bevölkerung an der KMV erreicht, bestehen diese Fonds im Jahr 2002 nur noch in 6 oder 7 der 35 Dörfer. Die genaue Zahl weiß nicht einmal die Direktorin des Gemeindekrankenhauses Duohu, obwohl sie sonstige Basiszahlen für ihr Krankenhaus der letzten drei Jahre sehr gut memoriert hat (I 4/02).

Das Gemeindekrankenhaus in Duohu hat wenig Interesse, die KMV aus eigener Kraft fortzuführen oder zu dokumentieren. Mit dem Wechsel des Direktors aus dem Gesundheitsministerium werden keine Daten über den Stand der KMV veröffentlicht, der entscheidende politische Druck oder auch moralische Verpflichtung ihm gegenüber fehlt. Die Schautafeln in dem Gemeindekrankenhaus sowie in der Dorfstation Dongsheng führen nur Zahlen über die Fondshöhe sowie die Teilnehmerquote unter den Dorfbewohnern bis 1999 auf. Auch die Gemeinderegierung subventioniert den Fonds nicht mehr (I 4/02).

Im Dorf Dongsheng der Gemeinde Duohu sind die Fonds in einem katastrophalen Zustand und knapp vor dem Aus. Die offizielle Beitragshöhe wird mit 30 Yuan angegeben. Das Dorf hat eine finanzielle Unterstützung zugesagt, hat aber Ende Januar 2002 seinen Zuschuss für 2001 noch nicht bezahlt. Auch hier weigert sich ab 2001 das Dorfbewohnerkomitee die Beiträge für den Vorsorgevertrag von 4 Yuan von den Dorfbewohnern einzufordern (I 3/02).

Dieser Rückzug aus der Finanzierung der Fonds der KMV in Dongsheng ist nicht damit gleichzusetzen, dass Gemeinde oder Dorf eine weitere Finanzierung des Gesundheitswesens grundsätzlich verweigert. So wurde im Jahr 2000 mit den Mitteln des Gesundheitsamtes der Stadt Jinhua sowie der Gemeinde Duohu ein neues Krankenhaus für 200000 Yuan gebaut. Das Dorf Dongsheng stellte dabei den Boden zur Verfügung (I 3, 4/02).

Auch den Fonds in Houzhai, eine frühere Gemeinde und jetzt Stadtbezirk von Yiwu, einer der wirtschaftlich erfolgreichsten Städte Zhejiangs, ereilte ein ähnliches Schicksal. Von den 27 Dorffonds existieren gerade noch zwei (I 6/02). Auch hier zeigt sich das gleiche Muster. Die Gemeinde, in der eine Vielzahl von privaten und kollektiven Industriebetrieben ansässig ist, hat nicht nur den erwirtschafteten Verlust der Krankenstation ausgeglichen, sondern zusätzlich in die Krankenstation investiert, die mit hochwertigen Geräten sowie mehreren Computern zu ihrer Datenverarbeitung ausgestattet ist. Diese Finanzierungsbereitschaft lässt sich auch hier nicht auf die Bereitschaft übertragen, die private Gebühr von 5 Yuan für einen Vorsorgevertrag der Dorfbewohner einzufordern oder die Fonds finanziell zu unterstützen (I 2/02).

Mit ähnlichen Problemen ist auch der Fonds in der Gemeinde Luodian konfrontiert (I 2/02), in dem das Dorf sowie jeder Teilnehmer jeweils 12,5 Yuan in den Dorffonds einzahlen. Die Teilnehmerzahlen sind 2001 drastisch gefallen, so dass der Betrieb der Fonds ab 2002 ausgesetzt wird. In den Gemeinden des Kreises Pujiang hingegen, die innerhalb des Stadtgebietes von Jinhua die niedrigsten Pro-Kopf-Einkommen aufweisen, wurden 1999 nur in 4 Dörfern überhaupt Fonds eingerichtet, die alle 2001 wegen finanzieller Schwierigkeiten wieder ihren Betrieb eingestellt haben (I 1, 7/02).

Kontinuität

Neben diesen Beispielen lassen sich auch Beispiele einer Fortführung aufzeigen. In der folgenden Diskussion steht im Mittelpunkt, wie die vorgeschlagenen Maßnahmen von den Gesundheitseinrichtungen fortgeführt worden sind. Es gilt zu fragen, welche Spielräume sich hier bieten und wie diese von den Gesundheitseinrichtungen genutzt worden sind, also Maßnahmen im lokalen Raum „übersetzt" und umgesetzt werden. Drei Mechanismen sind in den Feldstudien erkennbar und sollen in den folgenden Unterkapiteln ausführlicher diskutiert werden.

1. Das Gemeindekrankenhaus bündelt seine Energien auf diejenigen Dörfer, um wenigstens dort mit den vorgeschlagenen Maßnahmen die Ziele zu erreichen. Dies ist eine Form der selektiven Wahrnehmung, da die eigentliche Intention darin bestand, die KMV flächendeckend einzuführen.
2. Das Gemeindekrankenhaus wählt aus den präsentierten Optionen aus und übernimmt diejenigen, die sich als eine Maßnahme „uminterpretieren" lassen, die die Wirtschaftlichkeit und Attraktivität der Gesundheitseinrichtung steigert.
3. Dritte Möglichkeit ist, durch eine Neuinterpretation der Maßnahme zukünftige Verantwortung von sich zu weisen.

11.2.2.1 Delegation und Wahrnehmung

Wenn man schon eine kooperative medizinische Versorgung aufbauen sollte, beschränkt man sich auf die Dörfer, für die es realistisch und vor allem noch lukrativ erscheint. Dieser Fall zeigt sich beispielsweise in der Gemeinde Taojiagong in der Stadt Hami (Xinjiang).

In Taojiagong hat die Direktorin des Gemeindekrankenhauses einen Plan zur KMV erstellt (I 9/01). Das Gesundheitsamt Hami kann diesen Plan aber nur sehr flüchtig gelesen haben, denn er enthält grundlegende Fehler. Im ersten Jahr der kooperativen medizinischen Versorgung (1999) können auch Einzelpersonen beitreten. Dies hat zur Folge, dass aus einer Großfamilie nur ein Mitglied beitritt und diese/r Krankheiten fingiert, um so die Medikamente für die restlichen Familienmitglieder zu einem reduzierten Preis zu bekommen (I 9/01). Dieses Trittbrettfahrer-Symptom (moral hazard) korrigiert die Direktorin im Jahr 2000 (I 9/01, Taojiagong weishengsuo 2000) und lässt nur noch den Beitritt ganzer Familien zu. Die Abstimmung ist aber nicht nur zwischen dem Kreisgesundheitsamt und dem Gemeindekrankenhaus, sondern auch zwischen den Krankenhäusern in dieser Frage sehr schlecht gewesen, denn ansonsten hätte der Direktor der Nachbargemeinde Huayuan, in dessen Dorf KMV von Anfang nur einer ganzen Familie den Beitritt erlaubt war, sie darauf hinweisen können.

Das erste Jahr in Taojiagong endet so sehr ernüchternd. In drei der vier Dörfer müssen die Dorffonds aufgelöst werden. Jetzt übernimmt man die Bedingungen, mit denen das Nachbardorf Huayuan in zwei Dörfern erfolgreicher war. Dort wird hingegen für das Jahr 2000 geplant, die KMV auch in zwei weiteren Dörfern einzurichten (I 9/01, Hami shi Huayuan xiang hezuo yiliao lingdao xiaozu 2000).

Die Direktorin des Gemeindekrankenhauses Taojiagong beschränkt sich nun auf das Dorf Yawulong, um dort ihre Kräfte zu bündeln und über höhere Mobilisierung und Werbung wenigstens dort unter veränderten Bedingungen die geforderte Teilnahmequote von 50% zu erreichen. Dort stehen die Chancen am besten, da hier die Einwohner im Vergleich zu den anderen relativ wohlhabend seien (I 9/01). Das Ziel einer bestimmten Beteiligungsquote sei hier, so gesteht die Direktorin, noch am ehesten zu erreichen (I 9/01), weil hier auch das höchste Pro-Kopf-Einkommen aller Dörfer Taojiagongs erzielt wird. Im Dorf Yawulong wohnen vor allem Han-Chinesen.

Das ursprüngliche Ziel des Kreisgesundheitsamtes, gerade in den Dörfern der nationalen Minderheiten, die nur ein geringes Einkommen erreichen, „etwas Gutes zu tun“ (I 3/01), wird untergraben, da man sich gerade auf das Dorf konzentriert, in dem wenige Minderheiten wohnen und die soziale Problematik sich am wenigsten stellt. Waren die 3 Gemeinden in Taojiagong auf der Kreisebene nach politischen Kriterien ausgewählt worden, verschwinden diese Kriterien mit der anschließenden Delegation dieser Aufgabe (Gründung von KMV) an das Gemeindekrankenhaus.

Das politische Projekt einer KMV wird so auf den Anbieter von Gesundheitsdienstleistungen übertragen. Auf der Kreisebene formulierte Ziele werden gelöscht, bestimmte Maßnahmen nicht weiter wahrgenommen oder ihre Umsetzung nur auf geographische Teilgebiete beschränkt. Besonders politische und soziale Ziele werden entfernt, wobei man sich an einer möglichst schnellen Durchführbarkeit in den Dörfern orientiert.

Die Distanz, so lässt sich zusammenfassen, kann zwischen Kreis und Gemeinde nur überwunden werden, wenn die Maßnahmen auch im Licht einer betriebswirtschaftlichen Effizienz der Gesundheitseinrichtungen weiter sinnvoll erscheinen.

11.2.2.2 Delegation und lokale Auswahl

Im Gegensatz zu Hami lassen sich in der Stadt Jinhua in Zhejiang andere Mechanismen aufzeigen. Die Übersetzung von bestimmten Zielen, Mitteln sowie Inhalten von bestimmten Projektzielen an die bestehende Ausrichtung und an die Bedürfnisse der Krankenstation zeigt sich dabei in zwei Formen: Erstens werden einzelne Maßnahmen aus einem bestehenden Katalog ausgewählt, zweitens wird die vorgeschlagene Maßnahme neu „interpretiert“ und auf ein neues Ziel ausgerichtet.

Delegation und Selektion

Weder das Gesundheitsamt noch die Krankenhäuser oder die lokale Führung in der Stadt Jinhua in Zhejiang scheinen ein wirkliches Interesse an einer KMV zu haben. Vor allem dann nicht, wenn das Dorfbewohnerkomitee seit 2000 nicht mehr beim Einzug der Mitgliedsbeträge hilft und seinen Zuschuss 2000 erst sehr spät überweist, was die kooperative medizinische Versorgung an den Rand des finanziellen Ruins geführt hat.

Unter diesen Bedingungen ist verständlich, dass im Gemeindekrankenhaus Houzhai der Stadt Yiwu kein Interesse für die Fortführung der KMV besteht. In dem Reformpaket des Duohu-Modells finden sich jedoch auch andere Vorschläge: So lässt sich für die Vorsorgeverträge ein Interesse ausmachen (I 6/02). Von den einmal im Jahr zu bezahlenden 10 Yuan werden 5 Yuan vom Teilnehmer selbst übernommen, während die Gemeinde 2 und das Dorf 3 Yuan beisteuert. Dafür bezahlen die Teilnehmer nur 80% der fälligen Gebühr für Analysen. Die Gebühren für Ultraschalluntersuchungen verringern sich um 50%, während die Anmeldegebühr sowie die Kosten für die Vorsorgeuntersuchung gänzlich entfallen (I 6/02).

Im Gegensatz zur KMV in Hami handelt es sich hier um kein Umlage-, sondern vielmehr um ein Vorauszahlsystem. Bei der KMV stand die soziale Absicherung des Patienten im Vordergrund, während bei den Vorsorgeverträgen mit einem administrativ viel kleinerem Aufwand die Patienten an das Gemeindekrankenhaus gebunden werden. Das Ziel einer stärkeren sozialen Absicherung der Gemeinschaft weicht hier einer Gewinnorientierung des Krankenhauses. Das Risiko einer finanziellen Unausgeglichenheit oder gar der Zahlungsunfähigkeit besteht für das Gemeindekrankenhaus nicht, da hier nichts ausbezahlt, sondern nur günstigere Tarife angeboten werden. Weil das Gemeindekrankenhaus an diesen Vorsorgeverträgen interessiert ist, kann das Krankenhaus die Bedingungen immer wieder verändern, so dass mit diesen Verträgen den Wünschen der Patienten sowie den Möglichkeiten des Krankenhauses Rechnung getragen werden kann.

Delegation und lokale Neuinterpretation

Neben dem Mechanismus der Auswahl zeigt sich auch der Mechanismus der Neuinterpretation: Bei dem präsentierten Duohu-Modell konzentriert man sich auf eine Maßnahme, die aber in der Gesundheitseinrichtung anders als im „Duohu-Modell" begründet wird. Maßnahmen werden nicht aufgegriffen, nicht weil wie im ersten Fall ihr Sinn akzeptiert wird, sondern weil es möglich ist, sie im Kontext einer höheren Wirtschaftlichkeit umzuwerten.

Im Mittelpunkt der Bemühungen des Gesundheitsamtes, so der Abteilungsleiter für das ländliche Gesundheitswesen der Stadt Jinhua, stehen nun eine bessere Stellung im Wettbewerb um Kunden und beste Pfleger. Dies spiegelt sich auch in den Darstellungen der Verantwortlichen der Gemeinde- und Dorfkrankenstationen wider. So sieht man in dem Wettbewerb mit den privaten Anbietern durchaus eine Chance, seine eigene Dienstleistungsqualität zu verbessern (I 6/02). Andererseits, so muss hier hinzugefügt werden, ist das auch der einzige Ausweg, wenn die finanzielle Unterstützung des Kreisgesundheitsamtes sowie der Gemeinderegierungen sinkt.

Ehemalige Reformpunkte des Duohu-Modells werden weiterverfolgt, auch wenn sie anders begründet werden. Mit einer besseren Versorgungsqualität, aber auch einem insgesamt besseren Service sollen viele Patienten zukünftig ihren Weg in das Gemeindekrankenhaus in Dongsheng der Gemeinde Duohu finden. Eine Krankenakte, die per Computer erstellt ist, auf die auch das Gemeindekrankenhaus zugreifen kann, gewährleiste eine bessere Versorgung und kann, so die Ärzte in der Krankenstation (I 3/02), die Patienten besser an das Gemeindekrankenhaus binden. So steht auch ein Lastwagen mit einer offenen tiefergelegten Ladefläche (Tieflader) dem Gemeindekrankenhaus in Duohu bereit, um möglicherweise die Patienten zuhause abzuholen, im Notfall dort zu versorgen oder weiter in das Gemeindekrankenhaus zu bringen (I 3/02). Den Dorfärzten werden im Obergeschoß der Dorfstationen einfache, aber große Privatzimmer eingerichtet, um sie für den Dienst in der Station zu gewinnen und eine 24-Stunden-Bereitschaft zu ermöglichen (I 3/02).

Im Gemeindekrankenhaus in Zhengzhai (I 7/02) zeigt sich ein ähnlicher Fall. Auch hier wurde aufgrund des niedrigen Pro-Kopf-Einkommens ein Umlagefonds für die KMV nie erwogen. So unterstützt das Gemeindekrankenhaus die Bemühungen der Dorfbewohnerkomitees in entlegeneren Bergregionen nach einem Telefonanschluss und stattet Ärzte der Station mit einem Telefon aus. Sie sind so besser erreichbar, können schneller Hausbesuche machen oder die Medikamente direkt nach Hause bringen. Während in der Zeit der Kulturrevolution die Versorgung der Massen zuhause oder auf dem Feld immer wieder gepriesen wird, steht diese heutzutage als ein Mittel dar, um sich so im Wettbewerb mit privaten Anbietern besser zu positionieren (vgl. song yi song yao, shang men fuwu", I 7/02).

Die Verantwortung liegt in hohem Maße bei den Gemeindekrankenhäusern, die durchaus das wirtschaftliche Potential der Projektbestandteile für ihr eigenes Überleben erkennen, bestimmte Maßnahmen auswählen und dies in ihr Marketing einbauen. Die vom Kreisgesundheitsamt in den neunziger Jahren initiierten Maßnahmen erscheinen auch noch im Jahr 2002 sinnvoll, auch wenn diese nicht mehr vom Kreisgesundheitsamt oder der Lokalregierung mit einer Evaluierung unterstützt werden. Mit der Delegation dieser Aufgaben in die Gesundheitseinrichtungen jedoch löst sich ihre Ausrichtung sowie ihre einstige Begründung vom Duohu-Modell. Sollte damals eine bessere Versorgung der Gesamtbevölkerung des Dorfes im Mittelpunkt stehen (Xu Guoquan 1999), reduziert sich dies bei den Vertretern der Krankenstationen auf Maßnahmen, um ihr Krankenhaus attraktiver zu machen und so ihre Position im Wettbewerb mit den privaten und anderen Anbietern zu erhöhen.

Nachhaltigkeit kann somit nur erreicht werden, wenn den Anbietern selbst ein hoher Implementations- und Entscheidungsspielraum zugebilligt wird und diese Maßnahmen zur Verbesserung des eigenen Angebots und so der Stabilisierung der wirtschaftlichen Situation beitragen. Dabei ist unbedeutend, ob diese mit der ursprünglichen Intention übereinstimmen.

11.2.2.3 Delegation und lokale Interpretation

Die Delegation der Aufgaben in die Gemeindekrankenhäuser wird dann problematisch, wenn sich die Maßnahmen nicht in das eigene Geschäftsinteresse einbinden lassen und gleichzeitig auch die Lokalregierung die nötige Unterstützung versagt. Glückt die Transformation der Maßnahmen in den Kontext des Anbieters bei den Maßnahmen eines kommunalen Gesundheitsservices, zeichnet sich dies jedoch nicht für die gegründeten Versicherungsgemeinschaften ab. Formen dieses Niedergangs und ihre eigene Dynamik zeigen sich in der Gemeinde Houzhai[54] in der Stadt Jinhua der Provinz Zhejiang besonders deutlich. Lokale Konflikte gewinnen ihre eigene Dynamik, weil die ursprünglichen Konfliktlinien aufgesprengt und Argumentationsketten, die auf der zentralpolitischen Ebene zusammengefügt wurden, lokal wieder getrennt werden.

Ab 2000 verweigert sich die Gemeinderegierung dem Krankenhaus bei der Sammlung der Beiträge der Teilnehmer, während auch das Gesundheitsamt der Stadt Jinhua mit dem Führungswechsel an der Spitze eine indifferente Haltung gegenüber den KMV einnimmt. Beide Akteure begründen ihr mangelndes Engagement anders.

Interpretation des Kreisgesundheitsamtes

1997 hatte das Gesundheitsamt die KMV als eine der drei Säulen in ihrem Konzept für eine Verbesserung des ländlichen Gesundheitswesens angeführt. 2002 erklärt man, dass eigentlich das Kreisgesundheitsamt für diese Sache nicht zuständig sei. Die Vertreterin des Gesundheitsamtes fühlt sich bestärkt, da nach Nachfrage beim Autor in Deutschland die Einführung von Versicherungsgemeinschaften oder Versicherungen genauso wenig Aufgabe des örtlichen Gesundheitsamtes ist. Wenn die Krankenstation dies machen wolle, solle sie es doch tun, erklärt sie weiter (I 8/02).

Das Gesundheitsamt definiert seinen Zuständigkeitsbereich, klammert sich selbst von jeglicher Verantwortung aus und verweist auf die lokale politische Führung oder die Gesundheitseinrichtungen.

Interpretation der Lokalregierungen

Fragt man hingegen die Vertreter der Gemeindekrankenhäuser nach den Gründen für diesen Niedergang, machen sie die Gemeinderegierung bzw. das ehemalige Dorfbewohnerkomitee/jetzige Komitee des Stadtviertels dafür verantwortlich. So weigern sie sich ab dem Jahr 2000, diesen Beitrag einzuziehen, da sie dazu nicht mehr berechtigt seien, weil damit die Abgabenlast der Bauern noch weiter ansteigen werde. Sie hätten eigentlich den politischen Auftrag, die Gebühren zu senken. Dieser Rückzug des Bezirkkomitees hat dramatische Folgen, da die Beiträge plötzlich nicht mehr eingezogen werden. Das Krankenhaus versucht anfangs,

[54] Die Gemeinde Houzhai ist 2001 als ein Bezirk in die Stadt Yiwu eingemeindet worden.

selbst diese Beträge einzuziehen, scheitert aber an dem immensen Zeit- und Verwaltungsaufwand (I 6/02). Zudem fehlen die Rechtsmittel, säumige Zahler zu belangen. Diese Entwicklung sowie eine ähnliche Argumentationsstrategie der lokalen Akteure findet sich nicht nur hier, sondern auch in anderen besuchten Gemeinden in Gansu (I 15, 16, 17/02) in Xinjiang (I 4, 9/01, s. auch Wu Jingzhu/Gao Wei 2000: 13, Hu Shanlian 2002: 41).

Die Finanzierung des Gesundheitswesens hat sich gerade in den armen Provinzen eher noch verschlechtert, da mit der geforderten Auflösung der Dorfumlage sowie der Gemeinderücklage (s. Diskussion in Kap. 10.3) ehemals feste Posten nun disponibel geworden sind (you ‚ying' bian ‚ruan', JKB 15.3.2001.

Zumindest auf zentraler Ebene ist anerkannt worden (Zhongfa 1996-3, Guofa 1997-18), dass lokale Absicherungssysteme wie die KMV die Verarmung stoppen oder bremsen können. Kompromisse und Verknüpfungen von Zielen wie hier Armutsbekämpfung und ein besseres Gesundheitssystem, die auf der zentralen Ebene erreicht wurden, haben die Gesundheitspolitik zumindest auf zentraler Ebene wieder aufgewertet.

Sollte mit dem ausgehandelten Kompromiss der Leitorientierung vom Mai 2001 (Guowuyuan tigaiban et al. 8.5.2001) eine größere Zahl von Ministerien und so auch von lokalen Akteuren aus unterschiedlichen Linien zu einer Teilnahme an diesem Projekt bewegt werden, konnte man dies nur unter der Voraussetzung erreichen, dass genaue Zuständigkeiten unter den Ministerien und somit auch Aufgaben der lokalen Akteure ausgeklammert werden. Folge ist ein Pauschalauftrag an alle politischen Institutionen und Abteilungen. Was zentral mühevoll verknüpft wurde, hat jedoch keineswegs auf der lokalen Ebene Bestand, sondern wird auf der lokalen Ebene mühelos wieder entflechtet. Der *einstimmige*, aber unverbindlich an mehrere Akteure gerichtete Ausruf der Zentralregierung führt zu einem viel größeren ‚*Stimmengewirr* auf der Straße'. So entsteht über alle offenen ‚Befehle' eine Diskussion, weil man sich gegenseitig die Verantwortung zuweist. Dies ist aber eine Diskussion auf lokaler Ebene ohne Ergebnis, weil Akteure wie das Kreisgesundheitsamt oder die Lokalregierung keine Weisungskompetenz untereinander besitzen. Auf dieses Phänomen weist auch ein Vertreter eines Gesundheitsamtes hin:

> „Zweitens passen die politischen Maßnahmen nicht zusammen oder sind sogar widersprüchlich. Die Politik der zentralstaatlichen Ministerien in den letzten 10 Jahren war für die kooperative medizinische Versorgung so widersprüchlich, so dass es die Kader völlig verwirrt hat und die Aufbauarbeit der kooperativen medizinischen Versorgung sich in einem Dilemma befindet" (Wang Li 2002: 18).

Während das Gesundheitsministerium den Aufbau der KMV gemeinsam mit dem Landwirtschaftsministerium aufgreifen und in eine Strategie der ländlichen Entwicklung und Armutsbekämpfung integrieren möchte, hat sich das Gesundheitsamt in Jinhua von dieser Aufgabe schon längst verabschiedet und integriert diesen Aspekt nicht mehr in die Legitimation vor Ort. Dies ist möglich, weil die lokalen

Akteure die Verknüpfung von Ziel und Mittel der Zentralregierung wieder auflösen können, um sich selbst in eine strategisch günstigere Position zu setzen.

Unklare Verantwortung für die Organisation kann so die Differenz zwischen der Gesundheitslinie (tiao) und den Gebietskörperschaften (kuai) wieder stärker aufkommen lassen (Lu Xiaobo 1997), die eigentlich auf zentraler Ebene minimiert wurden.

11.2.3 Folgen und Charakteristika

Neben diesen Beispielen, die von der Kreisebene initiiert worden sind, finden sich jedoch in der chinesischsprachigen Fachliteratur Beispiele, wie die KMV nach einer Anschubfinanzierung zusammenbricht und nicht weitergeführt werden kann (Li Yingyan et al. 2001). Die Gesundheitsökonomie bzw. die Versicherungsmathematik bietet Ansatzpunkte, wie dies erklärt und vermieden werden könnte. Erfahrungen, die die verantwortlichen Akteure machen müssen, mindestens genauso entscheidend, da diese eine spätere Einschätzung von Versicherungen und den Aufbauwillen beeinflussen.

So wird gerade in den hier dokumentierten Beispielen, in denen die Durchführung in hohem Maße an die Gemeindekrankenhäuser delegiert worden war (Typ II), ein Scheitern von dem Kreisgesundheitsamt gleichgültig angenommen. Ein typisches Beispiel ist hier wieder die Gemeinde Taojiagong in Hami (Xinjiang). Das Gesundheitsamt hat zwar den Gemeindekrankenhäusern bestimmte Ziele wie z. B. eine Teilnahmequote von 35% im ersten Jahr auferlegt. Wenn sich aber die Direktorin des Gemeindekrankenhauses im Jahr 2000 entschließt, zwei der drei Fonds einzustellen und sich für die nächsten zwei Jahre auf die wohlhabendste Gemeinde konzentriert, nimmt es der Abteilungsleiter im Gesundheitsamt Hami zwar als tragisch, aber als nichts Besonderes wahr (I 3/01).

Der Zusammenbruch der KMV in der Stadt Jinhua wird ähnlich wahrgenommen. Die initiierten Fonds in einigen Dörfern von Duohu und anderen Gemeinden werden nicht mehr weitergeführt. Es folgt aber keine interne Debatte oder Kritik innerhalb der Gesundheitslinie, was in anderen Gemeinden oder bei einem erneuten Versuch vermieden werden könnte. Man nimmt in beiden Fällen als normal an, dass vom Kreis initiierte Projekte anlaufen, aber genauso nach einer Zeit wieder gestoppt werden oder sich auflösen. Der Kreis als Vertreter des Staates regt eine Entwicklung an, delegiert dies auf die lokale Ebene, zieht sich aber bei einer mangelnden lokalen Finanzierung oder Anzeichen, dass dies nicht in der Gemeinde oder im Dorf nachhaltig verankert werden könne, genau so wieder zurück. Er initiiert, ist aber nicht verantwortlich, weil die konkrete Implementation den Gesundheitseinrichtungen überlassen ist. So wird auch ein späterer Versuch nicht ausgeschlossen, ähnliche Projekte zu erneut initiieren und die Ausführung an die Krankenhäuser zu delegieren.

11.2.4 Zusammenfassung

Die Delegation von Verantwortung ist nur bedingt eine Entwicklungsstrategie: Sie ist vielmehr das Ergebnis eines mangelnden Kompromisses der Akteure im lokalen Spielraum. Dieser Dialog unter den beiden Akteuren mündet in zwei Möglichkeiten. Entweder ignorieren beide den Befehl und entflechten den zentralpolitischen Begründungszusammenhang im Diskurs im lokalen Spielraum, wobei man die Verantwortung an den jeweils anderen abschiebt. Oder man wählt die zweite Möglichkeit, die Verantwortung auf das Gemeindekrankenhaus zu übertragen und das Krankenhaus aufzufordern, diese Maßnahmen unter der Verwendung seiner eigenen Mittel umzusetzen. Sie kann jedoch nur erfolgreich sein, wenn die Krankenstationen diese Maßnahmen in ihre bestehende Geschäftsmarketing integrieren können. Gesundheitspolitik wird so nicht mehr von politischen Akteuren ausgeführt, sondern vielmehr von Gesundheitsinstitutionen im Markt gemanagt. Drei Mechanismen des Übergangs sind sichtbar. Man nimmt nur die Maßnahmen wahr bzw. entscheidet sich für die Optionen, die als wirtschaftlich lukrativ erscheinen (Entscheidungsspielraum). Eine Einengung der Wahrnehmung zeigt sich bei der Reduktion der Gültigkeit oder Abdeckung der Maßnahme: Das Krankenhaus beschränkt sich bei dem Aufbau auf wohlhabende Dörfer, während dieses Projekt in anderen Dörfern nicht weiter verfolgt wird (Wahrnehmungsspielraum). Drittens ist es möglich, die Maßnahmen in ihrer Zielsetzung neu zu interpretieren und ihrer sozialen Komponente zu entkleiden (Interpretationsspielraum). Diese drei Möglichkeiten sind so je ein Beispiel für die Spielräume, wie sie in Kapitel 3.2.2 typologisiert sind.

Die Eigenart der doppelten Delegation und der damit einhergehenden Evaluierung von Reformvorschlägen in betriebswirtschaftlichen Kategorien bedingt, dass die sozialen Reformaspekte abgetrennt werden. Daraus folgt auch, dass die Verantwortung für das Scheitern nicht auf die Lokalregierung oder Gesundheitsadministration zurückfällt. Scheitern Reformvorschläge, ist ihre politische Intention schon längst neutralisiert und die Rolle der politischen Entscheidungsträger vergessen. Es ist vielmehr ein Angebot, das am Markt vorbei entwickelt wurde. Wie jeder Marktteilnehmer muss sich auch die Krankenstation mit neuen Produktionen, Preisen und Dienstleistungen kontinuierlich neu ausrichten und ihre Dienste anbieten. Wie jede Dienstleistung kann auch eine kooperative medizinische Versorgung scheitern und modifiziert werden. Die Verlagerung in die Krankenstation ist somit auch eine Chance: Vorsorgeverträge können beliebig oft dem Markt angepasst und wiederholt offeriert werden und sich später in nachhaltige Projekte einer sozialen Absicherung entwickeln.

11.3 Typ III: Implementation des Kreisgesundheitsamtes

Während in den beiden vorhergehenden Typen I und II immer eine Interaktion von politischer Vertretung und Fachvertreter, also von Gebiet (kuai) und Linie (tiao), zu erkennen war, lassen sich auch Bereiche innerhalb des Gesundheitswesens aufzeigen, in denen das Gesundheitsamt allein die Distanz zwischen der staatlichen Gesundheitsverwaltung und den kollektiven Gesundheitsinstitutionen überwindet und „ins Land eindringt" (shenru nongcun). Ohne zu einer Kooperation mit den Lokalregierungen gezwungen zu sein, muss es nicht nur vorschlagen, sondern kann allein ihre Verfahren durchsetzen. Im Mittelpunkt der Analyse steht so die Frage, mit welchen Mitteln das Kreisgesundheitsamt die Distanz in die Dörfer überwindet, wie sie diese Intervention legitimiert, ihre Verfahren durchsetzt und welche Chance bestehen, diese nachhaltig im lokalen Raum zu verankern. Mit diesen Problemen sind typischerweise auch extern, also vom Gesundheitsamt oder internationalen Geldgebern finanzierte Projekte konfrontiert.

11.3.1 Durchführung von extern finanzierten Projekten

An den südlichen Stadträndern von Hami liegen die beiden Gemeinden Huayuan und Taojiagong, beide Gemeinden des Projektes zur Standardisierung der ärztlichen Behandlung. Ziel des Projektes ist die sinkende Abhängigkeit der Gemeinde- und Dorfärzte von den Einkünften aus dem Verkauf der Arzneimittel und sinkende Medikamentenkosten für die Bauern. Dies soll wie in den anderen Projektgemeinden erreicht werden, indem man die im ländlichen China niedrigen Anmeldungs- und Behandlungsgebühren erhöht, diese weiterhin der Krankenstation überlässt, während die Einkünfte aus dem Arzneimittelverkauf komplett an das Gemeindekrankenhaus bzw. Kreisgesundheitsamt abgeführt werden müssen. Die Zahl der in den Gemeinde- und Krankenstationen zu verabreichenden Medikamenten werden auf eine möglichst kleine Auswahl beschränkt und in einer „Positivliste" der wichtigsten Medikamente (jiben yaopin mulu) zusammengefaßt. Diese Medikamente werden vom Kreisgesundheitsamt ausgeschrieben und zentral vertrieben (tongyi yaopin zhaobiao, caigou). Durch den kontrollierten Einkauf in höherer Stückzahl können qualitativ bessere Medikamente zu günstigeren Preisen eingekauft werden. Dies soll die Arzneikosten für die Patienten senken, so dass nicht nur die eingeführten Behandlungskosten ausgeglichen, sondern insgesamt die durchschnittlichen Behandlungskosten für eine ambulante und stationäre Behandlung sinken sollen. Neben einem Basisgehalt wird ein Zuschuss in unterschiedlicher Höhe für den Gemeindekrankenleiter, die Krankenhausärzte und Dorfärzte ausbezahlt, der sich nach dem Anteil der korrekt ausgefüllten Rezepte und Medikation richtet, die in einer monatlichen Evaluation ermittelt werden. So kann derjenige Arzt das höchste Einkommen aufweisen, der die meisten Patienten behandelt, Medikamente nach den Richtlinien des Projektes verschrieben und eine korrekte Buchführung vorzuweisen hat.

Mit der Einführung des Projektes verändert sich die Bezahlung der Ärzte und Pfleger in den beiden Gemeinden Huayuan und Taojiagong. So wird mit Projektbeginn im November 1999 im Gemeindekrankenhaus Taojiagong die Anmeldegebühr von 0,2 Yuan auf anfänglich 0,5 Yuan erhöht. Die Bauern akzeptieren diesen Betrag nicht, so dass mit dem Einvernehmen des Gesundheitsamtes diese Gebühr nach mehreren Monaten auf 0,4 Yuan abgesenkt wird. Gleichzeitig wird eine Behandlungsgebühr eingeführt, die jedoch ebenso aufgrund des Widerstands der Patienten nicht erhoben werden kann (I 9/01, Hami shi weishengju 2000c: 3). Ein wichtiges Projektziel, nämlich die Akzeptanz einer Entlohnung für die Dienstleistung des Arztes, die eine wichtige Voraussetzung für die Abkopplung der Einkünfte aus dem Medikamentenverkauf darstellt, wird so in den beiden Gemeinden in Hami, aber auch in anderen Gemeinden trotz der finanziellen Hilfen des Projektes nicht durchgesetzt.

11.3.2 Mechanismen der Kontrolle des lokalen Raumes

Eine alleinige Intervention des Kreisgesundheitsamts ist immer mit der Aufgabe konfrontiert, die vorgeschlagenen Verfahren und Regeln durchzusetzen und zu garantieren. Zwei Formen lassen sich hier zeigen. Finanzierung ist eine Form der politischen Steuerung des lokalen Raumes, weil sie Ziele an die Höhe der Verteilung in Gemeinde und Dorf binden und sanktionieren kann. Zweitens kann man Bereiche besetzen und verregeln, die bisher von der Lokalregierung nicht besetzt worden sind.

Das Kreisgesundheitsamt läuft bei diesem Alleingang immer Gefahr, sich selbst zu überfordern. Die für andere Akteure herausgearbeiteten Mechanismen der Wahrnehmung, Entscheidung und Interpretation (Kap. 3.3.2) lassen sich deshalb auch bei dem Gesundheitsamt nachweisen. Die Mechanismen haben die Funktion, ihre Spezialisierung und Konzentration auf einzelne Bereiche zu rechtfertigen. Die Reichweite des staatlichen Handelns bestimmt so nicht die Zentralregierung in der Zuteilung von Kompetenz, sondern beide Akteursgruppen, die auf der lokale Ebene Aufgaben verneinen, ignorieren und umdeuten können.

11.3.2.1 Finanzierung als Steuerung

11.3.2.1.1 Mittel: Subventionsformen der staatlichen Ebenen

Die beiden Projektkreise in der Stadt Hami zeichnen sich durch eine Besonderheit aus. In allen anderen Kreisen Xinjiangs, aber auch in der Stadt Hami kann die Stadt im Jahr 2001 den Bediensteten in den Gemeindekrankenhäusern 80% des Grundgehaltes garantieren. Dies ist besonders auffällig, wenn man vergleicht, dass in den anderen Projektkreisen sich eine bedeutend niedrigere Finanzierung aufzeigen lässt (s. Tabelle 10). In allen Kreisen wird dies aus dem Kreishaushalt als ein Posten an die Gemeindekrankenhäuser überwiesen.

Diese an sich privilegierte Stellung Hamis im nationalen Vergleich wird jedoch in den Projektgemeinden noch übertroffen. So werden die Personalkosten für alle Angestellten in den Gemeinden und Dörfern zu 100% von der Kreisregierung übernommen (Hami shi weishengju 2000c: 3, I 2/01). In den Projektgemeinden der Stadt Hami entsteht mit dem Beginn des Projektes im November 1999 ein Gesundheitswesen in Gemeinde und Dorf, dessen Personalkosten vom Staat finanziert werden.[55]

Für das Gemeindekrankenhaus Taojiagong bedeutet das beispielsweise, dass die Überweisungen für Personalkosten mit 48% den größten Anteil der Gesamteinnahmen ausmachen, knapp darunter liegen die Einnahmen aus dem Arzneiverkauf mit 42% und 10% aus den Erlösen für Pflege (selbst aufbereitete Daten aus Hami shi weishengju 2000d für den hier vorgegebenen Zeitraum von 10/99 bis 5/2000). Eine ähnliche Tendenz zeichnet sich auch im Krankenhaus von Huayuan ab.

In den Dorfstationen soll nach den Vorstellungen des Kreises monatlich jede Stelle mit 45 Yuan subventioniert werden. Die Einnahmen aus der Anmeldegebühr sollen gleichmäßig zwischen allen Pflegern geteilt werden. Gleichzeitig soll das Gemeindekrankenhaus gewährleisten, dass auch in den Dorfstationen ein durchschnittliches Gehalt von 350 bis 400 Yuan erreicht werden soll (Hami shi weishengju 2000c: 2).

Am Beispiel des Dorfes von Xiamaqiabeike (I 5/01) der Gemeinde Huayuan stellt sich das folgendermaßen dar. Im Jahr 2000 wurde hier ein Umsatz von 10000 Yuan erzielt. 80% dieser Einnahmen werden wieder an die Gemeindestation abgeführt, da es sich hierbei um einen Erlös aus dem Verkauf von Medikamenten handelt. Im besten Fall verbleiben so höchstens 2000 Yuan aus den Pflegeerlösen in der Dorfstation, die sich dort eine Schwester, ein Pfleger sowie eine Pflegerin für Gynäkologie teilen, so dass jeder 2000:12:4= 41,67 Yuan monatlich und zusätzlich 45 Yuan der Kreisunterstützung erhält. Das stimmt ungefähr mit der Einkommenshöhe überein, das die Pfleger mit 70 bis 80 Yuan angegeben haben (I 5/01). Das in dem Projektvorschlag veröffentlichte und so den Dörfern versprochene durchschnittliche Mindesteinkommen für die Angestellten in den Dorfkrankenstationen ist zu hoch veranschlagt, doch muss hier einberechnet werden, dass viele anderen Dorfstationen nur mit einer Pflegerin/Schwester und einem Arzt besetzt sind. In einem anderen Dorf Jiu der Gemeinde Huayuan arbeiten bei einem ähnlichen Gesamtumsatz ein Arzt und zwei Pfleger (I 6, 10/01).

---

[55] Anhand der Interviews läßt sich nicht mit Sicherheit sagen, inwieweit die Übernahme der Personalkosten auf Transferzahlungen der Zentralregierung beruhen oder eigene, städtische Ressourcen im ländlichen Gesundheitswesen eingesetzt werden. Dies könnte auf eine politisch sensible Frage hindeuten.

Tab. 10: Gehaltsüberweisungen an Ärzte/Pfleger in Gemeinden und Dörfer der Feldstudien im Jahr 2001

	Effektiver Gehaltszuschuss der Kreises für die Ärzte und Pfleger in den Zentralen Gemeindekrankenhäusern	**Zuschuss des Kreises für Vorbeugung und Epidemiebekämpfung (fangbao) sowie Mutter- und Kindfürsorge**
Stadt Hami (AR Xinjiang)	100%	kein gesonderter Posten
Kreis Lingwu (AR Ningxia)	30% Tendenz fallend	30 Yuan
Kreis Ping'an (Prov. Qinghai)	-	-
Kreis Longxi (Prov. Gansu)	-	9 Yuan
Stadt Jinhua (Prov. Zhejiang)	24%	-

Eigene Interviews, Zahlen für Jinhua beziehen sich auf Januar 2002). Spalte 1 bezieht sich nur auf die Bediensteten, die auf Planstellen arbeiten, die vom Kreis genehmigt sind. Für alle anderen Mitarbeiter kommt das Krankenhaus selbst auf.

Zudem sind die diensthabenden Ärzte aus dem Gemeindekrankenhaus nach „unten gesandt" (xiapai), während die Pfleger (weishengyuan) als angelernte Hilfskräfte meist aus dem Dorf kommen. Über 50% ihres Einkommens finanziert der Kreis. Da die Ärzte wie ihre Kollegen in dem Gemeindekrankenhaus zu 100% aus dem Kreishaushalt subventioniert werden, finanziert das Kreisgesundheitsamt ein Gesundheitswesen bis in das Dorf. Der Staat finanziert so eine Gesundheitsversorgung bis in die kleinste gesellschaftliche Einheit oberhalb der Familie. Im Kreis Hami kann man deshalb von einem staatlichen ländlichen Gesundheitswesen sprechen, das sonst in keiner anderen Region der Feldstudie sichtbar war oder in der Literatur bisher nur für eine weitere Autonome Region, nämlich Tibet (Liu/Rao/Hu 2002a), dokumentiert ist. Die beiden Gemeinden stellen so eine Ausnahme dar, da die Zentralregierung normalerweise verlangt, dass das Gehalt des Dorfarztes außer einer Entschädigung des Kreises für die Vorbeugung direkt vom Dorf bezahlt wird, in dem die Krankenstation oder der Dorfarzt ansässig ist (Weishengbu 27.12.1981, 10.2.1989a, b).

Es finden sich in der Stadt Hami weitere Formen der Unterstützung. Im Dorf Jiu ist die diensthabende Ärztin eine fortgeschrittene Studentin der Medizinischen Fachhochschule, die dort nach ihrem Mittelschulabschluss eine dreijährige Ausbildung macht und als Teil ihrer Ausbildung nun in der Dorfkrankenstation ein Pflichtpraktika absolviert (I 6/01). Über diese unverhoffte Zuteilung ist der Direktor des Gemeindekrankenhauses besonders erfreut (I 8/01), da diese Frau in ihrer Ausbildung für ihre Arbeit im Dorf überdurchschnittlich ausgebildet sei. Er sei so in der Lage, eine fachlich gute Versorgung in Jiu anzubieten, die vom Kreis veranlasst worden sei, die für ihre Arbeit weder von den Kreissubventionen noch von dem Gemeindekrankenhaus oder aus den Einnahmen der Behandlungsgebühren zu entlohnen sei.

In diesem Dorf zeigt sich eine Art von Unterstützung, welche die Zentralregierung schon seit den fünfziger Jahren fordert: Neben einer Subvention der Kreisebene sollten die Gesundheitseinrichtungen der Stadt die ländlichen Gebiete personell unterstützen, indem Ärzte und weiteres Pflegepersonal befristete Arbeitseinsätze in den Gemeinde- und Dorfeinrichtungen leisten (Guowuyuan tigaiban 8.5.2001: 4, s. a. Weishengbu 28.5.1988, 18.9.1991, Guofa 1997-18: 17). Doch auf der lokalen Ebene wird dieser Ruf genauso oft von den zuständigen Stadt- und Kreiskrankenhäusern überhört. In keiner anderen Gemeinde meiner Feldstudien lassen sich Formen dieser Unterstützung aufzeigen.

11.3.2.1.2 Ziel: Sicherung eines lokalen Freiraumes

Die extrem hohe Finanzierung durch die Gesundheitsbürokratie verändert auch das Verhältnis von lokaler politischer Führung und der Gesundheitslinie innerhalb der doppelten Führung in der Stadt Hami. In den beiden vorhergehenden Typen I und II einigen sich die beiden Akteursgruppen auf einen Kompromiss, der entweder zu einer gemeinsamen Problemlösung bzw. Aufgabenteilung (Typ I) oder zu einer Delegation in die Gesundheitseinrichtungen (Typ II) führt.

Bei diesem Typ III überlässt die Lokalregierung temporär der Gesundheitsbürokratie das Feld der Gestaltung. Dieser Rückzug der lokalen Führung ist „erkauft", weil nur unter diesen Bedingungen finanzielle Mittel in die Gemeinden und Dörfer von den übergeordneten Gebietskörperschaften transferiert werden, zu denen sie normalerweise keinen Zugang hätten. Das Kreisgesundheitsamt erstellt Evaluationsziele, definiert Form und Ausmaß der Evaluation und übernimmt die Bezahlung in den Projektgemeinden nach den Evaluationsergebnissen (Beispiel in Lingzhengfa 2000-56a: 8-15). Nicht der Dorfvorsitzende, sondern der Direktor des Kreisgesundheitsamtes entscheidet nun über die Eignung und Einstellung in den Dörfern.

Das Gesundheitsamt in Hami verbannt alle privaten Ärzte und sichert so den kollektiven Gesundheitseinrichtungen eine Monopolstellung als lokaler Anbieter. Der Rückzug des Dorfbewohnerkomitees zeigt sich u. a. auch im Dorf Xiamaqiabeike (I 5/01). Die Handlungen des Dorfvorstehers beschränken sich darauf, innerhalb einer Dorfversammlung den Bedarf für eine Dorfkrankenstation festzustellen und diese an das Gemeindekrankenhaus weiterzugeben. Das Dorf wird daraufhin mit einer Krankenstation und Personal ausgestattet: Das Personal wird von der Stadt Hami bezahlt, während die Einrichtung in Xiamaqiabeike (1 Bett, 2 Stühle, ein Tisch, zwei Medikamentenschränke und kleine Kommode) aus ausgemustertem Mobiliar aus dem Gemeindekrankenhaus stammt. Die Investitionen des Dorfes selbst sind gering. Das zeigt das Beispiel der Dörfer Jiu und Qi: Hat es

1999 ein neues einstockiges Verwaltungsgebäude aus drei Zimmern errichtet, wird nun die Dorfkrankenstation in einem Raum untergebracht. Auch wenn die Dorfstation möglicherweise schließen müsste – die vom Dorfbewohnerkomitee investierten Güter bleiben erhalten. Schließlich gehen die Räume nicht in das Eigentum des Gemeindekrankenhauses über bzw. könnten die Zimmer später auch vom Dorfbewohnerkomitee genutzt oder anderweitig vermietet werden.[56]

Während das Dorfbewohnerkomitee so von seiner beherrschenden Rolle zurücktritt, wird der gesamte Unterhalt der Einrichtungen in dem Gemeindekrankenhaus sowie den Dörfern vom Gemeindekrankenhaus übernommen (I 4/01) und so als eine Einheit (yiti) verwaltet, wie es die offizielle Politik propagiert (Guowuyuan tigaiban et al. 8.5.2001, Weijifufa 2002-315: Art. 13).

Das Gesundheitsamt der Stadt Hami hat die Distanz überwunden und sich mit den Projektgeldern und einer Personalfinanzierung Zutritt auf die Dorfebene erschlossen. Es bestimmt nun über die Personaleinstellung und -entlohnung in den Dorfkrankenstationen.

Dies lässt sich jedoch nicht generell formulieren. Auch in den Projektgemeinden in Xinjiang klagen die Beamten des Kreisgesundheitsamtes bzw. des Gemeindekrankenhauses, dass die Gemeinderegierung oder das Dorfbewohnerkomitee immer noch ihre Verwaltungsmacht ausnutzen und die Stellen mit Bekannten oder Verwandten besetzen, die nicht oder ungenügend ausgebildet sind. Während der Direktor des Gemeindekrankenhauses vom Gesundheitsamt der Stadt eingestellt wird und die Dorfärzte vom Gemeindekrankenhaus geprüft und ausgewählt werden, kann die Gemeinderegierung in Taojiagong weiterhin die Personalentscheidungen beim einfachen Hilfspersonal oder nicht-medizinischen Personal fällen.

Auch beim Buchhalter der Gemeinde, der auch die Buchführung des Gemeindekrankenhauses in Taojiagong übernimmt, zeigt sich dieses Muster: Er hat einen Arbeitsplatz im Krankenhaus von Taojiagong und Teile seines Gehaltes werden vom Krankenhaus bezahlt (I 9/01). Es lässt sich nicht völlig unterbinden, dass die Gemeinderegierung einen Teil ihres Personals mit Aufgaben der Institutionen außerhalb der Gemeinderegierung betreut und die Institutionen oder Betriebe dann auffordert, für ihr Gehalt aufzukommen. Die Direktorin des Gemeindekrankenhauses kritisiert nicht die zusätzlichen Personalkosten, schließlich mache er seine Arbeit sehr sorgfältig, manchmal jedoch zu genau. Sie habe Probleme, von ihm Bargeld ausbezahlt zu bekommen, um damit Einrichtungsgegenstände, Pflegematerial oder kurzfristige Besorgungen zu machen (I 9/01).

[56] Die Zurückhaltung vor direkten Investitionen der Dorfregierung oder des Dorfes zeigt sich auch bei den ländlichen Unternehmen in den neunziger Jahren. So sichern sich die Gemeinderegierungen ihre hohe Beteiligungen meist mit dem Wert der Produktionsstätten oder des Bodens, dessen Wert damals nur schwer festzustellen war (vgl. Klotzbücher 1998, Lüdke 1999, Weigelin-Schwiedrzik 2000).

Die Gemeinderegierung hat so die Finanzkontrolle des Gemeindekrankenhauses für sich vorbehalten: Die Verwaltungsstation für die Landwirtschaft (nongjingzhan), eine Unterabteilung der Gemeinderegierung, verwaltet für ihre Gemeinde die Konten für die KMV sowie der Gemeindekrankenhäuser (I 4, 9/01, Hami shi taojiagong weishengsuo 2000). Damit wälzt die Gemeinderegierung einerseits Personalkosten von Mitarbeitern, die nicht auf Planstellen beschäftigt sind, auf andere Einheiten ab, andererseits ist in der Aussage von der Direktorin erkennbar, dass der Buchhalter das Management kontrollieren kann, weil er seine Stellung nicht der Direktorin, sondern der Gemeinderegierung verdankt. Ein ähnlicher Kontrollmechanismus fand sich auch bei den kollektiven ländlichen Unternehmen Mitte der neunziger Jahre.[57]

11.3.2.1.3 Folgen: Abhängigkeit von vertikalen Transferzahlungen

Die Gestaltungsfähigkeit der Gesundheitsverwaltung auf der Ebene des Kreises ist jedoch temporär, da sie ausschließlich von der Laufzeit des Projektes sowie den außergewöhnlichen Zuschüssen der Stadt Hami abhängig ist. Schon zur Zeit der Feldstudie im November 2001 ist man sich in Hamis Gesundheitsamt nicht sicher, inwieweit diese außergewöhnliche Unterstützung der Personalkosten im Jahr 2002 fortgesetzt werden kann. Das Gesundheitsamt hat ein Memo (Hami shi weishengju 2000d) für die Finanzverwaltung der Stadt aufgestellt. Wenn die Gehaltszahlungen der Stadt auf den für Xinjiang üblichen, national immer noch überdurchschnittlichen Wert von 80% für die Gemeindeärzte gesenkt werden, würde dies zu einer defizitären Bilanz des Gemeindekrankenhauses führen (Hami shi weishengju 2000d). Das in Hami praktizierte und vom Stadtgesundheitsamt durchgesetzte System wäre somit nicht einmal finanziell tragfähig, wenn es auf das gleiche Subventionsniveau gesenkt würde, das in anderen Gemeinden Xinjiangs gilt – geschweige denn auf die Sätze, die in anderen Provinzen gelten.

11.3.2.1.3.1 Kontrollmechanismen vs. Nachhaltigkeit

Top-down-Implementationen und eine zu starke Fixierung auf das Kreisgesundheitsamt bergen immer die Gefahr, dass die geschaffenen Strukturen lokal nicht nachhaltig verankert werden. Von Interesse ist nun, worin die Vorteile dieser Projekte für die lokalen Akteure liegen und welche Lösungsansätze sie gegen eine mangelnde Nachhaltigkeit diskutieren.

Aufrechterhaltung der Kontrollmechanismen für Projekte

Das Stadtgesundheitsamt nimmt die Aufstellung der prognostizierten Verluste, um auf seiner Ebene, der Kreisregierung, sich für eine verlängerte Förderung einzusetzen. Auch wenn sich der Direktor des Stadtgesundheitsamtes – wie alle Beamten der Gesundheitsämter – über die mangelnde Unterstützung der Gemein-

[57] Die Kreisregierung Qingpu versetzt einen Beamten des Steuerbüros in die Finanzbuchhaltung eines Betriebes, in dem sie selbst Mehrheitseigentümer sind (I 3/96).

deregierung beklagt, richten sich seine Bemühungen und Hoffnungen auf die staatlichen Institutionen seiner administrativen Ebene. Inwieweit möglicherweise lokale Finanzierungsmodelle in den Gemeinden oder Dörfern die Krankenstation finanziell in die bestehenden Strukturen eingebettet und so nachhaltig verankert werden, wird von ihm nicht artikuliert (I 3/01). Dies ist verständlich, da er sich nur über eine Finanzierung des Kreises seine Steuerungsinstrumente über die Gemeinde- und Dorfkrankenstationen bewahren kann. Diese staatlichen Interventionen auf der Ebene des Dorfes oder der Gemeinde müssen mit Finanzzahlungen gepaart sein, weil so nach der entsprechenden Projektausrichtung ein positives sowie negatives Verhalten sanktioniert werden kann. Vernachlässigt das Gesundheitsamt die lokale Vernetzung und Finanzierungsmöglichkeiten innerhalb der Gemeinde und richtet sich auf die staatlichen Unterstützungsleistungen aus, sichert sie so ihren eigenen Gestaltungsfreiraum.

Je höher der Anteil einer Finanzierung durch die Gemeinde oder das Dorf ist, um so stärker vermindern sich die Interventions- und Gestaltungsmöglichkeiten des Kreisgesundheitsamtes. So ist die beschriebene KMV in Binglingshan (in Kap. 11.1) in der obigen Definition nachhaltig, da sie sich auf lokale Ressourcen stützt. Bei diesem Typ I ist aber auch das staatliche Gesundheitsamt auf eine Außenseiterrolle zurückgedrängt, in der es weder Einfluss auf die Erstattungsmechanismen noch auf die Verwaltung oder Verteilung der Gelder hat.

Hier soll jedoch nicht der Eindruck erweckt werden, also wolle das Kreisgesundheitsamt in Hami unbedingt die lokale Ebene finanzieren – die bisherigen Beispiele zeigen doch sehr deutlich, dass es dazu aus eigenen Ressourcen nicht in der Lage ist. Wenn das Kreisgesundheitsamt jedoch nationale oder gar internationale Projekte leitet, muss es gewährleisten, dass diese Projekte auf lokaler Ebene erfolgreich durchgeführt werden. Nur über eine begleitende Finanzierung durch die Stadt oder den Kreis können die lokalen Gesundheitseinrichtungen in der Weise gestalten, wie es sich das Stadtgesundheitsamt vorstellt oder den Projektvorgaben entspricht. Die Kreisgesundheitsämter wissen sehr genau, dass bei einer weiteren Vergabe von Projekten des Gesundheitsministeriums und chinesischer Gesundheitswissenschaftler nur diejenigen Kreise für Folgeprojekte ausgewählt werden, die sich bei abgeschlossenen Projekten angestrengt und gute Ergebnisse geliefert haben (I 2/01). Bei einem Projekt beispielsweise ist sogar ein Kreis in Guizhou vorzeitig ausgeschlossen worden, weil er nicht in der Lage war, die entsprechenden Projektvorgaben zu erfüllen (I 1/01).

Projekte als Form der Eigenfinanzierung der staatlichen Gesundheitsbürokratie

Projekte lassen sich auch mit dem Eigeninteresse des Kreisgesundheitsamtes verbinden. Eine externe Finanzierung bietet eine Möglichkeit, nicht nur die Projektziele durchzusetzen, sondern auch die laufenden Verwaltungskosten umzulegen. So kommen im Kreis Ping'an der Provinz Qinghai für den Teilzeitraum des Projektes immerhin 19,2% der Projektgelder dem Kreisgesundheitsamt für seine

Schulungs- und Überwachungsaufgaben zu (12800 von 66880 Yuan für August 2000 bis März 2001, nach Pingweizi 2000-54b). Im Kreis Longxi in Gansu liegt dieser Anteil laut dem offiziellen Projektfinanzplan nur bei 4% (20000 von 421280 Yuan für Projektdauer von 15 Monaten, Longxi xian weishengju 1999: 3). Die subjektive Bedeutung der Projektfinanzierung wird jedoch von den Mitarbeitern im Kreisgesundheitsamt als extrem hoch eingeschätzt, da es ermögliche z. B. einen Computer zu kaufen, der so ihre eigene Verwaltungsarbeit auch über das Projekt hinaus erleichtere: „Kein Geld ohne Projekte“, sagt so treffend ein Mitarbeiter des Gesundheitsamtes Longxi (zhiyou xiangmu caiyou qian, I 14/01).

Fragen der Effizienz von wirtschaftlichen Ressourcen ist bei einem staatlich finanzierten Gesundheitssystem in den Hintergrund geraten (s. zu dieser Problematik in Xinjiang in anderen Bereichen Becquelin 2004).

Artikulation der Nachhaltigkeit von nicht-staatlichen Akteuren
Das Problem einer mangelnden Nachhaltigkeit und das Szenario einer geringeren Finanzierung der Personalkosten in den Einrichtungen durch die Stadt Hami artikulieren nicht nur Vertreter des staatlichen Gesundheitsamtes, sondern auch Vertreter der Gemeindekrankenhäuser. Die Direktorin der Krankenstation der Nachbargemeinde von Huayuan sieht den personellen Aufwand von 2-3 Pflegern in einer Dorfstation der Nachbargemeinde als übertrieben an, da diese nur "rumstehen" (I 9/01). Die beiden Direktoren der Krankenstationen von Taojiagong und Huayuan in Hami sehen mit großer Sorge dem Tag entgegen, an dem der Kreiszuschuß gemindert wird (I 4,9/01). Die Direktorin der Gemeindestation Taojiagong setzt dabei keine Hoffnung auf die KMV, wie sie in der Nachbargemeinde Huayuan noch funktioniert. Für sie selbst ist dieses Modell viel zu aufwendig. Ihre Hoffnung gilt vielmehr den Vorsorgeverträgen, die hier „Gesundheitsservicevertrag für die Familie“ (jiating weisheng baojian fuwu hetongshu) heißen, in der jährlich eine umfassende Vorsorgeuntersuchung und Analysen durchgeführt werden. Dafür sollen Gesunde 1 Yuan, chronisch Kranke 10 Yuan bezahlen (I 9/01). Diese Verträge könnten bei einer Bevölkerung von 16000 Einwohnern und einer vollen Abdeckung von einhundert Prozent einen Ertrag von 160000 Yuan erbringen, der aber mit einem beträchtlichen Arbeitsaufwand für das Gemeindekrankenhaus verbunden wäre. Diese Verträge sind nicht aufgrund ihrer Lukrativität, sondern wegen einer erhöhten Kundenbindung interessant. Die Direktorin erhofft sich, dass Patienten, die normalerweise in die Stadt gehen, für die Gemeinde- und Dorfkliniken geworben werden (I 9/01).

11.3.2.1.3.2 Professionalisierung

Die Spannung zwischen Chance zu lokaler Nachhaltigkeit einerseits und hoher Steuerungsfähigkeit der Gesundheitsverwaltung zeigt sich auch auf der Ebene des Dorfes. Während bei Typ I in Binglingshan das Dorfbewohnerkomitee eine Subvention des lokalen Anbieters ablehnt und einen Betrag den Dorfbewohner zur

Verwendung überlässt (s. Kap. 11.1), setzt man bei diesem Typ auf die Subvention des Anbieters. Formen und Folgen dieser Subvention werden hier exemplarisch am Fall der Gemeinden in der Stadt Hami diskutiert.

Das Gesundheitsamt Hami verlangt von seinen Ärzten in Huayuan und Taojiagong sowie den Dorfstationen, dass diese hauptberuflich in der Krankenstation arbeiten (I 3/01), weil es das Dienstleistungs- und Kompetenzniveau hebe. Genau das wäre wichtig, weil nur so das Vertrauen der Bauern zurückgewonnen werden könne (I 12/01). Andererseits verhindert die geforderte Professionalisierung aber eine Absicherung der wirtschaftlichen Existenz des Dorfarztes über anderweitige Tätigkeiten. Die Dorfärzte sind somit allein von den Einkünften aus dieser Tätigkeit abhängig. Mögliche Einkommensschwankungen oder plötzliche Lohnausfälle, die gerade in den Projektgemeinden Xinjiangs schon in der Diskussion sind, können nur schwer ausgeglichen werden. Mehrere Berufe sind jedoch eine Möglichkeit, das eigene wirtschaftliche Überleben und die lokale Verfügbarkeit einer dörflichen Gesundheitsversorgung zu steigern.

Kontinuität der Diversifikation der Einkünfte des Barfußarztes
Diese Diversifikation lässt sich an drei Beispielen von Dorfärzten in anderen Projektgemeinden aufzeigen. Im Kreis Ping'an wird mit dem Abschluss des Projekts im Juli 2001 die Unterstützung von 90 Yuan im Monat für jeden Dorfarzt eingestellt. Dieser Betrag ersetzte für die Projektdauer die vormaligen Einkünfte aus dem Medikamentenverkauf. Der Dorfarzt von Zhangqizhai der Gemeinde Sanhe lebt an der Straße, die die einzelnen Dörfer der Gemeinden Sanhe und Santai im Hochtal verbindet. Seit der Projekteinstellung ist sein Gehalt auf 100 Yuan pro Monat gesunken, wovon er seine Frau und sein Kind ernähren muss (I 22/01). Neben seiner Tätigkeit als Arzt betreibt er mit seiner Frau in seinem einstockigen Häuschen einen kleinen Kiosk (xiaomaibu), in dem Bauern Gebrauchsgüter von Schreibwaren bis zur Tütensuppe einkaufen. Da dies die einzige Straße in diesem Tal ist, kommen hier auch die durchreisenden tibetischen Pilger vorbei, die im Dorf Binglingshan das heilige Wasser trinken wollen, um sich in diesem Laden mit kleinen Dingen einzudecken. Sein zusätzliches Ladengeschäft ermöglicht ihm, auch bei geringeren Erkrankungsquoten im Sommer und Frühherbst ein gewisses Einkommen zu erzielen. Er ist so nicht gezwungen, in die Städte abzuwandern und wie in vielen anderen Dörfern die Krankenstation verwaisen zu lassen.

Die Diversifizierung der Einkommensstruktur der Dorfärzte knüpft dabei an Entwicklungen aus der kollektiven Landwirtschaft an. Auch die Barfußärzte der Brigade (heute: Dorf) waren von der Produktion nicht entbunden (butuo chan, s. Kap. 7.2.1 Problematik in Chan/Madsen/Unger 1984 und Zhang Letian 1998). Sie sollten Feldarbeit leisten und wurden nur nach Bedarf für ihre medizinischen Dienstleistungen freigestellt. Die Verfügbarkeit von medizinischen Leistungen im Dorf durch ein Mitglied der Produktionsbrigade war nur möglich, da der Pfleger gleichzeitig auf dem Feld arbeitete, also in die lokale kollektive Struktur der Landwirtschaft eingebunden war. War niemand krank oder seine Arbeit als Pfleger im Moment nicht nötig, kehrte er aufs Feld zurück, auch wenn Veröffentlichungen an dieser Vorstellung kratzen und aufzeigen, dass diese sehr wohl - wie die Dorf- oder Brigadevertreter zum Teil auch – Wege gefunden haben, sich von der Feldarbeit fernzuhalten (s. Chan/Madsen/Unger 1984). Bei den Barfußärzten war es möglich, weil sie ihre Arbeit an Familienangehörige oder Bekannte delegiert haben. Als Dank dafür verschrieben sie ihnen entgegen den Statuten mehr oder bessere Medikamente oder erließen ihnen die Anmeldegebühr, indem sie ihren Besuch nicht dokumentierten (Gao Mopo 1999: 72ff.).

Nur informelle und jeweils zeitlich befristete Tauschaktionen mit Freunden oder Verwandten haben so eine ausschließliche Tätigkeit als Barfußarzt zugelassen. Diese Übereinkunft konnte aber jederzeit wieder von beiden Seiten aufgekündigt werden.

Ein hauptberuflicher Dorfarzt stellt somit einen Strukturbruch dar. Der Arzt setzt sich finanziellen Risiken aus, für die im Zweifelsfalle das Kreisgesundheitsamt nicht aufkommt. Wenn der Dorfarzt mit seiner Familie in Zhangqizhai heute einen Kiosk betreibt, geht er keiner Feldarbeit mehr nach. Doch zeigt sich hier, dass der Dorfarzt wie schon in der kollektivistischen Ära allein über die Einkünfte aus den Einkommen für Behandlungen wirtschaftlich nicht überlebensfähig ist.

Diversifizierung über zusätzliche medizinische Tätigkeiten

Eine stärkere auf den medizinischen Bereich ausgelegte Diversifizierung der Einkommen des Dorfarztes zeigt sich im Dorf Muhecun im Kreis Longxi in der Provinz Gansu (I 17/01), in dem 273 Einwohner leben: Innerhalb seines Wohnhofes wohnt er mit seiner Frau, seinem Sohn mit Frau sowie dessen drei Kindern. Eigentlich ist der Vater der offizielle Dorfarzt, sein Sohn, so seine eigene anfängliche Darstellung, übernehme nur die Formalitäten, da sein Vater nicht richtig schreiben gelernt habe. Beide sind mit der Einführung des Projektes mit einer beträchtlich angewachsenen Schreibarbeit konfrontiert, da sie Rezepte ausstellen und über die Abgabe von Medikamenten strikt Buch führen müssen. Später stellt sich heraus, dass er von seinem Vater als Arzt eingelernt worden sei und beide getrennt Krankenbesuche machen. Der Vater unterschreibe später die Rezepte, die sein Sohn ausgestellt habe.

Für das Jahr 2000 geben sie Nettogewinne von 700 bis 800 Yuan pro Monat für ihre ‚Familienpraxis' an.[58] Während der Laufzeit des Projektes bekam er monatlich vom Kreisgesundheitsamt eine Unterstützung von 150 Yuan. Pro Tag besucht er ca. 5 Personen, von denen er eine Anmeldegebühr von 0,5 Yuan pro Besuch bekommt. Die Unterstützung für die Vorbeugung der Dorfärzte liegt nur bei 9 Yuan (I 14, 18/01, s. Tab. 10). Sie wird vom Kreis bezahlt und ist auf dem

[58] Diese Angaben konnten nicht mit den Statistiken des Gesundheitsamtes in Einklang zum zentralen Medikamentenvertrieb durch das Gesundheitsamt in Einklang gebracht werden.

Stand der achtziger Jahre geblieben. War dieser Betrag damals noch eine angemessene Summe (vgl. „mit der Arbeit für die Vorbeugung und Epidemiebekämpfung kann man überleben“, gao fangyi you fan chi, Gao Mopo 1999: 78), ist sie heute zu vernachlässigen (Beispiel von Brigade in Li Weiping und Zhu Peihui 2002: 2). Die aktuelle finanzielle Unterstützung des Dorfes und der Kreise beläuft sich Ende 2001 beim Dorfarzt von Muhecun auf ca. 13 Yuan pro Monat. Hinzu kommen noch mögliche Prämien: Wenn er eine Schwangere überredet, ihr Kind in dem Gemeindekrankenhaus zur Welt zu bringen, deren Kosten die junge Familie begleichen muss, zahlt ihm das Gemeindekrankenhaus eine Vermittlungsprämie von 4 Yuan. Sollte eigentlich die Vorsorge bzw. Epidemiebekämpfung einer der Hauptfunktion der Primärversorgung (yufang wei zhu) in den Dörfern sein, verdient er durch seine Behandlung und Verkauf von Medikamenten fast 78mal mehr. Das Dorf Muhecun ist möglicherweise ein Extrem-, aber kein Sonderfall. Andere Studien auf der Basis von 174 Dörfern in östlichen – und so reicheren – Provinzen zeigen auf, dass mit der Vorbeugung gerade noch 4% des Einkommens der Dorfärzte bestritten wird (Chen Xianghua et al. 2001: 9).

Seit der Durchführung des Projektes ist das Einkommen trotz der Unterstützung von ehemals 1000 Yuan auf 700-800 Yuan gesunken. Er erklärt, dass er gegen dieses Projekt sei, da sich die Einkommenssituation seiner Familie verschlechtert habe (I 17/01).

Diversifizierung durch Verkauf von Medikamenten

Den größten Anteil des Einkommens der Arztfamilie in Muhecun macht der Verkauf von chinesischen Kräutern aus, die sie selbst in den Bergen sammelt und in ihrem Hof trocknet, verarbeitet, im Haus oder in selbstgegrabenen Erdlöchern kühl lagert und an ihre Patienten verkauft. Der Kreis Longxi ist ein traditionelles Anbaugebiet vor allem für Ginseng. Für die westlichen Arzneien bestehen vorgeschriebene Festpreise, die nur vom Kreisgesundheitsamt erworben werden können und mit einer Positivliste für die Dorfärzte auf 80 Medikamente beschränkt sind. Diese starke Regelung des Handels mit westlichen Medikamenten steht jedoch im Gegensatz zu einem Freiraum für die Kräuterheilmittel, die in der traditionellen chinesischen Medizin angewendet werden. Der Kauf oder die Qualität der chinesischen Kräuter wird vom Kreisgesundheitsamt (I 19/01) nicht kontrolliert. Dies sei schlichtweg unmöglich, so der Beamte des Kreisgesundheitsamtes, da diese wie im Falle des Dorfarztes in Muhecun selbst gesammelt und größtenteils für seinen eigenen Bedarf produziert werden. Der Dorfarzt ist in seiner Preisgestaltung und Auswahl völlig frei. Welchen Gewinn die Familie damit erzielt, ist nur sehr schwer zu ermitteln.

Auch im Nachbardorf Shilipu der Gemeinde Caizi in der Provinz Gansu hat sich mit der Beendigung des Projektes nach Aussagen des Dorfarztes seine Einkommenssituation verschlechtert (I 01). Er erzielt nur einen Gewinn von weniger als 2000 Yuan pro Jahr. Er ist 58 Jahre und hat keine Familie, die er ernähren müßte. Entscheidend für ihn seien dabei nicht die westlichen Medikamente, sondern vielmehr der Verkauf von chinesischer Medizin, seit dem 1999 mit dem Beginn des Projektes die Einkommen eingebrochen seien (I 18/01).

Ersatzloser Wegfall der Projektunterstützung
Der Dorfarzt von Shilipu muss sich auf einem extrem niedrigen Niveau zufriedenstellen. Er gehört aber zu den wenigen in der Gemeinde Caizi, die als ehemalige Barfußärzte vor über dreißig Jahren begonnen haben und vom Kreisgesundheitsamt nicht wegen mangelnder Qualifikation und Erfahrung eine weitere ärztliche Tätigkeit untersagt wurde.

Im Vergleich zum Dorfarzt in Muhecun arbeitet er in einem extrem wettbewerbsorientierten Umfeld. Durch sein Dorf verläuft die Hauptstraße in die Kreisstadt, und das Gemeindekrankenhaus befindet sich im nächsten Nachbarort einen Kilometer entfernt. Die Einwohner von Shilipu können aus mehreren Qualitäts- und Preisangeboten in ihrer Nähe wählen. Die Familienpraxis in Muhecun hingegen kann sich auf ihr Monopol im Dorf stützen. Hinzu kommen noch erschwerte Bedingungen für einen schnellen Arztbesuch außerhalb des Dorfes, da Muhecun abseits in den Bergen liegt und über keine Straße, sondern nur über einen stark ansteigenden Trampelpfad erreichbar ist.

An der Einkommensstruktur der Dorfarztfamilie in Muhecun und Shilipu zeigt sich, dass allein über den vom Kreisgesundheitsamt kontrollierten Bereich der westlichen Medizin hier kein Dorfarzt möglich wäre. Stützt sich der Arzt in Zhangqizhai noch auf seinen Kiosk, sichern sich der alleinstehende Dorfarzt in Shiliupu sowie die Familienpraxis in Muhecun ihr Überleben mit der Produktion und Verkauf von Arzneikräutern der traditionellen chinesischen Medizin.

Diese Beispiele zeigen, dass der Arzt auf dem Dorf wirtschaftlich nur überleben kann und auch in Zeiten der Kollektivierung konnte, wenn er seine eigene Arbeitskraft diversifiziert, reflektiert dieses Prinzip auch die Musterstatuten der KMV (Weishengbu 15.11.1979). Die Aussaat und das Sammeln von Kräutern sei als landwirtschaftliche Arbeit für das Kollektiv zu bewerten (Weishengbu 15.11.1979: Art. 14, 18). Schließlich muss das, was selbst gesammelt werden kann, nicht auf dem Markt gekauft oder mit anderen Kommunen/Brigaden getauscht werden. Kollektivmitglieder, die privat Kräuter sammeln und der Krankenstation übergeben, sollten dafür entlohnt werden (Weishengbu 15.11.1979: Art. 14).

11.3.2.1.4 Reaktion: Stopp der Kontrolle und Zusammenbruch

Eine Finanzierung durch das Dorf oder die Gemeinde setzt voraus, dass sie über finanzielle Ressourcen verfügt. Wenn die finanzielle Unterstützung nachlässt, führt dies extremen Abhängigkeit von den Bedürfnissen des Marktes.

Wie schnell sich bei einer mangelnden Nachhaltigkeit die alten Strukturen nach dieser befristeten Intervention des Staates wieder herstellen, zeigt auf eindrücklichste Weise das Beispiel des Gemeindekrankenhauses in der Projektgemeinde Majiatan der Stadt Lingwu (AR Ningxia).

Lingwu liegt 30 km südlich der Hauptstadt Ningxias, Yinchuan, am Ostufer des Gelben Flusses. 1996 wird dem Kreis Lingwu der administrative Status einer kreisfreien Stadt verliehen. Diese Gegend ist von einem semi-ariden Klima gekennzeichnet, so dass nur noch Weidewirtschaft möglich ist. In den nord-östlichen Gebieten, die extrem dünn besiedelt sind, wird Erdgas und -öl gefördert und verarbeitet.

Die Verwüstung schreitet hier ohne Gegenmaßnahmen voran, Weideland wird durch immer schneller sich ausbreitende Sanddünen zerstört, worauf bestehendes Land intensiver abgegrast wird und noch schneller verwüstet. Ein Teil der Bauern gräbt nach der Süßholzwurzel (liquorice), die sie an Händler für chinesische Medizin weiterverkaufen. Folge ist eine an manchen Stellen wie von Maulwurfhügeln übersäte Wüstensteppe, in der eine intakte Grasnarbe und Sträucher unwiderruflich zerstört werden. Einige Dörfer am Rand der Straße zwischen Lingwu und Majiatan sind schon verlassen. In einem besuchten Dorf wohnen nur noch 10 Menschen, die entweder alt oder behindert sind und so keine Chance mehr haben, sich in anderen Gegenden Arbeit zu finden und sich selbstständig zu ernähren. Eine Mutter mit ihren zwei, wahrscheinlich durch Inzest behinderte Kinder, leben von den "Fünf Garantien" (wubao, s. hierzu Wong 1998), die die Kreisregierung und teilweise die Gemeinde finanziert (I 31/01). Die jungen und arbeitsfähigen haben schon längst das Dorf verlassen, um anderorts Arbeit zu suchen.

Die Gemeinde Majiatan besteht aus 6 Dörfern mit einer Gesamtbevölkerung von 2600 Einwohnern, die überwiegend in dem Dorf Majiatan wohnen. Auch Majiatan ist eine Projektgemeinde. Im Zuge der Projektdurchführung wird den Gemeindeärzten vom Kreisgesundheitsamt ein durchschnittlicher Zuschuss von 100 Yuan und den Dorfärzten von 150 Yuan ausbezahlt (I 31/01), der sich nach der erreichten Punktzahl der Evaluation richtet, die für die Dorfärzte vom Gemeindekrankenhaus und für die Gemeindeärzte vom Gesundheitsamt der Stadt Lingwu ermittelt werden (s. Evaluationsbogen in Lingzhengfa 2000-568ff.). Diese Maßnahme ist an die Bedingung gekoppelt, alle westlichen Medikamente ausschließlich über die nächsthöhere Institution zu erwerben. Dorfkrankenstationen kaufen so in den Gemeindekrankenhäusern, während die Gemeindekrankenstationen beim Gesundheitsamt der Stadt Lingwu ihre Medikamente erhalten. In den Dorfkrankenstationen dürfen nur im Notfall intravenöse Spritzen verabreicht werden und die dafür angefallenen Injektionsgebühren (zhushefei) sind in vollem Umfang an das Gesundheitsamt weiterzuleiten, um dem Dorfarzt den finanziellen Anreiz für diese Verabreichungsform zu nehmen. Zudem werden für das Dorf durchschnittliche Höchstgrenzen für die verschriebenen Medikamente pro Rezept festgelegt, die einen Wert von 6 Yuan nicht überschreiten dürfen. In den Gemeinden ist der Betrag höher: In der Gemeinde Linhe dürfen die durchschnittlichen Medikamentenkosten von 10 Yuan pro Rezept, in Majiatan von 13 Yuan bei 100

Rezepten nicht überschritten werden (I 31/01, Lingzhengfa 2000-56: 4). Ziel des Projektes ist es, die Ärzte über Schulungen dahinzuführen, dass sie Rezepte einführen und richtig ausstellen. Für jedes richtig ausgestellte Rezept erhält der Dorfarzt 0,5 Yuan, der Gemeindearzt 1 Yuan (I 32/01, Lingzhengfa 2000-56: 6). All diese Ziele sind Teil der Evaluation für die Auszahlung der Unterstützung, deren Höhe nach einem festgelegten Standard darüber entscheidet, wieviel Gesamtpunkte erreicht werden. Die tatsächliche Höhe des Zuschusses an die Ärzte richtet sich somit danach, inwieweit sie den Anforderungen des Projekts nachkommen (s. Beispiel in Lingzhengfa 2000-56: 8–16). Die Anmeldegebühr wird mit dem Beginn des Projekts in Majiatan nun von 0,3 Yuan auf 1 Yuan angehoben, die in vollem Umfang in den Krankenstationen verbleibt. Die Kreisregierung stellt im Jahr 2001 der Krankenstation 15000 Yuan für den Kauf von technischen Geräten und Renovierung der Krankenstation zur Verfügung.

11.3.2.1.4.1 Die Rückentwicklung des Gemeindekrankenhauses

Im Juli 2001 endet das Projekt und somit auch die finanzielle Unterstützung der Dorf- und Gemeindeärzte, mit dem die technische Ausstattung verbessert und durch wöchentliche Schulungen die Möglichkeiten der Diagnose und Qualität gesteigert werden konnten. Auch ist von 1999 bis 2001 (Zahlen nur Januar bis Oktober 2001) der Anteil der Gewinne aus dem Medikamentenverkauf am Gesamtgewinn von 92% auf 76% gefallen (s. Tabelle 11).

Nach Ansicht des Direktors des Gemeindekrankenhauses Majiatan hat das ganze Projekt für seine Einrichtung nichts gebracht, da zukünftig auf einer dem Jahr 1999 sehr ähnlichen finanziell kritischen Ausgangsbasis nun mehr Patienten behandelt werden müssen. Mit dem Wegfall der Projektgelder, so der Direktor weiter, steigt die Abhängigkeit von den eingenommen Behandlungsgebühren sowie den Erlösen aus dem Medikamentenverkauf. Auch wird sich die finanzielle Situation der Krankenstation nicht bessern. Seine eigene persönliche Lage werde immer unsicherer, da letztlich ab 2002 unklar ist, ob die Krankenstation überhaupt noch einen Gewinn abwerfen kann – und so auch keine Mittel mehr zur Verfügung stehen könnten, um sein Grundgehalt aufzustocken. Im Jahr 2001 hat die Stadt Lingwu nur noch 30% des Grundgehaltes ausbezahlt, weil die zur Verfügung stehende Summe im Kreishaushalt gleich blieb, während andere Posten immer weiter steigen (I 32/01, vgl. auch Lingzhengfa 2000-56: 4, Chen Xianghua et al. 2001: 9). Unverändert bleibt lediglich der Zuschuss für Vorbeugung (fangyi) und Mutter-Kind-Fürsorge. Hier zahlt der Kreis jeweils 30 Yuan an den Gemeinde- und Dorfarzt aus (I 31/01).

Es kommt jedoch noch schlimmer: Zusätzlich hat die Stadt Lingwu schon angekündigt, dass im Jahr 2002 nur noch knapp 30% des Grundlohns der Gemeindeärzte aus dem Haushalt des Kreises Lingwu finanziert werden könne (I 31/01). Der Differenzbetrag ist aus den Gewinnen der Krankenstation aufzustocken. Die Kreisregierung, so ein Beamter des Gesundheitsamtes (I 31/01), sei von Jahr zu

Jahr immer weniger bereit, hier in das ländliche Gesundheitswesen zu investieren, da solche Gesundheitsinvestitionen bei der Haushaltsaufstellung mit Kapitalinvestitionen in industrielle Projekte wie Betriebe oder mautpflichtige Brücken konkurrieren müssten. Man hoffe so, dass man mit diesen Investitionsgewinnen längerfristig mehr Geld für das Gesundheitswesen zur Verfügung haben werde (I 31/01).

Tab. 11: Einnahmen des Gemeindekrankenhauses Majiatan, 1999-2001

	Einnahmen aus Gebühren + Arznei (Yuan)	Einnahmen aus Arzneimittelverkauf (Yuan)	Anteil Einnahmen aus Medikamentenverkauf	Patienten
1999	120.000	110.000	92%	5.400
2000	131.000	112.000	85%	6.800
2001	145.700	110.500	76%	7.000

I 31/01, 32/01, die Zahlen für 2001 sind vom Krankenhausdirektor prognostizierte Werte, Prozentzahlen gerundet.

Mit dem Wegfall der Unterstützung hat sich jedoch nicht nur die finanzielle Lage der Krankenstationen dramatisch verschlechtert. Auch greifen die eingeführten Kontrollmaßnahmen nicht mehr, der Einfluss des Kreisgesundheitsamtes sinkt. So führt mit dem Ende des Projektes das Gemeindekrankenhaus ab August 2001 keine Statistiken mehr über die Höhe der Medikamente pro Rezept, auch werden die Rezepte der Dorfärzte nicht mehr vom Direktor des Gemeindekrankenhauses kontrolliert oder die Dorfärzte entsprechend dem eingeführten Standard evaluiert, da der Direktor keine finanziellen Mittel hat, vorschriftsmäßiges Arbeiten zu belohnen. Die Dorfärzte sind auch nicht mehr bereit, sich regelmäßig schulen zu lassen, da dieser Zusatzaufwand in den Abendstunden nicht bezahlt wird (I 31/01).

Das Gemeindekrankenhaus konzentriert sich nach diesem Projekt wieder auf die Einnahmequellen, aus denen es sich schon vor dem Projekt weitgehend selbst finanziert hat. Da die Medikamente weiterhin über das Gesundheitsamt der Stadt Lingwu vertrieben werden, können sie in der Apotheke der Krankenstation zu günstigen Preisen angeboten werden. Dies hat zur Folge, dass immer mehr Arbeiter aus der angrenzenden Gasförderstätte und Raffinerie ihre Medikamente nicht in der betriebseigenen Apotheke, sondern in dem Gemeindekrankenhaus einkaufen. Im Gegensatz zu anderen Gemeinden in Qinghai, die sich auf diese Laufkundschaft für Medikamente ausgerichtet haben und eine „ermäßigte" Anmeldegebühr zum Medikamentenkauf verlangen (I 25/01), wird in Majiatan zumindest nach den Aussagen des Direktors keine spezielle Anmeldegebühr (für Medikamentenkäufer) erhoben (I 32/01). Während im Laufe des Projektes in Majiatan eine hohe Kontrolle der Gemeinde- und Dorfärzte erreicht werden konnte, ist das Kreisgesundheitsamt Lingwu als Akteur nun wieder auf die Rolle des Zuschauers zurückgedrängt worden (wie in Kap. 11.1).

Das Gesundheitsamt ist in dieser Situation relativ machtlos. Appelle, doch nicht so viel zu verschreiben oder Antibiotika zu spritzen, verhallen in Gemeinde und Dorf ungehört. Ein Beispiel hierfür ist der Dorfarzt in Honggouwan (I 35/01), der nach Beendigung seines Projektes allein in 82 von 110 (74,5%) gesichteten Rezepten des Monats September 2001 Antibiotikum verordnet und dadurch eine zusätzliche Gebühr für seine Behandlung (Injektionsgebühr) von insgesamt 41 Yuan erzielt hat. Konnte dieses Verhalten in der Laufzeit des Projektes durch das Kreisgesundheitsamt unterbunden werden, da seine Rezepte kontrolliert und ihm bei der Evaluierung der monatliche Zuschuss von 150 Yuan verweigert oder stark dezimiert worden wäre, hat das Gesundheitsamt jetzt keine Möglichkeiten mehr, dieses Verhalten zu sanktionieren.

11.3.2.1.4.2 Zusammenbruch der KMV

Folgen einer mangelnden lokalen Vernetzung sowie des Rückzugs der staatlichen Ebenen lassen sich auch an den Projekten zur KMV aufzeigen, die Mitte der neunziger Jahre unter der Mitwirkung des Gesundheitsministeriums und der Weltbank in sechs Provinzen Chinas aufgebaut wurden. Dies soll hier weiterhin am Kreis Lingwu diskutiert werden.

Aufbau einer KMV vom Kreis

In der Autonomen Region der Hui Ningxia werden 1999 zwei Kreise ausgewählt. Einer davon ist der Kreis (später: Stadt) Lingwu, in der auch der bereits diskutierte Fall des Gemeindekrankenhauses Majiatan liegt. Der Wiederaufbau einer KMV wird mit den Ergebnissen des Programms des „Health for all by year 2000" begründet (s. Kap. 9, ZNHY 1995: 318). 1992 werden im Kreis Lingwu drei Gemeinden ausgesucht, in denen ab 1995 mit dem Betrieb der KMV begonnen wird. Die Gemeinde Linhe ist eine Projektgemeinde. Im Gegensatz zu den Versuchen des Typs II wie in Duohu oder Hami beteiligen sich externe Organisationen wie die Weltbank und das staatliche Gesundheitsministerium an der Finanzierung. Außerdem beschränkt sich die Kreisregierung nicht nur auf Propaganda und Vermittlung, sondern ist selbst ein wichtiger Akteur.

Politische Verantwortung und Verarbeitung des Zusammenbruchs

Der kraftvolle Projektbeginn endet für die Gemeinden des Kreises Lingwu in einer großen Enttäuschung. Schon im Jahr 1997, nach Abschluss des Projekts, sind in Lingwu alle gegründeten Fonds wieder zusammengebrochen. Grund hierfür ist, so der Direktor des Gesundheitsamts, das finanzielle Missmanagement und die fehlende Unterstützung der Gemeinderegierung und anderer Regierungsabteilungen. Zudem bleiben die Teilnehmerzahlen weit unter den ambitionierten Erwartungen sowie des Ausgangsplanes für den Finanzplan von 100% (I 31/01). Auch den Fonds im zweiten Projektkreis in Ningxia, Kreis Yongning, ereilt ein ähnliches Schicksal (vgl. Wu Jingzhu/Gao Wei 2000: 13).

Der Direktor des Gesundheitsamtes und ein weiterer Beamter in der Stadt Lingwu haben damals einen Großteil der Vorbereitungen getroffen. Auf der Kreisebene wird eine Kreisverwaltungskomitee gegründet, dem die Abteilungen für Gesundheit, Finanzen, Landwirtschaft und Zivilverwaltung angehören (ZNHY 1995: 320). Hier sind die hochrangigsten Personen des Kreises aus Partei und die Direktoren der einzelnen Ministerien auf Kreisebene integriert, denen der stellvertretende Kreisvorsitzende vorsteht (Lingzhengfa 1995-05, -06). Dieses Komitee „[...] übernimmt **in vollem Umfang** die Kontrolle **und Verwaltung** der KMV im Kreis [...].“ (quanmian fuze, ZNHY 1995: 320, eigene Hervorhebung, S.K.). Die Kreisregierung und das Kreisgesundheitsamt initiieren (vgl. Typ I, II) nicht nur, sondern beteiligen sich direkt an der Verwaltung.

Im Vergleich dazu ist die Rolle der Gemeinderegierung relativ unspezifisch. Das Gemeindekrankenhaus, das im Typus II (Zhejiang, Xinjiang) eine herausragende Rolle einnimmt, bleibt hier gänzlich unerwähnt. Der Dorfverwaltung kommt die Aufgabe zu, von den Bauern 7 Yuan Beitrag einmal pro Jahr zu erheben (ZNHY 1995: 320).

Feste Erstattungssätze sowie festgesetzte Mindest- und Höchstbeteiligungen sollen jedem Teilnehmer genau erkennbar machen, was diese Gemeinschaft leisten kann. Der auf intensiven Vorstudien erstellte Finanzplan geht von einer Beteiligung von 100% der Bevölkerung aus (ebd.). Da alle Fonds aus der kollektiven Ära in den achtziger Jahren aufgelöst worden sind und bisher im Kreis Lingwu auf Dorf- oder Gemeindeebene (wie z. B. in Binglingshan) keine neuen entstanden sind, kann dieser nicht auf schon existierende Fonds aufbauen. Die kooperative medizinische Versorgung wird so vom Kreis initiiert, außerhalb der Gemeinde und des Dorfes konzipiert und vom Kreis verwaltet. Auch der Direktor des Gesundheitsamtes ist damals Mitglied dieses Komitees.

In der Stadt Lingwu zeigt sich eine andere Art, mit dem Scheitern umzugehen. Das Gespräch im Kreisgesundheitsamt erreicht seinen emotionalen Höhepunkt, als über die Erfahrungen mit der KMV gesprochen wird. Es kommt auf Seite des Beamten des Gesundheitsamtes große Resignation und Enttäuschung über das Scheitern zum Ausdruck. Nach dem Gespräch übergibt der Direktor seinen Reader (ZNHY 1995), in der die verschiedenen Versuche in den 6 Provinzen dokumentiert sind, mit den Worten: „Diese Sache machen wir nie wieder!“ (“women buzai gan zhege shiqing le”, I 31/01). Beim anschließenden Mittagessen versucht ein weiterer Beamter den Autor mit den verschiedensten Argumenten darzulegen, daß gerade in rein landwirtschaftlich geprägten Gemeinden ohne jegliche Industrie und mit einem geringen Pro-Kopf-Einkommen eine kooperative medizinische Versorgung oder Versicherungen nicht praktikabel sind.

Folge ist, dass mit dem Scheitern das Vertrauen und der Wille sinkt, einen erneuten Versuch zu wagen.[59] Die Stadt Lingwu wird nicht mehr Projektkreis für eine neue Runde von Projekten zur Einführung der KMV, die in anderen Kreisen Ningxias ab 1997 implementiert werden (Wu Jingzhu/Gao Wei 2000).

Die politischen Institutionen auf der Ebene des Kreises zeigen ein ähnliches Abwehrverhalten wie die Bauern. Wenn die ersten Versicherungsgemeinschaften wegen Zahlungsunfähigkeit scheitern, wächst das Misstrauen unter den Bauern. Gerade weil der Kreis sich aktiv engagiert hat und einen großen Teil der Verantwortung übernehmen musste und damit gescheitert ist, sinkt auch der Wille, einen zweiten Versuch zu beginnen.

Bei diesem Typ lassen sich Unterschiede zu anderen Typen aufzeigen. In Taojiagong in Hami (Typ II) ist die Einstellung der KMV in bestimmten Dörfern für das Kreisgesundheitsamt nicht außergewöhnlich, weil es die Krankenstation initiiert und es im Markt nicht angenommen wurde. Dies schließt nicht aus, dass es zu gegebener Zeit ein nächster Versuch lanciert wird. Eine erneute Initiierung ist in Lingwu (Typ III) schwer, da jedes weiteres Engagement und Scheitern einen neuen Legitimationsverlust der Kreis- und Gemeinderegierung bedeuten würde. Fragen der sozialen Absicherung werden aus dem Aktionsbereich des Kreisgesundheitsamtes gedrängt. Wirtschaftliche Marginalisierung aufgrund hoher Kosten für die medizinische Behandlung wird so nicht als politisch lösbares Problem aufgefasst.

Zusammenfassend lässt sich formulieren, dass sich eine Intervention der Kreisbehörden in den lokalen Raum auf Strukturen, neue Räume und Regeln stützen muß, die sie selbst verstärken oder erst aufbauen müssen. Eine externe Finanzierung bietet dem Kreisgesundheitsamt die Möglichkeit, Gesundheitseinrichtungen in der Gemeinde und im Dorf zu gestalten und zu kontrollieren. Vertikale Kontrolle und nachhaltige lokale Verankerung sind gleichzeitig nur schwer zu erreichen. Finanziellen Hilfen sind für eine Initiierung und Steuerung von außen notwendig, politische Nachhaltigkeit kann jedoch nur erreicht werden, wenn sie in die dörflichen Strukturen – und fernab der Kontrolle der Kreisverwaltung – eingebettet ist. Dementsprechend groß ist die Gefahr, dass Innovationen nach Beendigung einer Projektphase nicht weiterbetrieben werden können und mit dem Abschluss der Finanzierungsphase nicht nur das Kreisgesundheitsamt seinen Steuerungsanspruch und -willen verliert, sondern auch die Gesellschaft sich wieder in ihren vorherigen Strukturen organisiert.

---

[59] Darüber kann auch nicht hinwegtäuschen, dass in einer Aufstellung des Gesundheitsministeriums die Stadt Lingwu die dritthöchste Punktzahl beim HFA 2000-Projekt erreicht hat (Zhang Zeqin/Gao Hongwei 2000: 721).

11.3.2.2 Verregelung der unbesetzten Nische

Ein anderer Mechanismus der Kontrolle ist eine dichtere Verregelung oder umfassendere Verwaltung von bisher dem Markt überlassenen Bereichen. Das Kreisgesundheitsamt muss Verfahren entwickeln, wie es als Akteur von außen bestimmte Verfahren in Gemeinde und Dorf durchsetzen kann, die im Moment durch den freien Markt geregelt werden. Dies wird hier stellvertretend an einem Projektziel diskutiert. Medikamente sollen durch das Kreisgesundheitsamt einheitlich für die Gemeindekrankenhäuser und Dorfkrankenstationen vertrieben werden. Es bestellt Medikamente für die Gemeindekrankenhäuser und verkauft sie an sie weiter (tongyi caigou, s. auch Ma Jin et al. 2002, Wang Lexi et al. 2001).

Vorteil ist, dass über größere Bestellmengen der Einkaufspreis gesenkt und die Qualität der Ware im Gesundheitsamt geprüft werden können. Hinzu kommt, dass mit dieser Maßnahme der Vertriebsweg der illegalen, meist fliegenden oder in Hinterzimmern operierenden Händler und Medikamentendepots abgeschnitten werden könnte, die sich mit minderwertiger oder gefälschter Ware direkt an die Dorfärzte wenden (I 14/01).

Das Gesundheitsministerium hat die Städte und Kreise aufgefordert, dieses Verfahren in Stadt und Land anzuwenden (Weiguicaifu 2000-232: 39ff.). In allen vier besuchten Projektkreisen wird dieses Verfahren nach Projektende fortgeführt.

Warum wurde dies so schnell umgesetzt bzw. wie konnten die staatlichen Stellen so schnell Mechanismen entwickeln?

Nur wenn eine Maßnahme den Kreisbehörden Vorteile bringt, wird sie schnell aufgegriffen und umgesetzt. Denkt man dies konsequent weiter, lässt sich formulieren: Staatliche Intervention wird so aber nicht mehr auf zentraler Ebene planbar, weil sie von den lokalen Interessen, der situativen Gewinneinschätzung sowie der Konstellation der Akteure und ihren Interessen abhängt. Die hierzu relevanten Faktoren diskutiere ich stellvertretend am Beispiel des einheitlichen Einkaufs und Vertriebs von Medikamenten durch das Kreisgesundheitsamt.

Der zentrale Einkauf lohnt sich finanziell für das Kreisgesundheitsamt. Zumindest im Gesundheitsamt der Stadt Jinhua in Zhejiang gibt man das zu. Der Beamte spricht hier von 5%, die dem Gemeindekrankenhaus auf den Einkaufspreis aufgeschlagen werden. Dieser Profit sei auch vertretbar, schließlich werden zum größten Teil die Kosten wieder abgedeckt. Andererseits sei auch ein kleiner Gewinn nichts Besonderes, schließlich profitieren die Gemeindekrankenhäuser finanziell immer noch, als wenn sie es selbst kaufen müssten (I 1/02). Andere Gesundheitsämter sind etwas vorsichtiger. So lege man ausschließlich die Kosten um, die dem Gesundheitsamt durch die Ausschreibung, Bewertung und anderes entstanden sind (I 14, 20/01).

Bei diesen Bemerkungen über die Gewinnmöglichkeiten ist jedoch noch auffälliger, dass bestimmte Strukturvorgaben des Gesundheitsministeriums in allen Kreisen ignoriert werden. Die zentralstaatliche Ebene hat in einer Verordnung

(Guoyaoguanshi 2000-306) versucht, kriminelle Machenschaften, Korruption während der Ausschreibung und Vergabe zu verhindern. Der zentrale Einkauf müßte eigentlich über eine Ausschreibungsagentur (zhaobiao daili) abgewickelt werden, die nicht dem Gesundheitsamt untergeordnet oder irgendeiner anderen Behörde von Nutzen sein darf oder mit ihr verbunden ist (Guoyaoguanshi 2000-306: Art.7). Nur in einem Kreis äußerte man von sich aus Bedenken, inwieweit die faktische finanzielle Vernetzung sowie personelle Überschneidung in Einklang mit der Verordnung zu bringen ist (I 14/01), da hier Personal des Gesundheitsamtes die Ausschreibung organisiert sowie die Bestellungen vornimmt.

Auf der lokalen Ebene hat man den Ruf nach einer unabhängigen Ausschreibungsagentur höchst selektiv umgesetzt: So haben alle besuchten Gesundheitsämter die strukturellen Anforderungen der Zentralregierung ignoriert, wenngleich ihre Ziele umgesetzt. Hinzu kommt noch ein anderer entscheidender Vorteil, den die Kader im Kreis Longxi äußern. Die Ausschreibung wird zu einem wirksamen Kontrollinstrument, weil die Bestellungen und Lieferungen automatisch eine Statistik entstehen lassen, an dem sich die Leistungen der einzelnen Institutionen ablesen lassen (I 14/01).

Auch die unterste staatliche Ebene der Gesundheitslinie verfügt über einen beträchtlichen Wahrnehmungsspielraum (Kap. 3.2.2). Das Kreisgesundheitsamt versteht und verändert eine Maßnahme zu seinen Gunsten und besetzt so die Freiräume, die vorher vom Markt geregelt wurden.

11.3.2.3 Wahrnehmungsspielraum und Reichweite des Staates

Der Vergleich unter den besuchten Kreisen lässt deutlich werden, welchen Handlungs- und Wahrnehmungsspielraum nicht nur die Lokalregierungen oder das Dorfbewohnerkomitee, sondern auch die staatliche Administration auf Kreisebene nutzen kann.

Hier zeigt sich Dynamik, die aus einem hohen Wahrnehmungsspielraum entsteht. Bestimmte Themen oder Probleme werden als eigene Aufgabe wahrgenommen und aufgegriffen, während andere ignoriert werden können. Weil bei diesem Typ das Kreisgesundheitsamt meist allein agiert und so sich permanent überfordert, sind die großen Wahrnehmungsspielräume nötig, um seine Aufgaben auf ein vertretbares Maß reduzieren.

Das Gesundheitsamt führt so, ähnlich den Gesundheitseinrichtungen in Typ II, nicht nur einen Plan aus, sondern verfolgt Prioritäten, die es als notwendig erachtet, während andere ignoriert oder übersehen werden:

Folgen dieses Wahrnehmungsspielraums zeigen sich auch innerhalb der Projektgemeinden. Das Projekt legt einen Schwerpunkt auf die gemeinnützigen (fei yinglixing) Krankenstationen. Der Tätigkeitsbereich der Gesundheitsämter auf der Ebene der Kreise bzw. kreisfreien Städte umfasst jedoch alle Gesundheitseinrichtungen des Kreises.

Ich möchte dies hier stellvertretend am Beispiel aufzeigen, wie die Kreisgesundheitsämter die illegalen oder privaten Ärzte in den Projektgemeinden der Provinzen Qinghai, Gansu, der AR Xinjiang wahrnehmen.

Ignoranz im Kreis Ping'an in der Provinz Qinghai

In den beiden Projektgemeinden Sanhe und Santai des Kreises Ping'an (I 25, 26/01) stehen die beiden Gemeindekrankenhäuser sowie die Dorfärzte im Zentrum des Projektes. Als die Vertreter des Kreisgesundheitsamtes zusammen im Auto vom Mittagessen wieder zurück zum Gemeindekrankenhaus Sanhe fahren, kommen sie auch an einer privaten Ambulanz vorbei. Auf die Frage des Autors, was das sei bzw. wie es wohl dort laufe, antwortet der Beamte: "Dort drüben ist es chaotisch, die gehören nicht zu uns" („tamen nali shi luanqibazao de, bushi women de!" I 26/01).

Das Kreisgesundheitsamt, so zeigt das anschließende Gespräch, fühlt sich vielmehr den kollektiven Gesundheitseinrichtungen verpflichtet, unterstützt ihre Arbeit mit Vorschlägen, kontrolliert den Projektverlauf und schafft technische Geräte an. Es sieht sich aber gleichzeitig personell außer Stande, auch die privaten Gesundheitseinrichtungen zu überwachen (I 26/01). Das Kreisgesundheitsamt definiert seinen Aufgabenbereich keineswegs nach den Grenzen eines Politikfeldes, sondern vielmehr nach den Grenzen zwischen kollektivem und privatem Eigentum. Die privaten Anbieter finden außer dieser Gegebenheit im Kreis Ping'an keine Erwähnung. Sie werden übersehen, ignoriert. Man ist vielmehr bemüht, in den kollektiven Stationen einen vorbildlichen Service zu bieten und dort seine Maßstäbe durchzusetzen (I 26/01).

Diese selektive Wahrnehmung zeigt sich auch bei dem Kampf gegen die Verwendung oder den Verkauf von benutzten medizinischen Utensilien. Das Kreisgesundheitsamt unterbindet den Dorfärzten jegliche Aufbewahrung oder Weiterverkauf von benutzten Spritzen oder Kanülen, weil diese auch an illegale Wiederverkäufer verschoben werden könnten.[60] Separat gelagerte, benutzte Spritzen in der Dorfkrankenstation gelten als höchstverdächtig, worauf der Dorfarzt sofort angesprochen wird. Diese extreme Aufmerksamkeit auf diesen Punkt geht mit einer Ignoranz gegenüber den privaten Einrichtungen einher, da in den privaten Ambulanzen die gesamte Therapie und Pflege und somit auch die erneute Verwendung von Spritzen und Transfusionskanülen nicht wahrgenommen werden.

Resignation im Kreis Longxi

Werden in Ping'an die privaten und teilweise illegalen Ärzte und Ambulanzen ignoriert, stigmatisiert man sie im Kreis Longxi in Gansu. Ist in den achtziger Jahren das Gesundheitswesen sowie der Medikamentenverkauf weitgehend den

---

[60] Das Interesse für einzelne medizinische Utensilien beruht in Ping'an auch auf einer nichtmedizinischen Verwendung. So sind die Spritzen als Kinderspielzeug sehr beliebt, Transfusionsschläuche werden als transparente Träger in Tops weiterverarbeitet.

Gemeinderegierungen bzw. sich selbst überlassen worden, gestalten sich die Versuche, das Gesundheitswesen wieder von staatlicher Seite zu reglementieren, als sehr mühsam.

Das eindrücklichste Beispiel ist der Kreis Longxi in Gansu ca. 150 Kilometer südlich von Lanzhou. Auch dieser Kreis ist wie der Kreis Ping'an ein Armutskreis. Hier wird das jährliche durchschnittliche Pro-Kopf-Einkommen der Bauern mit 1331 Yuan angegeben (Longxi xian weishengju 2001: 1). Hier betont das Gesundheitsamt die illegalen Machenschaften von Betrügern und Stümpern, die hier über den Verkauf von Dienstleistungen und Medikamenten nicht nur die Gesundheit der Bevölkerung schädigen, sondern auch mit minderwertigen Medikamenten und Produkten die Versorgungsqualität der Dorfkrankenstationen vermindern. Im Gegensatz zum Kreis Ping'an hat man sich hier zu Beginn der Finanzierungsphase des Projektes die Aufgabe gesetzt, illegale Ärzte und Medikamentenverkäufer innerhalb der Projektgemeinden und Dörfer zurückzudrängen und sie zur Rechenschaft zu ziehen. Der Fall der illegalen Blutspendebanken Mitte der neunziger Jahre hat gezeigt, dass solche Aktionen keineswegs auf Zustimmung bei der bäuerlichen Bevölkerung stoßen. So schreibt das Gesundheitsbüro der Provinz Henan[61]:

> „Als das Gesundheitsamt 1995 ein solches illegales Blutspendecamp in dem Dorf X untersuchen wollte, verbündeten sich die Blutspender mit denen der illegalen Blutbanken, um Widerstand gegen die Beamten des Gesundheitsamtes, die hier Gesetze ausüben, und gegen die Polizei zu leisten. Dabei zerstörten sie zwei Polizeiautos" (Henan sheng weishengting 2002: 5).

So ist das Gesundheitsamt im Kreis Longxi äußerst vorsichtig und versucht aktiv, zumindest hier die Zusammenarbeit der Lokalregierung zu gewinnen. Longxi ist der einzige der insgesamt vier Kreise, der in den Projektfinanzplan eine „Hilfe für kommunale Mobilisierung" einstellt (Longxi xian weishengju 1999: 3). Damit sollen die Gemeinderegierungen und Dorfbewohnerkomitees zur Mitarbeit angeregt werden. Inwieweit hier die Gemeinderegierung tatsächlich aktiv ist oder ob sich das Kreisgesundheitsamt mit dieser Auszahlung nur die Zustimmung der Gemeinderegierung erkauft hat, konnte nicht eindeutig herausgefunden werden (I 16/01). Das Kreisgesundheitsamt und die Gemeinderegierung führen gemeinsame Versammlungen durch, das Gesundheitsamt darf bei den Dorfversammlungen die Vorteile des kommenden Projektes erläutern. Gleichzeitig werden Handzettel verteilt. (Longxi xian weishengju 2001: 2).

Das Gesundheitsamt überprüft in einem nächsten Schritt in 132 Fällen den meist illegalen Medikamentenhandel und die Arztpraxen, wobei 28 Privatpraxen geschlossen werden. Insgesamt werden kurzerhand 33 Geschäfte und meist illegale Theken geschlossen, die als Zwischenhändler für Pharmafirmen ihre Medikamente an Dorfärzte absetzen. Zudem ermittelt man in 4 Fällen und verhängte

[61] Dieses Dokument wurde vom Aidsaktivist Wan Yanhai im August 2002 per Massenmail verschickt (Jenkins 2002).

insgesamt Strafgebühren von 2000 Yuan. (Longxi xian weishengju 2001: 5, I 14/01). Mobiliar und Geräte werden auch beschlagnahmt und entfernt, um so zumindest kurzfristig weitere Tätigkeiten unmöglich zu machen.

Da der Markt noch nicht vollständig geordnet ist, kommt es nach Angaben des Kreisgesundheitsamtes immer wieder vor, dass Dorfärzte entweder ihre gebrauchten Kanülen usw. wieder verkaufen oder minderwertige Medikamente kaufen. Folge in Gansu ist so ein relativ rigider Medikamentenverkauf und aufwendige Kontrollsysteme, die das starke Misstrauen des Gesundheitsamtes deutlich werden lassen. Man hat es zumindest in den beiden Projektgemeinden Longxis geschafft, die privaten Anbieter herauszudrängen oder in den Verbund der Gemeinde- und Dorfkrankenstation zu integrieren. Dies gelingt jedoch nicht bei den Gemeinden, die keine Projektgemeinden sind. Bei privaten Krankenstationen verhindern nach Aussagen eines Beamten des Kreisgesundheitsamtes die Gemeinderegierung oder das Dorf, dass diese Station geschlossen oder konfisziert wird. Jegliche Kontrollen betrachtet hier nun das Kreisgesundheitsamt als sinnlos, da sie nach dem Verlassen sofort wieder ihre Arbeit aufnehmen (I 14/01).

Bedrohung und Integration in der Stadt Hami

In der Stadt Hami in Xinjiang betont man vielmehr die Gefahr des ruinösen Wettbewerbs für die kollektiven Gesundheitseinrichtungen, der durch die privaten Anbieter entstehen könnte. So lassen sich höhere Behandlungsgebühren und ein flächendeckendes Netz von kollektiven Gesundheitseinrichtungen nur dann einführen und durchsetzen, wenn man nicht befürchten muss, dass die Patienten sofort zu den privaten Anbietern überwechseln (I 3/01). Zudem sind die Gemeindeeinrichtungen durch die relative Stadtnähe, so der Beamte weiter, schon einem großen Wettbewerbsdruck ausgesetzt (I 3/01). In den Projektgemeinden um Hami werden denjenigen, die sich nicht in das vom Kreis finanzierte Gesundheitsnetz integrieren lassen, die Lizenzen entzogen. Nur in diesem Kreis sind alle Gesundheitseinrichtungen unter der medizinischen und technischen Kontrolle des Gesundheitsamtes sowie der Gemeindekrankenhäuser. In keinem anderen vom Autor besuchten Kreis kann so die Ebene des Kreises in den Dörfern einen so hohen Einfluss ausüben, der nur mit massiven Subventionen erhalten bleiben kann.

Funktionale Ergänzung in der Stadt Jinhua

Diese Sichtweise in Hami steht jedoch dem Plädoyer für Wettbewerb des Gesundheitsamtes der Stadt Jinhua entgegen. Man konzentriere sich bei seinen Anstrengungen auf eine wichtige Ordnungspolitik und ein wirksames Kontrollsystem, in dem die privaten Anbieter und ihr Wettbewerbspotential gerade ein Ansporn sind, die eigenen Dienstleistungen zu verbessern. Die kollektiven Institutionen werden unterstützt, da sie auch Aufgaben der Gemeinschaft (Familienplanung) übernehmen. Ein guter Service zu günstigen Preisen werde die Patienten wieder in die Gemeindekrankenhäuser führen (I 1/02).

In allen hier dokumentierten Typen lassen sich Formen einer selektierten Wahrnehmung aufzeigen: Das Gesundheitsamt kann seinen eigenen Arbeitsbereich, der vom Gesundheitsministerium vorgegeben ist, verändern. Das Gesundheitsamt in den Kreisen Longxi, Ping'an oder der Stadt Jinhua schränken ihn ein, um die Anforderungen auf ein machbares Maß zu reduzieren. Am Beispiel Hami zeigt sich der entgegengesetzte Fall: Man kann ihn auch auszuweiten, um so ausgewählte Aufgaben erfolgreich durchführen zu können. Diese Handlung hat aber auch einen großen Einfluss auf die Reichweite von staatlicher Handlung bzw. die Gestaltungsspielräume der Zentralregierung in den ländlichen Regionen: Wenn die Kreisinstitutionen nicht nur zentralstaatliche Vorgaben umsetzen, sondern den Wahrnehmungsspielraum selbst verändern können, vergrößert oder verkleinert sich die Gestaltungsfähigkeit und Prägekraft des Zentralstaates im lokalen Spielraum weitgehend unabhängig davon, wie es auf der Ebene der Zentrale beabsichtigt oder geplant war.

11.3.2.4 Interpretationsspielraum

Neben dem Entscheidungs- und Wahrnehmungsspielraum zeigt sich bei der Gesundheitsbürokratie auch die Dimension des Interpretationsspielraums. Dieser Interpretationsspielraum auf der lokalen Ebene verdeutlicht das Phänomen, dass eine politische Maßnahme in neue Kontexte gebunden wird, also die zentralpolitisch verabschiedete Maßnahme (output) nicht mehr dazu dient, ihre ebenfalls von der Zentralregierung definierte politischen Ziele (outcome) durchzusetzen.

Dies zeigt sich am eindrücklichsten am Beispiel der KMV im Kreis Ping'an. Die Gemeinde Sanhe besteht neben dem wohlhabenden Dorf Binglingshan (s. Kap. 11.1) aus weiteren 8 Dörfern. Binglingshan hat sich als einziges Dorf mit industrieller Aktivität von der übrigen Entwicklung im Gesundheitswesen in der Gemeinde abgekoppelt und stellt einen Sonderfall dar.

Zum Projektbeginn wird in anderen Dörfern der Gemeinde Sanhe die Anmeldegebühr von ehemals 0.2 Yuan auf 0,5 Yuan angehoben (Ping'an xian weishengju 2001: 3). Will man sich von einem Oberarzt (zhuzhi yisheng), der normalerweise an einer medizinischen Fachhochschule ausgebildet ist, untersuchen lassen, muß eine Behandlungsgebühr von 1 Yuan bezahlt werden (Pingweizi 2000-54a: 2)

Eine vom Preisbüro genehmigte Behandlungsgebühr (zhenliaofei) von 2 Yuan erhebt das Gemeindekrankenhaus in Sanhe nicht, weil sie die Bauern nicht akzeptieren. In den Dorfkrankenstationen liegen die Gebühren etwas niedriger, sind aber genauso wenig durchsetzbar (I 22/01).

Die höheren Behandlungs- und Anmeldegebühren verfolgen zwei Ziele:

Erstens soll das Bewusstsein geschaffen und gestärkt werden, dass nicht nur die Ausgabe von Medikamenten, sondern auch die Diagnose und Beratung eine Dienstleistung des Dorf- und Gemeindearztes ist, die dementsprechend entlohnt werden sollte (I 20, 21/01, Ping'an xian weishengju 2001: 1).

Zweitens sollen sie die Einkommensverluste des Dorfarztes kompensieren, die durch das Projekt und einen eingeschränkten Medikamentenverkauf entstanden sind. Denn nur wenn die Erlöse für die Diagnose und Behandlung des Arztes erhöht werden, könne man davon ausgehen, dass überhaupt finanzielle Möglichkeiten bestehen, die Abhängigkeit des Einkommens von den Erlösen aus dem Medikamentenverkauf zu verringern (Ping'an xian weishengju 2001: 4). Dementsprechend sollte bei den Bauern die Einsicht erreicht werden, dass

> „[...] man lieber etwas für einen guten Service als für teure Arznei bezahle [...]" und dass sie bemerken, dass „[...] gerade ein guter Service sie in die Lage versetzt, nicht nur weniger, sondern auch die richtigen Arzneien zu kaufen und sie so bei den Arzneikosten sparen könnten" [...] (Ping'an xian weishengju 2001: 4).

Die Entwicklungen in Sanhe wie in anderen Gemeinden zeigen jedoch, dass diese Einsicht nicht erreicht worden ist: So nehmen die Bauern die Anstrengungen wahr, billigere und bessere Medikamente sowie eine bessere ärztliche Betreuung vor Ort zu garantieren, doch ist man nicht bereit, dafür die Dienstleistung des Arztes (höher) zu entlohnen. Auch wenn wie in allen Projektgemeinden die durchschnittlichen Kosten pro Rezept gesunken und so die Krankheitskosten für Medikamente pro Arztbesuch gefallen sind (Yao Lan et al. 2002a, 2002b), führt dies nicht dazu, dass auch die einzelnen Summanden, die gestiegen sind, akzeptiert werden. Im Gegenteil, die sich verteuernde Arztgebühr wird eben nicht akzeptiert, auch wenn die Medikamente billiger werden.

Die Projektgruppe des Kreisgesundheitsamtes nimmt es als ein großes Problem wahr, dass diese Gebühren nicht akzeptiert werden (I 21/01), denn wenn mit einer finanziellen Projektunterstützung die Behandlungsgebühr nicht einmal eingeführt werden kann, wird so eines der wichtigsten Projektziele nicht umgesetzt.

In dieser Situation hat der Aufbau von einer kooperativen medizinischen Versorgung (KMV) eine besondere Bedeutung. Diese KMV ist nur ein Vorsorgevertrag zwischen den Familien und dem Dorf- bzw. Gemeindekrankenhaus und wird ab 2001 vom Gesundheitsamt in fast allen Dörfern der beiden Projektgemeinden eingeführt. Es unterscheidet sich von der KMV im Nachbardorf Binglingshan, in dem auch ein Umlagefonds für schwere Krankheiten gegründet ist. Zu einem Jahresbeitrag von 5 Yuan pro Teilnehmer werden in der Krankenstation alle Anmelde- bzw. Behandlungsgebühren erlassen (I 22/01). Auch hier können nicht Einzelpersonen, sondern nur Familien beitreten, deren Mitgliedsbetrag sich an der Zahl ihrer Familienmitglieder bemisst (yi jia wei hu, ebd.).

In seiner Anlage und Erstattungsmodus ist dieses System den Vorsorgeverträgen ähnlich, die in Taojiagong eingeführt werden sollen (Kap. 11.3.2.1.3), unterscheidet sich aber grundlegend von der Gründungsintension. Fragt man die Beamtin des Gesundheitsamtes Ping'an nach den Gründen, sagt sie selbst, man habe dies „für das Projekt gemacht" („weile xiangmu [...]", I 29/01).

Das Kreisgesundheitsamt nutzt nicht nur sehr geschickt seinen Entscheidungs- und Interpretationsspielraum aus. Diese Vorsorgeverträge, die als kooperative medizinische Versorgung (hezuo yiliao) bezeichnet werden, machen in den Projektgemeinden in Sanhe die erhöhten Anmelde- und Behandlungsgebühren, deren Akzeptanz gerade ein Ziel des Projektes selbst war, wieder rückgängig. Im Kreis Ping'an entsteht ein als kooperative medizinische Versorgung bezeichnetes System, um unbeliebte Maßnahmen eines Gesundheitsprojektes zu neutralisieren und so dem Projekt im Kreis Ping'an zum Erfolg zu verhelfen.

So ist eine KMV als Maßnahme (output) eingeführt worden, ihre *Intention* (outcome) gehorcht einer lokalen, von der zentralen Ebene abgekoppelten Logik. Am überraschendsten ist aber, dass diese Trennung von Maßnahme und Ziel selbst innerhalb der Gesundheitslinie ausgeprägt ist. Dies lässt den Leser erahnen, welcher Interpretationsspielraum sich dann eröffnet, wenn die Gemeinderegierung oder das Dorfbewohnerkomitee als dominanter Akteur den Aufbau des lokalen Gesundheitswesens prägt (s. Typ IV in 11.4).

11.3.2.5 Zusammenfassung

Typ III zeigt so die Struktur und Dynamik einer Kooperation auf, in der die politischen Vertretungen in der Gemeinde und das Dorf (kuai) in den Hintergrund getreten sind und die staatliche Gesundheitsverwaltung bzw. „-linie“ (tiao) das ländliche Gesundheitswesen gestaltet. Im Gegensatz zu Typ I und II kann das Gesundheitsamt ist darauf angewiesen, alleine die Distanz zwischen der administrativen Ebene des Kreises und der Gemeinde zu überwinden.

Temporalität

Die Finanzierung stellt eine Möglichkeit dar, die Bereiche, die bisher von der Lokalregierung übertragen waren, nun selbst zu betreiben. Kontrolle und Homogenisierung gehen dabei zu Lasten der Effizienz und Nachhaltigkeit. Dies zeigt sich am besten bei extern finanzierten und zeitlich befristeten Projekten, in der jedoch meist Nachhaltigkeit als eigenständiges Projektziel nicht erreicht wird. Die Veränderungen bleiben meist nur vorübergehend, weil sie besonders durch staatliche Transferzahlungen gestützt sind. Mit der Beendigung der Projektphase kehren sie wieder zur alten Form zurück.

Rentabilität

Die Finanzierung stellt eine Steuerungsform dar. In den Feldstudien war noch eine weitere Möglichkeit sichtbar. Bisher von den Lokalregierungen vernachlässigte und/oder dem Markt überlassene Bereiche werden wieder von dem Kreisgesundheitsamt übernommen. Das Kreisgesundheitsamt kann so die Distanz zwischen einer staatlichen Bürokratie und dem lokalen Gesundheitswesen auf dem Land überwinden. Dies wird besonders bei dem eingeführten zentralen Vertrieb von Medikamenten deutlich. Bisher kauften Gemeindekrankenhäuser und Dorfärzte ihre Medikamente selbst ein, nun werden diesem vom Kreisgesundheitsamt bestellt, ausgeschrieben und geliefert.

Dieses Beispiel macht aber auch deutlich, dass dieser neue Tätigkeitsbereich und der damit verbundene höhere Personalaufwand nur aufgegriffen wird, wenn er für die staatliche Gesundheitsbürokratie selbst finanziell lohnend ist. Dementsprechend schnell richtet das Kreisgesundheitsamt eine Ausschreibungsagentur ein. Strukturelle Vorgaben, die eigentlich eine Verflechtung mit dem Kreisgesundheitsamt verhindern sollten, werden ignoriert. Das Beispiel kann aber nur bedingt für eine erfolgreiche Überwindung der Distanz gelten, weil die Ausschreibungsagenturen aufgrund ihrer besseren Lieferkonditionen und Preise von den Gemeindekrankenhäusern akzeptiert werden. Staatliches Handeln ist so nicht kraft seiner politischen Autorität auf der lokalen Ebene verankert, sondern vielmehr aufgrund seiner besten Angebotsbedingungen im lokalen Markt willkommen.

Selbst festgelegte Reichweite staatlichen Handelns
Die Dynamik eines großen Wahrnehmungs- und Interpretationsspielraums treten bei Typ III besonders deutlich auf, da das Kreisgesundheitsamt alleine agiert. Wenn das Kreisgesundheitsamt mit der Gemeinderegierung oder mit dem Dorfbewohnerkomitee keinen Kompromiss wie in Typ I oder II erzielen muss, kann es die Aufgabenstellung bzw. den Sinn der Handlungen allein definieren. Dies zeigt sich hier bei der Wahrnehmung der privaten Anbieter sowie die Interpretation/Ausrichtung einer KMV im Kreis Ping'an.

Mit dieser Fokussierung auf bestimmte Ausschnitte innerhalb großer Spielräume schützt sich die staatliche Bürokratie bei ihrem „Alleingang" vor einer ständigen Arbeitsüberforderung. Sie interpretiert ihren Aufgabenbereich nach ihren eigenen Interessen und Möglichkeiten. Formen und Intensität der Überwindung der Distanz sind so nicht zentral vorgegeben, sondern die Wahrnehmung und Interpretation des Kreisgesundheitsamtes bestimmen die Reichweite des zentralstaatlichen Handelns.

11.4 Typ IV: Abschottung des Gesundheitswesens

Im letzten Kapitel stand die Dynamik des Typs im Mittelpunkt, bei dem das Kreisgesundheitsamt allein das ländliche Gesundheitswesen aufbaut. Im nächsten Kapitel soll nun diskutiert werden, welche Dynamik entsteht, wenn ein weiterer Partner innerhalb der Struktur der „doppelten Führung", nämlich die Lokalregierung, ohne das Kreisgesundheitsamt das Gesundheitswesen auf dem Land verändert. Das schließt auch den Fall ein, dass die Lokalregierung eine Kooperation mit dem Kreisgesundheitsamt ablehnt.

Insgesamt kann dieser Typ nur sehr kursorisch behandelt werden, da meine Feldstudien im Rahmen eines Projekts des Gesundheitsministeriums durchgeführt worden sind und somit der Weg in das lokale Gesundheitswesen immer nur mit den Vertretern des Kreisgesundheitsamtes möglich war. In den Bereichen, in denen das Kreisgesundheitsamt abgewiesen wurde oder die Gemeinderegierung oder das Dorfbewohnerkomitee zu keinem Gespräch bereit war, war auch für mich keine Untersuchung oder Feldstudie möglich.

Die Gemeinderegierungen und Dorfbewohnerkomitees finanzieren die Gesundheitsdienstleistungen und bestimmen so weitgehend die Entscheidungen und Strukturen im Gesundheitswesen in der Gemeinde und im Dorf. Interventionen oder Blockaden basieren jedoch nicht nur auf einer gesundheitspolitischen Ratio. Ähnlich wie in Typ III zeigt sich hier ein extrem großer Spielraum, weil die politischen Vertreter der Gemeinde und des Dorfes keinen Kompromiss innerhalb der doppelten Führung mit dem Kreisgesundheitsamt erzielen müssen. Handeln ist so allein auf die Interessen der Gemeinderegierung bzw. des Dorfbewohnerkomitees ausgerichtet. Dies möchte ich stellvertretend an den Personalentscheidungen in der gynäkologischen Abteilung des Gemeindekrankenhauses Caizi im Kreis Longxi (Provinz Gansu) verdeutlichen.

Im Zentralen Gemeindekrankenhaus Caizi arbeiten insgesamt 25 Mitarbeiter. Dazu gehören 3 Oberärzte (zhuzhi yishi1) 2 Ärzte (yishi1) 11 Pfleger (yishi4)/Schwestern (hushi), 1 Laborassistent (jianyanshi), 2 pharmazeutische Assistenten (yaojishi4) und 1 Radiologie-Assistent, (fangshe yishi) (Longxi xian caizixiang zhongxin weishengyuan 2001: 1[62]). Das Krankenhaus deckt die Primärversorgung der Gemeinde ab. Neben westlicher Medizin wird im Gemeindekrankenhaus auch TCM praktiziert (Longxi xian caizixiang zhongxin weishengyuan 2001: 1).

Das Personal ist in zwei Klassen eingeteilt: Für 16 der 25 der Angestellten erhält die Gemeindekrankenhaus Gehaltszahlungen vom Kreis, weil diese Planstellen sind. Die Kreisregierung kann nicht mehr das volle Grundgehalt, sondern nur noch 80% an das Gemeindekrankenhaus überweisen (I 14/01). Auch in anderen Gemeinden, außer bei den Feldstudien in Xinjiang, zeigte sich dies (s. Kap. 11.3.2.1.1 und Tab. 10). Einzig der Beitrag für Vorbeugung von 9 Yuan wird noch in vollem Umfang an den Pfleger im Gemeindekrankenhaus sowie an die Dorfärzte ausbezahlt (I 15/01).

Die übrigen 9 Angestellten werden vom Krankenhaus direkt eingestellt und bezahlt. Zum Teil handelt es sich hier um einfaches Handwerks- oder auch Putzpersonal, das zum Teil stundenweise beschäftigt ist. Dazu gehört auch qualifiziertes medizinisches Fachpersonal. Man greift hier auf Rentner und gute Ärzte aus der Umgebung zurück (I 15/01), von denen jedoch keiner zum Zeitpunkt der Feldstu-

[62] Über die übrigen 4 Angestellten werden keine Angaben gemacht. Dem Autor fehlen diese Angaben.

die anzutreffen war[63]. Grund dafür mag sein, dass aufgrund der angespannten Finanzlage im Moment das Gemeindekrankenhaus nur noch in der Lage ist, durchschnittlich 40% des ursprünglich vereinbarten Stundenlohns zu bezahlen (I 15/01).

Wenn der Arzt einmal in dem Krankenhaus angestellt ist, erfolgt die Fortbildung in dem Gemeindekrankenhaus Caizi ausschließlich innerhalb der Krankenstation oder im Rahmen eines Selbststudiums mit selbsterworbenen Lehrbüchern. Dieses Muster für die Fortbildung der Gemeindeärzte war auch in anderen Regionen, z.B. im Kreis Ping'an, sichtbar (I 25/01, 28/01). Die Rolle des Kreisgesundheitsamtes, der Kreiskrankenhäuser oder der medizinischen Pflegeschulen wird oft angemahnt. Kreisweite Fortbildungen sind aber nicht finanzierbar. Erst die Durchführung eines nationalen oder internationalen Projektes scheint dieses Muster einer ausschließlich lokalen Fortbildung zu durchbrechen: Ziele des Projektes werden von den Kreisgesundheitsämtern den Angestellten des Gemeindekrankenhauses sowie den Dorfärzten erklärt und erwünschte sowie zu vermeidende Behandlungsmethoden in Evaluationen gefestigt (I 15/01).

Das Gemeindekrankenhaus in der Gemeinde Caizi hat eine Pflegerin vor allem für ihre gynäkologische Abteilung sowie als Hebamme ausgebildet, um so den Arzt zu unterstützen, der diese Aufgabe innehat. Im Jahr 2000 wird jedoch diese Fachkraft vom Parteisekretär der Gemeinde Caizi aus dem Krankenhaus abgezogen, um die Familienplanungsstation der Gemeinde zu leiten, die direkt dem Parteisekretär unterstellt ist (I 15/01). Diese Station ist nicht im Krankenhaus, sondern in einem einstöckigen Häuschen im abgetrennten Hof der Gemeinderegierung untergebracht. Die Ausstattung ist moderner als in der Krankenstation. Hier steht beispielsweise ein neues Ultraschallgerät zur Verfügung.

Der Direktor des Kreisgesundheitsamtes und das Führungspersonal des Krankenhauses sind verärgert, aber genauso machtlos gegenüber diesen Handlungen des Gemeindesekretärs, der die Familienplanung und Maßnahmen der Geburtenkontrolle nicht mehr im Krankenhaus, sondern nun „nebenan" durchführt. Schwer wiegt auch der personelle Verlust: Die Hebamme, die aus dem Krankenhaus abgezogen wurde, führt dort kleinere Eingriffe durch. Man habe, so der Direktor des Krankenhauses, eine Hebamme eigentlich für das Krankenhaus ausgebildet. Diese Personallücke habe man noch nicht geschlossen. Während man im Krankenhaus die Beratung, Aufklärung, Untersuchungen und Eingriffe im Rahmen der Familienplanung nicht mehr durchführen könne, bekomme man jetzt nur noch die Problemfälle überwiesen, wenn in der Familienplanungsstation die Eingriffe zu Komplikationen geführt hätten (I 15/01).

[63] Die Verpflichtung von auswärtigen, meist privaten Ärzten bis 1964 zeigen Li Weiping und Zhu Peihui (2002: 2) am Fallbeispiel einer Brigade auf. Erst 1964 begann man dort, eigene Kollektivmitglieder als Barfußärzte auszubilden.

Diese Situation ist kein Einzelfall, denn die Beamtin aus dem Provinzministerium merkt an, dass dieses Problem an anderen Orten auch auftrete und auch unklar sei, wer denn bei Komplikationen oder Pfuscherei in der Familienplanungsstation für die Kosten der anschließenden Behandlung im Krankenhaus aufkomme (I 15/01). Dementsprechend kühl und distanziert läuft ein Gespräch zwischen dem Parteisekretär der Gemeinde und dem Abteilungsleiter statt. So kommen die Vertreter der Gebietskörperschaft und der Gesundheitsbürokratie zusammen, haben sich aber nicht viel zu sagen.

Dieses Beispiel zeigt: In manchen Bereichen kann der Parteisekretär der Gemeinde durchaus eine Zusammenarbeit ablehnen und auf eine Lösung – auch zulasten der Gesundheitseinrichtung und gegen den Willen des Kreisgesundheitsamtes - beharren. Weil er für die Geburtenkontrolle und Einhaltung der Quoten in der Gemeinde verantwortlich ist (I 16/01) und davon auch die Höhe seiner eigenen Prämie abhängt, übernimmt und organisiert er diesen Bereich selbst. Wer geglaubt hat, dass gerade auf den untersten Ebenen die politischen Akteure zusammenarbeiten und Widersprüche einem lokalen Entwicklungsziel untergeordnet seien, kann in Caizi eines Besseren belehrt werden.

In Taojiagong in der Stadt Hami (AR Xinjiang) zeigt sich eine ähnliche Situation. So werden dort Anfang 2001 zwei Ärzte von der Gemeinderegierung abgezogen, die jetzt ausschließlich für die Familienplanung in den neugegründeten Familienplanungsstationen zuständig sind. Gerade dies, so beklagt die dortige Direktorin des Gemeindekrankenhauses in ähnlicher Weise wie in Caizi, sei ein großer Verlust für das Krankenhaus (I 9/01).

Dieses Vorgehen tritt aber nicht kreiseinheitlich auf. In der Stadt Hami lassen sich vielmehr Unterschiede zwischen den Gemeinden aufzeigen. In Huayuan, der Nachbargemeinde von Taojiagong, ist ein „Servicepunkt für Familienplanung" (jihua shengyu jishu fuwushi, s. auch Guofa 2001-309) im Gemeindekrankenhaus eingerichtet, für den der Direktor des Gemeindekrankenhauses verantwortlich ist.

Der Grund ist, dass die Geburtenkontrolle eines der wichtigsten Punkte im Evaluierungssystem für die lokalen Kader darstellt (I 16/01, s. auch Edin 2003). Wenn die Geburtenrate in der Gemeinde die vom Kreis festgesetzte Quote überschreitet, führt dies zu Einbußen bei der Gehaltsprämie des Gemeindekaders. Es ist so im Eigeninteresse des Kaders, dass in seinem Gebiet die Geburtenquoten nicht überschritten werden und keine unangemeldeten Schwangerschaften auftreten (s. hierzu ausführlich Scharping 2002). Nur wenn der Parteisekretär der Meinung ist, dass die Familienplanung in dem Gemeindekrankenhaus besser gewährleistet wird, bleibt sie innerhalb des Gemeindekrankenhauses (I 4/01). Dieser Fall tritt schon in der Nachbargemeinde von Taojiagong, der Gemeinde Huayuan, auf.

Die Zentralregierung ist sich dieses Problems bewusst. So sollen keine neuen Geburtenkontrolleinrichtungen geschaffen werden, wenn schon eine Krankenstation am Ort bestehe. Sie sollen aber eine spezielle Abteilung gründen. Wenn an einem Ort schon beides besteht, sollen sich beide auf ihre jeweiligen Tätigkeitsbereiche beschränken (Guofa 2001-309: Art. 20). Ein Jahr später wiederholt die Zentralregierung nochmals diesen Aufruf.

> "[Beide] sollen ihre notwendigen Funktionen erfüllen, ihre Stärken nutzen, sich gegenseitig ergänzen und die Ressourcen gemeinsam nutzen" (Zhongfa 2002-13: Punkt 8).

Die Zentralregierung kritisiert die beiden Akteure nicht direkt und fordert keine Änderung der bestehenden Situation, sondern drängt auf eine bessere Koordination in der Zukunft.

Die besonderen Rechte der Gemeinderegierungen zeigen sich bei der Finanzierung und im Personalwesen. Charakteristikum ist, dass Interventionen der Gesundheitslinie hier vergebens sind. Gerade in Personalfragen besitzt die Gemeinderegierung weitgehende Rechte. Obliegt die Einstellung des Direktors meist dem Kreisgesundheitsamt, stellt das weitere Personal die Gemeinderegierung ein, die hier auch gegen den Widerstand der Direktoren Personal auf die Gehaltsliste der Krankenstation setzen können. So sind auch beispielsweise in Taojiagong alle Einstellungen außer dem Direktor von der Gemeinderegierung vorgenommen worden.

Bei diesem Typ zeigt sich so die maximale Entscheidungsfreiheit der Lokalregierung, weil sie hier von ihren Privilegien bzw. der Rolle als „Türsteher“ des lokalen Gesundheitswesens Gebrauch machen kann.

12 ZUSAMMENFASSUNG

12.1 PROBLEMATIK

Gesundheitswissenschaften: Ausrichtung auf zentralpolitische Interventionen
Die medizinsche Relevanz einer mangelnden Gesundheitsversorgung und sozialen Absicherung im ländlichen China sind in der westlichen und chinesischen Forschung äußerst detailreich analysiert und Auswege in Politikempfehlungen formuliert worden. Das Problem liegt nicht in der Politikentwicklung oder Akzeptanz innerhalb der Gesundheitsverwaltung, sondern in der lokalen Implementation – und verdeutlicht so mangelnde Gegenstandsbezogenheit der Konzepte und Ansätze, mit denen bisher das Gesundheitssystem oder die ländliche Entwicklung analysiert wurden.

Die analytischen Prämissen einer Staatsvorstellung, der zufolge der Zentralstaat als allumfassendes gesellschaftliches Regelungszentrum fungiert, treten dann offen zu Tage und werden fragwürdig, wenn die politische Steuerung des Staates in der wahrgenommenen Krise des ländlichen Gesundheitswesens seit den neunziger Jahren praktisch gefordert wurde, aber nur kaum in relativ höhere Finanzierung oder rechtliche Ausgestaltung umgesetzt wird (vgl. Argumentation für europäische Politik in Mayntz 1996: 265). Staatliches Handeln erscheint so zwangsläufig immer als unzureichend und defizitär, weil der Analysefokus für Veränderungen und Politikvorschläge sich einseitig auf den Zentralstaat konzentriert.

Wenn die Institutionen auf der zentralstaatlichen Ebene die von Wissenschaftlern geforderte Rolle nur zögerlich und erst jüngst einnehmen oder sich keine Erfolge der staatlichen Interventionen im „Gesundheitssystem" zeigen, stellt sich die Frage, inwieweit diese Vorstellung von dem Regelungszentrum einer staatlichen Gesundheitsbürokratie und einer zu verregelnden ländlicher Gesellschaft nicht auf unrealistischen Prämissen beruht. Wenn diese Prämissen in der Diskussion nur unzureichend problematisiert werden, obwohl immer neue Reforminitiativen scheitern, fragt man sich nach den Gründen dieser Resistenz:

Im Steuerungskonzept liegt das Augenmerk vor allem auf der Politikentwicklung und weniger auf der Perzeption der Umsetzung auf der lokalen Ebene. Gründe für eine abweichende lokale Perzeption und die damit verbundenen subjektiven Zielveränderungen durch diejenigen, die sie lokal umsetzen müssen, bleiben als Gründe für eine wissenschaftliche Konzeptualisierung unbeachtet. Dies könnte darin begründet sein, dass die Akzeptanz des zentralpolitischen Maßnahmenkatalogs auf lokaler Ebene – und beim analysierenden Wissenschaftler selbst – vorausgesetzt wird: Die formulierten Ziele sind in Anbetracht der Krise in wissenschaftlichen Kategorien unumstritten, weil sie medizinisch vernünftig erscheinen, sodass mit der Dringlichkeit die Gründe für Widerstände bei der politischen Umsetzung aus dem Auge geraten. Abweichungen werden als unvernünftig gewertet, sie werden nur noch als Wissens- und Verständnisdefizite der Akteure auf der lokalen Ebene dargestellt oder als Verweigerungshaltung interpretiert. Diese Interpretation läuft auf die Frage hinaus, inwieweit staatliches Handeln noch durchsetzungsfähiger gemacht werden könnte, um die Defizite zu minimieren oder die Verweigerung zu unterbinden. Die medizinische Krise erscheint somit als ein Steuerungsdefizit, das der Staat selbst aufheben könnte, wenn er sich diesem vernünftigen Ziel verschreibt und die dafür nötigen Ressourcen einsetzen könnte.

Woher jedoch der politische Wille und auch die Ressourcen für diese unbegrenzte Staatskapazität kommen sollen, deren Scheitern und mangelnde Prägekraft z. B. durch eine immer geringere Finanzierung durch die öffentliche Hand gerade noch thematisiert und empirisch gemessen wurde, bleibt genauso unbeantwortet wie die Frage, inwieweit diese Vorstellung einer staatlichen Steuerung politisch realistisch ist.

Sozialwissenschaftliche Chinaforschung: Mangelnde Anpassung des Analyseinstrumentariums an strukturelle Veränderungen

Mit dem Konzept einer Zellularität konnte am besten eine Wirtschafts- und Gesellschaftsform beschrieben werden, die auf traditionellen Strukturen der chinesischen Gesellschaft aufbaut und Teil eines maoistischen Entwicklungskonzeptes wurde. Die weitgehende Ausschaltung der Gesundheitsbürokratie und Stärkung der Autonomie der Volkskommunen während der Kulturrevolution hat ihren Einfluss noch verstärkt. Vor 1978 haben die Parteisekretäre in Volkskommune und Brigade die kollektive Struktur (kollektives Eigentum an Grund und Boden, kollektive Bewirtschaftung) gesichert und den erwirtschafteten Gewinn verteilt. Es stand die lokale politische Parteiführung im Zentrum der Analyse, weil sie für die wirtschaftlichen, sozialen und politischen Belange des untergeordneten Kollektivs verantwortlich war und weitgehend die Lebenschancen der Individuen bestimmte.

Dieses Analysemodell war für jene Zeit einer kollektiven Landwirtschaft adäquat. Es war auch für die Analyse der Entstehung von ländlichen Unternehmen in den östlichen Küstenprovinzen nach 1978 gegenstandsbezogen, weil die Lokalregierungen ländliche Kleinindustrie aufbauen, und den dabei erwirtschafteten Gewinn für die soziale Fürsorge in den Betrieben bzw. ihrem Ort verwenden und sich so ihrer sozialen Verantwortung (shehui xiaoyi) stellen (vgl. Heberer/Taubmann 1998, Weigelin-Schwiedrzik 1999, Grießmayer 1999, Schetelig 1999).

Ländliche Unternehmen entwickelten sich aber kaum in den schon vor 1978 ärmeren westlichen Regionen. Mittlerweile sind auch die ehemaligen kollektiven Betriebe privatisiert (Oi 2004, Weigelin-Schwiedrzik 2004b) und die institutionelle Grundstruktur außer Kraft gesetzt.

Wenn die Bedeutung und Gestaltungsreichweite der lokalen politischen Akteure sinkt und Marktmechanismen sich durchsetzen, verfehlen auch die Formen der bisherigen zentralpolitischen Krisenintervention ihre Wirkung: Das Grundmuster der Krisenintervention nach dem Großen Sprung, in der die Zentrale die politischen „Zügel lockert“ und die Autonomie des Dorfes/Brigade (Peripherie) verstärkt wurde, versagt nun endgültig in einer dekollektivierten Landwirtschaft. Alle Versuche der Zentralregierung, den lokalen Handlungsspielraum der lokalen Kader noch zu vergrößern, um so eine Entwicklung zu initiieren, die auch die nötigen Einkommen zur Finanzierung eines sozialen Gemeinwesens hervorbringt, scheiterten und scheitern in den ärmeren Provinzen, auch wenn dies einst der Schlüssel zu einer Wirtschaftsentwicklung in den Küstenregionen war.

Zwei grundlegende Strukturveränderungen
Die Strukturkrise des ländlichen Raumes im Gesundheitswesen macht zwei wichtige Charakteristika des ländlichen Raumes deutlich.

1) Entstehung von sozialen Freiräumen außerhalb der politischen Führung und Marginalisierung der lokalen politischen Akteure
Ein immer größerer Handlungsspielraum auf der lokalen Ebene geht mit der Auflösung von kollektiven Strukturen einher, mit der auch der Parteisekretär als entscheidender „Manager der Zelle“ seine Steuerungsmöglichkeiten der Landwirtschaft und anderen Formen kollektiver Wirtschaft verlor. Die politische Vertretung hat sich auf wenige Politikbereiche (z. B. Familienplanung) zurückgezogen. Defizite in den Bereichen, die längst marktwirtschaftlich organisiert und finanziert sind, können auch nicht die Legitimation der Kader gefährden. Genau dies ist im ländlichen Gesundheitsversorgung der Fall – privates Schicksal und Marktversagen fällt nicht sofort auf die lokalen Kader in den Gemeinden und Dörfern zurück.

Viele Bauern haben ihr Dorf verlassen und suchen in den Städten nach einer besseren Arbeit – und sichern mit ihren Gehaltszahlungen das Überleben der übrigen Familienmitglieder, die entweder zu alt bzw. zu jung oder krank sind, um erfolgreich anderswo zu beginnen. Damit ist auch die wirtschaftliche Autonomie der „Zelle“, die einmal angestrebt worden ist, schon längst vergangen. Zusammenfassend lässt sich formulieren, dass die im Konzept der Zellularität verankerte Abgeschlossenheit und Bezug auf das Kollektiv vergangen ist, weil in den Regionen mit einer wirtschaftlichen Marginalisierung die Strukturen eines Gemeinwesens zum größten Teil zusammengebrochen sind.[64]

Wichtigster ist aber eine weitere Qualität: Die funktionale Rolle der lokalen politischen Vertretungen beim Aufbau des Gesundheitswesens, die ihr in dem Analysekonzept des lokalen Korporatismus zukommt und auch in der postmaoistischen ländlichen Gesellschaft von der Zentralregierung gefordert wird, ist eine

[64] Interessanterweise hat Vivienne Shue, die maßgeblich das Konzept der Zellularität als Analysemodell für den ländlichen Raum diskutiert und angewendet hat, auf seine Begrenztheit für die Entwicklungen aufmerksam gemacht (Blecher/Shue 2001: 392).

theoretische Prämisse, die jedoch in den ländlichen Gebieten nicht immer gültig ist. Eine Delegation von weitgehender Verantwortung auf die Lokalregierungen in den achtziger Jahren blieb unvollständig. Wenn man seinen Blick auf das ländliche Gesundheitswesen lenkt, sind ständig Prozesse sichtbar, in der die Lokalregierung die ihr zugewiesene Verantwortung den Bauern weiterreicht, die sich nun selbst um ihre Gesundheitsversorgung kümmern müssen.

Wenn den Gemeinderegierungen oder den Dorfbewohnerkomitees nicht etwas aufgezwungen werden kann, sondern sie bestimmen, was und wie sie es übernehmen, spiegelt sich hier ein Entscheidungsspielraum wider, dessen Formen der Ablehnung ein gleichberechtigter Teil der Analyse sein müssen. Genau diese Prozesse einer internen Verarbeitung und Delegation auf andere, untergeordnete Einheiten thematisiert das Konzept des lokalen Korporatismus selten, weil es nur die Ausprägung berücksichtigt, in der die Lokalregierung diese Aufgabe angenommen und so ihre dominante Rolle aus der kollektivistischen Ära bewahrte.

Übernahme oder Verschiebung sind zwei gleichwertige Möglichkeiten der Reaktion auf die Dekollektivierung. Dies lenkt den Blick von der zentralen Ebene auf die lokale Ebene und Formen der lokalen Wahrnehmung, Interpretation und Selektion, weil nur so analysiert werden kann, warum etwas abgelehnt bzw. als Handlungsoption aufgenommen wird.

2) Zentralpolitische Intervention als Restrukturierung der lokalen politischen Führung

Innerhalb des ländlichen Gesundheitswesens zeigt sich früh die Strukturkrise des ländlichen Raumes. Bei der Analyse des Gesundheitswesens wird sichtbar, wie das Gesundheitsministerium bei der Finanzierung an den Prinzipien einer weitgehenden lokalen Finanzierung festhält, aber schon ab 1991 versucht, die von ihr ehemals institutionalisierte und in den achtziger Jahren bestätigte institutionalisierte Zellularität bzw. Distanz zwischen Zentralregierung und Gemeinde/Dorf zu verändern. Dabei wird die Distanz nicht aufgehoben, sondern in ihrer Akteurkonstellation verändert: Politische Steuerung zeigt sich nicht in höherer Finanzierung, sondern in einer Restrukturierung des lokalen Spielraumes. Sie verändert den Handlungsspielraum der Akteure und ihre Anordnung, indem sie neben der Gemeinderegierung und dem Dorf die Rolle des Kreisgesundheitsamtes als einem Akteur stärkt. Höhere zentralpolitische Finanzierung stellt nicht den ersten, sondern den letzten Schritt dar, den die neue Führung seit 2002 – also vor Ausbruch von SARS – schon eingeläutet hat.

Zusammenfassung

Zusammenfassend zeigt sich die mangelnde Gegenstandsbezogenheit der Konzepte in den beiden Disziplinen für den Gegenstand des ländlichen Gesundheitswesens in zwei Punkten:

- Die Gesundheitswissenschaften gehen von einer hohen Steuerungsfähigkeit durch die zentrale Ebene innerhalb eines Gesundheitssystems aus, während die

Konzepte der sozialwissenschaftlichen Chinaforschung von einer hohen Gestaltungskraft der lokalen politischen Akteure innerhalb ihres unterstellten Gebietes ausgehen. Man konzentriert sich jeweils auf die innere Struktur (Gesundheitssystem bzw. „Zelle").

- Während die Gesundheitswissenschaften die qualitative Bedeutung einer eigenständigen lokalen Perzeption der Gesundheitspolitik der lokalen politischen und administrativen Akteure als Defizit markieren, richtet die sozialwissenschaftliche Chinaforschung die Analyse auf die lokale politische Vertretung und die von ihr dominierten Bereiche, um so die Formen von Legitimationsquellen und -risiken von lokaler Herrschaft zu ergründen. Diejenigen Politikbereiche, in denen sich keine eindeutige Verantwortung oder (politisches) Handeln der politischen Akteure nachweisen lässt, stehen so außerhalb des Analysefokus und werden übersehen, weil kein politisches Handeln und Legitimationsgefährdungen der Dorf- und Gemeindekader aufzeigbar ist.

12.2 Perspektiven des Ansatzes

Das hier vorgelegte Konzept des lokalen Spielraums versucht diese theoretische Enge aufzulösen.

Definition und Ausmaß des lokalen Spielraumes

Der lokale Spielraum bildet einen eigenständigen Raum, in dem Gesundheitspolitik wahrgenommen, lokal übersetzt und in dem eine ländliche Gesundheitsversorgung organisiert und finanziert wird. Der lokale Spielraum ist in der strukturellen Erfordernis erkennbar, dass Kompetenzen einer Gesundheitsversorgung auf verschiedene Akteure verteilt sind und so eine Verhandlung und Zusammenarbeit erforderlich machen. Nicht der lokale Spielraum in Form von Aushandlungsmechanismen, sondern das Prinzip der doppelten Führung ist institutionalisiert. Der lokale Spielraum „entsteht" immer wieder neu, weil die Gesundheitsbürokratie die Distanz jedes Mal neu überwinden und nach akzeptablen Formen der Zusammenarbeit suchen muss. So muss nicht nur die materielle Gesundheitspolitik, sondern auch die ihres Einflusses immer wieder neu ausgehandelt. Saich hat dieses Phänomen in einem anderen Zusammenhang mit dem Ausdruck des „negotiating the state" treffend ausgedrückt (2000: 125). Der lokale Spielraum schafft Distanz, weil er der Ort ist, an dem die Akteure der untersten Ebene der staatlichen Gesundheitsverwaltung mit den lokalen politischen Vertretungen zusammentreffen.

Wenn sich keine Formen der direkten Steuerung nachweisen lassen, rückt so in den Mittelpunkt, wie die unterste staatliche Ebene der Gesundheitsverwaltung zentrale Politikanforderungen auf lokaler Ebene artikuliert und übersetzt, also „Gehör" und Anknüpfungspunkte sucht. Die mangelnde nationale finanzielle Unterstützung, Verregelung und Konkretisierung der Implementationsanweisungen sind somit keine Defizite, sondern Charakteristikum des Systems selbst.

Grenzen und Struktur dieses lokalen Spielraums sind so nicht strukturell (Zelle) oder funktional (System) vorgegeben, sondern sind das Resultat der Wahrnehmung von Gesundheitspolitik der einzelnen Akteure. Die Akteure bestimmen, auf welche Weise die Gesundheitsbürokratie die Distanz überwindet und wie sie miteinander kooperieren. Der lokale Spielraum ist das, was die lokalen Akteure, Gesundheitspolitik sowie das Gesundheitswesen eigenständig erfassen, wahrnehmen und interpretieren und diskutieren bzw. umzusetzen versuchen.

Implikation/Folge

Die Chancen der Umsetzung in den ländlichen Regionen folgen nicht mehr dieser zentralstaatlich artikulierten, definierten und innerhalb medizinischer Kategorien ausgedrückten Brisanz. Vielmehr rückt die Logik der Selektion und Situation (vgl. Wasem 1997: 28) immer mehr in den Vordergrund. Die bestehenden Kompetenzen und Interessenlage schaffen je nach Problemfeld die Anordnung der Akteure und Möglichkeiten des Kompromisses. Konflikt und Aushandlung sind Teil des politischen Prozesses. Dieser Ansatz gewährleistet, dass die „perceptions of health and illness" bei individuellen und institutionellen Akteuren analysiert werden können. Die zentralpolitischen Vorstellungen werden einzeln im lokalen Spielraum aufgegriffen. Die Entscheidungs-, Wahrnehmungs- und Interpretationsspielräume im Gesundheitswesen auf dem Land entfernen sich so immer mehr von den ehemaligen gesundheitspolitischen Intentionen, je dezentraler sie ausgeführt werden. Denn gerade diejenigen politischen Kader auf Gemeinde- und Dorfebene, die Gesundheitsreformen durchsetzen könnten, wissen am wenigsten über medizinische und gesundheitliche Fragen und evaluieren so die vorgeschlagenen Maßnahmen in ihren eigenständigen und situationsbezogen auftretenden und zu bewertenden Kategorien. Dieser Spielraum impliziert folgendes:

Politische Steuerung vollzieht sich weniger in einem einheitlichen und vertikalen Steuerungsraum, vielmehr zeigt sich eine zentrale und lokale Sphäre, die voneinander abgetrennt sind (vgl. auch Shue 1990). Die Existenz eines funktionierenden Systems der Gesundheitsverwaltung sagt nichts über die Autorität auf der lokalen Ebene aus (vgl. „much administration but little authority", Shue 1995: 70).

Qualität des Spielraumes

Es war Ziel der Reformpolitik, diesen lokalen Spielraum immer weiter auszuweiten und ihm höhere Autonomie zuzuschreiben, deshalb sind in der jüngsten Zeit seine drei eigenständigen Formen am deutlichsten erkennbar:

1. Der **Entscheidungsspielraum** bezeichnet die Möglichkeiten der lokalen Akteure, innerhalb der von der Zentralregierung definierten Grenzen aus präsentierten Möglichkeiten auszuwählen.
2. Davon zu trennen ist der **Wahrnehmungsspielraum**. Damit ist der Umstand beschrieben, dass die lokalen Akteure immer mehr selbst definieren können,

welche Probleme und Aufgaben sie als Problem auffassen und als Teil ihres Tätigkeitsbereiches übernehmen wollen.

3. Die dritte Dimension bezeichnet den **Interpretationsspielraum**. Damit sind die Möglichkeiten definiert, politische Maßnahmen von ihren vordefinierten Zielprojektionen zu lösen, also zentral präsentierte Maßnahmen mit eigenen Zielen zu verbinden bzw. umgekehrt die dort vorgeschlagenen Ziele als Legitimation für völlig andere, lokal initiierte Maßnahmen zu verwenden.

Für die Analyse der Gesundheitsreformen und die Chancen ihrer Umsetzung ist nicht entscheidend, wie laut dieser Ruf auf der zentralen Ebene erschallt, sondern vielmehr wie dieser Ruf auf der lokalen Ebene gehört, verstanden und dort in das „lokale Gespräch", also in bestehende Handlungs- und Begründungszusammenhänge eingebettet wird. Dazu gehört auch, wie dort die Begriffe lokal verstanden und verändert werden. Von der Zentralregierung vorgegebene Begrifflichkeiten geben eine Einheitlichkeit vor, die letztlich nicht mehr gegeben sind.

Theoretisch ableitbare Kooperationsformen

Zusätzlich zu den entstandenen Freiräumen gewinnen Aushandlungsprozesse an Bedeutung. Verschiedene Interaktionsformen im lokalen Spielraum zwischen den institutionellen Akteuren der Gebietskörperschaften und Dorfvertretung auf der einen sowie der staatlichen Gesundheitsbürokratie auf der anderen Seite lassen sich zu einer Typologisierung verallgemeinern, die die immer größere Heterogenität und unterschiedliche Dynamik im ländlichen Gesundheitswesen ordnen kann. Diese Interaktion ist aber nicht von vornherein mit einer Kooperation gleichzusetzen, weil beide Akteure bestimmten Themen ausweichen oder diese ablehnen können, was nicht zu einer Kooperation, sondern zu Verweigerung oder Ignoranz führt.

Es lassen sich vier Interaktionsmöglichkeiten ableiten (s. Abb. 2). Jeder der vier Interaktionstypen können nach einheitlichen Kriterien analysiert werden, wobei die Form der politischen Handlung auch die Instrumente vorgibt, mit denen die Einrichtung o. ä. gesteuert wird. In Abb. 3 zeigt hier ausgehend von den vier Interaktionsformen (I-IV) welche Form der Steuerung vorherrscht und auf wen das Gesundheitswesen ausgerichtet ist. Es bietet sich nun auch die Möglichkeit, die immer größere Heterogenität im lokalen Gesundheitswesen auf unterschiedliche Interaktionsmuster von politischen Akteuren auf der lokalen Ebene abzuleiten und zu strukturieren (s. Abb. 17). Tabelle 12 stellt die wichtigsten Merkmale der unterschiedlichen Ansätze gegenüber.

Tab. 12: Überblick der verschiedenen Ansätze

	Gesundheitssystem	Lokaler Korporatismus / Zellularität	Lokaler Spielraum
Relevante Untersuchungskategorie	systemintern, systemextern	Lokalregierung	Lokaler Spielraum und seine Akteure
Unschärfe des Ansatzes („black box")	Interne Verarbeitung im Policy-Netzwerk	Interne Verarbeitung in der Lokalregierung	Interne Verarbeitung in der Zentralregierung
Folge dieser Unschärfe	(Inter-) nationale Uniformierung, vertikale Homogenisierung	Minimiert lokale divergierende Interessen. Zusätzlich: Delegation oder Abwehr	Keine Möglichkeit, das Agendasetting nachzuvollziehen
Ausrichtung	funktional	strukturell	situationsbezogen
Charakter	Anordnung von hierarchischen Subeinheiten	Vormachtstellung der politischen Vertretungen in bestimmten Politikfeldern	Ad-hoc-Hierarchie und unterschiedliche Anordnung d. lokalen Akteure
Funktion der institutionellen Ordnung	Maßnahmenumsetzung	Legitimationsgewinn	Kompromissfindung
Untersuchungsfokus	Mängel und ihre Beseitigung	Möglichkeiten der Legitimation mit wirtschaftlichen u. politischen Prozessen	Wahrnehmung/ Entscheidung/Interpretation der lokalen Akteure
Analytische Einordnung des Konflikts zwischen lokalen politischen Akteuren	Konflikte stören hierarchische Umsetzung	Konflikte auf der lokalen Ebene sind minimiert	Konflikte sind Bestandteil der Aushandlung
Form der Implementation auf lokaler Ebene	Umsetzung	Lokale Gestaltungsfreiheit	Aushandlung
Bedingung	Starke Verkettung von output und outcome auf allen politischen/ administrativen Ebenen	Interessenhomogenität innerhalb der Lokalregierung	Strategische Perzeption und Positionierung

12.5 Historische Genese und Pfadabhängigkeit

Der Spielraum und seine Größe sind nicht funktional angelegt, sondern nur in ihrer historischen Entwicklung verständlich. Das Konzept des Spielraumes ist gegenstandbezogen, weil es fordert, dass die Formen und der institutionellen Ordnung und die Rolle der Akteure nachvollzogen werden, da nur aus den bisherigen Erfahrungen eines Aufbaus, seinem Scheitern und erfolgter Krisenintervention die aktuell bestehenden Probleme und die Konstellation der Akteure zu verstehen sind.

In der vorliegenden Arbeit zeigen sich drei entscheidende Zäsuren. Sie haben die Gestalt des lokalen Spielraums sowie die Institutionalisierung von Distanz geformt: Erstens die Formen der Krisenbewältigung nach dem Großen Sprung, zweitens der Verlust einer einheitlichen Interpretation des Gesundheitswesens im Sinne des kollektiven Gemeinwesens mit der Auflösung der kollektiven Bewirtschaftung nach 1978 sowie drittens die Versuche der Zentralregierung ab 1991, das medizinische Fachwissen durch eine Stärkung der Kreisgesundheitsämter wieder stärker zu institutionalisieren.

Krisenbeseitigung während des Großen Sprungs

Während des Großen Sprungs lässt sich die größte Verengung des lokalen Spielraums aufzeigen. So gaben die Zentralregierung und Partei einen engen Spielraum der Reformen im Gesundheitswesen vor. Eine kollektive Gesundheitsversorgung soll den Bauern die besseren Lebensbedingungen der Bauern in den Volkskommunen verdeutlichen und so ihren Widerstand gegen die Kollektivierung überwinden. Das Gesundheitswesen muss sich auch dem Ziel von Produktionssteigerungen unterordnen. Es sind die lokalen Parteikader, die diese Interpretation vor Ort propagieren und durchsetzen. Ebenso ist der Entscheidungsspielraum eng: Die Zentralregierung fordert, dass eine kooperative medizinische Versorgung entweder auf der Ebene des Kreises oder der Volkskommune einzurichten ist. Die Kreiskrankenhäuser sollen die Bauern kostenfrei behandeln und ihr Personal in die neugegründeten Kommunekrankenhäuser entsenden. Zentral geplante Gesundheitskampagnen fokussieren die Wahrnehmung der Massen und Kader auf Probleme und Missstände, die innerhalb der Parteiführung beschlossen wurden.

Verständlich ist, dass auf die Krise des Großen Sprungs und das Scheitern des Entwicklungsmodells mit einer Ausdehnung des Entscheidungsspielraumes reagiert wurde. Die politische Führung billigt flexible Fondsgrößen und Verwaltungsmodi der kooperativen medizinischen Versorgung. Weiterhin gibt die Zentralregierung aber vor, dass jegliche Bemühungen nun der Stärkung der kollektiven Wirtschaftskraft dienen sollen.

Ausrichtung auf Überleben und wirtschaftliche Leistungsfähigkeit der Kollektive

Bis zum Ende der Kollektive ab 1978 stehen nun nicht mehr nationale Ziele, sondern vielmehr das wirtschaftliche Überleben des Kollektivs im Vordergrund.

Die Wahrnehmung von Krankheit und die entstehenden Behandlungskosten orientieren sich nicht am Gesundheitsstand der Kollektivmitglieder, sondern an den Möglichkeiten vor Ort. Die lokalen Kader garantieren die Ausrichtung auf die Kollektive. Während der Interpretationsspielraum sich nicht verändert, erhöht die Zentrale den Entscheidungsspielraum und überlässt jegliche Ausgestaltung, Fondshöhe und Erstattung usw. den lokalen Parteikadern. Sie haben die wichtigste Rolle inne: Das System der kooperativen medizinischen Versorgung kann nur bestehen, wenn die Parteikader einen Missbrauch auf der Seite der Leistungserbringer und -nehmer kontrollieren. Chinesische Kräutertherapie und Heilkunde, die Bedeutung der Vorbeugung und die kostengünstige Behandlung durch den Barfußarzt trägt dazu bei, die Behandlungskosten zu senken und eine kostspielige Überweisung ins Krankenhaus der Volkskommune oder des Kreises zu vermeiden.

Zusammenbruch unter den Bedingungen der Ungleichzeitigkeit
Mit der Dekollektivierung bricht das System der kooperativen medizinischen Versorgung zusammen, weil das Kollektiv mit der Privatisierung der landwirtschaftlichen Produktion seiner Haupteinnahmequelle beraubt. Mit dem Verlust einer kollektiven Wirtschaft vergrößert sich der Interpretations- und Wahrnehmungsspielraum. Die negativen Konsequenzen der Dekollektivierung, z. B. der Verlust einer lokalen Gesundheitsversorgung, wurde durch die extrem gestiegenen Chancen in der Landwirtschaft überdeckt.

Die Bedeutungslosigkeit einer Gesundheitspolitik, die auf der Ebene der Zentralregierung abgefasst wird, zeigt sich am deutlichsten zum Beginn der Dekollektivierung. Die Dynamik der Dekollektivierung entzieht dem bisher kollektiv finanzierten Gesundheitswesen in den Kollektiven ihre Grundlage, sodass die Krankenstationen aufgelöst, vom bisherigen Barfußarzt übernommen wird oder verwaisen. Der Barfußarzt sucht sich entweder nun eine Arbeit in der Landwirtschaft oder in den industriellen Zentren. Auch von den Patienten wird dieser Verlust nicht wahrgenommen, weil sie endlich mit ihren höheren Einkommen aus den Angeboten – auch in der Stadt – eigenständig wählen können.

Diese Veränderungen im Gesundheitswesen verlaufen auf der lokalen Ebene lautlos, weil sie „ungleichzeitig" verlaufen. Die Umstrukturierungen sind so Folge von Politik*entscheidungen* anderer Sektoren, sodass nur die Chancen, nicht aber deren negative *Wirkung* wahrgenommen wird, solange sie von anderen positiven Wirkungen überdeckt wird.

Die Ungleichzeitigkeit führt auch dazu, dass die Gesundheitspolitik inkrementell bleiben kann, weil sie die bisherigen Strukturen der Gesundheitsversorgung bestätigt, die aber nur mit einer Expansion der ländlichen Kleinindustrie zu erreichen ist. Die Zentralregierung weitet den Handlungsspielraum auf der lokalen Ebene aus und hofft auf eine lokale Entwicklung und Generierung von Einkommen, wie sie schon einmal bei der Readjustierung nach dem Großen Sprung aufgetreten ist. Konsequent werden auf der lokalen Ebene alle Möglichkeiten offen gelassen, um so im Kontext verschiedenster Wahrnehmungen oder Interpretationen ein Gesundheitswesen aufzubauen, das lokal finanziert und den Ansprüchen der Bevölkerung entgegenkommt.

Im Vergleich mit der Situation nach dem Großen Sprung besteht jedoch ein großer Unterschied. Wenn nach 1978 auch die kollektiven Strukturen zusammenbrechen, sinkt auch die Bedeutung des Parteisekretärs bei der Lenkung des lokal erwirtschafteten Profits. Ein höherer Wahrnehmungsspielraum beinhaltet, dass die lokalen Kader den Auftrag für eine lokale Gesundheitsversorgung aus Mangel an personellen und finanziellen Ressourcen ablehnen können. Ein höherer Entscheidungsspielraum hatte während des Großen Sprungs zu einer Wiederbelebung des Kollektivs und des Gesundheitswesens geführt, weil zwar der lokale Entscheidungsspielraum ausgeweitet, der Interpretationsspielraum aber nicht verändert wurde: Das Kollektiv und die Ausrichtung auf seine wirtschaftliche Leistungsfähigkeit stand nicht zur Disposition. Mit dem Zusammenbruch des Kollektivs nach 1978 ist jedoch auch Ignoranz möglich. Die immer größere wirtschaftliche Marginalisierung einzelner Regionen verstärkt diese Tendenz noch, weil sie den Aufbau eines sozialen Gemeinwesens immer unmöglicher macht.

Restrukturierung ohne höhere Finanzierung

Die Zentralregierung beobachtet diese Strukturkrise im Gesundheitswesen sehr aufmerksam, ändert aber nicht ihre Vorbehalte gegen eine direkte Subventionierung. Ab 1991 stärkt sie so die Rolle des Kreisgesundheitsamtes als unterste Stufe einer staatlichen Gesundheitsverwaltung beim Aufbau der ländlichen Gesundheitsversorgung. Dies lässt sich folgendermaßen interpretieren: Wenn die Gemeinderegierung die Anforderungen der Zentralregierung ignoriert und das lokale Gesundheitswesen vernachlässigt, muss ihr ein lokaler Akteur zur Seite gestellt werden. Damit ist die Hoffnung verbunden, dieser untersten staatlichen Verwaltungseinheit einen engeren Wahrnehmungs-, Interpretations- und Entscheidungsspielraum vorschreiben zu können. In der doppelten Führung zeigen sich so zwei Akteursgruppen: die staatliche Gesundheitsadministration („Gesundheitslinie") sowie die Gebietskörperschaften und Dorfvertretungen („Gebiet"), die sich beim Aufbau des lokalen Gesundheitswesens ergänzen sollen.

Das Engagement des Kreisgesundheitsamtes unterliegt jedoch einem Dilemma: So kann es seiner zugedachten Rolle einer verstärkten Aufsicht und Leitung des Kreisgesundheitsamtes nur unzureichend nachkommen, weil es nicht über die notwendigen finanziellen und administrativen Mittel verfügt und in seiner Aufgabe strukturell überfordert ist.

Unter den Bedingungen einer mangelnden Finanzierung ihrer Arbeit zeigen sich beim Kreisgesundheitsamt die gleichen Mechanismen der Entscheidung, Wahrnehmung und Interpretation wie auch bei den Gebietskörperschaften. Um einzelne Aufgaben erfüllen zu können, werden andere nicht beachtet.

Form des Kompromisses und Typologie der Gesundheitsversorgung

Die Spielräume zeigen sich nicht nur in immer größeren Entscheidungs-, Wahrnehmungs- und Handlungsmöglichkeiten, sondern auch darin, dass die Begriffe unbestimmt werden. Die KMV kann auch heute trotz der Dekollektivierung immer noch als Ziel und eine Form der Gesundheitsversorgung herangezogen werden, weil ihr Inhalt „leer" ist. Welche konkrete Form die KMV annimmt, wird somit nicht zentral festgelegt, sondern lokal ausgehandelt. Eine unterschiedliche Wahrnehmung und Interpretation sowie Entwicklungsdynamik innerhalb von 4 Typen lassen sich auch an Beispielen aus den Feldstudien zur kooperativen medizinischen Versorgung darstellen. Je nach Akteur wird diese Form jeweils anders im lokalen Spielraum aufgenommen (s. Abb. 2, 3, 17).

In Binglingshan (Typ I, s. Abb. 17) stellt sich eine maßgeblich von der Dorfgemeinschaft getragene und auf sie ausgerichtete Versicherungsgemeinschaft dar. Dorfbewohnerkomitee und Kreisgesundheitsamt agieren in der Weise, wie es sich aus den Dokumenten der Zentralregierung herausarbeiten lässt. Es ist die Aufgabe des Kreisgesundheitsamtes, solche Gemeinschaften zu initiieren und den Diskussionsprozess zu begleiten, die spätere Organisation und Finanzierung bleibt dem Dorfvorstand überlassen. Sobald diese Gemeinschaft „auf den Weg gebracht ist", tritt das Kreisgesundheitsamt zurück, und weitere Entscheidungen fällt nun der Dorfvorstand selbst. Ihre weitgehenden Selbstbestimmungsrechte legitimiert das Dorf mit ihren eingebrachten, hier kollektiven Ressourcen. Deshalb entscheidet auch das Dorf allein über die Verwendung sowie die Erstattung. Konsequenterweise ist auch die Gestaltung der Fonds gemeinschaftsorientiert: Alten und Kindern wird ein höherer Betrag des kollektiven Beitrages auf die individuellen Guthabenkonten zugebilligt, während Einwohner von anderen Dörfern ausgeschlossen bleiben. Diese Gemeinschaftsorientierung zeigt sich auch daran, dass man nicht die Angebotsseite, den Dorfarzt, sondern vielmehr die Nachfrageseite, also die Dorfbewohner, subventioniert. Der Dorfvorstand hat ein Interesse, dass die von ihm verwalteten Fonds nicht zusammenbrechen und verweigert sich so auch festen Erstattungsraten. Das Ausmaß und die Versorgungssituation bleiben fest an die Ertragslage des Kollektivs gekoppelt.

Die kooperative medizinische Versorgung ist in die Dorfverwaltung integriert, gleichzeitig aber von ihr und den dort formulierten Bedürfnissen und Problemen abhängig. Es ist so ein System mit einer hohen Beteiligung der politischen Vertretung und einer sozialen Ausrichtung entstanden, dessen konkrete Finanzierung den aktuellen Finanzprioritäten des Kollektivs untergeordnet ist.

Abb. 17: Kooperationstypen und ihre Entwicklungsynamik

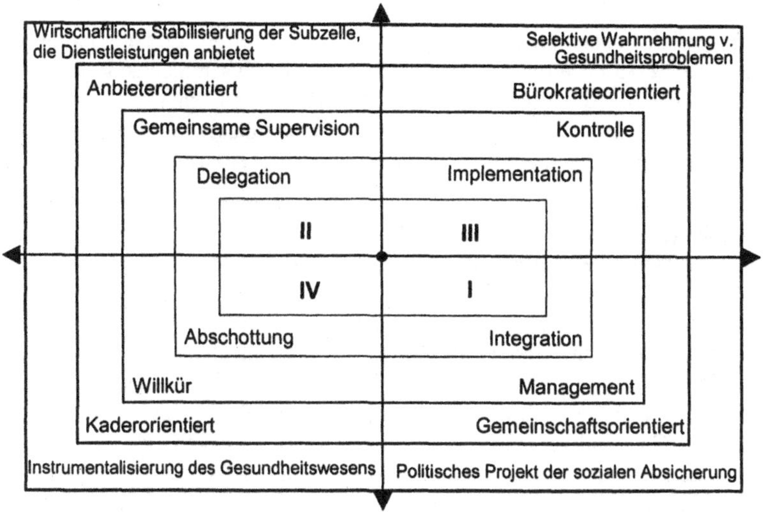

Dieses Charakteristikum zeigt sich nicht bei Typ II (s. Abb. 17). Wenn sich auch hier Kreisgesundheitsamt und Gemeinderegierung auf die Einrichtung eines Fonds für die kooperative medizinische Versorgung einigen, kann keiner der beiden für die Finanzierung aufkommen. Verantwortung, Organisation und auch die Entscheidung über die Erstattungsformen werden an die Gesundheitseinrichtung delegiert. Die Ausrichtung der kooperativen medizinischen Versorgung werden nun im Kontext einer besseren Positionierung als Anbieter von Gesundheitsdienstleistungen überprüft und orientieren sich nicht mehr an den Interessen der Gemeinschaft. Die soziale Absicherung, die in Typ I noch mit der kollektiven Umlage gewährleistet wurde, entfällt, weil sie dem Krankenhaus zu aufwendig und risikoreich ist. Die kooperative medizinische Versorgung wird so zu einem einfachen Vorsorgevertrag, der bestimmte Dienstleistungen ermäßigt anbietet, die das Einkommen des Krankenhauses verstetigt.

Ein völlig anderer Inhalt ergibt sich bei der Initiierung einer KMV durch das Kreisgesundheitsamt in Typ III (Abb. 17). Im Fall des Kreises Ping'an stellt sich die KMV als ein adäquates Mittel dar, die Umsetzung eines extern finanzierten Projektes zu unterstützen, weil nur ein Vorsorgevertrag einer KMV die Bauern von Gebühren befreien kann, die das Projekt gerade einführen will. Der Interpretationsraum ist hier am weitesten ausgeschöpft worden, weil statt einer von der Zentralregierung intendierten besseren Gesundheitsversorgung der Bauern nun die Interessen der Gesundheitsverwaltung verfolgt werden. Dies zeigt auch das Charakteristikum alleiniger Aktivitäten des Kreisgesundheitsamtes im lokalen Spielraum auf: Sie sind nur unzureichend in den lokalen Strukturen verankert und können keine Nachhaltigkeit entfalten. Mit Abschluss einer externen Finanzierung lösen sie sich wieder auf.

Ein ähnlich hoher Spielraum zeigt sich dann, wenn die Lokalregierung (Typ IV) alleine die KMV interpretiert: So wird diese im Zusammenhang der Debatte über die Senkung der finanziellen Last der Bauern zu einer weiteren Gebühr reduziert, deren weiterer Einzug nicht mehr unterstützt wird oder sogar schon eingezogene Beträge von der Gemeinderegierung wieder ausbezahlt werden.

Hier zeigt sich die wichtige Funktion einer Kooperation zwischen Linie (tiao) und Gebiet (kuai):

1. Die vier Typen verdeutlichen, dass eine ständige Überforderung und die damit völlige Entleerung und Entknüpfung der ehemaligen zentralpolitischen Zielintention und ihrer Mittel nur dann verhindert werden kann, wenn Gebietskörperschaft und staatliche Gesundheitsbürokratie beteiligt sind (Typ I und II). Wenn jeweils ein Akteur allein agiert, zeigt sich die höchste Interpretations- und Gestaltungsfreiheit (Typ III, IV): Das Beispiel der Familienplanung in Caizi zeigt, dass die Gemeinderegierung eine extrem hohe Selbstständigkeit innehat, die von den Vertretern des Gesundheitsbürokratie als Willkür aufgefasst wird (Typ IV). Eine ähnlich hohe Interpretation ist auch für die weitgehend selbstständigen Aktionen des Kreisgesundheitsamtes charakteristisch (Typ III): Es allein bestimmt die Formen und Institutionalisierung der Ausschreibung von Medikamenten und verfolgt diese, wenn sie sich mit ihren eigenen wirtschaftlichen Interessen verbinden lassen. Die Wahrnehmung bei diesen beiden Typen ist extrem selektiv, weil der Akteur in seinen Ressourcen beschränkt ist und sich nicht überfordern kann, doch gleichzeitig wird der Interpretationsspielraum größer, weil es nicht notwendig ist, sich im Rahmen der doppelten Führung abzustimmen oder einen Kompromiss zu erzielen. Die lokalen Akteure verfahren so nach ihren Zielen, die sich weitgehend von den ursprünglichen Zielen entfernt haben können.
2. Der Kompromiss stellt eine Möglichkeit dar, die permanente Überlastung zu vermeiden und die komplementären Ressourcen des anderen zu nutzen. Dies erfordert aber, sich mit dem anderen Partner über eine Interpretation zu einigen. Der lokale Kompromiss im „loose empire" (Chevrier 1995) unter der Bedingung der Distanz hat die Funktion des Korrektivs, der die Formen mangelnder hierarchischer Steuerung und juristischer Kontrolle ersetzt. **Der Kompromiss innerhalb der doppelten Führung grenzt lokal die Entscheidungs-, Wahrnehmungs- und Interpretationsspielräume ein, die von der Zentrale weit offengelassen sind.** Während sie bei Typ I noch beide in verschiedenen Etappen zusammen einen Finanzierungs- und Organisationsplan für die KMV ausarbeiten, stecken sie bei Typ II zusammen einen Rahmen ab, in der sich die Krankenstationen frei bewegen können.

12.3 Diskussion dieses Ansatzes

12.3.1 Innovation und Integrationsfähigkeit

In Anbetracht der schon bestehenden unzähligen Modelle (Zusammenfassung in Baum/Shevchenko 1999) fragen sich Vivienne Shue und Marc Blecher, inwieweit diese dauerhafte Merkmale eines „lokalen Regierens" (local governance) sich nach einer Übergangsphase annähern (2001: 368/369).

Die anscheinende „fertile heuristic imagination" (ebd.) kann nicht darüber hinwegtäuschen, daß diese Konzepte einseitig an bestimmten Politikfeldern entwickelt worden sind. Während der Ausbeuterstaat (predatory state) vor allem an der Steuer- und Abgabenpolitik herausgearbeitet wurde, wird der Entwicklungs- (developmental state, z. B. Shue/Blecher 1996) oder Unternehmerstaat (entrepreneurial state, Oi 1999) im ländlichen Raum anhand der ländlichen Industriepolitik diskutiert. Skeptisch muss betrachtet werden, wenn Modelle eines lokalen Regierens durch die Analyse einzelner, letztendlich willkürlich ausgesuchter Politikbereiche, entwickelt werden. Dies birgt immer die Gefahr einer vorschnellen Verallgemeinerung, weil Konzepte in einer Abstraktion diskutiert werden, deren theoretische Reichweite in den einzelnen Bereichen bisher nicht überprüft sind.

Vielmehr ist am Beispiel des ländlichen Gesundheitswesens aufgezeigt worden, dass sich in einem Politikfeld mehrere Interaktionsformen aufzeigen lassen, die zu unterschiedlichen Modellen des lokalen Regierens innerhalb eines Politikfeldes führen können.

Eine Untersuchung des ländlichen Gesundheitswesens ist auch ein Beitrag, Formen der „local governance" (Blecher/Shue 2001: 368) zu diskutieren. Für die hier vorliegende Untersuchung des ländlichen Gesundheitswesens mussten bestehende Modelle modifiziert und an ihren Gegenstand angepasst werden.

Das hier entwickelte Modell der vier Typen ist auch ein Vorschlag, die bestehende Spezifizität der Modelle bzw. der Betrachtung einzelner Politikfelder zu überwinden und sie als einen Typus der Kooperation bzw. Formen der Überwindung von Distanz zu integrieren. Die Charakteristika eines „Ausbeuterstaats" ähneln dem Typ IV (Abb. 17), in der jegliches politisches Handeln auf der lokalen Ebene aus den Interessen der Gemeinde- und Dorfkader zu verstehen ist. Interventionen von übergeordneten Ebenen sind unbedeutend, weil die politischen Vertreter sich einem Dialog verweigern. Rücksichtslos werden neue Quellen von Macht und Profit erschlossen.

Der local state corporatism ist dabei in seinen Strukturen dem Typ I ähnlich (Abb. 17), weil hier Kreis und Gemeinde/Dorf sich auf ihre jeweiligen Aufgaben und Bereiche beschränken, die Aushandlungsprozesse so am wenigsten konfliktgeladen sind. Ihre Einigkeit könnte so noch am ehesten Anlass geben, sie konzeptionell als ein einheitlicher Akteur (Oi 1995) aufzufassen.

Ein stärkerer Rückzug der politischen Ebenen, den Blecher/Shue (2001) in den Fallbeispielen des development state diskutieren, stimmt mit den Strukturen von Typ II überein.

Dieser Ansatz bietet Möglichkeiten, eine immer wieder geforderte Rekonfiguration der lokalen Strukturen, Akteure und Muster (Baum/Shevchenko 1999: 343) auch in anderen Politikfeldern anhand der Interaktionsmechanismen auf der lokalen Ebene zu modellieren, die Modelle zusammenzuführen und auch in verschiedenen Politikbereichen weiter zu diskutieren.

12.3.2 Erklärungsfähigkeit

Abschließend diskutiere ich noch die Merkmale der Institutionalisierung von lokaler Macht im Gesundheitswesen, die hier als relevant, aber in die bestehenden Modelle nur bedingt integrierbar sind. Dazu gehört auch die Frage, weshalb die Lokalregierungen diese zentralpolitischen Aufforderungen ignorieren und warum die Bauern dies nicht politisch einfordern. Die Perspektive des lokalen Spielraumes setzt zusammenfassend drei Akzente:

1) Staatliche Steuerung über lokale Leistungserbringer als „borderline institutions"

Eine Analyse des ländlichen Gesundheitswesens zeigt auch auf, dass staatliches Handeln immer weniger durch verwaltungstechnische Akte erkennbar, sondern in Krankenhäuser delegiert und dort sichtbar wird. Die Krankenhäuser können als „borderline institutions" (Baum/Shevchenko 1999: 346) bezeichnet werden.

Gesundheitseinrichtungen wie das Gemeindekrankenhaus bilden die Schnittstelle zwischen staatlicher Bürokratie und lokaler Selbstregelung, also dem Kreisgesundheitsamt und dem Dorfarzt. Eine klare Trennlinie zwischen staatlichen und gesellschaftlichen Institutionen, die die Dichotomie Staat-Gesellschaft vorgibt, ist empirisch nur schwer zu nachweisen (vgl. Diskussion an anderer Problematik in Perry 1994). Aufgrund ihrer Rolle als Lokomotive (daitou) bzw. Brückenkopf vertreten die Gemeindekrankenhäuser die Interessen des Staates und sind gleichzeitig Anlaufstelle der Bauern. Sie werden teilweise von staatlichen Stellen subventioniert und finanzieren sich über Gebühren ihrer Patienten. Sie sind gleichzeitig Teil einer Gesundheits*verwaltung* und *-leistungsstruktur*. Dieser „Betrieb und Verwaltung durch das [Gemeindekranken-]haus" (yuan ban yuan guan, Xu Jie 2002b: 23) zeigt sich beispielsweise, wenn sich das Gemeindekrankenhaus mit der KMV, deren Ausgestaltung sie selbst bestimmt, im Wettbewerb mit ihren Angeboten besser positionieren will (Typ II, Kap. 11.2.2).

Daraus lässt sich auch eine neue Perspektive in die Steuerungsfähigkeiten des Zentralstaats in den ländlichen Regionen gewinnen: Die verschiedenen Interaktionsmöglichkeiten zeigen die unterschiedliche Reichweite von staatlichen Handlungen auf. Wenn sich der Spielraum der lokalen Akteure vergrößert und sie die Politikvorschläge eigenständig wahrnehmen, aus ihnen auswählen und sie interpretieren können, bestimmen sie auch die vom Zentralstaat festgelegt Reichweite der zentralstaatlichen Handlungen (vgl. Diskussion des „reach of the state" in Shue 1988). Die Reichweite ist somit voraussagbar. Er wird im lokalen Spielraum ausgehandelt und ist somit disponibel geworden.

Daraus folgt, dass auch das Handeln von Kreisgesundheitsamt sowie Lokalregierung nur noch bedingt den Bauern direkt erfahrbar ist, weil staatliches Handeln von „borderline institutions" (Baum/Shevchenko 1999) erbracht wird. Staatliches Handeln manifestiert sich in Einrichtungen, die sich vorteilhaft auf dem Markt positionieren wollen. Interventionen und Verbesserungen zeigen sich in Veränderungen in einer mittlerweile weitgehend privatisierten Leistungsstruktur, deren Verbesserungen nur indirekt zu einer höheren lokalen Legitimität der lokalen politischen Ordnung führen können.

Die Wahrnehmung von Gesundheitseinrichtungen als ein Ergebnis eines guten Regierens der lokalen Kader wird noch zusätzlich erschwert, weil die Privatisierung der lokalen Gesundheitsversorgung auch dazu führte, dass dieses politische Handeln der borderline institutions weitgehend in Konkurrenz mit privaten Anbietern steht. „Local state must compete for authority" (Blecher/Shue 2001). Die Beispiele der kollektive Gesundheitseinrichtungen und der kreisweite Medikamentenvertrieb zeigen, dass die Durchsetzungsfähigkeit und Reichweite der politischen Akteure – und somit des Staates selbst - besonders auf eigenen Profiten bzw. einer guten Stellung im *Wettbewerb* beruht.

Genau umgekehrt wird so eine mangelhafte Gesundheitsvorsorgung von den Bauern nicht als politisches Versagen der Gemeinde- und Dorfkader, das sich zu einer Legitimitätskrise entwickeln könnte, sondern vielmehr als inakzeptables Angebot auf dem Markt wahrgenommen, das man ignoriert und dafür medizinischen Rat lieber in den städtischen Krankenhäusern sucht.

2) Gleichzeitigkeit als inhärente Prämisse der bisherigen Modelle, die aber nur eine mögliche Ausprägung eines Faktors darstellt

Volkskommune- und Brigadebetriebe in den östlichen Provinzen haben sich unter dem Management der Lokalregierungen und Dorfvertretungen entwickelt. Wenn ein industrieller Entwicklungsplan scheitert oder das kollektive Unternehmen Insolvenz anmelden muss, fällt dies sofort auf die Verantwortung des Betreibers, also hier die Lokalregierung, zurück. Hier herrscht eine Gleichzeitigkeit vor, weil Managementfehler sofort in ihren Folgen sichtbar wird und die Legitimation der politischen Führung gefährden könnte, weil sie die Wirtschaftsbetreiber sind. Die Entwicklungen im ländlichen Gesundheitswesen weisen auf eine andersartige Dynamik hin: Die Verantwortung im Gesundheitswesen wurde zuerst privatisiert. Weil der Krankheitsfall nicht mit dem Zeitpunkt der Privatisierung eintritt, wird privater Ruin in einem entpolitisierten und privatisierten Gesundheitswesen als familiäre Tragödie oder persönliches Schicksal „ungleichzeitig" wahrgenommen werden. Die Bedeutung einer Unterversorgung muss daher nicht unmittelbar auch zu Legitimationskrisen führen, wie sie im Modell des Ausbeuterstaates aus dem konkreten Handeln der lokalen politischen Vertreter abgeleitet ist.

3) Bedeutung der zentralpolitischen Akteure und lokale Fragmentierung
Das Prinzip der Ungleichzeitigkeit ist auch die Ursache für eine veränderte Konfiguration und Anordnung der lokalen Akteure. Weil Gemeinde- und Dorfverretungen die Gesundheitsversorgung nicht verbesserten, fordert die Zentralregierung schon früher als im Bereich der Landwirtschaftspolitik eine stärkere zentralpolitische Intervention. Die Zentrale hat im Zuge einer Restrukturierung dem Kreisgesundheitsamt im Jahr 1991 eine viel stärkere und eigenständige Macht zugeschrieben, wie sie im Ansatz des „local state corporatism" zum Ausdruck kommt. Eine Konzeptualisierung der lokalen Akteure zu einer „local government" oder ein „local state" vernachlässigt so die Formen der Fragmentierung auf der lokalen Ebene in unterschiedliche Akteursgruppen, da hier Kreis-, Gemeinde- und Dorfebene unter einem Akteur subsumiert werden, die aber untereinander nicht weisungsbefugt sind und eigenständige Interessen vertreten.

Die Aushandlung im lokalen Spielraum zwischen der staatlichen Gesundheitsbürokratie, dem Kreisgesundheitsamt, sowie den Lokalregierungen, Gemeinderegierung und Dorfbewohnerkomitee überwindet die Distanz zwischen Zentrale und Peripherie, weil lokal aufgegriffen und diskutiert wird, was die Zentrale verkündet. Diese Aushandlungsprozesse, die sich in ihrer Bedeutung schon für die Zeit vor 1949 herausarbeiten lassen (Shue 1988: 47) bilden die Basis dafür, wie immer wieder neu auf lokaler Ebene Macht und Einfluss bzw. lokale Autonomie und zentrale Intervention ausgehandelt oder abgewehrt wird. Politische Verantwortung ist für Außenstehende nicht mehr klar zuzuordnen.

12.4 Ausblick

Präferenz und Entwicklungsziel der Zentralregierung
Es ist naheliegend, dass innerhalb dieser Typologie Typ I von der Zentralregierung favorisiert wird, weil hier Gemeinde und Dorfverwaltung in Organisation und Betrieb eingebunden sind, die Ziele mitorganisieren und -finanzieren und so eine Übersetzung der zentralpolitischen Intentionen erst möglich ist. Die erfolgreichen Modelle einer kooperativen Versicherung im Umland von Shanghai oder in der Provinz Jiangsu sind hierzu zu rechnen.

Zentralstaatliche Finanzierung als Anreiz für einen lokalen Kompromiss
Das Gesundheitsministerium war lange Zeit nicht bereit, dort zu finanzieren, wo dies medizinisch am dringendsten gewesen wäre. Vor 2002 engagiert es sich dort,

wo lokale Behörden mit den übergeordneten Einheiten kooperieren und Erfolge erzielt haben bzw. selbst schon investieren (gongtong touzi, Beispiel: Weifang 1987-9a: 225). Es beschränkt sich so auf eine Anschubfinanzierung oder finanzielle Hilfen, die bestehende oder lokal initiierte Projekte verstärken (zhongyang touzi qi yindao he jiaqiang de zuoyong, in: Guojia jiwei 15.11.1991: 1). Die Zentralregierung setzt eine überwiegende lokale Finanzierung voraus (yi difang touzi wei zhu, Guojia jiwei 15.11.1991: 1).

Finanzielle Mittel übergeordneter Ebenen werden so zu einem besonderen Steuerungsinstrument, das nur dort greift, wo die Lokalregierungen mit den Gesundheitsbehörden kooperieren wollen. Staatliche Finanzierung initiiert somit im lokalen Gesundheitswesen keine Strukturen, sondern setzt eigenständige Vorfinanzierung und Erfolge voraus und sichert sie ab. Die staatliche Artikulation von Missständen kündigt somit nicht eine Finanzierungsleistung des Zentralstaates an. Vielmehr ruft sie die Lokalregierung zu eigenen Aktionen auf, um so die Basis für einen Kompromiss zwischen politischer Vertretung und Gesundheitslinie im lokalen Spielraum zu schaffen. Erst wenn auch lokal dieses Einverständnis erzielt worden ist, ist auch eine finanzielle Beteiligung der übergeordneten Ebene möglich.

Epidemiebekämpfung und medizinische Primärversorgung – zwei getrennte Sphären

Die Krise im ländlichen Gesundheitswesen ist durch die SARS-Epidemie in das Bewusstsein der Weltöffentlichkeit gerückt. Die Schritte hin zu einer Veränderung der Akteurkonstellation auf der lokalen Ebene sowie die Verknüpfung von Gesundheitspolitik mit der Armutsbekämpfung ist nicht nach SARS, sondern vorher schon vollzogen worden. Dies deutet darauf hin, dass bei Epidemien andere Gründe bzw. andere Konfliktlösungsmuster relevant sind. Außerhalb des lokalen Spielraumes sind die Bereiche des Gesundheitswesens einzuordnen, die von nationaler Bedeutung sind. Bei der Epidemiebekämpfung verlässt sich der Staat auf die Interventionsmöglichkeiten seiner eigenen, staatlichen Akteure. Armee oder auch die Fachkräfte in den Einrichtungen gegen die Seuchenbekämpfung des Kreises können zeitlich befristet die Distanz überwinden und dort in dem Ausmaß die Aktionen durchführen, wie sie in nationalen Erwägungen angebracht sind.

Das Wiederaufflackern der SARS-Epidemie Anfang 2004 und ihre erfolgreiche Bekämpfung in Stadt und Land zeigte, dass die Volksrepublik über ein marodes, aber reformierbares Verwaltungssystem und relativ eingespieltes Krisenmanagement verfügt. Der Ausbruch von Epidemien wird nicht unmittelbar als eine Krise des Gesundheitswesens zu werten, sondern als ein (wie Hochwasser, Erdbeben usw.) immer wieder vorkommendes Naturereignis wahrgenommen, für dessen Bekämpfung nationale Ressourcen landesweit mobilisiert werden.

Dynamik der Externalisierungseefekten von ländlicher Strukturpolitik in der Gesundheitspflege

Davon analytisch zu trennen ist die Frage einer Primärversorgung und sozialen Absicherung. Im „post-reform China" (Liu Xin 2000) sind alle Liberalisierungsmöglichkeiten der verschiedenen ländlichen Wirtschaftssektoren ausgereizt und auf absehbare Zeit keine Einkommenszuwächse mehr erkennbar, während die Behandlungskosten immer weiter steigen. Wenn die Erfolge der Dekollektivierung die Kosten und Risiken eines privaten Gesundheitswesens überdeckt haben (vgl. Phänomen der Ungleichzeitigkeit in Kap. 8), beruhen nun die Wahrnehmung und somit Veränderungen der Gesundheitspolitik genau auf dem entgegengesetzten Mechanismus. Fragen der Gesundheitspolitik kehren ins Zentrum der Debatte zurück, wenn andere Reformprojekte scheitern und die negativen Wirkungen vollzogener Umstrukturierungen und mangelnde Einkommenssteigerungen den Versorgungsstand eines ländlichen Gesundheitswesens stärker in das Bewusstsein der Bauern sowie der politischen Elite rücken.

Gesundheitspolitik ist in ihrer Stellung nicht autonom, da die Wahrnehmung immer den Erfolgen und Scheitern anderer Politikbereiche untergeordnet ist. Die negativen Effekte einer Strukturkrise des ländlichen Raumes werden in den Bereich der Gesundheitsversorgung „verschoben" (externalisiert, vgl. Zweig 2000), sichtbar und diskutiert. Das ländliche Gesundheitswesen ist der Ort, an dem sich die Strukturkrise des ländlichen Raumes zwar zeigt und diskutiert wird, aber nicht lösbar ist. Mit einer noch so guten Verwaltung und nur minimalen Gebührenerhöhungen einer ärztlichen Versorgung lassen sich nicht die Finanzierungsprobleme lösen, die durch sinkende oder ein zu geringes verfügbares Einkommen der Bauern verursacht sind. Auch die neue Führung in Peking, die ab 2004 verstärkt die Belange des ländlichen Raumes artikuliert (Zhongfa 2004-1), weiß, dass kurz- und mittelfristig partielle Reformen im ländlichen Gesundheitswesen die Probleme der Verarmung nicht lösen können, weil so schnell keine leistungsfähigen und finanzierbaren Versicherungen oder Formen der kooperativen medizinischen Versorgung aufgebaut werden können, die das Risiko hoher Behandlungskosten bei schweren Krankheiten abfedern können.

Ziel der Gesundheitspolitik: Kompromiss im lokalen Spielraum

In Anbetracht dieses Zusammenhanges ist verständlich, dass das Gesundheitsministerium so lange auf die Strukturprinzipien beharrt und sich keine substantiell höheren Transferzahlungen der Zentralregierung ausmachen lassen. Eine stärkere Finanzierung der Zentral- und Provinzregierung, die so in Zukunft den Typ III und die dort diskutierten Probleme der mangelnden Nachhaltigkeit sichtbar machen wird, zeigt aber auf: Weiterhin fördert das Gesundheitsministerium auf die Kompromissfindung im lokalen Spielraum, wie sich hier exemplarisch nochmals am Beispiel der kooperativen medizinischen Versorgung aufzeigen lässt. Nur wenn die Lokalregierungen ihren Anteil auf 10 Yuan pro Teilnehmer und Jahr aufstocken, ist das Gesundheitsministerium ab dem Jahr 2003 bereit, die KMV in den armen Gebieten über die Fonds für Nothilfe bei der Gesundheitsversorgung ebenfalls mit 10 Yuan zu unterstützen (Zhongfa 2002-13, Guobanfa 2003-3, aktuelle Zahlungen in Hu Shanlian 2004). Die Zentralregierung setzt voraus, dass im lokalen Spielraum das Kreisgesundheitsamt einen Kompromiss mit den Lokalregierungen erzielen kann. Auch wenn hier die finanziellen Anforderungen an Kreis, Gemeinde und Dorfebene sehr hoch ausfallen, die ärmere Regionen nicht aufbringen können,[65] erwartet die Zentralregierung eine Entwicklung und Finanzierung über die Erträge aus den Kollektiven oder Gemeinden, wie sie in Binglingshan und den Küstenprovinzen (Typ I) sichtbar ist. Erfolgreiche Gesundheitspolitik kann nicht allein nur durch eine verstärkte Intervention des Zentralstaates über die Gesundheitsbürokratie (Typ III) erreicht werden. Die Skepsis der Zentralregierung ist berechtigt, da kein funktionierendes Verwaltungssystem besteht, dass die korrekte Verwendung der Gelder auch garantieren könnte. Deshalb setzt sie alles daran, die Bereitschaft und Fähigkeit der lokalen Gebietskörperschaften zu erhöhen, wieder in den lokalen Spielraum einzutreten und mit dem Kreisgesundheitsamt einen Kompromiss zu finden, eine gemeinsame Agenda aufzustellen, sich auf eine gemeinsame Zielausrichtung zu einigen und geeignete Maßnahmen auszuwählen, um so innerhalb ihrer Kompetenzen und Möglichkeiten zusammen ein ländliches Gesundheitswesen aufzubauen. Nur so können mangelnde Nachhaltigkeit durch die ‚one-man-show' (you weishengbu chang dujiaoxi, Wu Jingzhu und Gao Wei 2000: 13) einer extern finanzierten Gesundheitsbürokratie (Typ III) sowie die politischen Exzesse und Instrumentalisierung der politischen Vertreter (Typ IV) vermieden werden.

Wenn eine höhere lokale Mobilisierung und größere Finanzierung für das lokale Gesundheitswesen seitens der Gemeinderegierung oder des Dorfbewohnerkomitees entscheidend ist, gewinnt nicht die Politikentwicklung in der Zentralregierung oder die Politikumsetzung durch die Gesundheitsbürokratie, sondern die Dynamik von Wahrnehmungs- Interpretations- und Entscheidungsprozessen der lokalen Gebietskörperschaften an Bedeutung.[66] Dies weitet den Blick für das Potential, gesundheitspolitische Maßnahmen mit schon existierenden Zielen außerhalb der Gesundheitspolitik zu verknüpfen. Dies könnte auch eine Strategie sein, um gesundheitspolitische Maßnahmen schneller in den Evaluierungskatalog für die Kader aufzunehmen. Wenn negative Folgen einer Entwicklungspolitik im Gesundheitswesen sichtbar werden („externalities of development", Zweig 1999), muss das Ziel der Gesundheitspolitik sein, bewusst positive Entwicklungserfolge

[65] Die Provinz Jiangsu hat in ihrem Entwicklungsplan bis 2001 vor dieser Entscheidung den Anteil der Gebietskörperschaften im Teil der Provinz nur auf 5 Yuan pro Mitglied festgelegt (Jiangsu sheng weishengting jifuchu 2002: 34).

[66] Der Aufbau von Krankenversicherungen in Deutschland war maßgeblich auf Machterhalt begründet (s. Bärnighausen/Sauerborn 2002). Erst die Herausbildung von Versicherungen, Spezialkliniken und den medizinischen Experten hat Fachwissen institutionalisiert, dessen eigenständige Rationalität und Werte heute so etabliert sind, dass sie uns als politische oder gesellschaftliche Ziele selbstverständlich erscheinen.

in anderen Politikbereichen zu initiieren und *dort* sichtbar zu machen. Gesundheitsprogramme, die vor Ort die positive Perzeption von gesundheitspolitischen Maßnahmen – gerade jenseits ihrer gesundheitspolitischen Zielsetzung – beeinflussen wollen, sind der erste und wichtigste Schritt für einen nachhaltigen Aufbau einer lokalen Gesundheitsversorgung in den ländlichen Gebieten der VR China.

GLOSSAR DER CHINESISCHEN AUSDRÜCKE

ba cun weishengsuo shangkao weisheng-yuan	把村卫生所上靠卫生院	die Dorfkrankenstation an das Gemeindekrankenhaus 'angliedern'
ba weisheng gongzuo zhuozhongdian zhuanyidao yiyao weisheng xiandaihua jianshe shanglai	把卫生工作着重点转移到医药卫生现代化建设上来	den Schwerpunkt im Gesundheitswesen auf die Modernisierung im Arznei- und Gesundheitswesen verlagern [Gesundheitsminister Qian Xinzhong 22.3.1979]
ba yiliao weisheng de gongzuo zhongdian fangdao nongcun qu ya!	把医疗卫生的工作重点放到农村去呀!	Legt den Schwerpunkt der Medizin auf die ländliche Gebiete! [Mao Zedong 26.6.1965]
ban laobao	办劳保	workers' dependents insurance
baogan yiliao	包干医疗	Übernahme der Gesundheitsversorgung
baojian yishi1	保健医师	Oberarzt
baojian yishi4	保健医士	Assistenzarzt
baojianyuan	保健员	Pfleger
bianzhi zhidu	编制制度	System der Personalplanstellen
bing meiyou luoshi	并没有落实	überhaupt nicht umgesetzt worden sein
Binglingshan	冰岭山	[Dorf] Binglingshan
bu fada, lao, shao, bian, qiong diqu	不发达, 老, 边, 穷地区	unterentwickelte, alte [revolutionären Gebiete in Zentralchina, in denen die KP schon vor Beendigung des Zweiten Weltkrieges ihren Herrschaftseinfluss gesichert hatte], Gebiete mit Völker der nationalen Minderheiten, in Grenznähe und Armutsregionen
bu tuochan	不脱产	[als Kader oder Brigadevorstand] von der Produktion nicht freigestellt sein

bu zhidao zenme qu guanli	不知道怎么去管理	nicht wissen, wie es zu verwalten ist
buchang	补偿	ausgleichen, Entschädigung
bushi qiangshixing de	不是强势性的	nicht zwingend
butie	补贴	Subvention
Caizi xiang	菜子乡	Gemeinde Caizi
chang yangbanxi	唱样板戏	eine Modelloper aufführen
Changyang xian	长阳县	Kreis Changyang
Chen Minzhang	陈敏章	Chen Minzhang [Gesundheitsminister, 1984-87]
cheng xiang fenzhi, yiguo liangce	城乡分治，一国两策	Stadt und Land getrennt regieren, ein Land mit zwei unterschiedlichen politischen Programmen
chengshi	城市	Stadt
chi caizheng	吃财政	Die Zuwendungen aus den öffentlichen Haushalten [durch Personalkosten] aufzehren
chijiao yisheng	赤脚医生	Barfußarzt barefoot doctor
chouchong	臭虫	Bettwanze
chuji weisheng baojian xiangmu	初级卫生保健项目	Projekt zur medizinischen Primärversorgung
chun ban qiu huang	春办秋黄	Was im Frühling gegründet wurde, vergilbt im Herbst. Oder: Im Frühjahr gebaut, im Herbst versaut.
chuzhenfei	出诊费	Gebühr für den ärztlichen Hausbesuch
Cui Yueli	崔月犁	Cui Yueli [stellv. Gesundheitsminister, 1978-82; Gesundheitsminister, 1982-87]
cun	村	Dorf village, hamlet
cun ban cun guan	村办村管	im Dorf betrieben und verwaltet

cun ban xiang guan	村办乡管	im Dorf betrieben und von der Gemeinde verwaltet
cun jiti ban	村集体办	vom dörflichen Kollektiv betrieben
cunmin weiyuanhui	村民委员会	Dorfbewohnerkomitee
cuntiliu	村提留	Dorfrücklage village reserve funds
cunyi	村医	Dorfarzt village doctor
da gongshe	大公社	Große Volkskommune [während der Periode des Großen Sprungs nach Vorn]
dabing fengxian jijin	大病风险基金	Risikofonds für schwere Krankheiten
dabing jiuzhu zijin	大病救助资金	Unterstützungsfonds für schwere Krankheiten
dadui ban	大队办	von der Brigade betrieben
dadui ban nong ban yi	大队半农半医	Verantwortlichkeit der Brigade sowohl für die Landwirtschaft als auch für die medizinische Versorgung
daitou ji shifan zuoyong	带头及示范作用	Rolle der treibenden Kraft und des Vorbildes
Daying zhen	大盈镇	Gemeinde Daying
dazhuan	大专	Fachhochschule tertiary school
difang	地方	Lokalität, lokal, Peripherie
difang caizheng	地方财政	Haushalt der lokalen Gebietskörperschaften
diqu	地区	Präfektur
Dongsheng qu	冬盛区	Bezirk Dongsheng
duanliedai	断裂带	Kluft
duli	独立	autonom
Duohu moshi	多湖模式	Modell der [Gemeinde] Duohu

Duohu zhen	多湖镇	Gemeinde Duohu
eryuan shehui jiegou	二元社会结构	dichotome Gesellschaftsstruktur
fangbao (fangyi baojian)	防保 (防疫保健)	Epidemieschutz
fangyi zhan	防疫站	Station für den Epidemieschutz epidemic prevention station
fangzhi yin bing zhi pin	防止因病致贫	verhindern, dass Krankheit zu einer Armut führt
fei yinglixing	非营利性	gemeinnützig
fen	分	Fen [Währungseinheit]
fenji guanli	分级管理	Verwaltung durch die Einteilung in einzelne Ebenen; getrennte Kompetenzen einzelner Ebenen
fuyou baojian	妇幼保健	Gesundheitsfürsorge für Mutter und Kind
fuyou baojian zhan	妇幼保健站	Krankenstation für Mutter und Kind maternal and child health station
fuyu	富裕	wohlhabend
ganbu	干部	Kader
Gansu	甘肃	[Provinz] Gansu
gao xuqiu, di liyong	高需求,低利用	hoher Bedarf, aber geringe Nutzung
geren chengbao	个人承包	privat übernehmen
gao fangyi you fan chi	高防疫有饭吃	mit der Arbeit für die Vorbeugung und Epidemieschutz kann man überleben
geren wei zhu, jiti fuchi, zhengfu shidang zhichi	个人为主，集体扶持，政府适当支持	in erster Linie Eigenfinanzierung, vom Kollektiv unterstützt und von der Regierung gefördert
geren zhanghu	个人帐户	privates Guthabenkonto [medical] saving account
geti ban	个体办	privat geführt
gong ban	公办	öffentlich/staatlich betrieben

gongfei yiliao	公费医疗	freie medizinische Versorgung [z.B. für Regierungsangestellte, Angestellte des öffentlichen Dienstes und Studenten]
gongfen	工分	Arbeitspunkt
gonggu hezuo yiliao	巩固合作医疗	die kooperative medizinische Versorgung stabilisieren
gongshe	公社	Kommune
gongshe ban	公社办	von der Kommune betrieben
gongshe weishengyuan	公社卫生院	Krankenhaus der [Volks-]kommune
gongyijin	公益金	Wohlfahrtsfonds welfare fund
guahaofei	挂号费	Anmeldegebühr
guanlishang de youyuequan	管理上的优越权	Vorrecht bei der Verwaltung
guanxin qunzhong de shenghuo	关心群众的生活	das Wohlergehen der Massen ernstnehmen
guifan xiangcunji weisheng renyuan yongyao xingwei xiangmu	规范乡村级卫生人员用药行为项目	Projekt zur Standardisierung der Medikamentenabgabe des medizinischen Personals in den Krankenstationen des Dorfes und der Gemeinde
guli he fuchi nongmin ziji ban	鼓励和扶持农民自己办	die Bauern ermutigen und unterstützen, [diese Gesundheitseinrichtungen] selbst zu betreiben
guojia buying jieban	国家不应接办	der Staat sollte dies nicht übernehmen
guojia zhongdian fuchi de pinkunxian	国家重点扶持的贫困县	Armutskreise mit staatlicher Schwerpunktunterstützung
Hami shi	哈密市	Stadt Hami
hezuo yiliao	合作医疗	kooperative medizinische Versorgung cooperative medical system/service
hezuo yiliao baoxian	合作医疗保险	kooperative Krankenversicherung cooperative health insurance

hezuo yiliao jiushi hao	合作医疗就是好	Die kooperative medizinische Versorgung ist wirklich gut.
hezuo yiliao zijin zai yixie difang rengwei jinzhi	合作医疗资金在一些地方认为仍未禁止	Der Einzug der Beiträge für die kooperative medizinische Versorgung ist in einigen Gebieten immer noch nicht unterbunden.
hezuoshe	合作社	Genossenschaft, Kooperative
Hongliuwan	红柳湾	[Dorf] Hongliuwan
Houzhai qu	后宅区	Bezirk Houzhai
huagui	划归	Unterstellung
Huayuan xiang	花园乡	Gemeinde Huayuan
Huazhong keji daxue Tongji yixueyuan	华中科技大学同济医学院	Tongji Medical College of Huazhong University of Science and Technology
Hubei sheng	湖北省	Provinz Hubei
Hushi	护士	Krankenschwester
huxiang xuexi tigao jishu de shuiping	互相学习提高技术的水平	das fachliche Niveau heben, indem man voneinander lernt
kaohe pinggu	考核评估	Prüfung und Evaluierung
jiancefei	检测费	Untersuchungsgebühr
jianqing nongmin fudan	减轻农民的负担	die Lasten der Bauern mindern
jianshao he fangzhi fanpin	减少和防止返贫	die Rückkehr in die Armut vermindern und vermeiden
jianzheng fangquan	简政放权	Politik auf den Kerninhalt reduzieren und Kompetenzen delegieren
jianzi	尖子	der Beste
jiaogei	交给	Übergabe
jiating lianchan chengbao zerenzhi	家庭联产承包责任制	Haushaltsverantwortlichkeitssystem household responsibility system
jiben jianshe	基本建设	Infrastrukturmaßnahme

jiben jisuan danwei	基本计算单位	Basisrechungseinheit basic accounting unit
jiben yaopin mulu	基本药品目录	„Positivliste“ der wichtigsten Medikamente
jibing yufang kongzhi zhongxin	疾病预防控制中心	Zentrum für Epidemiekontrolle und –bekämpfung; center for disease control and prevention
jieshengle hezuo yiliao feiyong	节省了合作医疗费用	Kosten der kooperativen medizinischen Versorgung einsparen
jieshengyuan	接生员	Hebamme
jige dadui lianhe ban	几个大队联合办	von mehreren Brigaden zusammen getragen
jihua shengyu jishu fuwushi	计划生育技术服务室	Servicepunkt für Familienplanung
jingji kunnan	经济困难	finanzielle Schwierigkeiten
jingji xiaoyi	经济效益	wirtschaftliche Effizienz
Jinhua shi	金华市	Stadt Jinhua
jiti	集体	Kollektiv
jiti tiliu	集体提留	Rücklage des Kollektivs collective accumulated fund
Jiu cun	九村	Dorf Jiu
jiu yongwan le	就用完了	dann ist es aufgebraucht
kai da chufang	开大处方	umfangreiche Rezepte ausschreiben, teuere Medikamente verschreiben
kanbing shoufei	看病收费	für ärztliche Behandlung selbst aufkommen
kaoshi you pi yong, buji shuji yiju hua	考试有屁用,不及书记一句话	Die Prüfungen sind für die Katz, was der Parteisekretär sagt, ist entscheidend.
keyi shixing kanbing shoufei, ye keyi shixing hezuo yiliao huo qita de banfa	可以实行看病收费,也可以实行合作医疗或其他的办法	[Die Lokalregierungen] können Gebühren für ärztliche Behandlung einführen, aber auch eine kooperative medizinische Versorgung einrichten oder etwas anderes unternehmen.

kuadiao de weixian	垮掉的危险	Gefahr des Zusammenbruchs
kuaikuai	块块	lokale politische Führung
lao tu yisheng	老土医生	nicht nach Schulmedizin praktizierende Ärzte, die alte Hausmittel anwenden
laodong baoxian	劳动保险	Arbeitsversicherung [für Angestellte und Arbeiter in Staatsbetrieben]
laodongbu	劳动部	Arbeitsministerium
laowu fei	劳务费	Personalausgaben
laoye chengshi weishengbu	老爷城市卫生部	Gesundheitsministeriums für die städtischen Mandarine
Leyuan renmin gongshe	乐园人民公社	Volkskommune Leyuan
liangzhe xiangfu xiangcheng, que yige buke	两者相辅相成,缺一个不可	die beiden ergänzen sich, keiner darf fehlen
lianhesuo	联合所	Gemeinschaftspraxis united clinic
Lingwu shi	灵武市	Stadt Lingwu
Linhe xiang	临河乡	Gemeinde Linhe
Longxi xian	陇西县	Kreis Longxi
Luodian zhen	罗店镇	Gemeinde Luodian
Majiatan	马家滩	[Gemeinde] Majiatan
Mao	毛	Mao [Währungseinheit]
Mao Zedong	毛泽东	Mao Zedong
Mei cun	梅村	Dorf Mei
meiyou biyao	没有必要	Nicht notwendig
mianfei kanbing	免费看病	kostenfreier Arztbesuch
minban	民办	von Einwohnern betrieben community-run, private

minjian tuyi caoyao	民间土医草药	Kräutermedizin mit alten Hausmitteln
minzhengbu	民政部	Ministerium für Zivilangelegenheiten Ministry of Civil Affairs
Muhe cun	牟河村	Dorf Muhe
naru xiang zhengfu guanli fanwei zhinei	纳入乡政府管理范围之内	in den Verwaltungsbereich der Gemeinderegierung eingegliedert werden
Ningxia	宁夏	[Autonome Region der Hui-Nationalität] Ningxia
nongcun	农村	Land
nongcun sanji weisheng fuwu wang	农村三级卫生服务网	dreistufiges ländliches Gesundheitsversorgungsnetz
nongcun yisheng	农村医生	Landarzt
Nongjingzhan, [Abk. f. nongye jingji guanli zhan]	农经站 农业经济管理站	Verwaltungsstation für die Landwirtschaft
nongyeshe baojianzhan	农业社保健站	Krankenstation der LPG (landwirtschaftliche Produktionsgenossenschaft)
nongye shengchan hezuoshe de baojian renyuan	农业生产合作社的保健人员	Pfleger in der landwirtschaftlichen Produktionsgenossenschaft
nuoyong	挪用	für einen anderen Zweck verwenden, veruntreuen
pianfang zhi dabing	偏方治大病	mit Hausmitteln [aus der traditionellen chinesischen Medizin] schwere Krankheiten heilen
Ping'an xian	平安县	Kreis Ping'an
pinkun	贫困	arm
Pujiang xian	普江县	Kreis Pujiang
Qi cun	七村	Dorf Qi
Qian Xinzhong	钱信忠	Qian Xinzhong [Gesundheitsminister]
Qinghai	青海	[Provinz] Qinghai

Qingpu qu	青浦区	Bezirk Qingpu
qu weishengsuo ying shi chengxiang weisheng gongzuo de zhidian	区卫生所应是城乡卫生工作的支点	die Präfekturkrankenstationen werden zum Stützpunkt des Gesundheitswesens in der Stadt und auf dem Land
quanke yiliao fuwu	全科医疗服务	Allgemeinmedizin
quanke yiliao fuwu zhongxin	全科医疗服务中心	Servicezentrum für allgemeine Medizin
queyi shaoyao	缺医少药	Mangel an Ärzten und Arznei
qunzhong chi caoyao, ganbu chi haoyao	群众吃草药,干部吃好药	die Massen werden mit billigen Kräutern abgespeist, während die Kader gute Medizin einnehmen
qunzhong de liliang	群众的力量	Kraft der Volksmassen
quyu min, yong zhi yu min	取于民,用之于民	Was vom Volk stammt, wird auch für es verwandt.
renmin gongshe	人民公社	Volkskommune
renmin gongshehua dailai de xingfu	人民公社化带来的幸福	Das Glück, das den VK zu verdanken ist
renqing fang	人情方	Freundschaftsrezepte
renshi butongyi	认识不统一	Meinungsverschiedenheit
ruyi	儒医	„konfuzianischer Arzt" [Arzt, der meist im Tempel nach den Grundsätzen der traditionellen chinesischen Medizin praktiziert]
Sanhe xiang	三合乡	Gemeinde Sanhe
sanji suoyouzhi, dui wie jichu	三级所有制,队为基础	Dreischichtiges Eigentumssystem mit der Brigade als Basis
sanwei yiti	三位一体	Ein System mit "drei Säulen"
Shanghai shi	上海市	[Regierungsunmittelbare] Stadt Shanghai
shangshan xiaxiang	上山下乡	aufs Land [in die Berge und auf die Dörfer] geschickt werden

shehui baoxian	社会保险	Sozialversicherung social insurance
shehui baozhang	社会保障	soziale Absicherung
shehui fuli	社会福利	soziale Wohlfahrt social welfare
shehui jiuji	社会救济	soziale Nothilfe social relief
shehui xiaoyi	社会效益	gesellschaftliche Verantwortung
shehui ziben	社会资本	social capital
shei shouyi shei fudan de yuanze	谁收益谁负担的原则	das Prinzip eines „wer davon profitiert, muß auch bezahlen“
sheng	省	Provinz
shengchan (da)dui	生产(大)队	Produktionsbrigade production brigade
shengchan zu	生产组	Produktionsgemeinschaft production group
shenru nongcun	深入农村	unmittelbar in die ländlichen Regionen gehen
shequ weisheng fuwu	社区卫生服务	kommunale Gesundheitsfürsorge community health care
shi gongshe ban haishi dadui ban?	是公社办还是大队办?	[Soll die kooperative medizinische Versorgung] von der Kommune oder von der Brigade betrieben werden?
Shilipu	十里铺	[Dorf] Shilipu
shixing heli shoufei	实行合理收费	angemessene Gebühren erheben
shou ding zhi	收定支	Einnahmen bestimmen die Ausgaben
shuangchong lingdao	双重领导	doppelte Führung
shuangxiang zeren	双向责任	wechselseitige Verantwortung
sihai	四害	vier Schädlinge [Ratten, Wanzen, Fliegen, Moskitos]
siji guanli	四级管理	Vierstufenverwaltung

Sitai xiang	寺台乡	Gemeinde Sitai
siwu de sheng	四无的省	Provinz, die frei von den vier Schädlingen ist (s. sihai)
song yi song yao, shang men fuwu	送医,送药,上门服务	Therapie und Medikamente frei Haus
Taer si	塔尔寺	Kumbum-Kloster [bei Xining]
tamen nali shi luanqibaozao de, bushi women de.	他们那里是乱七八糟的,不是我们的.	Dort drüben ist es chaotisch, die gehören nicht zu uns.
Tan Yunhe	谭云鹤	Tan Yunhe [Gesundheitsminister, 1978-82]
tanpai	摊派	Sonderabgabe
Taojiagong	陶家宫	[Gemeinde] Taojiagong
tekun	特困	extrem arm
teshuhua	特殊化	Privilegierung
tiaokuai fenge	条块分割	Linie und Gebiet sind getrennt
tiaokuai jiehe	条块结合	Linie und Gebiet ergänzen sich gegenseitig
tiaotiao	条条	Linie, Fachabteilungen
tieguofan	铁锅饭	Eiserne Reisschüssel
tongchou	统筹	Fonds
tongchou zijin	统筹资金	Umlagefonds
tongyi caigou	统一采购	einheitlicher und gemeinsamer Einkauf
tongyi yaopin zhaobiao, caigou	统一药品招标,采购	Medikamente gemeinsam ausschreiben und vertreiben
touru meiyou daowei	投入没有到位	die Finanzmittel kommen nicht an
tufang	土方	alte Hausrezepturen
Wanzi cun	湾子村	Dorf Wanzi

wei nongye sheng-chan fuwu	为农业生产服务	der Produktion in der Landwirtschaft dienen
wei shengchan fuwu	为生产服务	der Produktion dienen/unterstellt sein (= für die Produktion vorteilhaft sein)
wei zhi nong, Kurzform für: chengshi yiliao weisheng jigou zhiyuan nongcun	卫支农 城市医疗卫生机构支援农村	städtische Gesundheitseinrichtungen unterstützen das Land
weile xiangmu...	为了项目...	wegen des Projekts...
weisheng	卫生	Hygiene, Gesundheit
weisheng jingfei	卫生经费	öffentliche Gesundheitsausgaben government health expenditures
weisheng shiyefei	卫生事业费	öffentliche Ausgaben für Gesundheitseinrichtungen
weisheng zong jingfei	卫生总经费	Gesamtausgaben für den Gesundheitssektor total health expenditure
weishengbu	卫生部	Gesundheitsministerium
weishengsuo weishengshi	卫生所 卫生室	Krankenstation health station/health office
weishengyuan	卫生员	Pfleger
weishengyuan	卫生院	Krankenhaus, Klinik health center
weishengyuan shedian	卫生院设点	Filiale des Gemeindekrankenhauses
wenbao	温饱	ausreichend [warm angezogen und genug zu essen]
women buzai gan zhege shiqing le!	我们不再干这个事情了!	Diese Sache machen wir nicht mehr!
women shi zenmeyang jianchi hezuo yiliao zhidu de?	我们是怎么样坚持合作医疗制度的?	Wie haben wir die kooperative medizinische Versorgung durchgesetzt?
wubao	五保	fünf Garantien five guarantees

Wucheng qu	婺城区	Bezirk Wucheng
Wuhan shi	武汉市	Stadt Wuhan
wujiaju	物价局	Preisbüro
xiafang	下放	Delegation
Xiamaqiawake	下马恰瓦克	[Dorf] Xiamaqiawake
xian	县	Kreis
xian weishengju	县卫生局	Kreisgesundheitsamt county public health bureau
xian yixia	县以下	unterhalb des Kreises
xian yiyuan	县医院	Kreiskrankenhaus county hospital
xiang	乡	Gemeinde township village
xiang ban xiang guan	乡办乡管	von der Gemeinde betrieben und gleichzeitig verwaltet
xiang tongchou	乡统筹	Gemeindeumlage unified levies of the township
xiang weishengyuan	乡卫生院	Gemeindekrankenhaus Township health center
xiangcun yisheng	乡村医生	Gemeinde- und Dorfarzt
xiangcun yisheng chengbao	乡村医生承包	an den Dorfarzt verpachtet
xiangcun yitihua guanli	乡村一体化管理	integrierte Verwaltung der Dorfkrankenstation und des Gemeindekrankenhauses
xiangmu	项目	Projekt
xiangzhen qiye	乡镇企业	ländliches Unternehmen township-village enterprise
Xianqiao zhen	仙桥镇	Gemeinde Xianqiao
xiaobing buchu dadui, dabing buchu gongshe	小病不出大队,大病不出公社	Kleine Krankheiten lässt man nur in der Brigade behandeln und die großen nur in der Kommune.

xiaobing tuo, dabing kang, zhongbing dengzhe jian yan-wang.	小病拖，大炳扛，重病等着见阎王.	Die kleinen Krankheiten werden verschleppt, die großen werden ertragen, und bei den schweren Krankheiten war's das dann.
xiaokang	小康	bescheidener Wohlstand
Xiaoxia zhen	小峡镇	Gemeinde Xiaoxia
xiapai	下派	nach unten gesandt/geschickt
Xiaqiao cun	下桥村	Dorf Xiaqiao
Xinjiang	新疆	[Autonome Region der Uiguren] Xinjiang
Xinzhuang cun	新庄村	Dorf Xinzhuang
Xiyatou	西崖头	[Dorf] Xiyatou
xuexichongbing	血吸虫病	Bilharziose, schistosomiasis
xunhui fangyidui	巡回防疫队	mobiler Immunisierungstrupp
ya cengci	亚层次	Zwischenzone [keiner Verwaltungsebene klar zuzuordnen]
yaopin pi ling chajia	药品批零差价	Preisunterschied zwischen Groß- und Einzelhandel bei Medikamenten
Yawulong	牙吾龙	[Dorf] Yawulong
yi difang (touzi) wei zhu	以地方(投资)为主	in erster Linie mit lokalen Investitionen
yi fu buyi	以附补医	mit sekundären Dienstleistungen die ärztlichen Leistungen ausgleichen
yi gen zhen, yi ba cao yao	一根针,一把草药	eine Akupunkturnadel, eine Handvoll Kräuter
yi hu wei danwei	一户为单位	Familie als [Beitritts-]Einheit
yi si yao si zai jia-xiang	一死要死在家乡	Wenn wir sterben müssen, dann zuhause.
yi xiang yi she	一乡一社	Jede Gemeinde bildet eine Volkskommune.

yi zai bieren, kui zai ziji.	益在别人,亏在自己.	Der Nutzen ist bei anderen, während der Verlust bei einem selbst ist.
yiguo liangzhi	一国两制	ein Land, zwei Systeme
yiliao	医疗	medizinische Versorgung
yin bing fan pin	因病返贫	Verarmung durch Krankheit
yingdang shenzhong congshi	应当慎重从事	Man solle dies vorsichtig angehen
yiqie wang qian kan	一切往钱看	alles nur auf das Geld ausrichten, hemmungsloses Gewinnstreben
yisheng	医生	Arzt
yishi yiyi	一事一议	jede Angelegenheit einzeln besprechen
yishi1	医师	Oberarzt senior doctor
yishi4	医士	Assistenzarzt junior doctor
Yiwu shi	义乌市	Stadt Yiwu
yiyao tuogou	医药脱钩	die Trennung von der Therapie und dem Verkauf von Medikamenten
yiyao tuogou xiangmu	医药脱钩项目	Projekt zur Trennung von medizinischer Behandlung und Verkauf von Medikamenten
you 'ying' bian 'ruan'	由'硬'变'软'	von 'hartem' Faktor sich in einen 'weichen Faktor wandeln
you ku wu chu su	有苦无处诉	Es gibt keinen Ort [mehr], wo sie sich beklagen können.
you li shengchan	有利生产	gut für die Produktion sein
you weisheng bumen chang dujiaoxi	由卫生部门唱独角戏	„one-man-show" von Abteilungen des Gesundheitsministeriums
you zhangwo	有掌握	[die Bauern besser] im Griff haben
yuan	元	Yuan [Einheit der chinesischen Währung Renminbi (RMB), 1 Yuan = 100 Fen]

yuan ban yuan guan	院办院管	Betrieb und Verwaltung durch das Gemeindekrankenhaus
yue ban yue qiong	越办越穷	Je mehr wir machen, umso ärmer werden wir.
yue ying you geji zhengfu fudan	越应由各级政府负担	umso mehr von der Regierung aller Ebenen getragen werden
yufang wei zhu	预防为主	Vorbeugung an die erste Stelle setzen
Zhangqizhai	张其寨	[Dorf] Zhangqizhai
zhaobiao daili	招标代理	Ausschreibungsagentur
Zhecheng xian	柘城县	Kreis Zhecheng
Zhejiang	浙江	[Provinz] Zhejiang
zhen	镇	Marktgemeinde township
Zhengzhai zhen	郑宅镇	Gemeinde Zhengzhai
zhengzhixing kuisun	政治性亏损	politisch verursachter Verlust
zhi you zhengce, bu gei qian	只有政策，不给钱	nur Politik festlegen, aber kein Geld zur Verfügung stellen
zhijie zuzhi sheng-chan, zuzhi shouyi de fenpei	直接组织生产,组织受益的分配	die Produktion direkt organisieren und die Verteilung des Ertrages organisie-ren
zhiyou xiangmu caiyou qian	只有项目, 才有钱	kein Geld ohne Projekte
zhongxin	中心	Zentral-
zhongxin weishengy-uan	中心卫生院	zentrales Krankenhaus
zhongxin xiang weis-hengyuan	中心乡卫生院	zentrales Gemeindekrankenhaus
zhongyang	中央	Zentrale
zhongyang touzi qi yindao he jiaqiang de zuoyong	中央投资起引导和加强的作用	Die Investitionen der Zentrale haben lenkende und verstärkende Wirkung.

zhongyi yiyuan	中医医院	Krankenhaus für TCM [traditionelle chinesische Medizin] TCM hospital
zhushefei	注射费	Injektionsgebühr
zijin	资金	Kapital, Finanzmittel
zizhao mafan	自找麻烦	sich selbst Komplikationen bereiten
zonghe yiyuan	综合医院	Poliklinik general hospital
zui dou meige ren 1 yuan, zui shao meige ren yige jidan.	最多每个人一元，最少每个人一个鸡蛋.	Jeder zahlt höchstens einen Yuan und mindestens ein Hühnerei.
zuodao you yi you yao, neng fang neng zhi	做到有医有药,能防能治	Therapien und Medikamente sind zu gewährleisten, um Krankheiten vorzubeugen und zu behandeln

QUELLENVERZEICHNIS

LITERATUR

Ahmad, Etisham und Athar Hussain (1991). Social security in China: A historical perspective, in: Ahmad, Etisham und Athar Hussain et al. (1991). *Social security in developing countries*. Oxford.

Akin, John S., William H. Dow und Peter M. Lance (2004). Did the distribution of health insurance in China continue to grow less equitable in the nineties? Results from a longitudinal survey. *SS&M* 58: 293–304.

Alber, Jens (1992). *Das Gesundheitswesen der Bundesrepublik Deutschland: Entwicklung, Struktur und Funktionsweise*. Frankfurt.

Alpermann, Jürgen (2001). *Der Staat im Dorf: Dörfliche Selbstverwaltung in China*. Hamburg.

Alpermann, Jürgen (2003). Dimensionen sozialer Probleme in der VR China – regionale und sektorale Facetten. http://www.asienhaus.de/china/dokumente/ b-alpermann-221103.doc (1.6.2004).

An Jianmin et al. (1997a). Pinkun diqu cunyi weisheng fuwu ji baochou zhuangkuang fenxi (Analyse der Gesundheitsdienstleistungen und Verdienst bei den Dorfärzten in einem Armutsgebiet), in: *Hebei yixue* (Hebei Medicine) 5: 84–86.

An Jianmin et al. (1997b). Pinkun diqu cunyi baochou huanjing fenxi (Analyse des Verdienstes der Dorfärzte in einem Armutsgebiet), in: *ZWSG* 2: 96–97.

Anderson, M. Crosby (et al.) (1999). Research in Local Health Service Agencies, in: *SS&M* 49: 1007–1019.

Anson, Ofra und Shifang Sun (2002). Gender and health in rural China: evidence from Hebei province, in: *SS&M* 55: 1039–1054.

Atkinson, Sarah (2002). Political cultures, health systems and health policy, in: *SS&M* 55: 113–124.

Attané, Isabelle (Hrsg.) (2003). La Chine au seuil du XXIe siècle: Questions de population, questions de société. (Les cahiers de l'INED 148). Paris.

Baltussen, R. (et al.) (2002). Perceived quality of care of primary health care services in Burkina Faso, West Africa, in: *Health Policy and Planning* 17: 42–48.

Bärnighausen, Till (2001). Willingness to pay for 'basic health insurance' among informal sector workers in Wuhan, China. Unveröffentlichtes Manuskript.

Bärnighausen, Till und Rainer Sauerborn (2002). One hundred and eighty years of the German health insurance system: Are there any lessons for middle- and low-income countries?, in: *SS&M* 54: 1559–1587.

Baum, Frances (1995). Researching public health: Behind the qualitative-quantitative methodological debate, in: *SS&M* 40: 459–468.

Baum, Richard (1994). *Burying Mao: Chinese politics in the age of Deng Xiaoping*. Princeton.

Baum, Richard und Alexei Shevchenko (1999). The 'state of the state', in: Goldman/MacFarquhar 1999: 333–360.

Becker, Jasper (1996). *Hungry ghosts : China's secret famine.* London.

Becquelin, Nicolas (2004). Staged development in Xinjiang, in: *CQ* 178: 358–378.

Bernardi-Schenkluhn, Brigitte (1992). Politischer Problemdruck und aktuelle Reformstrategien im Vergleich, in: Alber, Jens und Brigitte Bernardi-Schenkluhn: *Westeuropäische Gesundheitssysteme im Vergleich: Bundesrepublik Deutschland, Schweiz, Frankreich, Italien, Großbritannien.* Frankfurt: 623–700.

Beyme, Klaus von (1991). *Theorie der Politik im 20. Jahrhundert: Von der Moderne zur Postmoderne.* Frankfurt.

Bi Yuxue et al. (2001). Zhongguo xibu 5 sheng 40 sheng ge pinkunxian cun weishengshi zonghe pingjia (A synthetic evaluation on the village clinics of 40 poverty counties of 5 provinces in western China), in : *ZCWB* 1: 12–14.

Blecher, Marc und Vivienne Shue (1996). *Tethered Deer: Government and economy in a Chinese county.* Stanford.

Blecher, Marc und Vivienne Shue (2001). Into leather: State-led development and the private sector in Xinji, in: *CQ*: 368–393.

Bloom, Gerald (hier mit seinem chinesischem Namen: Buloumo, G) und Tang Shenglan (2002). Zhongguo zhengfu zai hezuo yiliao baojian zhidu zhong de juese yu zuoyong (Die Rolle und Funktion der Regierung in China im kooperativen Gesundheitssystem auf dem Land), in: *ZWJ* 3: 17–21.

Bloom, Gerald und Andreas Wilkes (Hrsg.) (1997). Health in transition: Reforming China's rural health services (IDS Bulletin 1). Brighton.

Bloom, Gerald und Gu Xingyuan (1997a). Health sector reform: Lessons from China, in: *SS&M* 45: 351–360.

Bloom, Gerald und Gu Xingyuan (1997b). Introduction to health sector reform in China, in: *IDS Bulletin* 1: 1–11.

Bloom, Gerald und Tang Shenglan (1999). Rural health prepayment schemes in China.Towards a more active role for government, in: *SS&M* 48: 951–960.

Bloom, Gerald und Fang Jing (2003). China's rural health system in a changing institutional context, in: *IDS Working Papers* 194, http://www.ids.ac.uk/ids/bookshop/wp/wp194.pdf (6.10.2004).

Bloom, Gerald, Han Leiya und Li Xiang (2000). *How health workers earn a living in China. IDS Working Papers* 108, http://www.ids.ac.uk/ids/bookshop/wp/wp108.pdf (6.10.2004).

Bogg, Lennart et al. (1996). The cost of coverage: Rural health insurance in China, in: *Health Policy and Planning* 11: 238–252.

Bossert, Thomas (1998). Analyzing the decentralization of health systems in developing countries: Decision space, innovation and performance, in: *SS&M* 47: 1513–1527.

Bourdieu, Pierre (1987). *Sozialer Sinn: Kritik der theoretischen Vernunft* [Le sens pratique (1980)]. Frankfurt.

Braveman, Paula (2000). Combining forces against inequity and poverty rather than splitting hairs, in: *Bulletin of the WHO* 78 : 78–79.

Braveman, Paula und Eleuther Tarimo (2002). Social inequalities in health within countries: not only an issue for affluent nations, in: *SS&M* 54: 1621–1635.

Brie, Michael und Petra Stykow (1995) Regionale Akteurskoordinierung im russischen Transformationsprozeß, in: Wollmann, Hellmut, Helmut Wiesenthal und Frank Böker (Hrsg.) *Transformation sozialistischer Gesellschaften: Am Ende des Anfangs* (Leviathan Sonderheft 15/1995). Opladen: 207–232.

Brodsgaard, Kjeld Erik (2002). Institutional reform and the bianzhi system in China, in: *CQ* 170: 362–385.

Brüsemeister, Thomas (2000). *Qualitative Forschung.* Wiesbaden.

Bumgarner, J. Richard (1992). *China: Long-term issues and options in the health transitions.* (World Bank country study). Washington.

Cai Yongmei (2003). Baiwan mingong taoli yicheng: sasi jiekai zhongguo de hei anmian (1 Million Tagelöhner fliehen aus der Stadt der Epidemie: SARS zeigt die dunkle Seite Chinas, in: *Kaifang zazhi* (Open Magazine [Hongkong]) 6: 37–39.

Cailliez, Charlotte (1998). The collapse of the rural health system, in: *China Perspectives* 18: 36–43.

Cailliez, Charlotte (2003). Le système de santé rural: De l'utopie à l'effondrement, in: Attané 2003: 409–420.

Caishe 2000-17: Caizhengbu, Guojia jiwei, weishengbu (Finanzministerium, Staatliche Planungskomission und Gesundheitsministerium). Guanyu weishengshiye buzhu zhengce de yijian (Vorstellungen zu Beihilfen für Gesundheitseinrichtungen) (10.7.2000), in: http://www.moh.gov.cn/uploadfile/200409/20049113038854.doc (30. 1.2005).

Caizhengbu, Laodong he shehuibaozhangbu (Ministerium für Finanzen sowie für Arbeit und soziale Absicherung) (15.11.1999). Shehui baoxian jijin caiwu zhidu (Finanzstatuten der Fonds für die Sozialversicherung), in: *LSBZF*a: 1–14.

Carrin, Guy et al. (1997). Reforming the rural cooperative medical system in China: A summary of initial experience, in: *IDS Bulletin* 1: 92–97.

Carrin, Guy et al. (1999). The reform of the rural cooperative medical system in the People's Republic of China: Interim experience in 14 pilot counties, in: *SS&M* 48: 961–972.

CASS 2000: Zhongguo shehui kexueyuan nongcun fazhan yanjiusuo (Forschungsstelle zur ländlichen Entwicklung an der Chinesischen Akademie für Sozialwissenschaften) und Guojia tongjiju nongcun shehui jingji diaocha zongdui (Generalabteilung zur Erhebung von Daten der ländlichen Gesellschaft und Wirtschaft des Staatlichen Statistischen Amtes) (2000). *1999–2000 nian: Zhongguo nongcun jingji xingshi fenxi yu yuce. Nongcun jingji lüpishu* (Analysen und Prognosen der ländlichen Wirtschaft für 1999 bis 2000. Das Grünbuch zur ländlichen Wirtschaft). Beijing.

CASS 2001a: Zhongguo shehui kexueyuan nongcun fazhan yanjiusuo (Forschungsstelle zur ländlichen Entwicklung an der Chinesischen Akademie für Sozialwissenschaften) und Guojia tongjiju nongcun shehui jingji diaocha zongdui (Generalabteilung zur Erhebung von Daten der ländlichen Gesellschaft und Wirtschaft des Staatlichen Statistischen Amtes) (2001). *2000–2001 nian: Zhongguo nongcun jingji xingshi fenxi yu yuce. Nongcun jingji lüpishu* (Analysen und Prognosen der ländlichen Wirtschaft für 2000 bis 2001. Das Grünbuch zur ländlichen Wirtschaft). Beijing.

CASS 2001b: Zhongguo shehui kexueyuan nongcun fazhan yanjiusuo (Forschungsstelle zur ländlichen Entwicklung an der Chinesischen Akademie für Sozialwissenschaften) (2001). *Zhongguo nongcun fazhan yanjiu baogao 2* (China's rural development report 2). Beijing.

Chan, Anita, Richard Madsen und Jonathan Unger (1984). *Chen village: The recent history of a peasant community in Mao's China.* Berkeley.

Chen Jiagui et al. (2001). *Zhongguo shehui baozhang fazhan baogao (1997–2001). Shehui baozhang lüpishu.* (China's social security system development report (1997–2001). Das Grünbuch zur sozialen Absicherung) (1997–2001)). Beijing.

Chen Jianguo et al.(2002). Xibu bianyuan diqu nongcun yaopin liutong gaige yanjiu (A study about drug current reform in the west far distance rural areas), in: *ZWJ* 11: 45–46.

Chen Juan und Zhang Guangpeng (2000). Zhongguo xibu 40 ge pinkunxian cun weishengshi tiaojian guanli zhuangkuang fenxi (Analyse des Managements der Dorfkrankenstationen in 40 Armutskreisen Chinas), in: *ZNWSG* 10: 40–42.

Chen Minzhang (24.1.1985). Chen Minzhang tongzhi zai yi jiu ba san nian quanguo weishengju zhang huiyi shang de baogao (jielu) (Zusammenfassung der Rede des Genossen Cui Yueli auf der nationalen Konferenz der Vorsitzenden der Kreisgesundheitsämter im Jahr 1985, in: Peng Ruicong et al. 1992: 135–138.

Chen Minzhang (31.1.1986). Chen Minzhang tongzhi zai yi jiu ba san nian quanguo weishengju zhang huiyi shang de zongjie jianghua (jielu) (Zusammenfassung der Abschlußrede des Genossen Chen Minzhang auf der nationalen Konferenz der Vorsitzenden der Kreisgesundheitsämter im Jahr 1986, in: Peng Ruicong et al. 1992: 152–153.

Chen Minzhang (20.1.1988). Chen Minzhang tongzhi zai yi jiu ba ba nian quanguo weishengju zhang huiyi shang de baogao (jielu) (Zusammenfassung der Rede des Genossen Cui Yueli auf der nationalen Konferenz der Vorsitzenden der Kreisgesundheitsämter im Jahr 1988, in: Peng Ruicong et al.1992: 162–167.

Chen Minzhang (18.2.1989). Chen Minzhang tongzhi zai quanguo dianhua huiyishang guanche luoshi guowuyuan pizhuan san bu liang ju,guanyu kuoda yiliao weisheng fuwu youguan wenti de yijian' de jianghua (Rede des Ministers für Gesundheit Chen Minzhang auf der nationalen Telefonkonferenz zur Umsetzung der „Vorstellungen zur Ausweitung der Gesundheitsversorgung" der drei Ministerien und zwei Ämtern, die vom Staatsrat genehmigt worden ist) in: Peng Ruicong et al. 1992: 180–183.

Chen Minzhang (13.3.1989). Chen Minzhang tongzhi zai yi jiu ba san nian quanguo weishengju zhang huiyi shang de zongjie jianghua (jielu) (Zusammenfassung der Abschlußrede des Ministers für Gesundheit Chen Minzhang auf der nationalen Konferenz der Vorsitzenden der Kreisgesundheitsämter im Jahr 1989, in: Peng Ruicong et al.1992: 184–190.

Chen Minzhang (31.1.1990). Chen Minzhang buzhang zai yi jiu ba san nian quanguo weishengju zhang huiyi shang de baogao (jielu) (Zusammenfassung der Rede des Gesundheitsministers Chen Minzhang auf der nationalen Konferenz der Vorsitzenden der Kreisgesundheitsämter im Jahr 1986, in: Peng Ruicong et al. 1992: 191–200.

Chen Xianghua et al. (2001). Yiliao he fangbao gongneng zai cunji weisheng jigou jingying huodong de diwei fenxi (An analysis on position of curative and preventive function in village health stations), in: *ZWZ* 1: 8–10.

Chen Xiwen (2001a). Dui dangqian liangshi xingshi de ruogan kanfa (Views on the current situation of grain), in: Ma Hong/Wang Mengkui 2001: 458–466.

Chen Xiwen (2001b). „Shiwu" qijian nongye, nongcun fazhan silu he zhengce jianyi (thoughts and policy for the development of agriculture and rural areas in the tenth five-year plan period), in: Ma Hong/Wang Mengkui 2001: 496–509.

Chen Chuzhen (2001). Gonggu fazhan nongcun hezuo yiliao – baozhang renmin qunzhong shenti jiankang (Stabilizing and developing rural cooperative medical care, ensuring health for farmers), in: *ZNWSG* 11: 17–19.

Cheng Kai-ming (1995). Education – decentralization and the market, in: Wong/MacPherson 1995: 70–87.

Cheng Xiaoming (2001). Dui zhongguo nongcun pinkun diqu hezuo yiliao de zhengce jianyi (Politikempfehlungen zur kooperativen medizinischen Versorgung in den ländlichen Armutsgebieten in China), in: *ZWJ* 7: 10–12.

Chevrier, Yves (1995). La question de la société civile, la Chine et le chat du Chesire, in: *Études chinoises* XIV 2: 153–248.

Cohen, Paul A. (1984). Discovering history in China. American historical writing on the recent Chinese past. Cambridge (Mass.).

Contandriopoulos, Damien (2004). A sociological perspective on public participation in health care, in: *SS&M* 58: 321–330.

CQ: *The China Quarterly*. London.

Croizier, Ralph C. (1965). Traditional Medicine in modern China: Science, communism and cultural nationalism, in: *CQ* 23: 1–27.

Croizier, Ralph C. (1968). Traditional medicine in modern China: Science, nationalism, and the tensions of cultural change. Cambridge (Mass.).

Croizier, Ralph C. (1973). Traditional medicine as a basis for Chinese medical practices, in: Quinn 1972: 3–21.

Croll, Elisabeth (1999). Social welfare reform: Trends and tensions, in: *CQ* 159: 684–699.

Cui Yueli (15.1.1983). Cui Yueli tongzhi zai yi jiu ba san nian quanguo weishengju zhang huiyi shang de baogao (jielu) (Auszüge aus der Rede des Genossen Cui Yueli auf der nationalen Konferenz der Vorsitzenden der Kreisgesundheitsämter im Jahr 1983, in: Peng Ruicong et al.1992: 119–122.

Cui Yueli (20.1.1985). Cui Yueli tongzhi zai yi jiu ba san nian quanguo weishengju zhang huiyi shang de baogao (jielu) (Auszüge aus der Rede des Genossen Cui Yueli auf der nationalen Konferenz der Vorsitzenden der Kreisgesundheitsämter im Jahr 1984, in: Peng Ruicong et al. 1992: 129–134.

Cui Yueli (27.1.1986). Cui Yueli tongzhi zai yi jiu ba liu nian quanguo weishengju zhang huiyi shang de baogao (jielu) (Auszüge aus der Rede des Genossen Cui Yueli auf der nationalen Konferenz der Vorsitzenden der Kreisgesundheitsämter im Jahr 1986, in: Peng Ruicong et al. 1992: 145–151.

Cui Yueli (9.1.1987). Cui Yueli tongzhi zai yi jiu ba qi nian quanguo weishengju zhang huiyi shang de baogao (jielu) (Auszüge aus der Rede des Genossen Cui Yueli auf der nationalen Konferenz der Vorsitzenden der Kreisgesundheitsämter im Jahr 1987, in: Peng Ruicong et al. 1992: 155–156.

Dahlgren, Göran (2000a). *The medical poverty trap.* Unveröffentliches Manuskript.

Dahlgren, Göran (2000b). Issues of equity and effectiveness in efficient equity-oriented health care policies: An introduction, in: Hung et al. 2000: 3–13.

Dahlgren, Göran (2000c). Efficient equity-oriented strategies for health, in: *Bulletin of the WHO* 78 (1) : 79–81.

Dang Guoying (2001). Xiangxin nongmin (Glaubt den Bauern). *Nanfang Zhoumo* (Southnews) [Guangzhou] 10: 35.

Dangdai zhongguo congshu bianji bu (Redaktionsabteilung des Kompendiums von „Das Gegenwärtige China") (Hrsg.) (1986). *Dangdai zhongguo de weisheng shiye* (Das Gesundheitswesen im gegenwärtigen China). (2 Bände). Beijing.

Delman, Jorgen und Clemens Stubbe Ostergaard und Flemming Christiansen (1990). Remaking peasant China. Problems of rural development and institutions at the start of the 1990s. Aarhus.

Deng Wei, Andreas Wilkes und Gerald Bloom (1997). Village health services in rural China, in: *IDS Bulletin* 1: 32–38.

Deng Zhihe (1965). Zhe jiu she nongcun yiliao de daolu – ji qinyuan xian renmin yiyuan ban yuan de douzheng he chengjiu (Der Weg für das ländliche Gesundheitswesen – der Kampf und Ergebnisse des Kreiskrankenhauses Qinyuan beim Betreiben der Krankenhäuser), in: *Xinhua yuebao* (New China Monthly) 12: 106–108.

Dethier, Jean-Jacques (Hrsg.) (2000). *Governance, decentralization and reform in China, India and Russia.* Dordrecht.

DFG (Deutsche Forschungsgemeinschaft) (1995). *Gesundheitssystemforschung in Deutschland. Denkschrift.* Weinheim.

Ding Kaijie (2003). The crucial role of local governments in settting up a social safety net, in: *China Perspectives* 8 2003: 37–49.

Dixon, John (1981). *The Chinese welfare system 1949–1979.* New York.

Dixon, John und David Macarov (Hrsg.) (1992). *Social welfare in socialist countries.* London.

Dobrow, Mark J., Vivek Goel und R.E.G. Upshur (2004). Evidence-based health policy: context and utilisation, in: *SS&M* 58: 207–217.

Döhler, Marian (1990). *Gesundheitspolitik nach der Wende: Policy-Netzwerke und ordnungspolitischer Strategiewechsel in Großbritannien, den USA und der Bundesrepublik Deutschland.* Berlin.

Döhler, Marian und Philip Manow (1995). Staatliche Reformpolitik und die Rolle der Verbände im Gesundheitssektor, in: Mayntz/Scharpf 1995: 140–168.

Dong Hengjin (2000). *Health financing systems & drug use in rural China.* Stockholm.

Dong Hengjin et al. (2002). Willingness to pay for community-based insurance in Burkina Faso. *Health Economics* 12: 849–862.

Donnithorne, Audrey (1972). China's cellular economy: Some economic trends since the cultural revolution, in: *CQ* 52: 605–619.

Donnithorne, Audrey (1975). Centralization and decentralization in China's fiscal management, in: *CQ* 66: 328–354.

DorfOrgG 1987. Zhonghua renmin gongheguo cunmin weiyuanhui zuzhi fa (shixing) (Vorläufiges Organisationsgesetz für die Dorfbewohnerkomitess in VR China) (1987), in: *ZGG* 27: 884–887.

DorfOrgG 1998. Zhonghua renmin gongheguo cunmin weiyuanhui zuzhi fa (Organisationsgesetz für die Dorfbewohnerkomitess in der VR China) (1998), in: *RMRB* 5.11.1998: 3.

Döring, Ole (2003) Global governance, national state and health system reform: Assessing the case of China, in: http://www.ruhr-uni-bochum.de/kbe/ole3.html (24.2.2004), dort angegebene Originalquelle: Hein, Wolfgang und Lars Kohlmorgen (Hrsg.) (noch nicht erschienen). *Globalization, Global Health Governance and National Health Politics in Developing Countries. An Exploration into the Dynamics of Interface.* Hamburg.

Du Jinxiang (1999).Guanyu chongjian woguo nongcun hezuo yiliao baozhang tixi de gouxiang (Gedanken zum Wiederaufbau des sozialen Netzes der kooperativen medizinischen Versorgung), in: *Xiandai Caijing* (Modern Finance) 4: 25–27.

Du Lexun (2000). Zhuyi weisheng baojian xiaofei xiu dui touzi chengshu de yingxiang (Pay attention to the influence of health consuming demand to investment multiplier), in: *ZWZ* 1: 6–9.

Duckett, Jane (1998). *The entrepreneurial state in China: Real estate and commerce departments in reform era Tianjin.* London.

Duckett, Jane (2001). Political interests & the implementation of China's urban health insurance reform, in: *Social Policy and Administration* 3: 1–11.

Duckett, Jane (2002). Reshaping state-society relations through urban health insurance reform. Unveröffentliches Manuskript.

Dumreicher, Heidi (2002). Xia Fu Tou – a settlement in inner China, *Oikodrom Stadtpläne* 25: 38–50.

Duohu zhen quanke yiliao zhongxin, jinhua shi weishengju und zhejiang sheng quanke yixue yanjiu suo (Das medizinische Zentrum für Allgemeinmedizin in der Gemeinde Duohu, das Gesundheitsamt der Stadt Jinhua und die Forschungsabteilung zur Allgemeinmedizin der Provinz Zhejiang) (1999). *„Sanwei yiti" duohu zhen moshi shishi nongcun chuji weisheng baojian de you xiao changshi* (Ein System mit drei Säulen: Effektive Versuche für das ländliche Gesundheitswesen bei der Ausführung des Duohu-Modells). Broschüre.

Duozheng 1998-14: Jinhua shi wucheng qu duohu zhen nongcun weisheng zonghe gaige shishi fang'an (Durchführungspläne zur Universalreform des ländlichen Gesundheitswesens in der Gemeinde Duohu des Bezirkes Wucheng in der Stadt Jinhua (28.5.1998), in: Jinhua weishengju 1995: 38–46.

Easton, David (1965). *A framework for political analysis.* Englewood Cliffs.

Eckholm, Erik (2003). Chinese villagers riot over SARS, in: *International Herald Tribune* 29.4.2003, http://www.iht.com/articles/94764.htm (30.4.2003).

Edin, Maria (2003). State capacity and local agent control in China: CCP cadre management from a township perspective, in: *CQ* 173: 35–52.

Ensor, Tim (1999). Developing health insurance in transitional Asia, in: *SS&M* 48: 871–879.

Fagui bianji (Redaktion zu Gesetze und Verordnungen)(2000). Laodong he shehui baozhang zhengce fagui: Chengzhen yiyao weisheng tizhi gaige zhuanji (Politische Richtlinien, Gesetze und Bestimmungen zur Arbeits- und Sozialversicherung: Kompendium zur Gesundheitsstrukturreform in den Städten) Beijing.

Fan Ping (2003). 2002 nian nongmin, nongcun fazhan baogao (Rural People and rural development in 2002), in: Ru Xin et al. 2003: 261–269.

Fang Xiaoping (2003). Zhongguo nongcun de chijiao yisheng yu hezuo yiliao zhidu (1968–1983) – Zhejiang sheng fuyang xian gean yanjiu (Der Barfußarzt in den ländlichen Gebieten Chinas und das System der kooperativen medizinischen Versorgung (1968–1983): Fallstudie im Kreis Fuyang der Provinz Zhejiang, *Ershiyi shiji* (Twenty-first Century [Hongkong]) 10: 42–54.

Farquhar, Judith (1994). *Knowing practice: The clinical encounter of Chinese medicine.* Boulder & San Francisco & Oxford.

Fei Zhaohui und Liu Yuanliu (2000). Urban health care in China: Major issues and reform initiatives, in: Hung et al. 2000: 183–194.

Feng Zhanchun et al. (2000). Pinkun diqu weisheng fuwu gongxuzhong de wenti fenxi yu duice yanjiu (Analyse und Strategie von Angebot und Nachfrage im Gesundheitswesen der armen Regionen), in: *ZCWB* 12: 11–12.

Fewsmith, Joseph (1994). *Dilemmas of reform in China. Political conflict and economic debate.* Armonk und London.

Flick, Uwe (2000). Triangulation in der qualitativen Forschung, in: Flick/Kardorff/ Steinke 2000a: 309–318.

Flick, Uwe (2002). *Qualitative Sozialforschung: Eine Einführung.* Hamburg.

Flick, Uwe, Ernst von Kardorff und Ines Steinke (Hrsg.) (2000a). *Qualitative Forschung: ein Handbuch.* Hamburg.

Flick, Uwe, Ernst von Kardorff und Ines Steinke (2000b). Was ist qualitative Forschung? Einleitung und Überblick, in Flick/Kardorff/Steinke 2000a: 13–29.

Friedman, Edward, Paul G. Pickowicz und Marc Selden (1992) *Chinese village, socialist state.* New Haven & London.

Fu Wei et al. (2004). Nongcun xiangzhen weishengyuan heli yongyao jiqi guanli cuoshi fenxi (Analysis on the reasonable use fo drugs and management measures in the commune hospitals of villages and towns), in: *ZWJ* 6: 25–27.

Fulda (2004). Elitär und partizipativ zugleich? – Regierungspraxis der VR China im Wandel. http://www.gtz.de/ (25.11.2004).

Gamble, Sidney D. (1968). *Ting Hsien: A North China Rural Community.* Stanford.

Gao Ge et al. (2002). Shanghai shi nongcun hezuo yiliao chouzi yu buchang diaocha fenxi (Survey and Analysis fo Funding and Compensation for the Rural Cooperative Medicine in Shanghai), in: *ZNWSG* 2: 45–48.

Gao, Mobo C. F. (1999). *Gao Village.* Honolulu.

Gao Wangling (2004). Dayuejin diaocha yaodian (Wichtigen Aspekte bei der Untersuchung des Großen Sprungs nach Vorn), http://www.bjsjs.net/news/news.php? intNewsId=490 (24.11.2004).

Gaodeng tiyu bu (Ministerium für Sport an Hochschulen) (17.6.1954). Gaodeng tiyu bu, jiaoyubu, weishengbu, tiyuyundong weiyuanhui guanyu kaizhan xuexiao baojian gongzuo de zhishi (Weisung des Ministeriums für Leistungssport, Erziehungsministeriums, GM und der Kommission für Sportkampagnen zur Gesundheitspflege an den Schulen), in: *ZFGHB* 1954: 283–286.

Ge Yunfeng (2004). Morang nongmin zai shiwang (Enttäuscht die Bauern nicht wieder), *JKB* 1.6.2004: 1

Gerhardus, Ansgar (2001). *Entscheidungsprozesse im Gesundheitssektor.* Frankfurt am Main.

Gerhardus, Ansgar und Marc Dujardin (et al.) (1999). *A Methodology to Assess the Use of Research for Health Policy Development,* in: http://www.hyg.uni-heidelberg.de/sfb544/neues.html (2.8.2001).

GesJB: Zhongguo weisheng nianjian bianji weiyuanhui (Redaktionsgruppe des Jahrbuchs für Gesundheit) (Verschiedene Jahrgänge). *Zhongguo weisheng nianjian* (Jahrbuch für Gesundheit). Beijing.

Gilley, Bruce (2001). *Model rebels. The rise and fall of China's richest village.* Stanford.

Glaser, Barney und Anselm L. Strauss (1967). *The discovery of grounded theory: Strategies of qualitative research.* Chicago.

GesSta: Weishengbu (Gesundheitsministerium) (2003) [ohne Titel]. http://www.moh.gov.cn/statistics/digest03/content.htm (11.12.2003).

Goldman, Merle und Roderick MacFarquhar (1999). Dynamic economy, declining party-state, in: Goldman/MacFarquhar 1999: 3–29.

Goldman, Merle und Roderick MacFarquhar (Hrsg.) (1999). *The paradox of China's post-Mao reforms.* Cambridge (Mass.) und London.

Gong Xiangguang (2003). Jiada gonggong weisheng touru gaige gonggong weisheng chouzi tizhi (Enhancing the investment in public health and reforming the financing system of public health), in: *ZWJ* 12: 13–15.

Gong Youlong, Yan Fei und Feng Lingfang (1997). Xiangcun yisheng de fenbu, peixun he baochou yanjiu (Studie zur Verbreitung, Ausbildung und Bezahlung des Gemeindearztes), in: *ZNWSG* 4: 15–16.

Gong Zhi et al.(2000). Shuifei gaige dui nongcun weisheng de yingxiang jiqi dui duice zhuanti diaoyan baogao (Bericht über die Auswirkung der Steuer- und Abgabenreform und zur Untersuchung von adäquaten politischen Maßnahmen), in: *ZCWB* 11: 7–9.

Goodman, Roger (et al.) (1998). *The East Asian welfare model.* London.

Goodmann, David S. G. (1994). The politics of regionalism. Economic development, conflict and negociation, in: Goodmann, David S. G. und Gerald Segal (Hrsg.) (1994). *China deconstructs: Trade, politics and regionalism.* London.

Grießmayer, Simone (1999). Wohlfahrtsbetriebe (fuli qiye): Ein zum Absterben verurteilter Überrest des chinesischen Wohlfahrtsstaates oder eine gewinnbringende Idee zur Behebung von Finanzschwäche im sozialen Sektor, in: Weigelin-Schwiedrzik/Hauff 1999: 195–214.

Gu Xingyuan und Tang Shenglan (1995). Reform of the Chinese health care financing system, in: *Health policy* 32: 181–191.

Guo Chongde (1997). Xiandai shehui baozhang fazhan jincheng zhong de jige lilun he shiji wenti tantao (Überlegungen zu theoretischen und praktischen Problemen bei der Entwicklung der modernen sozialen Absicherung), in: *Shehuixue yanjiu* (Soziologische Forschung) 5: 48–51.

Guo Xiaolin (2001). Land expropriation and rural conflicts in China, in: *CQ* 166: 422–439.

Guobanfa 1996-31: Guanyu nongcun weisheng „san xiang jianshe" „ba wu" jinzhan qingkuang he "jiu wu" gongzuo yijian de baogao (Bericht zur Entwicklung der drei Aufbauprojekte im Gesundheitswesen im 8. Fünfjahresplan und die Arbeitsvorschläge für den 9.Fünfjahresplan) (22.11.1996), in: *Henan Zhengbao* (Henan Political Bulletin)1997 1: 21–23.

Guobanfa 2003-3: Guanyu jianli xinxing nongcun hezuo yiliaozhidu de yijian (Vorstellungen zum Aufbau der kooperativen medizinischen Versorgung des neuen Typs auf dem Land) (10.1.2003), in: http://www.moh.gov.cn/public/open.aspx?n_id=8348&seq=0 (30.1.2005).

Guofa 1985-62: Guanyu weisheng gongzuo gaige ruogan zhengce wenti baogao (Bericht über politische Probleme bei der Reform des Gesundheitswesens) (25.4.1985), in: Peng Ruicong et al.1992: 139–142.

Guofa 1988-61: Weishengbu guanyu quanmian shenru guanche yufang wei zhu fangzhen jinyibu jiaqiang yufang fangbao baojian gongzuo de ruogan yijian (Einige Vorstellungen des Gesundheitsministeriums wie das vorrangige Prinzip der Vorbeugung umgesetzt und die Gesundheitsvorsorge verstärkt werden können), (23.5.1988), in: *ZWJFH* 1993: 34–39 (oder *ZGG* 1988: 709–713).

Guofa 1989-10: Guanyu kuoda yiliao weisheng fuwu youguan wenti de yijian (Vorstellungen zur Ausweitung des medizinischen Dienstleistungen) (15.1.1989), in: Peng Ruicong et al. 1992: 177–179.

Guofa 1990-12: Guowuyuan guanyu qieshi jianqing nongmin fudan de tongzhi (Mitteilung des Staatsrates zur Entlastung der Bauern) (3.2.1990): *ZGG* 1990: 47–49.

Guofa 1991-4: Guanyu gaige he jiaqiang nongcun yiliao weisheng gongzuo de qingshi (Anweisungen zur Reform und Verbesserung des ländlichen Gesundheitswesens) (7.10.1991): *ZGG* 1991: 85–88.

Guofa 1997-18: Guanyu fazhan he wanshan nongcun hezuo yiliao de ruogan yijian (Vorstellungen über die Weiterentwicklung der kooperativen medizinischen Versorgung auf dem Land (28.5.1997), in: *Henan Zhengbao* (Henan Political Bulletin) 7: 15–16.

Guofa 1998-44: Guowuyuan guanyu jianli chengzhen zhigong jiben yiliao baoxian zhidu de jueding (Entschluß des Staatsrates über den Aufbau der Basiskrankenversicherungen für Arbeiter und Angestellte in den Städten (14.12.1998), in: Liu Xueming (Hrsg.) (2000) *Shehui baoxian yu shehui baozhang* (Sozialversicherung und soziale Absicherung). Beijing: 661–665.

Guofa 2001-308: Zhonghua renmin gongheguo muying baojianfa shishi banfa (20.6.2001) (Implementation measure for the law on maternal and infant's health care of the People's Republic of China), in: http://www.moh.gov.cn/jcwsyfybj/xgflfg/200205240003.htm (4.8.2003).

Guofa 2001-309: Jihua shengyu jishu fuwu guanli tiaoli ([Medizinisch-] Technische Verwaltungsverordnung für die Familienplanung)(1.10.2001), in: http://www.moh.gov.cn/jcwsyfybj/xgflfg/200205240001.htm (4.8.2003) oder *Henan zhengbao* 10: 9–12.

Guofaban 1998-33: Guowuyuan bangongting guanyu qieshi zuohao fupin kaifa gongzuo de tongzhi (Mitteilung des Büros des SR über die Umsetzung der Armenunterstützung) (5.6.1998), in: *ZGG* 1998 14: 597 bzw. RMRB 28.7.1998.

Guofaban 1999-65: Guanyu zuohao dangqian jianqing nongmin fudan gongzuo de yijian (Vorschläge wie die gegenwärtige finanzielle Belastung der Bauern vermindert werden kann) (22.7.1999), in: *ZGG* 27: 1168–1171 bzw. *RMRB* 3.8.1999.

Guofaban 2000-33: Guanyu gonggu da jiancha chengguo jin yibu zuohao jianqing nongmin fudan gongzuo baogao (Arbeitsbericht über die Stabilisierung der Erfolge der großen Untersuchung und wie die finanzielle Belastung der Bauern gemindert wurde) (7.4.2000), in *ZGG* 20/2000: 18–21.

Guojia jihua shengyu weiyuanhui et al. (Staatliche Kommission für Familienplanung) (10.1.1983). Guanyu jihu shengyu shiyefei kaizhi fanwei he jiaqiang caiwu guanli de guiding (Bestimmung über die Finanzmittel für Einrichtungen der Geburtenplanung und für eine besseres Finanzmanagement), http://www.zjwst.gov.cn/law/jhcwl/40.htm (8.2.2002).

Guojia jiwei (Staatliche Planungskomission) (15.11.1991). Guojia jiwei, weishengbu guanyu yinfa "nongcun xiangzheng weisheng, weisheng fangyi, fuyou baojian sheshi jianshe xiangmu guanli shixing banfa" tongzhi (Mitteilung der Staatlichen Planungskommission und des Gesundheitsministeriums zur Verbreitung der „vorläufigen Bestimmung zur Verwaltung einzelner Projekte zum Gesundheitswesen in den ländlichen Gemeinden, der Epidemiebekämpfung und der Mutter- und Kindfürsorge), http://www.zjwst.govn.cn/law/yzl/46.htm (8.2.2002).

Guoling 1994-33: ZRG muying baojianfa (Law on maternal and infant's health care) (27.10.1994), in: http://www.moh.gov.cn/jcwsyfybj/xgflfg/200112030014.htm (4.8. 2003).

Guoling 1996-76: Zhonghua renmin gongheguo xiangzhen qiye fa (Gesetz der ländlichen Unternehmen der Volksrepublik China) (29.10.1996), in: *RMRB* 31.10.1996: 2; deutsche Übersetzung in Weigelin-Schwiedrzik/Hauff 1999: 246–255.

Guowuyuan (Staatsrat) (31.12.1952). Guowuyuan guanyu yi jiu wu san nian jixu kaizhan aiguo weisheng yundong zhishi (Weisung des Staatsrates über die Fortsetzung der patriotischen Gesundheitskampagne im Jahr 1953), in: *ZFGHB* 1952: 258.

Guowuyuan (Staatsrat) (4.5.1981). Guowuyuan guanyu shedui qiye guanche guomin jingji tiaozheng fangzhen de ruogan jueding (Entscheidungen des Staatsrates zur Umsetzung der Leitlinie zur Readjustierung der Volkswirtschaft durch die kollektiven ländlichen Betriebe), in: Wang Shiyuan 1986: 149–151, s. auch *RMRB* 16.5.1981.

Guowuyuan (Staatsrat) (15.4.1994). Guojia ba qi fupin gongjian jihua (Staatlicher Siebenjahresplan zur Armutsbeseitigung während des 8. Fünfjahresplanes), in: *ZZWYS* 1995: 774–789.

Guowuyuan faguibian (Herausgeber der Gesetze und Verordnungen des Staatsrates) (1987). *Zhonghua renmin gongheguo xianxing fagui huibian 1949–1985, zhengfa juan, junshi ji qita juan* (Gesetzessammlung von 1949 bis 1985 der Volksrepublik China: Band für Staats-, Militärrecht und sonstiges), Beijing.

Guowuyuan tigaiban et al. (8.5.2001). Guanyu nongcun weisheng gaige yu fazhan de zhidao yijian (Leitorientierungen zur Gesundheitsreform und -entwicklung auf dem Land), in: *Zhongguo xiangcun yisheng* (Der chinesische Gemeinde- und Dorfarzt) 9: 2–4.

Guoyaoguanshi 2000-306: Yaopin zhaobiao daibiao daili jigou zige rending ji jiandu guanli banfa (Zertifizierung und Überwachungsvorschriften der bevollmächtigten Einrichtungen für die Ausschreibung von Medikamenten) (11.7.2000). *LSBZF* 2000b: 46–52.

Gwatkin, Davidson R. (2000). Health inequalities and the health of the poor: What do we know? What can we do?, in: *Bulletin of the WHO* 78 (1): 3–18.

Gwatkin, Davidson R. (Hrsg) (1999). *Health care for China's rural poor.* (An occasional health policy program occasional paper with support from the international health policy program). 1999. Ohne Ortsangabe.

Hami shi huayuan xiang hezuo yiliao lingdao xiaozu (Führungsgruppe der KMV der Gemeinde Huayuan der Stadt Hami) (2000). *Hami shi huayuan xiang 2000 nian hezuo yiliao xiaojie* (Abriß über die KMV im Jahr 2000 in der Gemeinde Huayuan der Stadt Hami). Typoskript.

Hami shi huayuan xiang weishengyuan (Gemeindekrankenhaus Huayuan der Stadt Hami)(2001).*Hami shi huayuan xiang weishengyuan gongzuo huibao* (Arbeitsbericht des Krankenhauses der Gemeinde Huayuan in der Stadt Hami). Typoskript.

Hami shi taojiagong weishengsuo (Krankenstation von Taojiagong in der Stadt Hami) (2000). *2001 nian Taojiagong hezuo yiliao shishi fang'an* (Umsetzungsplan für 2001 der KMV in Taojiagong). Typoskript.

Hami shi taojiagong xiang weishengyuan (Krankenhaus der Gemeinde Taojiagong in der Stadt Hami)(1998). *Taojiagong xiang xiangcun yitihua guanli gongzuo huibao* (Arbeitsbericht über die einheitliche Verwaltung von Gemeinde und Dorf in der Gemeinde Taojiagong). Typoskript.

Hami shi taojiagongxiang weishengyuan (Krankenhaus der Gemeinde Taojiagong in der Stadt Hami) (2001a). *Taojiagong xiang weishengyuan kaizhan nongcun shequ weisheng fuwu de shijian yu tihui* (Praxis und Eindrücke über die ländliche kommunale Gesundheitsversorgung des Krankenhauses der Gemeinde Taojiagong). Typoskript.

Hami shi taojiagongxiang weishengyuan (Krankenhaus der Gemeinde Taojiagong in der Stadt Hami) (2001b). *Taojiagong xiang weishengyuan menzhen ji cunweishengsuo xiangguan zhibiao duibi biao* (Vergleichsübersicht der Kennzahlen für die ambulante Behandlung in der Krankenstation von Taojiagong und der Dorfkrankenstationen). Manuskript.

Hami shi weishengju (Gesundheitsamt der Stadt Hami) (2000a). *Hami shi shishi hezuo yiliao shidian fang'an* (Konzeption für die Einrichtung der KMV in der Stadt Hami). Typoskript.

Hami shi weishengju (Gesundheitsamt der Stadt Hami) (2000b). *Xinjiang hami shi shishi nongcun hezuo yiliao kexingxing fenxi baogao* (Machbarkeitsstudie für die KMV der ländlichen Regionen in der Stadt Hami in Xinjiang). Typoskript.

Hami shi weishengju (Gesundheitsamt der Stadt Hami) (2000c). *Hami shi "yiliao tuoguo" shidian xiangmu gongzuo xiaojie* (Zusammenfassung des Pilotsprojekts zur „Trennung von medizinischer Behandlung und Verkauf von Medikamenten der Stadt Hami).Typoskript.

Hami shi weishengju (Gesundheitsamt der Stadt Hami) (2000d). *Hami shi huayuan xiang, taojiagong xiang weishengyuan yiyao tuogou shouzhi qingkuang* (Bilanz [des Projektes zur] Trennung von medizinischer Behandlung und dem Verkauf von Medikamenten in den Krankenhäusern der Gemeinden Huayuan und Taojiagong der Stadt Hami).Typoskript.

He Biao (1960). Weisheng bumen ying ba zhiyuan nongye zuowei shouyao renwu (Die Unterstützung der Landwirtschaft ist die wichtige Aufgabe der Abteilungen des Gesundheitsministeriums), in: *Hongqi* (Rote Fahne) 18:12–20.

He Jiesheng (24.1.1988). He Jiesheng tongzhi zai yi jiu ba san nian quanguo weishengju zhang huiyi shang de baogao (jielu) (Zusammenfassung der Rede des Genossen He Jiesheng auf der nationalen Konferenz der Vorsitzenden der Kreisgesundheitsämter im Jahr 1988, in: Peng Ruicong et al. 1992: 168–173.

Heberer, Thomas und Wolfgang Taubmann (1998). *Chinas ländliche Gesellschaft im Umbruch: Urbanisierung und sozio-ökonomischer Wandel auf dem Lande.* Opladen.

Henan sheng weishengting (Gesundheitsbüro der Provinz Henan) (2002). *Guanyu quan sheng aizibing fangzhi gongzuo de huibao.* (Arbeitsbericht zur Bekämpfung von AIDS in der Provinz Henan). Typoskript.

Henderson, Gail (1990). Increased Inequality in health care, in: Davis/Vogel 1990: 25–42.

Henderson, Gail und Myron S. Cohen (1984). *The Chinese hospital. A social work unit.* New Haven und London.

Henderson, Gail et al. (1994). Equity and utilization of health services: Report of an eight-province survey in China, in: *SS&M* 39: 687–699.

Henderson, Gail et al. (1998). Trends in health services utilization in eight provinces in China, 1989–1993, in: *SS&M* 12: 1957–1971.

Henriksen, Kristin und Ebba Holme Hansen (2004). The threatened self: General practitioners' self-perception in relation to prescribing medicine, in: *SS&M* 59: 47–55.

Héritier, Adrienne (Hrsg.) (1993a). *Policy-Analyse. Kritik und Neuorientierung.* (PVS-Sonderheft 24/1993). Opladen.

Hildenbrand, Bruno (2000). Anselm Strauss, in Flick/Kardorff/Steinke 2000a: 32–42.

Hillier, Sheila (1983a). The "Three Bitter Years": Overture to the Cultural Revolution – financial and organisational perspectives 1960-5, in: Hillier/Jewell 1983a: 93–102.

Hillier, Sheila (1983b). The provision and training of medical and paramedical personnel, in: Hillier/Jewell 1983a: 339–377.

Hillier, Sheila (1983c). The Cultural Revolution and after - health care, 1965–82, in: Hillier/Jewell 1983a: 103–146.

Hillier, Sheila und J. A. Jewell (Hrsg.) (1983a). *Health care and traditional medicine in China, 1800–1982*. London.

Hillier, Sheila und J. A. Jewell (1983b). Chinese traditional medicine and modern western medicine: Integration and separation in China, in: Hillier/Jewell 1983a: 306–335.

Hillier, Sheila und Shen Jie (1996). Health care systems in transition: People's Republic of China, part I: An overview of China's health care system. *Journal of Public Health Medicine* 18: 258–265.

Hillier, Sheila und Xiang Zheng (1991). Township hospitals and village clinics in China, in: *China Information* 2: 51–61.

Hillier, Sheila und Xiang Zheng (1995). Health and rural health insurance in China, in: Krieg/Schädler 1995b: 159–177.

Hitzler, Ronald und Anne Honer (1994) Qualitative Methoden, in: Nohlen/Schultze 1994: 389–395.

Ho Lok Sang (1995) Market reform and China's health care system. *SS& M* 41: 1065–1072.

Hongqi (Rote Fahne) (1968). The orientation of revolution in medical education as sees from the "Barefoot Doctors". *Selections from China Mainland Magazines* 628: 4–9 (Originalabdruck in *Hongqi* (Rote Fahne) März 1968).

Hongqi (Rote Fahne) (1969). Guangdong sheng, Qujiang xian, Qunxing dadui jianchi hezuo yiliao zhidu shi yi nian de qingkuang diaocha (Lagebericht über 11 Jahre kooperative medizinische Versorgung in der Qunxing Brigade im Kreis Qujiang der Provinz Guangdong). *Hongqi* (Rote Fahne) 1: 35–42.

Hongqi (Rote Fahne) (1977a). Xuehao wenjian zhuazhu gang (Durch ein Studium der Dokumente den Plan erfassen), in: *Hongqi* (Rote Fahne) 3: 15–18.

Hongqi (Rote Fahne) (1977b). Zai mao zhuxi de qizhi xi jin gen Hua zhuxi shengli qianjin (Unter dem Banner des Vorsitzenden Mao Seite an Seite mit dem Vorsitzenden Hua siegesgewiß foranschreiten), in: *Hongqi* (Rote Fahne)3: 25–30.

Horn, Joshua S. (1969). *Away with all the pests. An English surgeon in People's China: 1954–1969*. New York & London.

Houzhai yiyuan (Krankenhaus Houzhai) (2002). [ohne Titel]. Typoskript.

Hsia, Adrian (1971). *Die chinesische Kulturrevolution*. Neuwied & Berlin.

Hsia, Tao-Tai (1972). Laws on public health, in: Quinn 1972: 109–135.

Hsiao, William C. (1984). Transformation of health care in China, in: *The New England Journal of Medicine* April 5: 932–936.

Hsiao, William C. (1995). The Chinese health care system: Lessons for other nations, in: *SS& M* 41: 1047–1055.

Hsiao, William C. (2000). Economic transition and health transformation, in: Hung et al. 2000: 353–367.

Hsiao, William C. (2000). What is a health system? Why should we care? http://www.hsph.harvard.edu/phcf/Papers/What Is A Health System-Final (general format) 8.5.03.pdf (29.12.2005).

Hsiao, William C. und Liu Yuanli (1996). Economic reform and health – lessons from China, in: *The New England Journal of Medicine* 335: 430–431.

Hsu, Elizabeth (1999). *The transmission of Chinese medicine*. Cambridge.

Hu Chunping, Chen Yingchun, Lu Zuxun (2002). Woguo xian jieduan weisheng chouzi zhengce fenxi (An analysis of the current financing policy in China), in: *ZWJ* 11 : 7–8.

Hu Shanlian (1999). Lun 21 jieji zhongguo weisheng gaige yu fazhan fangxiang (About the reform and the direction of development of the Chinese health care system in the 21st century), in: *ZWJ* 4: 5–7.

Hu Shanlian (2002). Zhongguo nongcun pinkun diqu hezuo yiliao shishi zhong zhengfu shiling he shichang shiling de biaoxian (Government failure and market failure on the implementation of cooperative medical scheme in impoverished areas of rural China), in: *ZWJ* 1: 38–41.

Hu Shanlian (2003). SARS liuxing dui woguo weisheng gaige zhengce de qishi (Some thoughts of health reform policy after the epidemic of SARS in China), in: *ZWZJ* 7: 147–149.

Hu Shanlian (2004). Quanguo xinxing nongcun hezuo yiliao zhidu de chouzi yunxing zhuangkuang (Financing and operational status of new-type rural cooperative medical system in China), in: *ZWJ* 9: 24–26.

Hu Shanlian, Cheng Xiaoming (et al.) (2000). Financing and delivery of health care for the rural population in China, in: Hung et al. 2000: 165–182.

Huang Yanzhong (2004). Bringing the local state back in: The political economy of public health in rural China, in: *Journal of Contemporary China* 13: 367–390.

Huang Yongchang (1994). *Zhongguo weisheng guoqing* (Die Lage der Gesundheit in China). Shanghai.

Huang, Shu-min (1988). Transforming China's collective health care system: A village study, in: *SS&M* 9: 879–888.

Hung, Pham Manh et al. (2000). *Efficient, equity-oriented strategies for health: International perspectives – focus on vietnam*. Melbourne.

Hussain, Athar (1990). Rural social welfare in China, in: Delman/Ostergaard/Christiansen 1990: 139–156.

I: Interviews. S. Liste der Interview im Anschluß an Literaturliste.

Jack, William und Maureen Lewis (2004). Falling short of expectations: Public health interventions in developing and transition economies, in: *SS&M* 58: 223–225.

Jamison, Dean T., John R. Evans (et al.) (1984) : *China. The health sector.* [A World Bank Country Study]. Washington.

Jann, Werner (1994). Politikfeldanalyse, in: Nohlen/Schultze 1994a: 308–314.

Jenkins, Leigh (2002). Aids activist 'detained for leaking secrets', in: *South China Morning Post* 7.9.2002: 5.

Jewell, J. A. (1983). The development of Chinese health care, 1911–49, in: Hillier/Jewell 1983a: 28–65.

Jewell, J.A. und Sheila Hillier (1983). Health care and welfare in China – the 'Ten Great Years", 1949–59, in: Hillier/Jewell 1983a: 66–92.

Jia Hao und Lin Zhimin (1994a). Changing central-local relations in China: Reform and state capacity, in: Jia/Lin 1994: 1–15.

Jia Hao und Lin Zhimin (Hrsg.) (1994). *Changing central- local relations in China.* Boulder & San Fransisco & Oxford.

Jiang Baiping (2003). Dui nongcun feigaishui hou nongmin jiankang baozhang wenti de diaocha yu sikao (Untersuchung und Überlegungen zum Gesundheitswesen der Bauern nach der Umwandlung von Gebühren in Steuern auf dem Land), in: *ZWJ* 1: 35–36.

Jiang Qicheng et al. (2001). Anhui sheng weisheng zong feiyong chouzi laiyuan cesuan jieguo fenxi (Analysis of measuring results of Anui total expenditure on health by the method of health financing resource), in: *ZWJ* 10: 13–17.

Jiangsu sheng weishengting jifuchu (Abteilung für Primärversorgung und Frauenfürsorge des Gesundheitsabteilung der Provinz Jiangsu) (2002). Jiangsu sheng nongcun chuji weisheng baojian shishi fang'an (2001–2010) (Plan for PHC [primary health care] in rural areas of Jiangsu from year 2001 to year 2010), in: *ZNWSG* 12: 32–35.

Jing Lin (1999). Xiangzhen weishengyuan jingji huodong fenxi yu sikao (Analysen und Gedanken zur wirtschaftlichen Vitalität der Gemeindekrankenhäuser), in: *ZNWSG* 7: 46–48.

Jinhua shi „duohu moshi" ketizu (Projektgruppe zum Duohu-Modell der Stadt Jinhua) (1999). Jinhua shi nongcun weisheng gaige „duohu moshi" jieduanxing zongjie baogao (Zwischenbericht zum Duohu-Modell der ländlichen Gesundheitsreform in der Stadt Jinhua), in: *ZNWSG* 12: 3–6.

Jinhua weishengju (Gesundheitsamt Jinhua) (Hrsg.) (1999). *Jinhua shi nongcun weisheng zonghe gaige „duohu moshi": ziliao huibian* (Materialsammlung zur umfassenden Reform des ländlichen Gesundheitswesens in der Stadt Jinhua nach dem Duohu-Modell). Typoskript.

Jinshizheng 1998-209: Duohu zhen quanke yiliao shifanqu de shishi baogao (Implementationsbericht zur Modellregion für die Allgemeinmedizin in der Gemeinde Duohu) (20.8.1996), in: Jinhua weishengju 1995: 38–46.

Jinzheng 1998-78: Jinhua shi quanmian tuiguang nongcun weisheng „duohu moshi" shishi yijian (Vorschläge zur Durchführung, wie das ‚Duohu-Modell' zum ländlichen Gesundheitswesen in der Stadt Jinhua verbreitet werden soll) (21.9.1998), in: Jinhua weishengju 1995: 33–37.

Jinzheng 2002-9: Jinhua shi quyu weisheng guihua: 2001–2005 nian (Gesundheitsrahmenplan von 2001 bis 2005 für das Gebiet Jinhua) (29.1.2002).

JKB 15.3.2001. Nongcun shuifei gaige dui weisheng chouzi de yingxiang (Die Auswirkungen der ländlichen Steuer- und Abgabenreform auf die Kapitalaggregierung im Gesundheitswesen), 2.

JKB: *Jiankang Bao* (Health Gazette). Beijing, VR China.

Kardorff, Ernst von (2000). Zur Verwendung qualitativer Forschung, in: Flick et al. 2000: 615–623.

Kelliher, Danier (1992). *Peasant power in China: The era of rural reform, 1979–1989*. New Haven; London.

Khan, Mahmud M., Zhu Naisu und Jack C. Ling (1996). Community-based health insurance in China: Bending to the wind of change, in: *World health forum 17*: 56–62.

King, Gary, Robert O. Keohane und Sidney Verba (1994). *Designing social inquiry: Scientific inference in qualitative research*. Princeton.

Klotzbücher, Sascha (1998). *Institutions matter: Die Bedeutung des kollektiven Eigentums an Grund und Boden für die politische Transformation und wirtschaftliche Modernisierung auf dem Land in der VR China seit 1978.* Magisterarbeit an der Fakultät für Orientalistik und Altertumswissenschaft der Universität Heidelberg.

Klotzbücher, Sascha (1999). Eigentumsreformen bei den ländlichen Unternehmen am Beispiel der Aktiengenossenschaften, in: Weigelin-Schwiedrzik/Hauff 1999: 115–39.

Kohli, Atul (1990). *Democracy and discontent: India's growing crisis of governability*. Cambridge.

Kreis 1991: *Zhongguo xianqing daquan. Xibei juan* (Enzyklopädie der Kreise Chinas. Band Nordwesten). Beijing.

Krieg, Renate (1995a). The "preliminary regulations for social security of Hainan Province", in: Krieg/Schädler 1995b: 284–300.

Krieg, Renate (1995b). Implementation problems of social security reforms, in: Krieg/Schädler 1995b: 317–339.

Krieg, Renate und Monika Schädler (1995a). *Soziale Sicherheit im China der neunziger Jahre*. Hamburg.

Krieg, Renate und Monika Schädler (Hrsg.) (1995b). *Social security in the People's Republic of China*. Hamburg.

Kuhn, Thomas S. (1967). *Die Struktur wissenschaftlicher Revolutionen*. Frankfurt am Main [Chicago 1962].

Lampton, David M. (1974a). *The politics of public health in China: 1949–1969*. Ann Arbor.

Lampton, David M. (1974b). *Health, conflict, and the Chinese political system*. Ann Arbor.

Lampton, David M. (1974c). Policy arenas and the study of Chinese politics, in: *Studies in comparative communism* 7 : 409–413.

Lampton, David M. (1978a). Health policy during the Great Leap Forward, in: *CQ* 60 (Dezember 1978: 668–698.

Lampton, David M. (Hrsg.) (1987a). *Policy implementation in post-Mao China*. Berkeley & Los Angeles.

Lampton, David M. (1987b). The implementation problem in post-Mao China, in: Lampton 1987a: 3–30.

Laoren xin 1985-41a: Yiliao weisheng shiye danwei gongzuo renyuan gongzi zhidu gaige shishi banfa (Ausführungsbestimmungen zur Reform des Gehaltsystems der Angestellten und Arbeiter in Gesundheitseinrichtungen) (30.8.1985), in: *ZWJFH* 1993: 384–398.

Lawrence, Susan V. (2002). The sickness trap", *Far Eastern Economic Review* 13.6.2002: 30–33, hier: http://www.feer.com/articles/2002/0206_13/p030china.html (10.3.2004).

Li Changming (2000). Zhongguo nongcun weisheng fazhan xianzhuang yu celüe sikao (On Chinese rural health services: status quo and strategies), in: *ZNWSG* 10: 3–6.

Li Jianguo (2003). Gaobie zuihou de shengchandui (Abschied von der letzten Produktionsgemeinschaft), in: http://news.xinhuanet.com/misc/2002-12/09/ content_646568.htm (15.9.2003).

Li Jimin (1990). Xiang weishengyuan fangbao yu xiang weishengyuan buyi fenkai (Die Trennung von Vorsorge im Gemeindekrankenhaus vom Gemeindekrankenhaus abzutrennen ist nicht förderlich), in: Tang Yaogen 2001: 424–429, Erstabdruck in Xiandai weisheng

Li Lianjiang und Kevin O'Brien (1995). Villagers and popular resistance in contemporary China, in: *Modern China* 22: 28–61.

Li Pengxi (2001). Shuju lunzheng jibing fangzhi gongneng nanyi luoshi de zuoyong jizhi (Demonstration of the mechanism model of ignoring the diesase preventive function by means of data service), in: *ZWZ* 1: 20–21.

Li Shixue et al. (2001). Weisheng fanyingxing – gainian yu celiang (The concept and measurement of responsiveness of health systems), in: *ZWJ* 2: 44–46.

Li Sulan (2002). Duohu zhen shequ weisheng fuwu de shijian yu tihui (Die Gestaltung des kommunalen Gesundheitsdienstes in der Gemeinde Duohu und die daraus gewonnenen Erkenntnisse), in: *ZNWSG* 2: 62–63.

Li Weiping und Zhu Peihui (2002). Cunzhuang jingji, shequ zuzhi yu cunzhuang yiliao baojian shiye – Donglu cun yiliao baojian shiye anli fenxi (The village economics, community organizations and village medical care service courses-cases analysis of Donglu village medical care service) *ZWJ* 6: 1–5.

Li Weiping, Zhang Licheng und Zhu Peihui (2002). Zhongguo nongcun yiliao baozhang de zhidu xuanze (The system selection of medical insurance in Chinese rural areals), in: *ZWJ* 1: 35–37.

Li Xiaojie (1999). Jijin yinjin baoxian tizhi – tuijin nongmin hezuo yiliao baoxian (Das Versicherungssystem aktiv einführen – die Versicherung der KMV für die Bauern fördern), in: ZNWSG 1: 36–37.

Li Yaqing (2001). Woguo weisheng zong feiyong chouzi laiyuan jiegou fenxi (Analyse der Gesamtkosten und Erbringung dieser Mittel für das Gesundheitswesen Chinas), in: *ZWJ* 12: 29–30.

Li Ying et al. (2001). Taianshi xiangcun yisheng xianzhuang diaocha yu fenxi (A status quo investigation of village doctors in Taian city), in: *ZNWSG* 11: 39–41.

Li Yinglong (2003). Su'nan diqu xinxing nongcun hezuo yiliao zhidu chutan (Überlegungen zur kooperativen medizinischen Versorgung neuen Typs im Süden Jiangsus), in: *ZNWSG* 7: 27–28.

Li Yingyan et al. (2001). Zhongguo nongcun weisheng fuwu chouzi he nongcun yisheng baochou jizhi yanjiu: Henan keti yanjiu jishu zong baogao (On fund-collection for Chinese rural health services and village doctors' remuneration: Final report on subjects investigated in Henan province), in: ZNWSG 4: 10–16.

Liang Dengshi und Zhang Yuanxiang (1999). Nongcun weishengyuan buyi yiyao fenjia (Die Krankenstation auf dem Land ist nicht für eine Abtrennung der Einkünfte aus ärztlicher Behandlung und dem Erlös aus dem Verkauf von Medikamenten), in: *ZNWSG* 4: 35.

Liang Hong (2000). *Zhongguo nongcun xianjieduan shequ baozhang de jingji fenxi* (Ökonomische Analyse der momentanen kommunalen Absicherung auf dem Land in China). Shanghai. (nach Li/Zhang/Zhu 2002: 37).

Lieberthal, Kenneth (1992). Introduction: the "fragmented authoritarism" model and its limitations, in: Lieberthal/Lampton 1992: 1–30.

Lieberthal, Kenneth und David Lampton (Hrsg.) (1992). *Bureaucracy politics and the decision making in the post-Mao-China.* Berkeley.

Lieberthal, Kenneth und Michael Oksenberg (1988). *Policy-making in China: Leaders, structures and processes.* Princeton.

Lin Nan (1995) Local market socialism: Local corporatism in action in rural China, in: *Theory and society* 24: 301–354.

Lin Yixin und Zhou Kan (1999). Guanyu duohu moshi de lixing sikao (Überlegungen zum Duohu-Modell), *ZNWSG* 5: 4–5.

Lingweifa 2000-56: *Lingwu shi yiyao tuogou shidian xiangzhen shishi fang'an* (Implementationsplan für die Pilotgemeinden der Trennung von medizinischer Behandlung und Verkauf von Medikamenten in der Stadt Lingwu)(28.7.2000). Typoskript.

Lingzhengfa 1995-05: Lingwu xian renmin zhengfu yinfa „shishi nongcun hezuo yiliao baojian zhidu gaige fang'an" de tongzhi (Die Volksregierung des Kreises Lingwu veröffentlicht die Mitteilung: „die Umsetzung des Planes für die Reform der ländlichen kooperativen medizinischen Gesundheitsversorgung"), in: *ZNHY* 1995: 328–336.

Lingzhengfa 1995-06: Guanyu chengli lingwu nongcun hezuo yiliao baojian guanli weiyuanhui de tongzhi (Mitteilung über die Gründung von Verwaltungskomitees der kooperativen medizinischen Gesundheitsversorgung), in: *ZNHY* 1995: 327.

Lingzhengfa 2001-106a: Guanyu nongcun weisheng tizhi ji renshi fenpei zhidu gaige shishi fang'an (Implementationsplan zur Reform des ländlichen Gesundheitswesens und des Personalwesens) (27.7.2001). Typoskript.

Lingzhengfa 2001-106b: *Lingwu shi yiyao tuogou shidian xiangzhen shishi fang'an* (Ausführungsplan der Pilotgemeinden für die Trennung von medizinischer Behandlung und Verkauf von Medikamenten innerhalb der Stadt Lingwu) (27.7.2001). Typoskript.

Liu Fuzhong (o.J.). Xindu xian nongcun weisheng gaige de zuofa (Die Schritte der ländlichen Gesundheitsreform im Kreis Xindu), in: Peng Ruicong et al. 1992: 484–486.

Liu, Gordon, Liu Xingzhu und Meng Qingyue (1994). Privatization of the medical market in socialist China: A historical approach, in: *Health Policy* 27: 157–174.

Liu Hongqi und Lü Meixing (o.J [1990?]). Cong xiangzhen weishengyuan guanli tizhi gaige sikao weisheng hangye guanli (Überlegungen zur Verwaltung im Gesundheitswesen anhand der Verwaltungsstrukturreform der Gemeindekrankenhäuser), in: Peng Ruicong 1992 et al.: 462–463.

Liu Kejun und Fan Wensheng (2002). Dui liangge xian 90 niandai hezuo yiliao xingshuai de fenxi (The analysis on fluctuation of cooperative medical scheme of two counties in Shanxi Province in 1990's), in: *ZWJ* 6: 14–17.

Liu Xin (2000). *In one's own shadow: An ethnographic account of the condition of post-reform rural China.* Berkeley.

Liu Xingzhu und Anne Mills (2002). Financing reforms of public health services in China: Lessons for other nations, in: *SS&M* 54: 1691–1698.

Liu Xingzhu, Xu Linghong und Wang Shuhong (1996). Reforming China's 50000 township hospitals – effectiveness, challenges and opportunities, in: *Health policy* 38: 13–29.

Liu Xuemin (Hrsg.) (2000). *Shehui baoxian yu shehui baozhang* (Sozialversicherung und soziale Absicherung). Beijing.

Liu Yia-Ling (1992). Reform from below: The private economy and local politics in the rural industrialization of Wenzhou, in: *CQ* 130: 293–316.

Liu Yuanli (2000). Understanding and setting up the process for health equity, in: *Bulletin of the WHO* 78 (1): 82–83.

Liu Yuanli und William Hsiao (2003). Les soins de santé en Chine: l'histoire de deux époques, in: Attané 2003: 389–407.

Liu Yuanli, Hu Shanlian (et al.) (1996). Is community financing necessary and feasible for rural China, in: *Health Policy* 38: 155–171.

Liu Yuanli, Rao Keqin und John Fei (1998). Economic transition and health transition: comparing China and Russia, in: *Health Policy* 44: 103–122.

Liu Yuanli et al. (2002a). People's Republic of China. Toward establishing a rural health protection system. http://www.adb.org/ documents/reports/RC_rural_health_protection _system/prc_rural_health.pdf (26.11.2004).

Liu Yuanli et al. (2002b). Yin bing zhi pin yu nongcun jiankang baozhang (Die Krankheit als Armutsfalle und das ländliche Gesundheitssystem), in: *ZWJ* 5: 11–14.

Liu Yuanli und Ren Ran (2002). Zhongguo nongcun pinkun diqu hezuoyiliao yunxing de zhuyuao yingxiang yinsu fensu. 10 ge xian ganyu shiyan jieguo (Analyse der wichtigsten Einflußfaktoren für die kooperative ärztliche Versorgung in den Armutsgebieten Chinas: Ergebnisse aus Pilotstudien in zehn Provinzen), in: *ZWJ* 2: 11–16.

Liu Yunguo und Gerald Bloom (2002). *Designing a rural health reform project. The negotiation of change in China. IDS Working Paper* 150, http://www.ids.ac.uk/ids/bookshop/wp/wp150.pdf (6.10.2004).

Liu Yunguo et al. (2000). Weisheng VIII xiangmu diyipi 28 ge xian shehui jingji gaikuang (Soziale und wirtschaftliche Situation der ersten 28 Kreise des VIII. Projektrunde für Gesundheit), in: *WJY* 2: 13–17.

Long Zhendong (2000). Wanshan fazhan hezuo yiliao baoxian zhidu de zuofa yu sikao (Überlegungen und Schritte zu einer Weiterentwicklung des Systems der kooperativen Krankenversicherung), in: *Jiangsu weisheng shiye guanli* (Jiangsu Health Service Administration) 5: 57–58.

Longxi xian caizixiang zhongxin weishengyuan (Zentrale Krankenhaus der Gemeinde Caizi im Kreis Longxi) (2000). Gecun weishengshi renyuan qingkuang ji zhucun renyuan hua mingce (Die Personalsituation in allen Dorfkrankenstationen und Namensliste des Personals in allen Dörfern). Typoskript.

Longxi xian caizixiang zhongxin weishengyuan (Zentrales Krankenhaus der Gemeinde Caizi im Kreis Longxi) (2001). *Caizi zhongxin weishengyuan* (Zentrale Krankenstation der Gemeinde Caizi). Typoskript.

Longxi xian weishengju (Gesundheitsamt des Kreises Longxi) (1999). *Gansu sheng longxi xian yiyao tuogou shidian shishi fang'an* (Plan für Pilotprojekt der Trennung von medizinischer Behandlung und Verkauf von Medikamenten im Kreis Longxi der Provinz Gansu). Typoskript.

Longxi xian weishengju (Gesundheitsamt des Kreises Longxi) (2001). *Gansu sheng longxi xian zhixing yiyao tuogou shidian qingkuang huibao* (Bericht zur Pilotstudie zur Trennung von medizinischer Behandlung und dem Verkauf von Medikamenten im Kreis Longxi der Provinz Gansu). Typoskript.

LSBZFa: *Laodong he shehui baozhang zhengce fagui: Shehuibaoxian jijin guanli zhuanji* (Gesetzessammlung zum Arbeitsrecht und sozialer Absicherung: Band zur Verwaltung der Fonds der Sozialversicherung) (2000). Beijing.

LSBZFb: *Laodong he shehui baozhang zhengce fagui: Chengzhen yilao weisheng tizhi gaige zhuanji* (Gesetzessammlung zum Arbeitsrecht und sozialer Absicherung: Band zur Gesundheitsreform in der Stadt) (2000). Beijing.

Lu Guigen et al. (2003). Shanghai shi jinshan qu shishi hezuo yiliao baoxian diaocha fenxi yu duice (Analyse und Maßnahmen zur Untersuchung der kooperativen medizinschen Versicherung im Bezirk Jinshan der Stadt Shanghai), in: *ZNWSG* 3: 6–9.

Lu Weidong (1999). Jianchi sanwei yiti – kaizhan nongcun hezuo yiliao (Ein System mit drei Säulen – die ländliche kooperative medizinische Versorgung ausbauen), in: *ZNWSG* 8: 9–11.

Lu Wenqiang (2001). Zhongguo nongye zhong changqi fazhan de ruogan wenti (Issues concerning China's agricultural development), in: Ma Hong/Wang Mengkui 2001: 524–533.

Lu Xiaobo (1997). The politics of peasant burden in reform China, in: *Journal of Peasant Studies* 1: 113–138.

Lu Xiaohua (2000). *Xibu duice: yizhi fan pin yu zhongxi bu fazhan* (Politik für Chinas Westen: Verarmung verhindern und Zentralchina und seinen Westen entwickeln). Beijing.

Lu Xueyi (2001a). Zhongguo nongcun zhuangkuang ji cunzai wenti de yuanyin (Problems in rural China), in: Ru/Lu 2001: 159–166.

Lu Xueyi (2001b). „Nongcun zhen ku, nongmin zhen qiong" („Auf dem Land ist es wirklich hart, und die Bauern sind sehr arm"), in: *Dushu* (Reading's Digest) 1: 1–3.

Lu Xueyi (2003). Nongcun yao jinxing dierci gaige (Another rural reform needed), in: Ru/Lu 2003: 189–198.

Lucas, AnElissa (1980). Changing medical models in China: organizational options or obstacles?, in: *CQ* 83: 461–489.

Lueger, Manfred (2000). *Grundlagen qualitativer Feldforschung.* Wien.

Luo Pinghan (2001). *"Da guofan": Gonggong shitang shimo* (Die "Eiserne Reisschüssel": Geschichte der Volksküchen). Nanning.

Luo Zhihao (o.J.). Jiceng yiyuan fenpei zhidu gaige de changshi (Die Reform des Verteilungssystems in den Krankenhäusern an der Basis), in: Peng Ruicong et al. 1992: 456–457.

Ma Hong und Wang Mengkui (Hrsg.) (2001). *Zhongguo fazhan yanjiu: Guowuyuan fazhan yanjiu zhongxin yanjiu baogao xuan* (China development studies: The selected research reports of the DRC [Development Research Council] of the State Council). Beijing.

Ma Jin et al. (2002). Qinghai sheng minhe xian yaopin jizhong zhaobiao caigou gaige diaocha baogao (An investigation report about an reform of drug purchase through gathering bidding methods in Minhe county of Qinghai province), in: *ZWJ* 6 : 29–32.

Ma Xiemin et al. (2000). Zhengfu zai hezuo yiliaozhong fahui de zuoyong (Die Rolle der Regierung innerhalb der kooperativen medizinischen Versorgung), in: *ZCWB* 10 : 16–17.

MacPherson, Stewart (1995). Social policy in China in contemporary perspective, in: Wong/MacPherson 1995: 216–241.

Manning, Kimberley (2004). *Disorder in the dining halls. The gendered politcs of remembering the Great Leap Forward*, Paper presented on the Conference "As China meets the World", Wien, 17.–19.5.2004.

Mao Zedong (24.1.1964). Rede über den Sanitätsdienst, in : Martin 1977: 229.

Mao Zedong (26.6.1965). Dui weisheng gongzuo de jianghua (Rede über das Gesundheitswesen), in: o.V. (1967): 201–202.

Mao Zedong (30.7.1954). (Weisung über die Arbeit auf dem Gebiet der chinesischen Medizin, in: Martin 1977: 226–228.

Marschalek, Ilse (2005a). Deliverable 17 Part 1: Tool for intercultural methodology in research [of SUCCESS Sustainable future scenarios for Chinese settlements]. Wien.

http://new.china-eu-success.org/ce/forum/deli/folder.2005-10-13.7198762504/D 17 part 1 gesamt.pdf (25.1.2006).

Marschalek, Ilse (2005b). Deliverable 17 Part 2 [of SUCCESS: Sustainable future scenarios for Chinese settlements]: Tool for intercultural methodology in research. Wien. http://new.china-eu-success.org/ce/forum/deli/folder.2005-10-13.7198762504/D 17 part 2 gesamt.pdf (25.1.2006).

Martin, Helmut (1977). *Mao intern: Unveröffentlichte Schriften, Reden und Gespräche Mao Tse-tungs 1946–1976.* München.

Martin, Helmut (Hrsg.) (1982). *Mao Zedong Texte: Sechster Band 1965–1976, Teil 2 : Schriften, Dokumente, Reden und Gespräche.* München.

Mayntz, Renate (1996). Politische Steuerung: Aufstieg, Niedergang und Transformation einer Theorie, in: Mayntz, Renate (1997) *Soziale Dynamik und politische Steuerung: Theoretische und methodologische Überlegungen.* (Schriften des Max-Planck-Instituts für Gesellschaftsforschung, Köln, Bd. 29). Frankfurt & New York: 263–292.

Mayntz, Renate und Fritz W. Scharpf (Hrsg.) (1995a). *Gesellschaftliche Selbstregelung und politische Steuerung.* Frankfurt.

Mayntz, Renate und Fritz W. Scharpf (1995b). Steuerung und Selbstorganisation in staatsnahen Sektoren, in: Mayntz/Scharpf 1995a: 9–38.

Mayntz, Renate und Fritz W. Scharpf (1995c). Der Ansatz des akteurszentrierten Institutionalismus, in: Mayntz/Scharpf 1995a: 39–72.

Mehrotra, Santosh und Stephen W. Jarrett (2002). Improving basic health sevice delivery in low-income countries: voice to the poor, in: *SS&M* 54: 1685–1690.

Mei Changwen (1996). Wo sheng caizheng jiji zhichi nongcun weisheng „san xiang jianshe" (Die Provinz Sichuan unterstützt aktiv den „Aufbau der drei [Krankenhäuser]" im ländlichen Gesundheitswesen), in: *Sichuan Caizheng* (Sichuan Finance) 5:48–49.

Meng Qingguo und Hu Angang (2000). Xiaochu jiankang pinkun ying chengwei nongcun weisheng gaige yu fazhan de youxian zhanlüe (Health poverty reduction: strategic priority of China's rural health reform), in: *ZWZ* 3: 245–249

Migdal, Joel S. (1988). *Strong Societies and Weak States: State-society relations and state capabilities in the third world.* Princeton.

Mooney, Gavin, Stephen Jan und Virginia Wiseman (2002). Staking a claim for claims: a case study for resource allocation in Australian aboriginal health care, in: *SS&M* 54: 1657–1667.

Murray, Christopher J. L. und Julio Frenk (2000). A framework for assessing the performance of health systems, in: *Bulletin of the WHO* 78: 717–731.

Myrdal, Jan (1974). *China – Die Revolution geht weiter. Bericht über den Fortschritt in Liu Ling.* München.

Myrdal, Jan (1978). *China nach Mao Tsetung und Dritter Bericht aus einem chinesischen Dorf.* München.

Na Li et al. (2002). Zhengfu weisheng shiye touru fenxi (Analysis on the government health input), in: *ZWZ* 5: 243–245.

Nan Zi (1994). Jiuyi nongmin kan bing zenme ban? – Zhongjian nongcun hezuo yiliao zhidu (Wie sollen 900 Millionen Bauern ärztlich behandelt werden? Der Aufbau des System der kooperativen medizinischen Versorgung auf dem Land), in: *Zhongguo xingzheng guanli* (Chinese Administration) 12: 15–16.

Nathan, Andrew (1973). A factionalism-model for Chinese politics, in: *CQ* 53: 34–66.

Ni Jian et al. (2001). Guangxi ‚jiu wu' qijian weisheng ziyuan cunliang jiqi bianhu qushi fenxi (Analysis on the current quantity of health ressources as well as ist variety tendency during 1996–2000 in Guangxi), in: *ZWJ* 9: 22–25.

Nohlen, Dieter und Rainer-Olaf Schultze (1994a). *Lexikon der Politik: Band 5: Politikwissenschaftliche Methoden.* München.

Nohlen, Dieter und Rainer-Olaf Schultze (1994b). Methode, in: Nohlen/Schultze 1994a: 263–264.

Nongyebu (6.2001) [sic!]. Quanguo nongye he nongcun jingji fazhan dishige wu nian jihua (Der 10. Fünfjahresplan für die Entwicklung der Landwirtschaft und landwirtschaftlichen Wirtschaft in China), in: http://www.agri.gov.cn/news/xxfb/2001/0727.htm (8.9.2001)

North, Douglass C. (1990). *Institutions, institutional change and economic performance.* Cambridge (Mass.).

o.V. (2.8.1965). Dui weisheng dangwei guanyu jinyibu gaige Beijing yiyuan gongzuo de baogao de piyu (Anmerkung zum Bericht des Parteikomitees des Gesundheitsministeriums zur schrittweisen Verbesserung im Beijing Krankenhaus), in: o.V. (1992). *Jianguo yilai Mao Zedong wengao: 1.1964–12.1965. Di 11 ce* (Manuskripte Mao Zedongs seit 1949: 1.1964–12.1965. Band 11). Beijing: 428–429.

o.V. (1967) Mao zhu weikan gao, "mao zedong sixiang wan sui" bieji ji qita (Unofficially published works of Mao Zedong, additional volumes of "Long live Mao Zedong's thought" and other secret speeces of Mao). Bd 5: Mao Zedong sixiang wansui (Long live Mao Zedong's thoughts). Beijing.

o.V. (1968). Cong chijiao yisheng de chengzhang kan yixue jiaoyu geming de fangxiang: Shanghai shi diaocha baogao (Das Wachstum bei den Barfußärzten weist die Richtung der Revolution in der medizinischen Ausbildung: Bericht einer Untersuchung in Shanghai), in: *Hongqi* 3: 20–22.

o.V. (1972). Medical care for 700 Millions, in: *China Reconstructs* 11: 14–15.

o.V. (1992). *Jianguo yilai mao zedong wengao: 1.1964–12.1965. Di 11 ce* (Manuskripte Mao Zedongs seit 1949: 1.1964–12.1965. Band 11). Beijing: 387.

O'Brien, Kevin und Li Lianjiang (1999). Selective policy implementation in rural China, in: *Comparative Politics*, January: 167–186.

Offe, Claus (1992). Der Tunnel am Ende des Lichts. Erkundungen der politischen Transformation im Neuen Osten. Frankfurt am Main, New York.

Oi, Jean (1992). Fiscal reform and the economic foundations of Local state Corporatism, in: *World Politics* 45: 99–126.

Oi, Jean (1995). The role of the local state in China's transitional economy, in: *CQ* 114, 1132–1173.

Oi, Jean (1999). *Rural China takes off: Institutional foundations of economic reform.* Berkeley.

Oi, Jean und Andrew Walder (1999). *Property rights and economic reform in China.* Stanford.

Oi, Jean (2004). After state socialism: Political constraints on privatization in China. Unveröffentlichtes Manuskript.

Oksenberg, Michel (1974). The Chinese policy process and the public health issue: an area approach, in: *Studies in comparative politics*, Vol. 7 (4): 375–407.

Opp, Karl-Dieter (2002). Methodologie der Sozialwissenschaften. Wiesbaden.

OrgG 1986. Zhonghua renmin gongheguo difang geji renmin daibiao dahui he difang geji renmin zhengfu zuzhi fa (Organisationsgesetz für die lokalen Volkskongresse und die lokalen Volksregierungen aller Ebenen der VR China (1986), in: *ZGG* 33, 1024–1034.

OrgG 1995. Zhonghua renmin gongheguo difang geji renmin daibiao dahui he difang geji renmin zhengfu zuzhi fa (Organisationsgesetz für die lokalen Volkskongresse und die lokalen Volksregierungen aller Ebenen der VR China) (1995), in: *Xinhua yuebao* (New China Monthly) 4: 123–130.

Pappi, Franz Urban (1993). Policy-Netze: Erscheinungsformen moderner Politiksteuerung oder methodischer Ansatz, in: Héritier 1993: 84–94.

Parish, William L. und Martin King Whyte (1978). *Village and family in contemporary China.* Chicago.

Parris, Kristin (1993). Local initiative and national reform: The Wenzhou model of development, in: *CQ* 134: 242–262.

Pearson, Veronica (1995). Health and responsibility; but whose?, in: Wong/MacPherson 1995: 88–112.

Pei Juan und Guo Yuancheng (2003). Renli ziyuan guanli yu yiyuan renshi zhidu gaige (Personalmanagement und die Reform bei der Personalorganisation), in: *ZWJ* 4: 42–44).

Peng Ruicong et al. (1992). Yiliao weisheng tizhi gaige juan (Band zur Gesundheits- und Gesundheitsstrukturreform), in: o.V. (1992) *Zhongguo gaige quanshu* (Enzyklopädie der Reform in China). Dalian: 1–584.

Perry, Elizabeth (1994). Trends in the study of Chinese politics: State-society relations, in: *CQ* 139: 704–730.

Ping'an xian weishengju (Gesundheitsamt des Kreises Ping'an) (2001). *Ping'an xian kaizhan yiyao tuogou gongzuo qingkuang huibao cailiao* (Anhang zum Bericht der Trennung von medizinischer Behandlung und Verkauf von Medikamenten im Kreis Ping'an). Typoskript.

Pinghelingzi 1999-1: Guanyu zai sanhe xiang binglingshan cun kaizhan nongcun hezuo yiliao shidian gongzuo de shishi fang'an (Durchführungsplan über die Experimente zu kooperativen Krankenversicherungsgemeinschaften auf dem Land in dem Dorf Binglingshan der Gemeinde Sanhe) (7.11.1999). Typoskript.

Pingweizi 2000-54a: *Qinghai sheng ping'an xian 2000 nian 8 yue – 2001 nian 8 yue guifan jiceng yiyao fuwu xiangmu gongzuo jihua* (Arbeitsplan für die Standardisierung auf der untersten Ebene und die Trennung von medizinscher Leistung und Verkauf von Medikamenten zwischen August 2000 und August 2001 im Kreis Ping'an der Provinz Qinghai)(2.8.2000). Typoskript.

Pingweizi 2000-54b: *Ping'an xian guifan jiceng yiyao fuwu shidian xiangmu jingfei yusuan* (Aufstellung der finanziellen Mittel für die Projektorte für die Trennung von medizinischer Behandlung und Verkauf von Medikamenten und der Standardisierung der ärztliche Leistungen auf der untersten Ebene im Kreis Ping'an)(2.8.2000). Typoskript.

Pingweizi 2000-54c: *Ping'an xian guifan jiceng weisheng fuwu shidian xiangmu buchong pinggu fafang banfa* (Verordung zur Auszahlung und Evaluierung der Projekteunterstützung bei der Standardisierung der medizinischen Leistungen auf der untersten Ebene im Kreis Ping'an)(2.8.2000). Typoskript.

Pingweizi 2000-54d: *Qinghai sheng sheng benji jingfei yusuan* (Aufstellung der finanziellen Mittel auf der Ebene der Provinz)(2.8.2000). Typoskript.

Popper, Karl (1987). *Das Elend des Historizismus.* Tübingen.

Potter, Sulamith Heins und Jack M. Potter (1990).*China's peasants:The anthology of a revolution.* Cambridge & New York u. a.

Qian Xinzhong (22.3.1979). Qian xinzhong tongzhi zai yi jiu qi jiu nian quanguo weishengju zhang huiyi shang de baogao (jielu) (Zusammenfassung der Rede des Genossen Qian Xinzhong auf der nationalen Konferenz aller Direktoren der Kreisgesundheitsämter im Jahr 1979, in: Peng Ruicong et al. 1992: 112–114.

Qian Xinzhong (24.1.1981). Qian xinzhong tongzhi zai yi jiu ba yi nian quanguo weishengju zhang huiyi shang de baogao (jielu) (Zusammenfassung der Rede des Genossen Qian Xinzhong auf der nationalen Konferenz aller Direktoren der Kreisgesundheitsämter im Jahr 1981, in: Peng Ruicong et al. 1992: 115–116.

Qiu Yin (1996). Nongcun huhuan hezuo yiliao – Nongcun weisheng gongzuo youhuan zhi er (Das Land ruft nach der kooperativen medizinischen Versorgung – Zwei Sorgen zur Gesundheitsarbeit auf dem Land), in: *Qianjin luntan* (Advancement Forum) 6: 26.

Quinn, Joseph R. (Hrsg.) (1972). *Medicine and public health in China.* Washington.

Rafei, Uton Muchar und U. Than Sein (2001). Role of private hospitals in health care, http://w3.whosea.org/rhf/rh5/hlthsystems.htm (6.10.2004)

Rao Keqin et al. (2000). Zhongguo jumin jiankang zhuanxing, weisheng fuwu xuqiu bianhua jiqi dui jingji, shehui fazhan de yingxiang (zhi yi) (The affect on the development of social economy from the health transition of Chinese residents and the change of the demand for health services, part one), in: *ZWJ* 9: 5–11.

Reich, Michael R. (2002). Reshaping the state from above, from within, from below: implications for public health, in: *SS&M* 54: 1669–1675.

Ren Ran et al. (2001). Zhongguo nongcun hezuo yiliao chengbai yuanyin yu yingxiang yinsu fenxi (Analysis on the reason of success of failure and factors influenced on cooperative medical system in rural China), in: *ZWJ* 9 : 27–32.

Rifkin, Susan B. (1972). Health care for rural areas, in: Quinn 1972: 137–149.

RMRB: *Renmin ribao* (Volkszeitung). Beijing.

RMRB (24.9.1958). Renmin gongshehua dailai de xingfu. Henan tuixing hezuo yiliao zhidu (Mit den Volkskommunen kommt das Glück. Henan setzt die kooperative medizinsche Versorgung durch): 3.

RMRB (5.12.1968a). Shenshou pin xia zhong nong huanying de hezuo yiliao zhidu (Die kooperative medizinische Versorgung - von den armen und unteren Mittelbauern begeistert aufgenommen): 1.

RMRB (5.12.1968b). Huangcun, liangxiang gongshe dui leyuan gongshe shixing hezuo yiliao zhidu de yijian (The Views of Huangcun and Liangxiang Communes on the cooperative medical service in force at Luoyuan Commune): 1; s. engl Übersetzung in *Current Background* 872: 5.

RMRB (7.12.1968a). Hezuo yiliao jiushi hao (Cooperative medical service is just fine): 3; s. engl. Übersetzung in *Current Background* 872: 31.

RMRB (7.12.1968b). Qingdao yixueyuan dao nongcun chuangban "7.5." yixiao (Die Qingdaoer medizinische Hochschule eröffnet auf dem Land die "Medizinische Schule 7.Mai"): 1.

RMRB (8.12.1968a). Hezuo yiliao zhidu hao de hen (Die kooperative medizinische Versorgung ist sehr gut): 1.

RMRB (8.12.1968b). Jidian jianyi (Vorschläge): 1.

RMRB (8.12.1968c). Zhen shuodao zan pin xiazhong nong xinkanli le (Wie aus dem Herzen der unteren und armen Mittelbauern gesprochen): 1.

RMRB (8.12.1968d). Kaitian pidi yilai de da xishi (Das epochenmachende glückliche Ereignis): 1.

RMRB (13.12.1968a). Weisheng zhanxian de da geming (Die große Revolution an der Gesundheitsfront): 1.

RMRB (13.12.1968b). Yi dian yijian, yige wenti (Eine Meinung und eine Frage): 1.

RMRB (13.12.1968c). Shancun pin xiazhong nong de yijian (Meinungen der armen und unteren Mittelbauern eines Bergdorfes): 1.

RMRB (22.12.1968a). Pin xiazhong nong laolao zhangguan yiliao weisheng daquan. Tuidong nongcun yiliao weisheng gongzuo kuobu qianjin (Die armen und unteren Mittelbauern haben fest die Macht im Gesundheitswesen inne und bringen so die Arbeit im Gesundheitswesen mit Riesenschritten voran): 4.

RMRB (22.12.1968b). Qiongzhong xian yiliao weisheng mianmiao fasheng shenke bianhua. Zai Mao zhuxi de geming luxian zhiyinxia jianchi shixing hezuo yiliao zhidu shinian (Tiefe Umbrüche im Gesundheitswesen des Kreises Qiongzhong. 10 Jahre KMV unter der revolutionären Anleitung des Vorsitzenden Mao): 4.

RMRB (22.12.1968c). Yisuo pin xiazhong nong huanying de kangdashide weisheng xuexiao. Shanxi xiyang xian dasai weisheng xuexiao de diaocha baogao (Eine Pflegeschule, die sich dem Großen verweigert und von den armen unteren und Mittelbauern willkommen geheißen wird. Bericht über die Pflegeschule Dasai des Kreises Xiyang in Shanxi): 4.

RMRB (4.1.1969a). Gaohao yufang, gonggu hezuo yiliao zhidu (Ausbau der Vorsorge und Stabilisierung des Systems der kooperativen medizinischen Versorgung): 4.

RMRB (4.1.1969b). Chongfen fadong qunzhong, liyong tuyi caoyao (Mobilisiert in hohem Grad die Massen und verwendet Kräuter und Arznei der lokalen Heiler!): 4.

RMRB (4.1.1969c). "Zhongxiyi jiehe" jiushi hao (Die „Kombination von chinesischer und westlicher Medizin" ist gut): 4.

RMRB (4.1.1969d). Shi gongshe ban, haishi dadui ban? (The Commune or the Brigade?): 4; s. engl. Übersetzung in *Current Background* 872: 31.

RMRB (4.1.1969e). Women zenme guanche "yufang wei zhu" fangzhen de? (Wie haben wir die Leitlinie "Priorität auf Vorbeugung" umgesetzt?): 4.

RMRB (12.1.1969a). Hezuo yiliao de daolu women pin xiazhong nong zouding le (Den Weg der kooperativen medizinischen Versorgung haben unsere armen und unteren Mittelbauern gefestigt): 2.

RMRB (12.1.1969b). Gongshe ban hezuo yiliao de youyuexing (Die Überlegenheit der kooperativen medizinischen Versorgung auf der Ebene der Volkskommune): 2.

RMRB (12.1.1969c). Dadui ban hezuo yiliao hao (Es ist gut, wenn die kooperative medizinische Versorgung auf der Ebene der Brigade organisiert wird): 2.

RMRB (12.1.1969d). Wei pin xiazhong nong dang yi beizi "chijiao yisheng" (Mein Leben lang werde ich für die armen und unteren Mittelbauern als "Barfußarzt" arbeiten): 2.

RMRB (18.1.1969a). Xinjiang Maigaiti xian jianchi hezuo yiliao shinian de qingkuang diaocha (Bericht über den Betrieb 10 Jahre KMV im Kreis Maigaiti in Xinjiang): 4.

RMRB (18.1.1969b). Longmen xian yikao pin xiazhong nong peiyang yipi "tuyisheng" (Im Kreis Longmen hat man aus den armen unteren und mittleren Bauern eine Zahl von Hausärzten ausgebildet): 4.

RMRB (18.1.1969c). „Hongyiban" zai chengzhang (Die „Klasse der roten Ärzte" wird immer größer): 4.

RMRB (19.1.1969a).Women zenyang jianchi hezuo yiliao zhidu de? (Wie haben wir die KMV durchgesetzt?): 2.

RMRB (19.1.1969b).Chongfen fahui zhongyi zhongyao de zuoyong (Entfaltet die Wirkung von chinesischer Medizin): 2.

RMRB (19.1.1969c). Gonggu hezuo yiliao, bixu guanchi „yufang weizhu" de fangzhen (Für die Stabilität der KMV muß an dem Prinzip der Vorsorge festhalten werden): 2.

RMRB (19.1.1969d). Women de liangdian kanfa (Unsere zwei Meinungen): 2.

RMRB (19.1.1969e). Ziji dongshou peizhi yaocai (Selbst Arznei anbauen): 2.

RMRB (20.1.1969a). Women de daolu zouduile (Unser Weg war richtig): 2.

RMRB (20.1.1969b). Zhongyi zhongyao liaoxiao hao, huaqian shao (Chinesische Medizin und Kräuter helfen und kosten wenig Geld): 2.

RMRB (20.1.1969c). Yin di zhiyi dadui banhao (Den lokalen Umständen angepaßt – der Betrieb durch die Brigade ist gut): 2.

RMRB (20.1.1969d). Dadui ban fangbian qunzhong (Der Betrieb durch die Brigade kommt den Massen entgegen): 2.

RMRB (20.1.1969e). Hezuo yiliao gongshe ban shengchan dadui shi zhongdian (Die KMV ist von der Kommune zu betreiben – der Schwerpunkt liegt bei der Produktionsbrigade): 2.

RMRB (31.1.1969a). Pin xiazhong nong huanying caoyao yisheng (Die armen und unteren Mittelbauern heißen den Kräuterarzt willkommen): 2.

RMRB (31.1.1969b). Jige dadui lianhe ban hezuo yiliao (Einige Brigaden organisieren zusammen die kooperative medizinische Versorgung): 2.

RMRB (31.1.1969c). Zhongxi jiehe tuyang jiehe renzhen baohao hezuo yiliao (Ost und West vereinen – das Eigene und das Fremde vereinen – gewissenhaft die KMV betreiben): 2.

RMRB (31.1.1969d). Zili gengsheng – qinjian banyi (sich auf die eigene Kraft verlassen – fleißig und sparsam die ärztliche Versorgung organisieren): 2.

RMRB (31.1.1969e). Yong zhong caoyao fangzhi jibing hao de hen (Es ist wirklich gut, mit chinesischen Kräutern die Krankheiten zu verhüten und zu bekämpfen): 2.

RMRB (10.4.1983). Dangqian nongcun jingji zhengce de ruogan wenti (jielu) (Zusammenfassung einiger Probleme in der Politik der aktuellen ländlichen Entwicklung): 1-2, auch abgedruckt in Wang Shiyuan et al. 1992: 161–168.

RMRB (3.10.2000). "Yin pin er bing, yin bing you pin" xianxiang bu rong hushi, guangxi ren da daibiao huyu – jiaqiang nongcun yibao gai bu rong huan (Es darf nicht zugelassen werden, daß der Teufelskreis von Armut und Krankheit übersehen wird. Der Appell der Vertreter aus Guangxi im Nationalen Volkskongreß: Laßt nicht beim Aufbau der Gesundheitsfürsorge auf dem Land nach!, in: http://www.peopledaily.com.cn/zgrdxw/liang-hui/news/0310/031051.html (1.9.2001).

RMRB (1.11.2002). Dali jiaqiang nongcun weisheng gonguo quanmian tigao nongmin jiankang shuiping (Verstärkt die Gesundheitsarbeit auf dem Land und erhöht umfassend das Gesundheitsniveau der Bauern): 2.

Rosenthal, Marilyn M. (1987) (Hrsg.). Health care in the People's Republic of China: Moving towards modernization. Boulder.

Rosenthal, Marilyn M. und Jay Greiner (1987). The barefoot doctors of China: From political creation to professionalization, in: Rosenthal 1987: 5–34.

Rosenthal, Marilyn M. und Paul Pongor (1987). Rural health care delivery in the People's Republic of China: Is it equitably distributed?, in: Rosenthal 1987: 77–121.

Ru Xin et al. (Hrsg.) (2001). *2001 nian: Zhongguo shehui xingshi fenxi yu yuce (shehui lanpi shu)* (Analysen und Prognosen zur chinesischen Gesellschaft. Das Blaubuch der Gesellschaft 2001). Beijing.

Ru Xin (et al.) (Hrsg.) (2003). *2003 nian: Zhongguo shehui xingshi fenxi yu yuce (shehui lanpi shu)* (Analysen und Prognosen zur chinesischen Gesellschaft. Blue book of the Chinese society 2003). Beijing.

Saich, Tony (2000). Negotiating the state: The development of social organizations in China, in: *CQ* 161: 124–141.

Saltman, Richard B. (2002). Regulation incentives: The past and present role of the state in health care systems, in: *SS&M* 54: 1677–1684.

Sauerborn, Rainer et al. (1996). Seasonal variation of household costs of illness in Burkina Faso, in: *SS&M* 43: 281–290.

Sauerborn, Rainer, A. Adams und M. Hien (1996). Houshold strategies to cope with the economic costs of illness, in: *SS&M* 43: 291–301.

Scharping, Thomas (2002). *Birth control in China*. London.

Schetelig, Patricia (1999). Das System der sozialen Sicherung und seine Umsetzung in den ländlichen Unternehmen, in: Weigelin-Schwiedrzik/Hauff 1999: 173–193.

Schram, Stuart (Hrsg.) (1974). *Chairman Mao talks to the people: Talks and letters: 1956–1971*. New York.

Schubert, Klaus (1991). *Politikfeldanalyse. Eine Einführung*. Opladen.

Schubert, Gunter (2003). Democracy under one-party rule? A fresh look at direct village and township elections in the PRC, in: *China Perspectives* 46: 15–25.

Shen Wenlu und Li Zhizhong et al. (1999). Nongcun hezuo yiliao guanli moshi de yingyong (Die Anwendung der Verwaltungsmuster in der ländlichen KMV). *Guangxi yufang yixue* (Guangxi Prevention Medicine) 3: 170–172.

Shi Leiyu (1993). Health care in China: a rural-urban comparison after the socioeconomic reforms, in: *Bulletin of the WHO* 71: 723–736.

Shirk, Susan (1992). The Chinese political system and the political strategy of economic reform, in: Lieberthal/Lampton 1992: 59–91.

Shirk, Susan (1993). *The political logic of economic reform in China*. Berkeley.

Shou Xiaohe et al. (Hrsg.) (1986): *Zhonghua renmin gongheguo ziliao shouce* (Handbuch für Materialien der Volksrepublik China). Beijing.

Shu Baogang und Yao Jun (1997). Preventive health care services in poor rural areas of China: Two Case Studies, in: *IDS Bulletin* 1: 53–60.

Shue, Vivienne (1980). *Peasant China in transition. The dynamics of development toward socialism, 1949–1956.* Berkeley – Los Angeles – London.

Shue, Vivienne (1988). *The reach of the state: Sketches of the Chinese body politic.* Stanford.

Shue, Vivienne (1990). Emerging state-society relation in rural China, in: Delman/Ostergaard/Christiansen 1990: 60–80.

Shue, Vivienne (1995). State power and social organization in China, in: Kohli, Atul, Vivienne Shue und Joel Migdal (1995). *State power and social forces.* Cambridge.

Sidel, Victor und Ruth Sidel (1973). Serve the people. Observations on medicine in the People's Republic of China. New York.

Sidel, Victor (1972). Medical Personnel and their training, in: Quinn 1972: 151–171.

Siu, Helen (1989). *Agents and victims in south China: Accomplices in rural revolution.* New Haven und London.

Sommerfeld, Johannes (et al.) (2002). Perceptions of risk, vulnerability and disease. Prevention in rural Burkina Faso: Implementations for community-based health care and insurance, in: *Human Organization* 2: 139–146.

Song Shenchao (2003). Guizhou sheng pinkun xian weisheng ziyuan guihua shishi yingxiang yinsu yanjiu (Analyse zu den Einflußfaktoren auf die Implementation des Mittelplanes für Gesundheit in den Armutskreisen der Provinz Guizhou), in: *ZWJ* 7: 19–20.

Song Xiaowu et al. (1998). *Zhongguo shehui baozhang zhidu jianshe 20 nian* (20 Jahre Aufbau der sozialen Absicherung in China). Beijing.

SS&M: *Social Science & Medicine.*

Strauss, Anselm L. (1994). *Grundlagen qualitativer Sozialforschung. Datenanalyse und Theoriebildung in der empirischen und soziologischen Forschung.* München.

Su Jinkang (1999). Yingxiang nongcun hezuo yiliao wanshan de zhengce sikao (Politische Maßnahmen, die der KMV nutzen), in: *Jiangsu weisheng shiye guanli* (Jiangsu Health Service Administration) 5: 2–3.

Su Jinrong und Zhang Jiebing (1999). Zhencun qiye chanquan zhidu gaige hou gonggu nongcun hezuo yiliao de duice (Maßnahmen zur Konsolidierung der ländlichen KMV nach der Eigentumsreformen bei den ländlichen Unternehmen), in: *ZNWSG* 6: 58–59.

Sun Guangde (1993). Health care administration in China, in: Nagel, Stuart S. und Miriam K. Mills (Hrsg.). *Public policy in China.* Greenwood, Conneticut.

Sun Ruli und Xu Dongshu (2000). Yinjin baoxian jizhi – jianli faren jizhi – jiji tuijin nongcun hezuo yiliao baoxian (Ein Versicherungssystem einführen – das Konzept der juristischen Person einführen – aktive eine ländliche kooperative Versicherung einführen), in: *ZNWSG* 6: 18–19.

Tan Qiucheng (2001). Nonccun shui fei gaige: Fangqi haishi wanshan (Soll die Abgaben- und Steuerreform auf dem Land beendet oder fortgeführt werden?), in: *ZNJ* 11: 19–26.

Tan Yunhe (9.1.1984). Tan yunhe tongzhi zai yi jiu ba liu nian quanguo weishengju zhang huiyi shang de baogao (jielu) (Zusammenfassung der Rede des Genossen Tan Yunhe auf der nationalen Konferenz der Vorsitzenden der Kreisgesundheitsämter im Jahr 1984, in: Peng Ruicong et al. 1992: 123–125.

Tang Shenglan (1997). The changing role of township health centres, in: *IDS Bulletin* 1: 39–47.

Tang Tsou (1995) Chinese politics at the top: Factionalism of informal politics? Balance-of-power politcs or a game to win all?, in: *The China Journal* 34 (July): 95–105.

Tang Yaogen (1986). Zhongxin weishengyuan shi nongcun sanji yiliao weishengwang de 'ya cengci' (Das Zentrale Krankenhaus ist die Zwischenschicht des dreistufigen Gesundheitsstruktur), in: Tang Yaogen 2001: 417–420 bzw. Erstabdruck in *Zhongguo yiyuan guanli* (The Chinese Hospital Management) 1986.

Tang Yaogen (1987). Nongcun weishengyuan jianshe de jige wenti (Probleme beim Aufbau der Krankenstationen auf dem Land), in: Tang Yaogen 2001: 421–423 bzw. Erstabdruck in *Zhonghua yiyuan guanli zazhi* (The Journal of Chinese Hospital Management) 1987.

Tang Yaogen (1990). Feishidian xian ruhe shishi chuji weisheng baojian (Wie sollen Kreise, nicht Experimentierkreise sind, eine medizinische Grundversorgung organisiert werden?), in: Tang Yaogen 2001: 145–147 bzw. Erstabdruck in *JKB* 1990.

Tang Yaogen (Hrsg.) (2001). *Nongcun weisheng gaige yu guanli yanjiu* (Die Reform des Gesundheitswesens auf dem Land und Untersuchungen zu seiner Verwaltung). Nanjing.

Thireau, Isabelle und Hua Linshan (2001). Du present au passé. Accords et désaccords concernant les affaires communes villageoises, in: Thireau/Wang 2001: 79–124.

Thireau, Isabelle und Mak Kong (1995). The rural community and the social security system, Krieg/Schädler 1995b: 117–140.

Thireau, Isabelle und Wang Hansheng (Hrsg.) (2001). *Disputes au villages chinois. Formes du juste et recompositions locales des espaces normatifs.* Paris.

Tiyu yundong weiyuanhui (24.8.1954). Tiyu yundong weiyuanhui, jiaoyubu, weishengbu, zhengwu wenhua jiaoyu weiyuanhui guangbo shiyeju, zhongguo xinminzhu zhuyi qingniantuan zhongyang weiyuanhui guanyu zai quangguo xiaoxue zhong tuixing shaonian guangbo ticao de lianhe zhishi (Gemeinsame Weisung der Komitees für die Kampagne des Sports, des Erziehungs- und des Gesundheitsministeriums, des Amtes für Rundfunkeinrichtungen der Kultur- und Erziehungskomission des Staatsverwaltungsrates und des Zentralen Komitees für Neue Demokratie des Jugendverbandes zur Förderung von Morgengymnastik an allen Grundschulen des Landes), in: *ZFGHB* 1954: 280–281.

Unger, Jonathan (1987). The Struggle to Dictate China's Administration: The conflict of branches vs. areas vs. reform. *Australian Journal of Chinese Affairs* 18: 15–45.

Unger, Jonathan (1989). State and peasant in post–revolution China, in: *Journal of Peasant Studies* 17 (October): 114–136.

Unger, Jonathan (2002). *The transformation of rural China.* Armonk & London.

Uzochukwu, Benjamin S. C et al. (2004). How do health workers and community members perceive and practice community participation in the Bamako Initiative programme in Nigeria? A case study of Oji River local government area, in: *SS&M* 59: 157–162.

Verf 1997. *Zhonghua renmin gongheguo xianfa* (Verfassung der Volksrepublik China) (1997), Beijing.

Walder, Andrew G. (Hrsg) (1998). *Zouping in transition: The process of reform in rural north China.* Cambridge (Mass), London.

Wang Baozhen und Zhang Meirong (2003). 1995–2000 nian woguo weisheng zongfeiyong guimo, jiegou de chuji fenxi (Preliminary analysis on the size structure of total health expenditure between 1995 – 2000), in: *ZWJ* 4: 23–25.

Wang Bin, Gong Youlong und Zhao Xinping (2000). Zhongguo xiangcun yisheng de yanhua (Die Transformation des chinesischen Dorfarztes), in: *ZCWB* 11: 12–13.

Wang Hongman (2003). *Daguo weisheng zhi nan: Zhongguo nongcun yiliao weisheng xianzhuang yu zhidu gaige tantao* (Difficulties of health care in a large country: Health care situation in rural China and its reform). Beijing.

Wang Hongman et al. (2002). Woguo nongcun weisheng baozhang zhidu zhengce yanjiu (yi): Hezuo yiliao chengbai yuanyin fenxi (Policy study of our country's health security system (1): Where is the road for cooperation medical treatment?), in: *ZWJ* 9: 26–27.

Wang Li (2002). Yingxiang nongcun hezuo yiliao de yinsu fenxi (Analyse der Faktoren auf die kooperative medizinische Versorgung), in: *ZWJ* 9: 18–19.

Wang Lusheng (2000). Weisheng VIII xiangmu xian xiangzhen weishengyuan gongxu zhuangkuang fenxi (Analyse des Angebot und Bedarfs in den Gemeindekrankenhäusern der Projektkreise der VIII. Projektrunde für Gesundheit), in: *WJY* 2: 17–19.

Wang Lusheng et al. (2004). Nongcun weisheng fuwu xuyao ji xuqiu bianhua qushi – nongcun weisheng fuwu gongxu zhuangkuang yu guihua celüe yanjiu baogao zhi yi (Entwicklungstendenzen zum Bedarf nach medizinischen Dienstleistungen und ihre Nachfrage: Erster Untersuchungsbericht zur Angebot und Nachfrage nach medizinischen Dienstleistungen und Planstrategien), in: *ZWJ* 1: 21–24.

Wang Shidong et al. (2003). 5 xian (shi) xin hezuoyiliao de dingxing diaocha (A qualitative survey of net type of rural cooperative medical scheme in 5 counties), in : ZWJ 6 : 36–38.

Wang Shiyuan et al. (1992). Nongcun gaige juan (Band zu den Reformen auf dem Land), in: o.V. (1992) *Zhongguo gaige quanshu* (Enzyklopädie der Reform in China). Dalian: 1–584.

Wang Tiansheng et al (2001). Shandong sheng nongcun weisheng sanxiang jianshe chouzi luoshi qingkuang fenxi (An analysis of the circumstances about raising funds for rural health construction in Shandong Province), in: *ZNWSG* 9: 29–31.

Wang Wei (9.1.1983). Wang wei tongzhi zai yi jiu ba san nian quanguo weishengju zhang huiyi shang de baogao (jielu) (Auszüge aus der Rede des Genossen Wang Wei auf der nationalen Konferenz der Vorsitzenden der Kreisgesundheitsämter im Jahr 1983, in: Peng Ruicong et al.1992: 117–118.

Wang Lexi et al. (2001). Jiceng yiliao jigou yaopin jizhong zhaobiao caigou de shijian yu sikao (Überlegungen zur zentralen Ausschreibung und des Vertriebs von Medikamenten für die Gesundheitseinrichtungen auf der untersten Ebene), in: *ZNWSG* 11: 37–38.

Wasem, Jürgen (1997). *Vom staatlichen zum kassenärztlichen System: Eine Untersuchung des Transformationsprozesses der ambulanten ärztlichen Versorgung in Ostdeutschland.* Frankfurt/Main & New York.

Weibanfa 2000–16: Guanyu weisheng jiandu tizhi gaige de yijian (Vorschläge zum System der Gesundheitsaufsicht). LSBZK 2000b: 65–68.

Weibanzi 1980–141: Guanyu yunxu geti kaiye hangyi wenti de qingshi baogao (Anweisung und Bericht zur Zulassung von Privatärzten zur ärztlichen Behandlung), in: Peng Ruicong et al. 1992: 112–114.

Weibanzi 1987-3a: „Qi wu" shiqi weisheng gaige tiyao (Wichtigsten Punkte zur Gesundheitsreform während des 7. Fünfjahresplans) (14.2.1987) in: Peng Ruicong et al. 1992: 157–161 oder *ZWJFH* 1993: 13–19.

Weibanzi 1987-3b: Weishengbu jiaqiang shehuizhuyi jingshen wenming jianshe de jiu dian yijian (Neun Vorschläge des Gesundheitsministeriums zum verstärkten Aufbau der geistigen Zivilisation des Sozialismus) (14.2.1987) in: *ZWJFH* 1993: 20–24.

Weifang 1979-1420: Quanguo weisheng fangyizhan gongzuo tiaoli (Bestimmungen zur Arbeit in den Stationen für die Epidemiebekämpfung des Landes) (15.10.1979), in: *ZWJFH* 1993: 88–95.

Weifang 1979-1560 (et al.): Guanyu weisheng fangyi renyuan shixing weisheng fangyi jintie de tongzhi (Mitteilung zu den Zulagen in der Prävention und Epidemiebekämpfung für die Angestellten der Epidemiebekämpfung) (31.10.1979), in: *ZWJFH* 1993: 353–355.

Weifang 1980-46 (et al.): Geji weisheng fangyizhan zuzhi bianzhi guiding (Regelung zu den Planstellen in den Stationen der Epidemiebekämpfung (31.10.1979), in: ZWJFH 1993: 102–105.

Weifang 1980-71: Guanyu jiaqiang xian weisheng fangyizhan gongzuo de jidian yijian (Vorschläge zur Stärkung der Arbeit der Stationen der Epidemiebekämpfung des Kreises (10.10.1980) , in: *ZWJFH* 1993: 106–109.

Weifang 1983-309: Weishangbu guanyu „weisheng fangyizhan renyuan zhiye fanghu fuzhuang guanli zanxing guiding" youguan wenti de shuoming (Erklärungen des Gesundheitsministeriums zur „Vorläufigen Verordnung zur Arbeits- und Schutzkleidung des Personals der Stationen der Epidemiebekämpfung")(26.9.1983), in: *ZWJFH* 1993: 210.

Weifang 1983-61a: Quanguo weisheng fangyizhan gongzuo zhidu (shixing) ((Vorläufige) Arbeitsleitlinien der nationalen Stationen der Epidemiebekämpfung) (1.8.1983), in: *ZWJFH* 1993: 114–128.

Weifang 1983-61b: Quanguo weisheng fangyizhan ge suo, ke, shi he gelei renyuan zhize (shixing) ((Vorläufige) Amtspflichten der Stationen der Epidemiebekämpfung, ihrer Abteilungen sowie Unterabteilungen und von anderem Personal)(1.8.1983), in: *ZWJFH* 1993: 129–138.

Weifang 1983-61c: Geji weisheng fangyizhan qicai zhuangbei biaozhun de shuoming (shixing) ((Vorläufige Material- und Ausrüstungsrichtlinien für die Stationen der Epidemiebekämpfung aller Ebenen) (1.8.1983), in: *ZWJFH* 1993: 139–169.

Weifang 1983-61d: Geji weisheng fangyi zhan jianzhu biaozhun (shixing) ((Vorläufige) Gebäuderichtlinien für die Stationen der Epidemiebekämpfung aller Ebenen) (1.8.1983), in: *ZWJFH* 1993: 170–185.

Weifang 1983-61e: Quanguo yiyuan, weishengyuan weisheng fangyi gongzuo guanli banfa (shixing) ((Vorläufige) Verwaltungsverordung für die Gesundheitspflege und die Prävention und Epidemiebekämpfung in allen Krankenhäusern und Krankenstationen Chinas) (1.8.1983), in: *ZWJFH* 1993: 185–188.

Weifang 1983-61f: Quanguo weisheng fangyi gongzuo kaohe pingbi banfa (shixing)((Vorläufige) Verordnung für die Evaluierung und Bemessung der nationalen Epidemiebekämpfung) (1.8.1983), in: *ZWJFH* 1993: 170–188.

Weifang 1983-76: Weisheng fangyi renyuan zhiye fanghu fuzhuang guanli zanxing guiding (Vorläufige Verwaltungsbestimmung zu der beruflichen Schutzkleidung des Personals in den Epidemiebekämpfungsstationen) (26.8.1983), in: *ZWJFH* 1993: 207–209.

Weifang 1984-304: Quanguo weisheng fangyi renyuan peixun jidi zanxing guanli banfa (Vorläufige Verwaltungsvorschriften für die Ausbildungsstationen des Personals für der nationalen Epidemiebekämpfung) (8.12.1984), in: *ZWJFH* 1993: 326–352.

Weifang 1985-26: Weishengbu guanyu heli jiejue weisheng fangyi zhan jigou jibie de yijian (Einschätzung des Gesundheitsministeriums über eine vernünftige Lösung der

Unterschiede zwischen den Gesundheits- und Epidemiebekämpfungseinrichtungen verschiedener Ebenen) (22.4.1985), in: *ZWJFH* 1993: 217.

Weifang 1987-13: Weisheng fangyi shiye „qi wu" fazhan guihua (Der Entwicklungsplan im 7. Fünfjahresplan für die Einrichtungen der Prävention und Epidemiebekämpfung) (6.4.1987), in: *ZWJFH* 1993: 25–33.

Weifang 1987-9a: Guanyu jiaqiang xian (qu)ji weisheng fangyizhan quanmian jianshe de yijian (Meinungen [des Gesundheitsministeriums] zu einem umfassenden Aufbau der Stationen für Epidemiebekämpfung auf der Ebene des Kreises (Bezirks) (19.3.1987), in: *ZWJFH* 1993: 222–227.

Weifufa 1990-6: Weishengbu guanyu tuixing fuyou baojian baochang zerenzhi de yijian (Vorschläge des Gesundheitsministeriums zur Einführung eines vergüteten Verantwortlichkeitssystems zur Mutter- und Kindfürsorge), in: Peng Ruicong et al. 1992: 201–202.

Weifufa 1991-21: Weishengbu guanyu jiaqiang jihua mianyi bao chang zhidu guanli gongzuo de yijian (Vorschläge des Gesundheitsministeriums zur besseren Verwaltung des Immunisierungsprogramms), in: Peng Ruicong et al. 1992: 207–208.

Weifufa 1995-5: Weishengbu, caizhengbu, renshibu, guojia wujiaju, guojian shuiwuju guanyu kuoda yiliao weisheng fuwu youguan wenti de yijian (Vorschläge des Gesundheits-, Finanz- und Personalministeriums, des staatlichen Preis- und Steuerbüros zur Ausweitung der Gesundheitsversorgung), http://www.zjwst.gov.cn/law/yyglj/03.htm (6.2.2002).

Weigancui 1964-516 (24.12.1964). Banfa weisheng fangyi, fuyou renyuan baohu, shenghuo fuli daiyu zanxing banfa (Erlaß der vorläufigen Verordnung zum Arbeitsschutz und der sozialen Fürsorge des Personals in den Stationen für Epidemieschutz sowie der Mutter- und Kindfürsorge), in: *ZWJFH* 1993: 369–370.

Weigelin-Schwiedrzik, Susanne (1999). Ländliche Unternehmen in der VR China. Ein Beitrag zur Diskussion über das Verhältnis von Staat und Gesellschaft, in: Weigelin-Schwiedrzik/Hauff 1999: 59–77.

Weigelin-Schwiedrzik, Susanne (2000). State and society in the PRC: The view from the countryside, in: Basta Fleiner, Lidia et al.(Hrsg.) (2000). *Rule of law and organisation of the state in Asia. The mulitcultural challenge.* Bâle & Genève & Munich: 235–260.

Weigelin-Schwiedrzik, Susanne (2002). Trauma and Memory: The case of the Great Famine in the People's Republic of China (1959–1961), in: *Historiography East and West* 1/2003: 39–67 oder http://www.ingenta.com/.

Weigelin-Schwiedrzik, Susanne (2004a). Zentrum und Peripherie in China und Ostasien, in: Sepp Linhart und Susanne Weigelin-Schwiedrzik (Hrsg.). *Ostasien 1600–1900, Geschichte und Gesellschaft.* Wien: 81–99.

Weigelin-Schwiedrzik, Susanne (2004b). Rural industrialization in the PRC. A success story? Unveröffentlichtes Manuskript.

Weigelin-Schwiedrzik, Susanne und Dagmar Hauff (Hrsg.) (1999). *Ländliche Unternehmen in der Volksrepublik China.* Berlin.

Weiguicaifa 2000-232: Yiliao jigou yaopin jizhong zhaobiao caigou shidian gongzuo guiding (Regelung zum Beginn der zentralen Ausschreibung und des Vertriebs von Medikamten für die Gesundheitseinrichtungen) (7.7.2000), in: *LSBZF* 2000b: 38–44.

Weiji 1988-20a: Quanguo weisheng fangyi fangzhi jigou shoufei zanxing banfa (Vorläufige Verordnung zur Gebührenerhebung in allen nationalen Einrichtungen des Prävention und Epidemiebekämpfung) (1.3.1988), in: *ZWJFH* 1993: 363–365 oder http://www.zjwst.gov.cn/law/jhcwl/46.htm (6.2.2002).

Weiji 1988-20b: Guanyu qing ge di jinkuai zhuanfa „quanguo weisheng fangyi fangzhi jigou shoufei zanxing banfa" de han (Brief an alle Regierungsebenen über die schnelle Weiterleitung der „vorläufigen Verordnung zur Gebührenerhebung in allen nationalen Einrichtungen der Prävention und Epidemiebekämpfung") (13.3.1988), in: *ZWJFH* 1993: 365.

Weijianfa 1991-19: Quanguo weisheng jiandu yu fuwu gongzuo " ba wu" guihua (1991–1995) (Der 8. Fünfjahresplan zur Aufsicht und Dienstleistungen im nationalen Gesundheitswesen für 1991–1995), (29.6.1991), in: *ZWJFH* 1993: 71–81.

Weijifufa 1999-326: Guanyu fazhan chengshi shequ weisheng fuwu de ruogan yijian (Vorstellungen zur Entwicklung des kommunalen Gesundheitsdienstes in der Stadt) (16.7.1999). *LSBZF*b 2000: 56–64.

Weijifufa 2002-315: Guanyu nongcun weisheng jigou gaige yu guanli de yijian (Vorstellungen zur Reform und Verwaltung der Gesundheitseinrichtungen auf dem Land) (24.12.2002), http://www.moh.gov.cn/jcwsyfybj/zcxx/ncws/1200301060004. htm (4.8. 2003).

Weishengbu (14.4.1950). Weishengbu guanyu yi jiu wu ling nian yizheng gongzuo de zhishi (Weisung des Gesundheitsministeriums zur Gesundheitspolitik im Jahr 1950), in: *ZFH* 1950: 833–837.

Weishengbu (22.4.1950). Weishengbu, renmin geming junshi weiyuanhui weishengbu guanyu yufang huoluan de lianhe zhishi (Gemeinsame Weisung des Gesundheitsministeriums und des Gesundheitsministeriums des Militärrates der Revolution des Volkes zur Vorbeugung vor Cholera), in: *ZFH* 1950: 838–840.

Weishengbu (12.10.1950). Zhongdou zanxing banfa (Vorläufige Bestimmung zur Immunisierung mit Kuhpocken), in: *ZFH* 1950: 843–844.

Weishengbu (1.6.1956). Weishengbu guanyu jiaqiang weisheng xuanchuan gongzuo de zhishi (Weisung des Gesundheitsministeriums zur stärkeren medizinischen Aufklärung), in: *ZFH* 1.1956–6.1956: 565–567.

Weishengbu (7.8.1957). Weishengbu guanyu jiaqiang jiceng weisheng zuzhi lingdao de shishi (Weisung des Gesundheitsministeriums zur stärkeren Führung in den Basisgesundheitsinstitutionen), in: *ZFH* 7.1957–12.1957: 540–546.

Weishengbu (4.2.1958). Weishengbu guanyu jiaqiang shanqu weisheng jianshe de zhishi (Weisung des Gesundheitsministeriums zum verstärkten Aufbau eines Gesundheitswesens in den Bergregionen), in: *ZFH* 1.1958–6.1958: 450–453.

Weishengbu (22.6.1979).Weishengbu guanyu jiaqiang zhishu ji shuang lingdao shiye danwei caiwu guanli gongzuo de shixing banfa (Vorläufige Verordnung des Gesundheitsministeriums zu den Finanzen in den Institutionen, die direkt dem Ministeriums unterstellt oder der doppelten Führung unterliegen), in: http://www.zjwst.gov.cn/law/jhcwl/37.htm (6.2.2002).

Weishengbu (15.12.1979). Nongcun hezuo yiliao zhangcheng (shixing caoan) (Satzung der kooperativen medizinischen Versorgung auf dem Land (Entwurf)), http://www.zjwst.gov.cn/law/yzl/08.htm (6.2.2002).

Weishengbu (27.2.1981). Weishengbu guanyu heli jiejue chijiao yisheng buzhu wenti de baogao de tongzhi (Mitteilung des Gesundheitsministeriums über den Bericht zu einer vernünftigen Lösung der Probleme bei der finanziellen Unterstützung der Barfußärzte), http://www.zjwst.gov.cn/law/yzl/08.htm (6.2.2002).

Weishengbu et al. (3.5.1981). Weishengbu, caizhengbu, guojia laodong zongju guanyu yiliao weisheng jintie wenti de buchong tongzhi (Ergänzende Mitteilung des Gesundheits- und Finanzministeriums sowie des Hauptbüros für Arbeit zu Fragen der Zulagen im Gesundheitswesen), in: *ZWJFH* 1993: 359–360.

Weishengbu (10.5.1984). Weishengbu guanyu xian weisheng fangyi (bing)zhan she fanglao ke de yijian (Vorstellungen des Gesundheitsministeriums zur Einrichtung von Tuberkuloseabteilungen in den Stationen für den Epidemieschutz des Kreises), http://www.zjwst.gov.cn/law/fyl/43.htm (6.2.2002).

Weishengbu (15.12.1984). Jiating bingchuang zanxing gongzuo tiaoli (shixing) ((Vorläufige) Ausführungsbestimmungen zur häuslichen Pflege), in: Peng Ruicong et al. 1992: 112–114.

Weishengbu (20.4.1986). Fuyou weisheng gongzuo tiaoli (Bestimmung zur Arbeit in der Mutter- und Kindfürsorge), http://www.zjwst.gov.cn/law/fyl/1.htm (6.2.2002).

Weishengbu (21.11.1988). Yishi, zhongyishi geti kaiye zanxing guanli banfa (Vorläufige Verordnung für die Eröffnung von Privatpraxen von Ärzten für westliche und chinesische traditionelle Medizin), in: http://www.zjwst.gov.cn/law/yzl/73.htm (6.2.2002).

Weishengbu (6.2.1989). Nongcun geji yiliao baojian jigou chanke shezhi zhuangbei jiben yaoqiu (shixing) ((Vorläufige) Installations- und Anschaffungsanforderungen für die Entbindungsstationen aller Gesundheitseinrichtungen auf dem Land), http://www.zjwst.gov.cn/law/jhsyl/7.htm (6.2.2002).

Weishengbu (10.2.1989a). Nongcun zhuchan renyuan guanli tiaoli (shixing) ((Vorläufige) Verwaltungsbestimmung für Geburtshelfer auf dem Land), http://www.zjwst.gov.cn/law/jhsyl/5.htm (6.2.2002).

Weishengbu (10.2.1989b). Nongcun yunchanfu xitong baojian guanli banfa ((Vorläufige) Verwaltungsbestimmung für die Gesundheit der jungen Mütter auf dem Land), http://www.zjwst.gov.cn/law/jhsyl/6.htm (6.2.2002).

Weishengbu (29.11.1989). Weishengbu guanyu shishi "yiyuan fenji guanli banfa (shixing)" de tongzhi (Mitteilung des Gesundheitsministeriums zur Implementierung der vorläufigen Bestimmung zur getrennten Verwaltung der Krankenhäuser), http://www.zjwst.gov.cn/law/yzl/25.htm (6.2.2002)

Weishengbu (15.3.1990a). Guanyu woguo nongcun shishi „2000 nian renren you weisheng baojian" de guihua mubiao (shixing) (Vorläufige Ziele für die Umsetzung des Programmes „Health for all by year 2000" in den ländlichen Gebieten Chinas), in: http://www.zjwst.gov.cn/law/yzl/7.htm (6.2.2002).

Weishengbu (15.3.1990b). Chujiweisheng baojian gongzuo guanli chengxu (shixing) ((Vorläufige) Verwaltungsverfahren für die Primärgesundheitsversorgung), in: http://www.zjwst.gov.cn/law/yzl/24.htm (6.2.2002).

Weishengbu (30.9.1990). Weishengbu guanyu tuixing fuyou baojian baochang zeren de yijian (Vorstellung des Gesundheitsministeriums zum Immunisierungsprogramm der Mutter- und Kindfürsorge), http://www.zjwst.gov.cn/law/jhsyl/14.htm (6.2.2002).

Weishengbu (18.9.1991). Weishengbu guanyu jiaqiang chengshi yiyuan zhiyuan nongcun weisheng shiye jianshe de yijian (Vorschläge des Gesundheitsministeriums zu einer schrittweisen Verstärkung der Städte beim Aufbau der Einrichtungen des Gesundheitswesens), http://www.zjwst.gov.cn/law/yzl/29.htm (12.11.2002).

Weishengbu, Caizhengbu (28.4.1989). Weishengbu, caizhengbu guanyu dui weisheng zhuanxiang buzhu jingfei shixing xiangmu guanli de tongzhi (Mitteilung des Gesundheits- und Finanzministeriums zu einer Projektverwaltung der Beihilfen für das Gesundheitswesen), http://www.zjwst.gov.cn/law/jhcwl/16.htm (6.2.2002).

Weishengbu et al. (10.2.1950). Weishengbu, renmin geming junshi weiyuanhui weishengbu guanyu kaizhan junmin chunjie fangyi gongzuo de zhishi (Gemeinsame Weisung des Gesundheitsministeriums und des Gesundheitsministeriums des Militärrates der Revolution des Volkes zur Immmunisierung im Frühjahr durch die Armee), in: *ZFH* 1950: 829–832

Weishengbu et al. (1.9.1979). Weishengbu, Caizhengbu, guojia laodong zongju guanyu jiti weisheng renyuan shixing tuixiu tuizhi youguan wenti de tongzhi (Mitteilung des Gesundheits- und Finanzministeriums und des Staatlichen Hauptbüros für Arbeit zur Pensionierung und Versetzung von Personal in kollektiven Gesundheitseinrichtungen), in: *ZWJFH* 1993: 378–379.

Weishengbu tongji xinxi zhongxin (Center for statistical information of the health ministry) (eds.) (2003a). *Weisheng gaige zhuanti diaocha yanjiu: Di san ci guojia weisheng fuwu diaocha shehui pinggu baogao* (Research on health reform issues in China: Third national report of evaluation in social sciences). Beijing.

Weishengbu tongji xinxi zhongxin (Center for statistical information of the health ministry) (eds.) (2003b). *Zhongguo xibu diqu weisheng fuwu diaocha yanjiu* (Research on health services in Western part of China: Third national report of evaluation in social sciences). Beijing.

Weishengbu tongji xinxi zhongxin (Center for statistical information of the health ministry) (eds.) (2003c). *Zhongguo weisheng fuwu yanjiu: Di san ci guojia weisheng fuwu diaocha fenxi baogao* (Research on health services in Western part of China: Third National analysis report about health services). Beijing.

Weiyi 1979-1713: Weishengbu et al. Quanguo chengshi jiedao weishengyuan gongzuo tiaoli (Arbeitsbestimmung zu den städtischen Straßenkrankenstationen im Land) (19.12.1979), in: *ZWJFH* 1993: 96–100, auch: http://www.zjwst.gov.cn/law/yzl/39.htm (8.2.2002).

Weizheng 1979-1780: Weishengbu et al. Yiliao weisheng jintie shixing banfa (Vorläufige Bestimmungen zu Zulagen im Gesundheitswesen) (30.12.1979), in: *ZWJFH* 1993: 356–358.

Weizheng 1985-18: Guanyu kaizhan weisheng gaige zhong xuyao huaqing de ji tiao zhengce jiexian (Klarstellungen zur Arbeit in der Gesundheitsreform (14.8.1985), in: Peng Cuirong et al. 1992:143–144.

WJJ: *Weisheng jingji yanjiu* (Chinese Economics Research). Beijing.

Wemheuer, Felix (2004). Chinas „Großer Sprung nach vorne" (1958–1961). Münster.

Wemheuer, Felix (2005). Der Weg in die Hungersnot: Erinnerungen chinesischer Intellektueller an den ländlichen „Großen Sprung nach vorne (1958–1961), *ASIEN* 1: 25–40.

Wen Tiejun (2000a). Reform of the agricultural tax system in China, in: Dethier 2000: 279–296.

Wen Tiejun (2000b). Zhongguo yu shimao: WTO yu zhongguo nongye nongcun nongmin wenti (China und der Welthandel: Die Probleme der chinesischen Landwirtschaft, des Landes und der Bauern mit der WTO), in: *Huaxia wenzhai Special Issue* 231 (3.9.2000), http://www. hxwz.org (21.9.2001).

Wen Tiejun (2001) Tudi de 'shehui baozhang gongneng' yu xiangguan zhidu anpai (Land as security for farmers), in: Ru/Lu 2001: 185–196.

West, Loraine A. (1997). Provision of public services in rural PRC, in: Wong 1997a: 213–282.

White, Gordon (1998). Social security reforms in China: Towards an East Asian model?, in: Goodman et al. 1998: 175–197.

White, Gordon und Roger Goodman (1998). Welfare orientalism and the search for an East Asian welfare model, in: Goodman (et al.) 1998: 3–24.

Whiting, Susan (2001). Power and wealth in rural China: The political economy of institutional change. Cambridge (Mass.).

WHO (= World Health Organization) (1999). The World Health Report 1999. Making a Difference. Genf.

WHO (2000). The World Health Report 2000, in: http://www.who.int/whr/2000/en/report.htm (12.5.2001).

White, Sydney D. (1998). From "barefoot doctor" to "village doctor" in Tiger Springs Village: A case study of rural health care transformations in socialist China, in: *Human Organization* 4: 480–490.

Windhoff-Héritier, Adrienne (1987). *Policy-Analyse: Eine Einführung*. Frankfurt/Main; New York.

WJY: *Weisheng Jingji Yanjiu* (Health Economics Research). Beijing.

Wonacott, Peter (2003). In rural China, health care grows expensive and elusive, in: http://www.globalaging.org/rural_aging/world/ruralchina.htm (25.6.2003) bzw. *Wall Street Journal*, 19.5.2003.

Wong, Christine (Hrsg.) (1997a). Financing local government in the People's Republic of China. Hong Kong usw.

Wong, Christine (1997b). Rural public finance, in: Wong 1997a: 167–212.

Wong, Christine, Christopher Heady and Wing T. Woo (1995). *Fiscal management and economic reform in the People's Republic of China*. Hong Kong usw.

Wong, Linda (1994). Privatization of social welfare in post-Mao China, in: *Asian Survey* 34-4: 307–325.

Wong, Linda (1998). Marginalization and social welfare in China. London; New York.

Wong, Linda (2004). Market reforms, globalization and social justice, in: *Journal of Contemporary China* 13: 151–171.

Wong, Linda und Stewart MacPherson (Hrsg.) (1995). *Social change and social policy in contemporary China.* Aldesshot & Brookfield USA u.a.

World Bank (1997). Financing health care: Issues and opions. Washington.

WRK: *Weisheng ruan kxue* (Health Soft Science). Beijing.

Wu Jinzhu und Gao Wei (2000). Fazhan wanshan nongcun hezuo yiliao – baozhang renmin qunzhong shenti baojian (Die Entwicklung und Vollendung der kooperativen medizinischen Versorgung auf dem Land fördert die Gesundheit der Bevölkerung), in: *ZCWB* 5: 13–14.

Wu Ming (2003). Nongcun xinxing hezuo yiliao zhidu de zhengce fenxi (Analysis for policy-making of the new rural cooperative medical schemes), in: Weishengbu tongji xinxi zhongxin 2003a: 127–188.

Wu Xiang (1980). Yangguan dao yu dumu qiao (Der breite Weg und der Holzsteg, the broad road and the single-plank bridge), in: *RMRB* 5.11.1980: 2.

Wu Xiaoling und Rao Keqin (2001). 80 nian yilai wo guo weisheng ziyuan fazhan jiankuang (Entwicklung der Ressourcen im chinesischen Gesundheitswesen seit den achtziger Jahren), in: *ZWJ* 11: 38–41.

Wu Yanrui (1997). China's health care sector in transition: resources, demand and reforms, in: *Health policy 39*: 137–152.

Wu Youlan (1999). Jianli nongcun yiliao baoxian zhidu gouxiang (Vorstellungen zum Aufbau von Krankenversicherungen auf dem Land), in: *Lilun tantao* (Theoretical Investigation) 2: 47– 48.

Wuhan shi renmin zhengfu (Volksregierung der Stadt Wuhan) (2001) Wuhan shi chengzhen zhigong jiben yiliao baoxian banfa (Verordung für die Wuhaner Grundversicherung gegen Krankheit in der Stadt für Arbeiter und Angestellte), in: *Changjiang ribao* (Changjiang Daily), 5.11.2001: 3.

Xia Zongming et al. (2002). Zhongguo nongcun jiben yiliao baozhang zhidu rujiahua dingwei yu goujian (Viewing basic health insurance system for Chinese farmers from Confucianism point), in: *ZNWG* 2: 25–27.

Xiang Zheng und Sheila Hillier (1995). The reforms of the Chinese health care system: county level changes: the Jiangxi study. *SS&M* 41: 1057–1064.

Xu, Alex (2003). Health care system: Challenges and opportunities, in: http://www.china.org.cn/english/2003/Jan/53866.htm (8.6.2004).

Xu Dongshu und Ge Qiang (1999). Xinghua shi nongcun hezuo yiliao de zuofa he tihui (Praktik und Erfahrungen der ländlichen KMV in der Stadt Xinghua),in: *ZNWSG* 11: 15–16.

Xu Guoquan (1999). Tuidong duohu moshi shi shishi xin yilun nongcun chuji weisheng baojian de youxiao changshi (Die Unterstützung des Modells von Duohu ist ein effizienter Versuch beim Aufbau der ländlichen Primärgesundheitsversorgung auf dem Land), in: *ZNWSG* 5: 3–4

Xu Jie (2002a). Xiangcun weisheng fuwu yitihua guanli de shehui beijing yu fazhan licheng (Social background and development process for the unifying of health service management in the countryside), in: *ZWJ* 9: 15–17.

Xu Jie (2002b). Xiangcun weisheng fuwu guanli yitihua de pingjia (Einschätzungen zur einheitlichen Verwaltung von medizinischen Dienstleistungen in Gemeinde und Dorf), in: *ZWJ* 11: 22–25.

Xu Yong (2001). Cunmin zizhi, zhengfu renwu ji shuifei gaige – dui cunmin zizhi waibu xingzheng huanjingde zongti xing sikao (Die Selbstverwaltung der Dorfbewohner, die Aufgaben der Regierung und die Steuer- und Abgabenreform. Generelle Überlegungen über das administrative Umfeld der Selbstverwaltung der Dorfbewohner), in: *ZNJ* 11: 27–34.

Xu Zaian et al. (2000). Nongcun weisheng zhuanxiang zijin shiyong fangxiang yanjiu (On the usage of special funds for rural health services), in: *ZNWSG* 12: 19–23.

Xue Zhenyue (2002). Anhui sheng zonghe yiyuan de caiwu shouzhi fenxi (Analysis on financial income and expenses in comprehensive hospitals of Anhui), in: *ZNWSG* 2: 39–40.

Yan Daming (2001). Shenhua nongcun weisheng gaige gouzhu nongming jiangkang gongcheng – Jinhua shi kaizhan nongcun shequ weisheng fuwu de jiben zuofa (Promoting health reform, establishing a project of "Health for Farmers" [in Jinhua City]), in: *ZNWSG* 11: 15–16.

Yan Yunxiang (2003). *Private life under Socialism. Love, intimacy, and family change in a Chinese village 1949–1999*. Stanford.

Yang Dali (1996). *Calamity and reform in China. State, rural society, and institutional change since the Great Leap famine*. Stanford.

Yang Rong (1999). Shanghai jiaoxian nongcun hezuo yiliao baoxian chuxian de xin wenti ji duice (Neue Problematik und Maßnahmen bei der ländlichen kooperativen medizinischen Versicherung in den Außenbezirken Shanghais), in: *ZNWSG* 6: 12.

Yang Shenmin und Huang Gennan (1998). Taicangshi jianli shiji hezuo yiliao dabing fengxian jijin de shijian (Der stadtweite Risikofonds für schwere Krankheiten der kooperativen medizinischen Versorgung der Stadt Taicang), in: Tang Yaogen 2001: 361–365, Erstabdruck in *ZNWSG* 1998.

Yang Shi et al. (2001). Jianli nongcun yiliao baojian zhidu shi zai bixing (Die Tendenz beim Aufbau einer kooperativen medizinschen Gesundheitsfürsorge), in: *ZWJ* 4 : 19–20.

Yang Yaowen (2002). Shanxi sheng weisheng VIII xiangmu jiandu pingjia zhibiao fenxi baogao (Analysis on monitoring indicators of health VIII project in Shanxi), in: *ZNWSG* 1: 41–47.

Yao Lan et al. (2002a). Zhongguo nongcun guifan jiceng weisheng renyuan yongyao xingwei yanjiu – shidian diqu yaopin feiyong bijiao fenxi (A study on standardzing the drug behavior of pimary-level health workers in Chinese rural areas), in: *ZWJ* 5: 15–16.

Yao Lan et al. (2002b). Zhongguo nongcun guifan jiceng weisheng renyuan yongyao xingwei yanjiu – shidian diqu chufang de zhuanjia pingyi fenxi (A study on standardzing the drug behavior of pimary-level health workers in Chinese rural areas), in: *ZWJ* 7: 23–24.

Ying Xiaohua et al. (2002a). Shequ yufang fuwu de xuqiu he youchange fuwu xuqiu yixiang fenxi (Demand for community-preventive services and paid services), in: *ZWJ* 7 : 8–10.

Ying Xiaohua et al. (2002b). Shequ yufang fuwu de xuyao he tigong (Needs and supply of community preventive services), in: *ZWJ* 7 : 8–10.

Yip, Ka-Che (1992). Health and nationalist reconstruction: Rural health in nationalist China, 1928–1937, in: *Modern Asian Studies* 26: 395–415.

Yip, Winnie C., Wang Hong und Yuanli Liu (1998). Determinants of patient choice of medical provider: A case study in rural China, in: *Health Policy and Planning* 13: 311–322.

Yip, Winnie und Karen Eggleston (2004). Addressing government and market failures with payment incentives: Hospital reimbursement reform in Hainan, China, in: *SS&M* 58: 267–277.

Young, Mary E. und André Prost (1985). *Child health in China* (World Bank staff working papers, no. 767). Washington.

Yu Runji et al. (2003). Xinxing nongcun hezuo yiliao zhidu xin zai nali (The novelty of new type rural cooperative medical scheme), in: *ZWJ* 4: 10–11.

ZCWB: *Zhongguo chuji weisheng baojian* (Chinese primary health care). VR China.

ZFH: *Zhonghua renmin gongheguo fagui huibian* (Sammlung der gesetzlichen Bestimmungen für die Volksrepublik China), Beijing.

ZGG: *Zhonghua renmin gongheguo guowuyuan gongbao* (Bulletin des Staatsrates der Volksrepublik China), Beijing.

Zhang Fengju et al. (2000). Sheqian shi 1956–1998 nian mafeng bing liuxing bingxue fenxi (Epidemiologische Untersuchungen über die Verbreitung der Lepra zwischen 1956 und 1998 in der Stadt Suqian), in: *ZNWSG* 2 : 52.

Zhang Guangyou und Liu Zong (1978). Shengchandui you le zizhuquan nongye bi zengchan (Wenn das Produktionsteam autonom ist, steigen unweigerlich die Produktionszahlen), RMRB, 16.2.1978: 1.

Zhang Henglong (2003). Cong xiangzhen weishengyuan gai zhi kann zhengfu weiguan jingji zhineng dingwei (The government microeconomic function orientation on the system reform of twownship hospitals), in: *ZWJ* 5: 29–31.

Zhang Jingping und Xie Zhiyuan (2000). Weisheng jiandu tizhi gaige moshi de taojiu (Modelle für die Reform der Gesundheitsaufsicht), in: Tang Yaogen 2001: 490–496.

Zhang Kaining (2001). The impact on socio-economic reform in rural China on reproductive health services, in: http://www.ksg.harvard.edu/cbg/Conferences/ finacial_sector/ImpactofSocio-economicReforminRuralChina.pdf (26.6.2003).

Zhang Letian (1998). *Gaobie lixiang: Renmin gongshe zhidu yanjiu* (Abschied von den Idealen: Forschungen zum System der Volkskommune). Shanghai.

Zhang Licheng et al. (2004).Shehui ziben dui nongcun jumin canyu xinxing nongcun hezuo yiliao zhifu yiyuan de yingxiang (The influence of social capital on farmer's willingness-to-pay to participate new rural cooperative medical system), *ZWJ* 10: 15–18.

Zhang Ming und Hu Shan (2004). Rang nongmin shouyi fang neng quxin yu min (Erst wenn die Bauern davon profitieren, kann dies im Volk Vertrauen schaffen), in: *JKB* 27.7.2004: 2

Zhang Tuohong und Yang Hui (2000a). Hezuo yiliao de fugailü de zijin chouji (Die Kapitalaggregierung der kooperativen medizinischen Versorgung), in: *ZCWB* 8 : 12–13.

Zhang Tuohong und Yang Hui (2000b). Hezuo yiliao buchang jihua de shishi (Die Erstattungspläne der KMV in der Praxis), in: *ZCWB* 8 : 12–13.

Zhang Zeqin und Gao Hongwei (2000). Ningxia 1999 nian nongcun chuji weisheng baojian gongzuo pingjia (Assessment and evaluation of primary health care activities in 1999 in Ningxia, in: *Ningxia yixue zazhi* (Ningxia medical journal) 12: 721–723.

Zhang Zhenzhong (2002). Zai zhongguo nongcun jianli pinkun renkou yiliao jiuzhu zhidu yanjiu (Der Aufbau einer medizinischen Hilfe für die ländliche arme Bevölkerung in China), in: *ZWJ* 11: 32–34.

Zhang Ziping et al. (2001). Fazhan he wanshan nongcun hezuo yiliao zhidu mianlin de zhuyao wenti yu duice (Strategie und wichtigste Probleme bei dem Aufbau der ländlichen kooperativen medizinischen Versorgung), in: *ZWJ* 7: 12–14.

Zhao Hongzheng und Lü Youbiao (2003). SARS daigei women de jiaoxun (Talking about the lesson from "SARS"), in: *ZWJ* 9: 7.

Zhao Kun et al. (2002). 2000 nian zhongguo weisheng zongfeiyong cesuan baogao (A report of the calculation of total health expenditure for China in the year 2000), in: *ZWJ* 3: 29–31).

Zhao Yuxin et al. (2001). 1999 nian zhongguo weisheng zongfeiyong cesuan baogao (Calculating report on health total expenditures in China 1999), in: *ZWJ* 9: 9–13.

Zhao Yuxin et al. (2003). 2001 nian zhongguo weisheng zongfeiyong cesuan fenxi (Schätzung und Analyse der Gesamtausgaben im chinesischen Gesundheitswesen), in: *ZWJ* 3: 1–3.

Zhao Yuxin et al. (2004). 2002 nian zhongguo weisheng zongfeiyong cesuan jieguo yu fenxi (Analysis and result on China health account assessment for the year of 2002), in: *ZWJ* 1: 5–9.

Zhao Zhiduo und Li Puxiang (o.J.). Sanji wangluo, liangji guanli, cujin xiang, cun weisheng zuzhi xietiao fazhan (Der dreigliedrige [Gesundheits]-verbund und die Verwaltung auf zwei Ebenen fördert eine ausgewogene Entwicklung der Gesundheitseinrichtungen in Gemeinde und Dorf), in: Peng Cuirong et al. 1992: 464 –465.

Zhejiang sheng jinhua shi duohu zhendangwei, zhenzhengfu (Parteikomittee und Regierung der Gemeinde Duohuo in der Stadt Jinhua in der Provinz Zhejiang). (1999). Shili sanwei yiti weisheng fuwu – baozhang nongming yiliao baojian xuqiu (Der Aufbau eines Gesundheitssystems mit drei Säulen kann die Bedürfnisse nach einer Gesundheitsversorgung der Bauern nachkommen), in: *ZNWSG* 5: 7–8.

Zhejiang sheng jinhua shi weishengju ketizu (Projektgruppe des Gesundheitsamtes der Stadt Jinhua in Zhejiang) (2000). Zhuoli goujian kua shiji de nongmin jiankang gongcheng (Das jahrtausendübergreifende Projekt des Aufbau eines Gesundheitswesens für die Bauern), in: *ZCWB* 5: 11–12.

Zhejiang sheng pujiang xian weisheng ju (Gesundheitsamtes des Kreises Pujiang in der Provinz Zhejiang) (2002). *Tuixing yiwu renyuan liancun fuwu zhi, tansuo nongcun weisheng gaige xin luzi* (Eine dorfübergreifende Gesundheitsversorgung durchsetzen – ein neuer Weg für die Gesundheitsreform auf dem Land). Typoskript.

Zhejiang sheng pujiang xian zhengzhai weisheng yuan (Krankenhaus von Zhengzhai im Kreis Pujiang in Zhejiang) (2002). *Zhuanbian fuwu guannian, shixing liancun fuwu* (Die Vorstellungen von Service verändern – eine dorfübergreifende Gesundheitsversorgung einführen). Typoskript.

Zheng Jianzhong et al. (2002). Shanxi sheng xiangcun yisheng xianzhuang fenxi (Analysis of village doctor in Shanxi province), in: *ZWJ* 9 : 59–61.

Zhengwuyuan (27.6.1952). Zhengwuyuan guanyu quanguo geji renming zhengfu, dangpai, tuanti ji suoshu shiye danwei de guojia gongzuo renyuan shixing gongfei yiliao yufang de zhishi (Weisung des Staatsverwaltungsrates zur Einführung von freier medizinischer Versorgung und Prävention für die staatlichen Angestellten von Volksregierungen, Parteiorganen, Organisationen und der zugehörigen Wirtschaftseinheiten), in: *ZFH* 1952: 255–257.

Zhengwuyuan (31.12.1952). Zhengwuyuan guanyu yi jiu wu san nian jixu kaizhan aiguo weisheng yundong de zhishi (Weisung des Staatsverwaltungsrates zur Fortführung der patriotischen Gesundheitskampagne im Jahr 1953), in: *ZFH* 1952: 258–259.

Zhengwuyuan (7.10.1950). Zhengwuyuan guanyu fadong qiujie zhongdou yundong de zhishi (Weisung des Staatsverwaltungsrates zum Beginn der Pockenimpfung), in: *ZFH* 1950: 841–842.

Zhigai 1986-20 (15.3.1986): Weisheng jishu renyuan zhiwu shixing tiaoli (Vorläufige Vorschrift zu den Stellen des medizinisch-technischen Personals), in: *ZWJFH* 1993: 399–403.

Zhong Dajun (2001). Eryuan jiegou dui zhongguo shehui de yingxiang (Double system in China and its impacts), in: Ru/Lu 2001: 197–213.

Zhong Dajun (2002). *Zhongguo jingji shifou yizhi duxiu?* (Ist die chinesische Wirtschaft einzigartig?), http://www.wenxuecity.com/BBSview.asp?SubID=newsdirect&MsgID=18704 (12.11.2002).

Zhongfa 1997-3: Zhonggong zhongyang, guowuyuan guanyu weisheng gaige yu fazhan de jueding (Entschluß des ZK der KPCh und Staatsrates zur Reform und Entwicklung des Gesundheitswesens) (1997), in: *Changjiang ribao* (Changjiang Daily) 18.2.1997: 1–2.

Zhongfa 2000-8: Zhonggong zhongyang guowuyuan guanyu jiaqiang renkou yu jihua shengyu gongzuo wending di shengyu shuiping de jueding (Entschluß des ZK der KPCh und Staatsrates zur (2.3.2000), in: *ZGG* 18: 6–10.

Zhongfa 2002-13: Zhonggong zhongyang guowuyuan guanyu jin yibu jiaqiang nongcun weisheng gongzuo de jueding (Entscheidung des ZK der KPCh und des Staatsrates zur

Verstärkung der Gesundheitsarbeit auf dem Land) (30.10.2002), http://www.agri.gov.cn/zcfg/t20021107_22649.htm (3.4.2003).

Zhongfa 2004-1: Zhonggong zhongyang guowuyuan guanyu cujin nongmin zengjia shouru ruogan zhengce de yijian (Vorstellungen des ZK der KPCh und des Staatsrates zur Politik der Einkommenssteigerungen der Bauern) (8.2.2004), http://www.china.org.cn/chinese/2004/Feb/492960.htm (16.8.2004).

Zhongguo renmin zhengzhi xieshang huiyi gongtong linggang (Gemeinsames Programm der Politischen Konsultativkonferenz des chinesischen Volkes) [1949], in: Guowuyuan faguibian (1987). *Zhonghua renmin gongheguo xianxing fagui huibian 1949–1985, zhengfa juan, junshi ji qita juan* (Gesetzessammlung von 1949 bis 1985 der Volksrepublik China: Band für Staats-, Militärrecht und sonstiges), Beijing: 50–51.

Zhonghua remin gongheguo difang fagui huibian (Sammlung der lokalen Gesetze der Volksrepublik China) (1995), Beijing.

Zhongyang caijing lingdao xiaozu bangongshi (Sekretariat der zentralstaatlichen Finanzführungsgruppe (2001). *Nongcun zhengce jianming duben* (Kurzer Reader zur Politik für die ländlichen Regionen). Beijing.

Zhou Guolu (1998). Jinhua shi benji xiangzhen weishengyuan gaige de tansuo yu shijian (Überlegungen und Praxis zur Reform der Gemeindekrankenhäuser der Stadt Jinhua), in: *ZNWSG* 3: 46–47.

Zhou Huayu und Fan Yixuan (1999). Songxi xian kaizhan nongcun hezuo yiliao de zuofa he tihui (Vorgehensweise bei dem Aufbau der KMV in den ländlichen Gebieten des Kreises Songxi), *ZNWSG* 9: 18–19.

Zhou, Kate Xiao (1996). *How the farmers changed China. Power of the people.* Boulder.

Zhou Liangrong und Peng Caihua (2002).Xiangzhen weisheng gaige yu fazhan de youxiao tansuo – Shimen moshi (Erfolgreiche Erkundungen zur Reform und Entwicklung der Gemeindekrankenhäuser – das Shimen-Modell), in: *ZWJ* 11/2002: 29–31.

Zhou Shouqi (1980).Guanyu nongcun weisheng gongzuo wenti de tantao (Diskussion über die Arbeit im ländlichen Gesundheitswesen), in: Tang Yaogen 2001: 137–141, Erstabdruck in *Weishengbu weisheng gongzuo jianbao* (Kurznachrichten zur Gesundheit des Gesundheitsministeriums) 1980.

Zhou Shouqi (1984). Lun nongcun weishengyuan de jingji guanxi (Die ökonomischen Zusammenhänge in der Krankenstation der Gemeinde), in Tang Yaogen 2001: 289–295, Erstabdruck in *Weisheng jingji* (Health Economics) 1984.

Zhou Shouqi (1992). Nongcun weisheng zhengce diaocha yanjiu (Untersuchung und Forschung zur Gesundheitspolitik auf dem Land), in: Tang Yaogen 2001: 148–155, Erstabdruck in *Zhongguo weisheng zhengce* (Chinese Health Policy) 1992.

Zhu Hongbiao und Zhou Wenzhen (2000). Henan sheng weisheng ziyuan xianzhuang, cunzai wenti ji duice jianyi (Momentane Situation und Probleme der Gesundheitsressourcen in der Provinz und Politikvorschläge), *ZWZ* 3: 114–115.

Zhu Ling (2000a). Zhengfu yu nongcun jiben yiliao baojian zhidu xuanze (Die Regierung und die Wahl für eine Basiskrankenversicherung auf dem Land, in: *Zhongguo shehui kexue* (Chinese social science) 4: 89–99.

Zhu Ling (2000b). Gonggong ziyuan peizhi de yige wuqu (Ein Mißverständnis bei der Verteilung der öffentlichen Ressourcen) *Guoji jingji pinglun* (International Economic Comment) 5-6: 38–40.

Zhu Naisu und Ling Zhihua (et al.) (1989). Factors associated with the decline of the cooperative medical system and barefoot doctors in rural China, in: *Bulletin of the World Health Organization* 67: 431–441.

ZK (12.2.1958). Zhongguo gongchandang zhongyang weiyuanhui, guowuyuan guanyu chu si hai jiang weisheng de zhishi (Weisung des ZK der KPCH und des Staatsrates zur Ausrottung der vier Schädlinge und zur gesundheitlichen Aufklärung), in: *ZFGHB* 1.1958–6.1958: 453–459.

ZK (29.8.1958). Zhonggong zhongyang guanyu zai nongcun jianli renmin gongshe wenti de jueding (Entscheidung des ZK der KPCh zur Gründung von Volkskommunen auf dem Land), in: Zhang Letian 1996: 537–540.

ZK (27.9.1962). Nongcun renmin gongshe gongzuo tiaoli xiuzheng cao'an ("nongye liushi tiao") (Korrigierter Entwurf zu den Arbeitsbestimmungen der Volkskommune auf dem Land („60 Punkte zur Landwirtschaft")), in: Zhang Letian 1996: 541–559.

ZK (22.12.1978). Zhongguo gongchandang di shi jie zhongyang weiyuanhui di san ci quanti huiyi gongbao (jielu) (Auszug aus Kommuniqué des 3. Plenums der Mitglieder des 11.ZK der KPCh), in: Wang Shiyuan 1992: 123 oder in: http://www.people.com.cn/GB/shizheng/252/5089/5103/5205/20010428/454803.html (6.1.2004).

ZK (28.9.1979). Zhonggong zhongyang guanyu jiakuai nongye fazhan ruogan wenti (Mitteilung des ZK der KPCh zu einigen Fragen einer schnelleren Entwicklung der Landwirtschaft, in: Wang Shiyuan 1992:124 - 129.

ZK (27.9.1980). Guanyu jinyibu jiaqiang he wanshan nongye shengchan zerenzhi de jige wenti (Die Verstärkung und Weiterentwicklung der Produktionsverantwortungssysteme in der Landwirtschaft), in: Wang Shiyuan 1992: 136–139.

ZK (6.1983)[sic!]. Zhonggong zhongyang guanyu jiaqiang nongcun sixiang zhengzhi gongzuo de tongzhi (jielu) (Zusammenfassung der Mitteilung des ZK der KPCh zur ideologischen Arbeit auf dem Land), in: Wang Shiyuan 1992: 169–182.

ZK (20.10.1984). Zhonggong zhongyang guanyu jingji tizhi gaige de jueding (Entscheidung des ZK der KPCh zur Wirtschaftsstrukturrefom), in: Shou Xiaohe et al. 1986: 937–943.

ZK (13.3.1985): Zhonggong zhongyang guanyu keji jishu tizhi gaige de jueding (Entscheidung des ZK der KPCh zur Strukturrefomen in Wissenschaft und Technik), in: Shou Xiaohe et al. 1986: 943–946.

ZK (14.11.1993). Zhonggong zhongyang guanyu jianli shehuizhuyi shichang jingji tizhi ruogan wenti de jueding (Entschluss des ZK der KPCh zum Aufbau des Systems einer sozialistischen Marktwirtschaft) (1993), in: *RMRB* 15.11.1993: 2.

ZK (14.10.1998). Zhonggong zhongyang guanyu nongye he nongcun gongzuo ruogan zhongda wenti de jueding (Entschluss des ZK der KPCh zu einigen wichtigen Fragen in der Landwirtschaft und auf dem Land) in: *ZGG* 1998 (26): 997–1011 bzw. *RMRB* 19.10.1998.

ZK, SR (12.2.1958). Zhongguo gongchandang zhongyang weiyuanhui, guowuyuan guanyu chu sihai jiang weisheng de zhishi (Das ZK der KPCH und Staatsrat über die Weisung zur Vernichtung der Vier Übel und Verstärkung der Hygiene), in: *ZFH* 1.1958–6.1958: 453–459.

ZK, SR (30.3.1981). Zhonggong zhongyang, guowuyuan zhuanfa guojia nongwei „guanyu jiji fazhan nongcun duozhong jingying de baogao" de tongzhi (Mitteilung über die Weiterleitung des Berichts zur Entwicklung der diversifizierten Bewirtschaftung auf dem Land der Staatlichen Kommission für Landwirtschaft durch das ZK der KPCh und des Staatsrates), in: Wang Shiyuan 1992: 146–148.

ZK, SR (12.10.1983). Zhonggong zhongyang, guowuyuan guanyu shixing zhengshe fenkai jianli xiang zhengfu de tongzhi (Mitteilung des ZK der KPCh und des Staatsrates über die Durchführung der Trennung von politscher Verwaltung und Genossenschaft und die Einrichtung von Gemeinderegierungen, in: *ZFGHB* 1987: 130–132.

ZK, SR (1.1.1985). Zhonggong zhongyang, guowuyuan guanyu jin yi bu huoyue nongcun jingji de shi xiang zhengce) (ZK der KPCh und Staatsrates zu zehn politischen politischen Maßnahmen für eine schrittweise Belebung der ländlichen Wirtschaft), in: Shou Xiaohe et al. 1986: 950–952.

ZK, SR (1.1.1986). Zhonggong zhongyang, guowuyuan guanyu yi jiu ba liu nian nongcun gongzuo de bushu (Anweisung des ZK der KPCh und des Staatsrates zur Arbeit in den ländlichen Regionen), in: Shou Xiaohe et al. 1986: 953–956.

ZNHY 1995: Zhongguo nongcun hezuo yiliao baojian zhidu gaige yanjiu ketizu (Forschungsgruppe zur Reform der kooperativen medizinschen Versorgung auf dem Land in China (Hrsg.) (1995). *Hezuo yiliao baojian zhidu gaige shishi fang'an* (Reformed RCMS implementing programs). Reader.

ZNJ: *Zhongguo nongcun jingji.* (Die ländliche Wirtschaft Chinas). Beijing.

ZNWSG: *Zhongguo nongcun weisheng shiye guanli* (Chinese Rural Health Service Administration). Hefei, VR China.

ZRG: Zhonghua renmin gongheguo (Volksrepublik China).

Zuo Xuejin (1997): China's fiscal decentralization and financing local services in poor townships. *IDS Bulletin* 1: 81–91.

Zweig, David (1987a). Context and content in policy implementation: household contracts and decollectivization, 1977–1983, in: Lampton 1987a: 255–283.

Zweig, David (1987b). Urbanizing Rural China: Bureaucratic Authority and Local Autonomy. Lieberthal, David und David Lampton (Hrsg.) (1987). Bureaucracy, Politics, and Decision Making: 335.

Zweig, David (1989). *Agrarian radicalism in China, 1968–1981.*Armonk.

Zweig, David (1997). *Freeing China's farmers. Rural restructuring in the reform era.* Armonk & London.

Zweig, David (2000). The 'externalities of development': Can new political institutions manage rural conflict?, in: Perry, Elizabeth J. und Mark Selden (Hrsg.) *Chinese society: change, conflict and resistance.* London: 120–142.

Zwi, Anthony B. und Derek Yach (2002). International health in the 21st century: Trends and challenges, in: *SS&M* 54: 1615–1620.

ZWJ: *Zhongguo weisheng jingji* (Chinese Health Economics). Harbin, VR China.

ZWJFH 1993: Zhonghua renmin gongheguo weishengbu weisheng jiandu si (Abteilung für Gesundheitsaufsicht im Gesundheitsministerium der VR China) (Hrsg.) (1993). *Zhongguo weisheng jiandu fagui huibian 1953–1992* (Kompilation der Gesetze und Verordnungen zur Gesundheitsaufsicht von 1953 bis 1992). Beijing.

ZWJW: Zhongguo weisheng jingji peixun yu yanjiu wangluo (China Network of Training and Research in Health Economics and Financing) (2001). "Zhongguo pinkun diqu weisheng baojian chouzi yu zuzhi" keti yanjiu zongbao (The final report of the project "health care financing and organization in poverty rural areas of China"), ZWJ 4: 8–15.

ZWSG: *Zhongguo weisheng shiye guanli* (Chinese Health Service Administration). Chengdu, VR China.

ZWZ: *Zhongguo weisheng ziyuan* (Chinese Health Resources). Shanghai.

ZZWYS 1988: Zhonggong zhongyang wenxian yanjiu shi (Forschungsbüro zu Dokumenten des ZK der KPCh) (Hrsg.) (1988). *Shierda yilai zhongyao wenxian xuanbian* (Auswahl der wichtigen Dokumente nach dem 12. Volkskongreß). Beijing.

ZZWYS 1991: Zhonggong zhongyang wenxian yanjiu shi (Forschungsbüro zu Dokumenten des ZK der KPCh) (Hrsg.) (1991). *Shisanda yilai zhongyao wenxian xuanbian* (Auswahl der wichtigen Dokumente nach dem 13. Volkskongreß). Beijing.

ZZWYS 1995: Zhonggong zhongyang wenxian yanjiu shi (Forschungsbüro zu Dokumenten des ZK der KPCh) (Hrsg.) (1995). *Shisida yilai zhongyao wenxian xuanbian, zhong* (Auswahl der wichtigen Dokumente nach dem 14. Volkskongreß: Bd. 2). Beijing.

ZZWYS 1996: Zhonggong zhongyang wenxian yanjiu shi (Forschungsbüro zu Dokumenten des ZK der KPCh) (Hrsg.) (1996). *Shisida yilai zhongyao wenxian xuanbian, xia* (Auswahl der wichtigen Dokumente nach dem 14. Volkskongreß: Bd. 3). Beijing.

INTERVIEWS

3/96 Geschäftsführung der Daying rouqin lianhe gongsi (Shanghai Daying Meat and Fowls United Co. Ltd.) in der Gemeinde Daying zhen (Kreis Qingpu, Shanghai), 7.10.1996

1/01 Universitätsprofessor, Tongji Medical College (Wuhan, Provinz Hubei), 2.11.2001

2/01 Wissenschaftlicher Mitarbeiter, Tongji Medical College (Wuhan, Provinz Hubei), 2.11.2001

3/01 Direktor des Kreisgesundheitsamtes der Stadt Hami (Autonome Region Xinjiang der Uiguren), 18.11.2001

4/01 Direktor und Personal des Zentralen Gemeindekrankenhauses der Gemeinde Huayuan, (Stadt Hami, Autonome Region Xinjiang der Uiguren), 19.11.2001

5/01 Personal der Krankenstation des Dorfes Xiamaqiawake (Gemeinde Huayuan, Stadt Hami, Autonome Region Xinjiang der Uiguren), 19.11.2001

6/01 Personal der Krankenstation des Dorfes Jiu (Gemeinde Huayuan, Stadt Hami, Autonome Region Xinjiang der Uiguren), 19.11.2001

7/01 Personal der Krankenstation des Dorfes Qi (Gemeinde Huayuan, Stadt Hami, Autonome Region Xinjiang der Uiguren), 19.11.2001

8/01 Patientin der Krankenstation des Dorfes Qi (Gemeinde Huayuan, Stadt Hami, Autonome Region Xinjiang der Uiguren), 19.11.2001

9/01 Direktorin und Personal des Zentralen Gemeindekrankenhauses der Gemeinde Taojiagong (Stadt Hami, Autonome Region Xinjiang der Uiguren), 20.11.2001

10/01 Personal der Krankenstation des Dorfes Xinzhuang (Gemeinde Taojiagong, Stadt Hami, Autonome Region Xinjiang der Uiguren), 20.11.2001

11/01 Personal der Krankenstation des Dorfes Yawulong (Gemeinde Taojiagong, Stadt Hami, Autonome Region Xinjiang der Uiguren), 20.11.2001

12/01 Leiter der Abteilung für das ländliche Gesundheitswesen des Kreisgesundheitsamtes der Stadt Hami und Direktoren der Krankenhäuser in den Gemeinden Huayuan und Taojiagong, Stadt Hami, Autonome Region Xinjiang der Uiguren), 21.11.2001

13/01 Beamtin des Gesundheitsministeriums der Provinz Gansu, 22.11.2001

14/01 Direktor und Verwaltungsbeamten des Gesundheitsamtes des Kreises Longxi, (Provinz Gansu), 23.11.2001

15/01 Direktor und Personal des Gemeindekrankenhauses der Gemeinde Caizi (Kreis Longxi, Provinz Gansu), 24.11.2001

16/01 Parteisekretär der Gemeinde Caizi (Kreis Longxi, Provinz Gansu), 24.11.2001

17/01 Dorfarzt und dessen Sohn der Krankenstation des Dorfes Muhe (Gemeinde Gemeinde Caizi, Kreis Longxi, Provinz Gansu), 24.11.2001

18/01 Arzt des Dorfes Shilipu (Gemeinde Caizi, Kreis Longxi, Provinz Gansu), 24.11.2001

19/01 Bauernfamilie des Dorfes Shilipu (Gemeinde Caizi, Kreis Longxi, Provinz Gansu), 24.11.2001

20/01 Beamter des Gesundheitsministeriums der Provinz Qinghai, 25.11.2001

21/01 Beamte des Gesundheitsamtes des Kreises Ping'an (Provinz Qinghai), 25.11.2001

22/01 Arzt des Dorfes Zhangqizhai (Gemeinde Sanhe, Kreis Ping'an, Provinz Qinghai), 26.11.2001

23/01 Arzt des Dorfes Xiyatou (Gemeinde Sanhe, Kreis Ping'an, Provinz Qinghai), 26.11.2001

24/01 Bewohner des Dorfes Xiyatou (Gemeinde Sanhe, Kreis Ping'an, Provinz Qinghai), 26.11.2001

25/01 Direktor und Personal des Zentralen Gemeindekrankenhauses der Gemeinde Sanhe (Kreis Ping'an, Provinz Qinghai), 26.11.2001

26/01 Arzt des Dorfes Sanhe (Gemeinde Sanhe, Kreis Ping'an, Provinz Qinghai), 26.11.2001

27/01 Arzt und Parteisekretär des Dorfes Binglingshan (Gemeinde Sanhe, Kreis Ping'an, Provinz Qinghai) 27.11.2001

28/01 Direktor und Personal des Krankenhauses der Gemeinde Sitai (Kreis Ping'an, Provinz Qinghai), 27.11.2001

29/01 Arzt der Krankenstation des Dorfes Wanzi (Gemeinde Sitai, Kreis Ping'an, Provinz Qinghai), 27.11.2001

30/01 Ärztin der Krankenstation der Marktgemeinde Xiaoxia (Kreis Ping'an, Provinz Qinghai), 27.11.2001

31/01 Beamter des Gesundheitsministeriums der Autonomen Region Ningxia, Direktor und Beamte des Gesundheitsamtes des Kreises Lingwu (Autonome Region Ningxia der Hui-Nationalität), 28.11.2001

32/01 Direktor und Personal des Krankenhauses der Gemeinde Majiatan (Kreis Lingwu, Autonome Region Ningxia der Hui-Nationalität), 28.11.2001

33/01 Arzt der Krankenstation des Dorfes Xiaqiao (Gemeinde Linhe, Kreis Lingwu, Autonome Region Ningxia der Hui-Nationalität), 29.11.2001

34/01 Bewohner des Dorfes Xiaqiao (Gemeinde Linhe, Kreis Lingwu, Autonome Region Ningxia der Hui-Nationalität), 29.11.2001

35/01 Arzt der Krankenstation des Dorfes Hongliuwan (Gemeinde Linhe, Kreis Lingwu, Autonome Region Ningxia der Hui-Nationalität), 29.11.2001

36/01 Direktor und Personal des Krankenhauses der Gemeinde Linhe (Kreis Lingwu, Autonome Region Ningxia der Hui-Nationalität), 29.11.2001

1/02 Beamte des Gesundheitsamts der Stadt Jinhua (Provinz Zhejiang), 31.1.2002

2/02 Direktor und Personal des Zentralen Gemeindekrankenhauses der Gemeinde Luodian (Bezirk Wucheng, Stadt Jinhua, Provinz Zhejiang), 31.1.2002

3/02 Personal der Krankenstation von Stadtbezirk Dongsheng, Gemeinde Duohu, Bezirk Wucheng, Stadt Jinhua, Provinz Zhejiang), 31.1.2002

4/02 Direktorin und Personal des Zentralen Gemeindekrankenhauses der Marktgemeinde Duohu (Bezirk Wucheng, Stadt Jinhua, Provinz Zhejiang), 31.1.2002

5/02 Direktor des Zentralen Gemeindekrankenhauses der Gemeinde Xianqiao (Stadt Jinhua, Provinz Zhejiang), 1.2.2002

6/02 Direktor und Personal des Zentralen Gemeindekrankenhauses des Bezirkes Houzhai der Stadt Yiwu, Stadt Jinhua, Provinz Zhejiang) 1.2.2002

7/02 Direktor und Personal des Krankenhauses der Gemeinde Zhengzhai (Kreis Pujiang, Kreis Jinhua, Provinz Zhejiang), 1.2.2002

8/02 Beamtin des Gesundheitsamtes der Stadt Jinhua, 1.2.2002

VORTRÄGE

Dong: Vortrag von Dr. Dong Hengjin: Drug Use and Medical Reform in China. Sinologisches Seminar der Universität Heidelberg, 14.5.2001.

Thaxton: Vortrag von Prof. Ralph Thaxton: The aftermath of the Great Leap Forward. Sinologisches Seminar der Universität Heidelberg, 17.7.2002.

MEDIZIN IN ENTWICKLUNGSLÄNDERN

Schriftenreihe zur Medizin und zu Gesundheitsproblemen in Ländern der Dritten Welt

Band 1 Wolfgang Bichmann: Die Problematik der Gesundheitsplanung in Entwicklungsländern. Ein Beitrag zur Geschichte, der Situation und den Perspektiven der Planung des nationalen Gesundheitswesens in den > Least Developed Countries < Afrikas. 1979.

Band 2 Jens Herrmann: Ambition and Reality - Planning for Health and Basic Health Services in the Yemen Arab Republic. 1979.

Band 3 J.M. Pönninghaus: The Cost Benefit of Measles Immunisation. A Study from Southern Zambia. 1979.

Band 4 Hilde Wander (Hrsg.): Bedingungen und Möglichkeiten der Integrierung bevölkerungspolitischer Programme in die nationale und die internationale Entwicklungspolitik. 1980.

Band 5 M. Heidegger/H.J. Diesfeld/A. Selheim: Demographische und soziale Wirkungen von Familienplanung. 1980.

Band 6 H.J. Diesfeld (Hrsg.): Importierte Krankheiten und ärztliche Untersuchungen vor und nach Tropenaufenthalt. Kongreßbericht über die X. Tagung der Deutschen Tropenmedizinischen Gesellschaft vom 22.-24. März 1979 in Heidelberg. 1980.

Band 7 Alexander Boroffka: Benedict Nta Tanka's Commentary and Dramatized Ideas on "Disease and Witchcraft in our Society". A Schreber Case from Cameroon Annotated Autobiographical Notes by an African on his Mental Illness. 1980.

Band 8 Hartmut Brandt: Work Capacity Restraints in Tropical Agricultural Development. 1980.

Band 9 nicht erschienen

Band 10 Tilman Nitzschke / Donata von Lüttwitz: Annehmbarkeit präventiver und promotiver Maßnahmen eines Health Centre für die Bevölkerung. Dargestellt am Beispiel der ländlichen Gesundheitsversorgung der Vereinigten Republik Kamerun. 1981.

Band 11 H.J. Diesfeld (Ed.): Health Research in Developing Countries. Proceedings of the Joint Meeting of the Belgische Vereniging voor Tropische Geneeskunde, Societé Belge de Medecine Tropicale, the Nederlandse Vereniging voor Tropische Geneeskunde and the Deutsche Tropenmedizinische Gesellschaft. 1982.

Band 12 Axel Kroeger/Francoise Barbira-Freedman: Cultural Change and Health: The Case of South-american Rainforest Indians. With special reference to the Shuar/Achuar of Ecuador. 1982.

Band 13 Dorothea Sich: Mutterschaft und Geburt im Kulturwandel. Ein Beitrag zur transkulturellen Gesundheitsforschung aus Korea. 1982.

Band 14 Uwe K. Brinkmann: Onchozerkose in Westafrika. 1982.

Band 15 Peter Oberender/Hans Jochen Diesfeld/Wolfgang Gitter (Hrsg.): Health and Development in Africa. International, Interdisciplinary Symposium, 2-4 June 1982, University of Bayreuth. 1983.

Band 16 Josef Boch (Hrsg.): Tropenmedizin, Parasitologie, Trypanosomiasis, Malaria, Bilharziose, Onchozerkose, Importierte Virusinfektionen, Lepra, Intermediate Technology, Zecken und durch sie übertragene Krankheiten, Immundiagnostik. 1984.

Band 17 Abdin Hamid Shaddad: Anforderungen an Gesundheitseinrichtungen der Basisversorgung im Sudan. Ein Beitrag zur Gesundheitsversorgung und zu baulichen Maßnahmen für die Gesundheitseinrichtungen unter besonderer Berücksichtigung der vorhandenen Ressourcen, der sozialen Verhältnisse und der klimatischen Bedingungen. 1984.

Band 18 Gerhard Heller: Krankheitskonzepte und Krankheitssymptome. Eine empirische Untersuchung bei den Tamang von Cautara/Nepal zur Frage der kulturspezifischen Prägung von Krankheitserleben. 1985.

Band 19 Hans-Jochen Diesfeld / Sigrid Wolter (Hrsg.): Medizin in Entwicklungsländern. Handbuch zur praxisorientierten Vorbereitung für medizinische Entwicklungshelfer. 5. neubearbeitete Auflage. 1989.

Band 20 Verena Kücholl: Soziokulturelle Wege des Heilens. Eine ethnomedizinische Analyse und Interpretation des Samkhya und der Heiltradition der Navajo. 1985.

Band 21 Frank-Peter Schelp (Ed.): Health Problems in Asia and in the Federal Republic of Germany. How to solve them? Proceedings of a seminar on "Techniques and Problems of Intervention Trials in Developing and Developed Countries". 1985.

Band 22 Rolf Heinmüller, Winfried Kern: Primäre Gesundheitsversorgung im südwestlichen Sudan. Eine Feldforschung bei den südsudanesischen Azande zur Evaluierung der Einflüsse des 'Primary Health Care'-Programms auf gesundheitliche Lage und allgemeine Lebensbedingungen. Detailed English Summary. 1987.

Band 23 Andreas Hahold/Axel Kroeger: Krankheitsbewältigung im Andenhochland Perus. Ergebnisse einer Bevölkerungsbefragung. 1986.

Band 24 Georg Kamm / Peter Witton / Hatibu Lweno: Anaesthesia Notebook for Medical Auxilaries. With special Reference to Anaesthesia Practice in Developing Countries. 1989.

Band 25 Alice S. Kuhn: Heiler und ihre Patienten auf dem Dach der Welt. Ladakh aus ethnomedizinischer Sicht. 1988.

Band 26 Wolfgang Bichmann: Community Involvement in Nepal's Health System. A case study of district health services management and the Community Health Leader scheme in Kaski district. 1989.

Band 27 M. Luisa Vázquez / Renate Lipowsky / Axel Kroeger: Malaria und kutane Leishmaniase in Kolumbien. Vorkommen, Volkskonzepte und traditionelle Behandlungsformen. 1989.

Band 28 Heinrich Berg / Axel Kroeger / Carmen Perez-Samaniego / Fernando Malo: Kranke Menschen – krankes Gesundheitswesen? Eine epidemiologische Untersuchung in Nord-Mexiko. 1989.

Band 29 Emmie Ho-Tsui / Margit Urhahn: Medizin und Gesundheitsforschung in Entwicklungsländern. Bibliographie des Instituts für Tropenhygiene 1984-1988. 1991.

Band 30 Thomas Lux: Gespräche mit afrikanischen Krankenpflegern und Heilern. Bilder von Krankheit im Mikrokosmos von Malanville(Benin), 1991.

Band 31 Christopher Knauth: Arzneimittelgebrauch armer Bevölkerungsschichten in städtischen Elendsvierteln Perus. Möglichkeiten und Grenzen der Gesundheitserziehung zum rationalen Arzneimittelgebrauch. 1991.

Band 32 Erhard Hinz: Geomedizinische und biogeographische Aspekte der Krankheitsverbreitung und Gesundheitsversorgung in Industrie- und Entwicklungsländern. 1991.

Band 33 Klaus Hoffmann: Psychiatrie in Afrika. Eine Einführung für Entwicklungshelfer. 1992.

Band 34 Dorothea Sich / Hans Jochen Diesfeld / Angelika Deigner / Monika Habermann (Hrsg.): Medizin und Kultur. Eine Propädeutik für Studierende der Medizin und der Ethnologie mit 4 Seminaren in Kulturvergleichender Medizinischer Anthropologie (KMA). 1993. 2., unveränd. Aufl. 1995.

Band 35 Annette Wiemann-Michaels: Die verhexte Speise. Eine ethnopsychosomatische Studie über das Depressive Syndrom in Nepal. 1994.

Band 36 Christine Loytved: Hebammen in Ozeanien zwischen traditioneller und westlicher Medizin. Weiterbildung traditioneller Hebammen in Westsamoa und Tonga. 1994.

Band 37 Andrea Materlik: Medizinisch-anthropologische Aspekte von Lepra im Amazonas und ihre Bedeutung für die Gesundheitserziehung. 1994.

Band 38 Oliver Razum: Improving Service Quality through Action Research, as applied in the Expanded Programme on Immunization (EPI). 1994.

Band 39 Ulrich Schramm: Einflußfaktoren auf die Akzeptanz von baulichen Anlagen der ländlichen Gesundheitseinheiten in Ägypten. Fallstudie am Beispiel der staatlichen Einheit in Zebeda unter Verwendung der Post-Occupancy Evaluation. 1995.

Band 40 Rainer Sauerborn / Adrien Nougtara / Hans Jochen Diesfeld (Eds.): Recherche sur les systèmes de santé: Le cas de la zone médicale de Solenzo, Burkina Faso. Auteurs: Rainer Sauerborn, Adrien Nougtara, Hans Jochen Diesfeld, Gaston Sorgho, Joseph Bidiga, Lougousse Tiébélessé, Eric Latimer, Roberto Sallier de La Tour, Uwe Brinkmann, Don Shepard. 1995.

Band 41 Rainer Sauerborn / Adrien Nougtara / Hans Jochen Diesfeld (Eds.): Les Côuts Economiques de la Maladie pour les Ménages au Milieu Rural du Burkina Faso. Avec des contributions de Rainer Sauerborn, Adrien Nougtara, Maurice Hien, Issouf Ibrango, Matthias Borchert, Justus Benzler, Eberhard Koob, Hans Jochen Diesfeld. 1996.

Band 42 Erhard Hinz: Helminthiasen des Menschen in Thailand. 1996.

Band 43 Matthias Perleth: Historical Aspects of American Trypanosomiasis (Chagas' Disease). 1997.

Band 44 Christiane Fischer: Über die Effektivität der Dorfgesundheitsarbeiterinnen innerhalb der Nichtregierungsorganisation ACCORD in Tamil Nadu/Südindien. Aktionsforschung im Rahmen der Gesundheitssystemforschung. 1998.

Band 45 Maureen Dar lang: Assessment of antenatal and obstetric care services in a rural district of Nepal. 1999.

Band 46 Julia Katzan: *sòi mendan* – Die Sache mit dem Wasser... Eine medizinethnologische Untersuchung zum Zusammenhang von Wasser und Krankheit aus indigener Sicht. 2001.

Band 47 Catharina Will: Malaria-Selbstmedikation mit Chloroquin in einem hyperendemischen Gebiet (Mali). 2001.

Band 48 Ansgar Gerhardus: Entscheidungsprozesse im Gesundheitssektor. Der Beitrag der Theorie der politischen Ökonomie. 2001.

Band 49 Sylvie Schuster: Der Schwangerschaftsabbruch im Grasland Kameruns. Medizin, Kultur und Praxis. 2004.

Band 50 Sascha Klotzbücher: Das ländliche Gesundheitswesen der VR China. Strukturen – Akteure – Dynamik. 2006.

www.peterlang.de

Peter Lang · Europäischer Verlag der Wissenschaften

Sylvie Schuster

Der Schwangerschaftsabbruch im Grasland Kameruns

Medizin, Kultur und Praxis

Frankfurt am Main, Berlin, Bern, Bruxelles, New York, Oxford, Wien, 2004.
166 S., 2 Abb., 9 Tab., 4 Graf., 1 Karte
Medizin in Entwicklungsländern. Herausgegeben von Hans Jochen Diesfeld.
Bd. 49
ISBN 3-631-51741-6 · br. € 27.50*

Weltweit werden jährlich ca. 20 Millionen Schwangerschaftsabbrüche unsachgemäß und häufig illegal durchgeführt, trotz internationaler Bemühungen im Bereich Familienplanung. Um die Hintergründe dieser Problematik besser zu verstehen, wurden Tiefeninterviews mit 65 betroffenen kamerunischen Frauen durchgeführt und durch Daten, wie Krankengeschichten und Interviews mit medizinischem Personal, ergänzt. Anhand der individuellen Erfahrung von Frauen wird verständlich, wie es zur Entscheidung für den Schwangerschaftsabbruch kommt und wie sozio-kulturelle Faktoren das Verhalten von Jugendlichen im Vergleich zu verheirateten Frauen unterschiedlich bestimmen. Die Reaktion des sozialen Umfeldes und die öffentliche Schande stehen hierbei den Frauen näher als der Staat in Form von Polizei und Gericht.

Aus dem Inhalt: Schwangerschaftsabbruch · Medizinische Komplikationen · Kontrazeption · Kamerun · Sozio-kultureller Kontext · Frauenperspektive · Interview

FSC
www.fsc.org
MIX
Papier | Fördert gute Waldnutzung
FSC® C083411

Kolibri 360 GmbH
Ferdinand-Jühlke-Straße 7
99095 Erfurt, Deutschland
produktsicherheit@kolibri360.de

Druck:
CPI Druckdienstleistungen GmbH
im Auftrag der
Kolibri 360 GmbH
Ferdinand-Jühlke-Str. 7
99095 Erfurt